薬用植物学

改訂第7版

監修
水野 瑞夫　岐阜薬科大学名誉教授

編集
木村 孟淳　日本薬科大学名誉学長
田中 俊弘　岐阜薬科大学名誉教授
酒井 英二　岐阜薬科大学教授
山路 誠一　日本薬科大学准教授

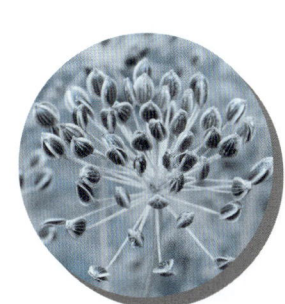

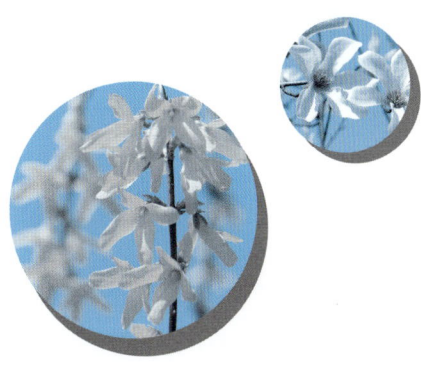

南江堂

執筆者

磯田　　進	Isoda, Susumu	元 昭和大学薬学部
川村　智子	Kawamura, Tomoko	前 名城大学薬学部 准教授
木村　孟淳	Kimura, Takeatsu	日本薬科大学 名誉学長
草野源次郎	Kusano, Genjiro	元 大阪薬科大学 教授
酒井　英二	Sakai, Eiji	岐阜薬科大学 教授
芝野真喜雄	Shibano, Makio	大阪医科薬科大学薬学部 准教授
髙野　昭人	Takano, Akihito	昭和薬科大学 教授
田中　俊弘	Tanaka, Toshihiro	岐阜薬科大学 名誉教授
谷口　雅彦	Taniguchi, Masahiko	大阪医科薬科大学薬学部 教授
寺林　　進	Terabayashi, Susumu	元 横浜薬科大学 教授
中西　　勤	Nakanishi, Tsutomu	摂南大学薬学部 名誉教授
馬場きみ江	Baba, Kimiye	大阪薬科大学 名誉教授
久田　陽一	Hisata, Yoichi	元 名城大学 助教授
伏見　裕利	Fushimi, Hirotoshi	元 富山大学和漢医薬学総合研究所
水上　　元	Mizukami, Hajime	名古屋市立大学 名誉教授
水野　瑞夫	Mizuno, Mizuo	岐阜薬科大学 名誉教授
邑田　裕子	Murata, Hiroko	元 摂南大学薬学部
山路　誠一	Yamaji, Seiichi	日本薬科大学 准教授

［五十音順］

(挿図)

| 井波　一雄 | Inami, Kazuo | 元 井波植物研究所 |

(各論写真)

| 磯田　　進 | Isoda, Susumu | 元 昭和大学薬学部 |

歴代執筆者 [五十音順]

第1～第3版

編集	久田 末雄	長澤 元夫			
執筆	稲垣 勲	小川 宗治	長澤 元夫	野村新太郎	野呂 征男
	久田 末雄	水野 瑞夫			
(挿図)	井波 一雄				

第4版

編集	野呂 征男	水野 瑞夫	木村 孟淳		
執筆	小川 宗治	小澤 貢	木村 孟淳	田中 俊弘	中西 勤
	布 万里子	野村新太郎	野呂 征男	久田 陽一	平岡 昇
	水野 瑞夫	邑田 裕子	山本 久子		
(挿図)	井波 一雄				

第5版

編集	野呂 征男	水野 瑞夫	木村 孟淳		
執筆	磯田 進	木村 孟淳	草野源次郎	田中 俊弘	中西 勤
	布 万里子	野呂 征男	馬場きみ江	久田 陽一	平岡 昇
	水野 瑞夫	邑田 裕子	山本 久子		
(挿図)	井波 一雄				

第6版

編集	野呂 征男	水野 瑞夫	木村 孟淳	田中 俊弘	
執筆	磯田 進	川村 智子	木村 孟淳	草野源次郎	酒井 英二
	田中 俊弘	中西 勤	野呂 征男	馬場きみ江	久田 陽一
	平岡 昇	伏見 裕利	水上 元	水野 瑞夫	邑田 裕子
	山路 誠一				
(挿図)	井波 一雄				

改訂第7版の序

　人類は健康を維持するために天然資源，とくに植物を薬として利用する手段を会得した．中国の伝説上，紀元前2780年ごろの皇帝，炎帝神農は自ら各地を歩き，「鋤を作って農耕を教え，太陽の光と熱によって五穀を実らせ，赭鞭（しゃべん）をもって草木を打ち，一日に百草を嘗（な）めて医薬を区別し，五弦の瑟を作って音楽を教え，太陽が中天にかかるを目当てとして市場を開き，交易の道を教えた」という．この神農の名を冠した中国最古の薬学書『神農本草経』が3世紀の初めごろまでに成立した．

　生薬を学ぶ基本として植物学が必要である．このことから，本書『薬用植物学』の初版が1973年に上梓された．方針として植物の分類を軸にすえ，世界各地の著名な薬用植物をできるだけ収載するよう努めた．

　今回の改訂ではこの編集方針に一層の充実を求め，分類，分布，資源，形態，成分，漢方，応用などを簡便にまとめた．これは本書の大きな特長であろう．また改訂のポイントとして総論の二色刷り化，各論のフルカラー化があげられる．さらに総論では最新の知見を集約し，新たにAngiosperm Phylogeny Group (APG)分類を紹介した．各論では，解説する薬用植物をより充実させ，近年ハーブ，健康食品として利用されている植物を追加した．

　薬用植物の利用で最も注意すべき事柄として，①薬用植物の分類（同定），②薬用植物の採取時期と調製，③調製された生薬の用い方と薬効，の3点があげられる．

　①分類：同定が正しくなければ本来の薬効は期待できず，有毒植物と誤認すれば深刻な状況をもたらしかねない．分類は花の構造を要とするが，葉などの形態も重要であり，必要に応じて図表を配置した．各論では鮮明なカラー写真多数を説明文のそばに組み込み，学習の便をより一層はかった．また卒後の薬剤師，研究者の期待にも応えられるよう，チョレイマイタケ，イトヒメハギなど貴重な写真も多く掲載した．

　②採取時期と調製：有効成分が最も多い時期に採取すべきである．民間薬としては，土用のころに薬草を採取するのが普通である．土用は，多くの植物の開花期にあたるため花の観察・同定が可能となり，またその植物の最も旺盛な時期で有効成分が多いからである．薬用植物を乾燥するなど多少加工して得る生薬において，根茎，根，果実，種子などの適切な採取時期は厳密には異なるが，いずれにしても有効成分が多い時期に採取すべきである．採取後は，乾燥したり，刻み，粉末にするなどの調製が行われる．

　③用い方と薬効：薬効を最大限に発揮させるために，単一の用い方と複合での用い方があり，さらに煎剤，浸剤，丸剤，エキス剤などがある．煎剤では煎じる温度，時間により有効成分の溶出量が異なり，薬効と関係が深い．

本書は，薬用植物学の教科書・参考書として薬学生のほか卒後の薬剤師に，さらには広く医学，農学，栄養学の関連分野における教育・研究に活用されるものとして編集されてきたが，近年ではアロマテラピーの分野や，化粧品，ハーブ類を扱う方々，食育関係者にも活用されてきている．また超高齢社会を迎えた現在，健康志向が高まった一般市民の方はもちろんのこと，社会人教育，生涯学習分野での教材としても活用していただければ幸いである．

　2013年夏

水 野 瑞 夫
(岐阜薬科大学名誉教授，薬学博士)

初版の序

　植物なくしてわれわれの生活はありえない．ごく古い時代から現在にいたるまで衣食住に対する植物の利用は広くまた深いばかりでなく，薬用としての面でもその恩恵は実にはかりしれないものがある．薬学を学び薬物を知るうえに植物に対する正確な知識が必要であることは今さらいうまでもないであろう．

　先にわれわれは手頃でしかも内容の充実したテキストを目標にして，"生薬学"，"生薬学実験指針"（南江堂発行）を著したが，その際これらの基礎となるべき姉妹編"薬用植物学"編述の必要性を痛感した．そののち久田末雄，長澤元夫の両博士を主編集者とし，従来の執筆者のほかに植物の形態あるいは組織に詳しく描画の巧みな人たちの参加を求め，数年をかけて原稿の執筆，編集，整理が行われた．私はいまその校正刷をつぶさに通覧し，本書がハンディな形体であるのにかかわらず，総論，形態編，分類編ともに内容がきわめて豊富であり，またこの種の書に必須である図版もまたきわめて多く，待望の"薬用植物学"を得たことを心から喜んだ．薬学ならびに植物学の領域にまた一つの良書を加え得たことを祝するとともに，薬学を学ぶ人達のみならず広く植物同好の士にも本書を推奨したい．

　1973年春

稲垣　勲
（名古屋市立大学名誉教授，薬学博士）

目 次

総 論

I. 概 説 　　【木村孟淳】 2
- ① 薬用植物とは …………………… 2
- ② 薬用植物の資源 ………………… 2
- ③ 薬用植物の成分 ………………… 3
  - a. 植物成分の生合成 …………… 3
    - 1) 酢酸-マロン酸経路 ………… 4
    - 2) シキミ酸経路 ……………… 4
    - 3) メバロン酸経路 …………… 4
    - 4) その他の経路 ……………… 4

II. 植物の形態 　　【久田陽一】 6
- ① 植物細胞の基本的な構造 ……… 6
  - a. 細胞壁 ………………………… 7
  - b. 核 ……………………………… 7
  - c. 色素体（プラスチド）………… 7
  - d. ミトコンドリア ……………… 7
  - e. 液胞と空胞 …………………… 8
  - f. 細胞内含有物 ………………… 8
    - 1) デンプン粒（澱粉粒）……… 8
    - 2) イヌリン …………………… 8
    - 3) アリューロン粒（糊粉粒）… 8
    - 4) タンパク結晶（タンパク仮晶） 9
    - 5) 無機塩類 …………………… 9
      - a) シュウ酸カルシウム ……… 9
      - b) 炭酸カルシウム …………… 10
      - c) その他 ……………………… 10
    - 6) 油 滴 ………………………… 10
    - 7) その他 ……………………… 10
- ② 組織と組織細胞の形態 ………… 10
  - a. 構成する細胞の種類による分類 … 10
    - 1) 単（単純）組織 …………… 10
    - 2) 複（複合）組織 …………… 11
  - b. 分裂能力の有無による分類 … 11
    - 1) 分裂組織 …………………… 11
      - a) 一次分裂組織 ……………… 11
      - b) 二次分裂組織 ……………… 11
    - 2) 永久組織 …………………… 11
      - a) 一次組織 …………………… 11
      - b) 二次組織 …………………… 11
  - c. 組織を構成する細胞の種類による分類 … 11
    - 1) 柔組織 ……………………… 11
    - 2) 厚角組織 …………………… 11
    - 3) 厚壁組織 …………………… 11
    - 4) 紡錘組織 …………………… 12
      - a) 木部繊維 …………………… 13
      - b) 師部繊維 …………………… 13
    - 5) 管状組織 …………………… 13
      - a) 道 管 ……………………… 13
      - b) 仮道管 ……………………… 13
      - c) 師 管 ……………………… 13
      - d) 乳 管 ……………………… 14
    - 6) 細胞間隙 …………………… 14
- ③ 組織系 …………………………… 15
  - a. 生理機能を主にした分類 …… 15
  - b. 形態を主にした分類 ………… 16

- 1) サックスの分類法 …………… 16
- 2) ファン・ティーゲンの分類法 …… 16

④ 表皮系 …………………………… 16
- a. 表皮 ………………………… 16
  - 1) 気孔 …………………… 16
  - 2) 水孔 …………………… 17
  - 3) 毛 ……………………… 17
- b. 周皮 ………………………… 19

⑤ 維管束系 ………………………… 19
- a. 形成層の有無による分類 …… 19
  - 1) 開放維管束 …………… 19
  - 2) 閉鎖維管束 …………… 19
- b. 木部と師部との配列による分類 …… 19
  - 1) 並立（側立）維管束 …… 21
  - 2) 両立（両側立）維管束 …… 21
  - 3) 包囲維管束 …………… 21
  - 4) 放射維管束 …………… 21

⑥ 基本組織系 ……………………… 21
- a. 機械組織 …………………… 22
- b. 栄養組織 …………………… 22
  - 1) 同化組織 ……………… 22
  - 2) 貯蔵組織 ……………… 22
  - 3) 分泌組織 ……………… 22
  - 4) 通気組織 ……………… 22
- c. 運動組織 …………………… 22

⑦ 中心柱 …………………………… 22
- a. 内皮 ………………………… 23
- b. 中心柱 ……………………… 23

⑧ 高等植物の器官 ………………… 26
⑨ 苗条と芽 ………………………… 26
- a. 苗条 ………………………… 26
- b. 芽 …………………………… 26
- c. 節と節間 …………………… 27
- d. 分枝 ………………………… 27

⑩ 茎 ………………………………… 28
- a. 地上茎 ……………………… 28
- b. 地下茎 ……………………… 28
- c. 茎の内部形態 ……………… 29
  - 1) シダ植物の茎 ………… 29
  - 2) 裸子植物の茎 ………… 30
  - 3) 単子葉植物の茎 ……… 30
  - 4) 双子葉植物の草本茎 … 30
  - 5) 双子葉植物の木本茎 … 31
  - 6) 双子葉植物の地下茎 … 32

⑪ 葉 ………………………………… 32
- a. 普通葉 ……………………… 33
  - 1) 葉身 …………………… 33
    - a) 葉脈 ……………… 35
    - b) 単葉と複葉 ……… 36
  - 2) 葉柄 …………………… 36
  - 3) 托葉 …………………… 36
  - 4) 葉序 …………………… 36
- b. 変態葉 ……………………… 37
- c. 葉の内部構造 ……………… 38
  - 1) 葉身 …………………… 38
    - a) 表皮 ……………… 38
    - b) 葉肉 ……………… 39
    - c) 葉の維管束 ……… 40
  - 2) 葉柄 …………………… 41

⑫ 根 ………………………………… 41
- a. 根の構造 …………………… 41

⑬ 花 ………………………………… 43
- a. がくと花冠 ………………… 45
  - 1) がく …………………… 45
  - 2) 花冠 …………………… 46
- b. 雄ずい（蕊），おしべ ……… 46
  - 1) 花粉 …………………… 46
- c. 雌ずい（蕊），めしべ ……… 47
- d. 花式図と花式 ……………… 49
  - 1) 花式図 ………………… 49
  - 2) 花式 …………………… 49
- e. 花序 ………………………… 50
  - 1) 無限花序 ……………… 51
    - a) 穂状花序 ………… 51
    - b) 総状花序 ………… 51
  - 2) 有限花序 ……………… 51

- a）単頂花序 ……………………………… 51
- b）集散花序 ……………………………… 51
- c）団散花序 ……………………………… 52
- ⑭ 果　実 …………………………………… 52
  - a．果実の分類 ……………………………… 53
    - 1）もとの花と子房の数による分類 …… 53
      - a）一花性の果実（単花果）……………… 53
      - b）多花性の果実（多花果）……………… 53
    - 2）果皮の性状による分類 ……………… 53
      - a）乾　果 ………………………………… 53
      - b）湿　果（漿果）………………………… 55
- ⑮ 種　子 …………………………………… 55
  - a．種　皮 …………………………………… 56
    - 1）種皮の外面 ……………………………… 56
    - 2）種子の付属物 …………………………… 56
  - b．胚 ………………………………………… 56
  - c．胚　乳 …………………………………… 56
  - d．種子の散布，果実の散布 ……………… 57
    - 1）能動的散布 ……………………………… 57
    - 2）受動的散布 ……………………………… 57

III. 薬用植物の生産と利用　　【木村孟淳】58

- ① 生薬の生産・加工 ………………………… 58
  - a．生薬の生産・薬用資源 ………………… 58
  - b．生薬の加工 ……………………………… 58
- ② 栽培・育種 ………………………………… 59
  - a．薬用植物の栽培 ………………………… 59
    - 1）栽培の条件と経済性 …………………… 59
    - 2）優良品種とは …………………………… 59
  - b．育　種（品種改良）……………………… 60
    - 1）馴化と選抜育種 ………………………… 60
    - 2）交雑による育種 ………………………… 60
    - 3）雑種強勢（ヘテローシス）の利用 …… 60
    - 4）倍数体の応用 …………………………… 60
    - 5）突然変異からの選抜 …………………… 60

IV. 薬用植物と"いわゆる健康食品"に関わる法令　　【酒井英二】61

- ① いわゆる食薬区分 ………………………… 61
- ② 新しい食品の概念 ………………………… 62
- ③ 食品の安全対策 …………………………… 62
- ④ 薬物乱用防止 ……………………………… 63
- ⑤ 法規制を受けない身近な有毒植物 ……… 63
- ⑥ 国際取引 …………………………………… 64

V. 薬用植物に関連する健康被害・相互作用　　【川村智子】66

- ① 違法ドラッグ，脱法ハーブや医薬品成分を含有する"いわゆる健康食品"による被害 … 66
- ② 通常とは異なる摂取による被害 ………… 67
- ③ 薬物代謝酵素への影響 …………………… 67
- ④ 食品・ハーブ類と医薬品との相互作用 … 68
- ⑤ 腸内環境と吸収への影響 ………………… 68
- ⑥ 同名異物の誤用による被害 ……………… 69
- ⑦ 近年多発した植物性食中毒による被害 … 69
  - a．情報不足による被害 …………………… 69
  - b．有毒植物の誤食による被害 …………… 69
  - c．キノコ中毒による被害 ………………… 70

VI. 薬用植物のバイオテクノロジー　　【水上　元】72

- ① 植物バイオテクノロジー ………………… 72
  - a．植物の細胞，組織，器官の培養 ……… 72
    - 1）培　地 …………………………………… 72
    - 2）培養系 …………………………………… 73
  - b．植物組織培養の応用 …………………… 74
    - 1）ミクロ繁殖 ……………………………… 74
    - 2）育　種 …………………………………… 74
    - 3）有用二次代謝産物の生産 ……………… 75

c．植物遺伝子工学……………………… 77
　　　1）遺伝子工学の物質生産への応用…… 77
　　　2）遺伝子工学の育種への応用 ………… 77
② DNA 分析の応用……………………………… 78
　a．DNA 分析の方法…………………………… 78
　　1）植物試料からの DNA の検出 ……… 78
　　2）遺伝子領域の増幅 …………………… 79
　　3）塩基配列の比較 ……………………… 79
　b．DNA 分析の対象となる遺伝子 ……… 80
　　1）葉緑体およびミトコンドリアに存在
　　　する遺伝子 …………………………… 80
　　2）核に存在する遺伝子 ………………… 80
　　3）その他………………………………… 81

VII．植物の分類 ――――――――――――――――――――――【寺林　進】82

① 植物の学名，命名法………………………… 82
　a．植物分類の階級……………………………… 82
　b．優先権 ……………………………………… 83
　c．学名発表出版 ……………………………… 83
　d．記載文または判別文の言語 ……………… 83
　e．自動名 ……………………………………… 83
　f．保存名 ……………………………………… 83
　g．雑種名 ……………………………………… 83
　h．科の学名 …………………………………… 84
　i．組換えがわかる表記 ……………………… 84
　j．命名者名を ex でつなぐ表記 …………… 84
　k．命名者名の簡略表記 ……………………… 85
② 種の概念……………………………………… 85
③ 植物の分類体系……………………………… 86
　a．リンネの分類体系 ………………………… 86
　b．エングラーの分類体系 …………………… 86
　c．ベンタムとフッカーの分類体系
　　およびその流れをくむ分類体系…… 87
　d．遺伝子情報解析に基づく分類体系…… 89

各　論

花式図【水野瑞夫・木村孟淳】
写　真【磯田　進】

1．藍藻植物門 Cyanobacteria ――――――――――――――――【田中俊弘】92
　　a）ユレモ科 Oscillatoriaceae ………… 92

2．真菌門 Eumycota ――――――――――――――――――――【田中俊弘】92
A．接合菌亜門 Zygomycotina ……… 92
　　a）ケカビ科 Mucoraceae ……………… 92
B．子のう菌亜門 Ascomycotina ……… 92
　　a）バッカクキン科 Clavicipitaceae …… 93
　　b）ニクザキン科（ボタンタケ科）
　　　　Hypocreaceae …………………… 93
　　c）サッカロミケス科（コウボキン科）
　　　　Saccharomycetaceae …………… 93
C．担子菌亜門 Basidiomycotina………… 94
　　a）ヒラタケ科 Pleurotaceae …………… 94
　　b）キシメジ科 Tricholomataceae ……… 94
　　c）テングタケ科 Amanitaceae ………… 94
　　d）ハラタケ科 Agaricaceae …………… 94
　　e）サンゴハリタケ科 Hericiaceae ……… 95
　　f）サルノコシカケ科 Polyporaceae …… 95
　　g）マンネンタケ科 Ganodermaceae …… 95
　　h）タバコウロタケ科 Hymenochaetaceae
　　　　………………………………………… 96

ｉ）ホコリタケ科 Lycoperdaceae ……… 96	ａ）コウジカビ科 Aspergillaceae ……… 97
ｊ）トンビマイタケ科 Meripilaceae …… 96	[付 2] **地衣類** Lichenes ………………… 97
ｋ）ショウロ科 Rhizopogonaceae ……… 96	ａ）リトマスゴケ科 Roccellaceae ……… 97
ｌ）シロキクラゲ科 Tremellaceae ……… 96	ｂ）ウメノキゴケ科 Parmeliaceae ……… 98
ｍ）キクラゲ科 Auriculariaceae ………… 96	ｃ）サルオガセ科 Usneaceae …………… 98
[付 1] **不完全菌亜門** Deuteromycotina …… 96	

3. 緑藻植物門 Chlorophyta ──────────────────────【田中俊弘】98

　　ａ）クロレラ科 Chlorellaceae ………… 98

4. 褐藻植物門 Phaeophyta ──────────────────────【田中俊弘】98

ａ）コンブ科 Laminariaceae …………… 98	ｃ）ヒバマタ科 Fucaceae ……………… 99
ｂ）チガイソ科 Alariaceae ……………… 99	ｄ）ホンダワラ科 Sargassaceae ………… 99

5. 紅藻植物門 Rhodophyta ──────────────────────【田中俊弘】99

ａ）ウシケノリ科 Bangiaceae …………… 99	ｄ）スギノリ科 Gigartinaceae …………100
ｂ）テングサ科 Gelidiaceae ……………… 99	ｅ）フジマツモ科 Rhodomelaceae ………100
ｃ）フノリ科 Endocladiaceae ……………100	

6. シダ植物門 Pteridophyta ─────────────────────【田中俊弘】101

Ａ. 無舌綱 Aglossopsida ………………101	ｂ）フサシダ科 Schizaeaceae ……………102
ａ）ヒカゲノカズラ科 Lycopodiaceae ……101	ｃ）コバノイシカグマ科 Dennstaedtiaceae
Ｂ. 有舌綱 Glossopsida …………………101	…………………………………………102
ａ）イワヒバ科 Selaginellaceae …………101	ｄ）タカワラビ科 Dicksoniaceae ………102
Ｃ. 有節植物綱 Shenophyllopsida …………101	ｅ）ヘゴ科 Cyatheaceae …………………102
1）トクサ目 Equisetales ……………………101	ｆ）シノブ科 Davalliaceae ………………102
ａ）トクサ科 Equisetaceae ………………101	ｇ）オシダ科 Dryopteridaceae
Ｄ. シダ綱 Pteropsida ……………………102	（Aspidiaceae） ………………102
ａ）ゼンマイ科 Osmundaceae ……………102	ｈ）ウラボシ科 Polypodiaceae …………103

7. 裸子植物門 Gymnospermae ───────────────────【田中俊弘】103

Ａ. ソテツ綱 Cycadopsida ………………104	1）球果植物目 Coniferae（マツ目 Pinales）
1）ソテツ目 Cycadales ……………………104	…………………………………………105
ａ）ソテツ科 Cycadaceae …………………104	ａ）マツ科 Pinaceae ……………………105
Ｂ. イチョウ綱 Ginkgopsida ……………104	ｂ）スギ科 Taxodiaceae …………………106
1）イチョウ目 Ginkgoales …………………104	ｃ）ヒノキ科 Cupressaceae ………………106
ａ）イチョウ科 Ginkgoaceae ………………104	ｄ）ナンヨウスギ科 Araucariaceae ………107
Ｃ. 球果植物綱（マツ綱） Coniferopsida … 105	ｅ）イチイ科 Taxaceae …………………107

f）イヌガヤ科 Cephalotaxaceae ………… 108
D．マオウ綱 Gnetopsida ………………… 108
　1）マオウ目 Ephedrales ………………… 108
　　　a）マオウ科 Ephedraceae ……………… 108
　　　b）グネツム科 Gnetaceae ……………… 109

8．被子植物門 Angiospermae —————— 110

A．双子葉植物綱 Dicotyledoneae
　　　　　　　　　　　　　　【木村孟淳】110
a．離弁花植物亜綱 Archichlamydeae …… 110
　1）モクマオウ目 Casuarinales (Verticillatae)
　　　　……………………………………… 111
　　　a）モクマオウ科 Casuarinaceae ……… 111
　2）クルミ目 Juglandales ………………… 111
　　　a）ヤマモモ科 Myricaceae ……………… 111
　　　b）クルミ科 Juglandaceae ……………… 112
　3）ヤナギ目 Salicales …………………… 113
　　　a）ヤナギ科 Salicaceae ………………… 113
　4）ブナ目 Fagales ………………………… 113
　　　a）カバノキ科 Betulaceae ……………… 113
　　　b）ブナ科 Fagaceae ……………………… 114
　5）イラクサ目 Urticales (Urticflorae) …… 114
　　　a）ニレ科 Ulmaceae ……………………… 115
　　　b）トチュウ科 Eucommiaceae …………… 115
　　　c）クワ科 Moraceae ……………………… 115
　　　d）イラクサ科 Urticaceae ……………… 117
　6）ビャクダン目 Santalales ……………… 118
　　　a）ボロボロノキ科 Olacaceae ………… 118
　　　b）ビャクダン科 Santalaceae ………… 118
　　　c）ヤドリギ科 Loranthaceae ………… 118
　7）タデ目 Polygonales …………【磯田　進】119
　　　a）タデ科 Polygonaceae ………………… 119
　8）アカザ目 Centrospermae
　　　　（ナデシコ目 Caryophyllales）……… 121
　　　a）ヤマゴボウ科 Phytolaccaceae ……… 121
　　　b）オシロイバナ科 Nyctaginaceae …… 121
　　　c）ツルナ科 Aizoaceae (Ficoidaceae) …… 122
　　　d）スベリヒユ科 Portulacaceae ……… 122
　　　e）ナデシコ科 Caryophyllaceae ……… 122
　　　f）アカザ科 Chenopodiaceae …………… 123
　　　g）ヒユ科 Amaranthaceae ……………… 124
　9）サボテン目 Cactales (Opuntiales)
　　　　…………………………【酒井英二】125
　　　a）サボテン科 Cactaceae (Opuntiaceae)
　　　　………………………………………… 125
　10）モクレン目 Magnoliales ……………… 125
　　　a）モクレン科 Magnoliaceae …………… 125
　　　b）バンレイシ科 Annonaceae …………… 127
　　　c）ニクズク科 Myristicaceae …………… 128
　　　d）マツブサ科 Schisandraceae ………… 128
　　　e）シキミ科 Illiciaceae ………………… 129
　　　f）ロウバイ科 Calycanthaceae ………… 129
　　　g）クスノキ科 Lauraceae ……………… 129
　　　　（1）クスノキ亜科 Lauroideae ……… 130
　　　　（2）スナヅル亜科 Cassytha filiformis
　　　　………………………………………… 132
　　　h）ヤマグルマ科 Trochodendraceae …… 132
　11）キンポウゲ目 Ranunculales ………… 132
　　　a）キンポウゲ科 Ranunculaceae ……… 133
　　　　（1）ヒドラスチス亜科 Hydrastoideae
　　　　………………………………………… 133
　　　　（2）オダマキ亜科 Helleboroideae …… 133
　　　　（3）キンポウゲ亜科 Ranunculoideae… 136
　　　b）メギ科 Berberidaceae ……………… 137
　　　　（1）メギ亜科 Berberidoideae ……… 137
　　　　（2）ミヤオソウ亜科 Posophylloideae
　　　　………………………………………… 138
　　　c）アケビ科 Lardizabalaceae ………… 139
　　　d）ツヅラフジ科 Menispermaceae …… 139
　　　e）スイレン科 Nymphaeaceae ………… 141
　12）コショウ目 Piperales ……………… 142
　　　a）ドクダミ科 Saururaceae …………… 142
　　　b）コショウ科 Piperaceae ……………… 143

13）ウマノスズクサ目 Aristolochiales
　　　　………………………【木村孟淳】144
　　a）ウマノスズクサ科 Aristolochiaceae ‥ 144
14）オトギリソウ目 Guttiferales (Hypericales)
　　　　………………………………………145
　　a）ボタン科 Paeoniaceae …………… 145
　　b）マタタビ科 Actinidiaceae ………… 146
　　c）フタバガキ科 Dipterocarpaceae …… 147
　　d）ツバキ科 Theaceae………………… 147
　　e）オトギリソウ科 Guttiferae
　　　　（Hypericaceae）………………… 148
15）サラセニア目 Sarraceniales ………… 149
　　a）サラセニア科 Sarraceniaceae ……… 149
　　b）モウセンゴケ科 Droseraceae ……… 149
16）ケシ目 Papaverales (Rhoeadales) …… 149
　　a）ケシ科 Papaveraceae ……………… 149
　　　（1）ケシ亜科 Papaveroideae ……… 150
　　　（2）エンゴサク亜科 Fumarioideae … 151
　　b）アブラナ科 Cruciferae…………… 151
17）バラ目 Rosales
　　　　………【芝野真喜雄・草野源次郎】153
　　a）マンサク科 Hamamelidaceae ……… 154
　　b）ベンケイソウ科 Crassulaceae ……… 154
　　c）ユキノシタ科 Saxifragaceae ……… 155
　　d）バラ科 Rosaceae …………………… 156
　　　（1）シモツケ亜科 Spiraeoideae …… 156
　　　（2）バラ亜科 Rosoideae …………… 156
　　　（3）ナシ亜科 Maloideae …………… 158
　　　（4）サクラ亜科 Prunoideae ………… 160
　　e）マメ科 Leguminosae (Fabaceae) …… 161
　　　（1）ネムノキ亜科 Mimosoideae …… 162
　　　（2）ジャケツイバラ亜科 Caesalpinoideae
　　　　………………………………… 162
　　　（3）マメ亜科 Papilionoideae (Faboideae)
　　　　………………………………… 164
18）フウロソウ目 Geraniales
　　　　………………………【山路誠一】168
　　a）リムナンテス科 Limnanthaceae …… 168

　　b）カタバミ科 Oxalidaceae…………… 168
　　c）フウロソウ科 Geraniaceae………… 169
　　d）ノウゼンハレン科 Tropaeolaceae …… 170
　　e）アマ科 Linaceae …………………… 170
　　f）コカノキ科 Erythroxylaceae ……… 170
　　g）ハマビシ科 Zygophyllaceae………… 171
　　h）トウダイグサ科 Euphorbiaceae …… 171
　　i）ユズリハ科 Daphniphyllaceae ……… 174
19）ミカン目 Rutales …………………… 174
　　a）ミカン科 Rutaceae ………………… 174
　　　（1）ヘンルーダ亜科 Rutoideae……… 175
　　　（2）サルカケミカン亜科 Toddalioideae
　　　　………………………………… 177
　　　（3）ミカン亜科 Aurantioideae……… 178
　　b）ニガキ科 Simaroubaceae ………… 180
　　c）カンラン科 Burseraceae ………… 181
　　d）センダン科 Meliaceae …………… 181
　　e）キントラノオ科 Malpighiaceae …… 182
　　f）ヒメハギ科 Polygalaceae …………… 182
20）ムクロジ目 Sapindales ……【伏見裕利】183
　　a）ドクウツギ科 Coriariaceae ………… 183
　　b）ウルシ科 Anacardiaceae ………… 184
　　c）カエデ科 Aceraceae ……………… 185
　　d）ムクロジ科 Sapindaceae ………… 186
　　e）トチノキ科 Hippocastanaceae …… 187
　　f）ツリフネソウ科 Balsaminaceae …… 187
21）ニシキギ目 Celastrales ……………… 188
　　a）モチノキ科 Aquifoliaceae ………… 188
　　b）ニシキギ科 Celastraceae ………… 188
　　c）ツゲ科 Buxaceae ………………… 189
22）クロウメモドキ目 Rhamnales ……… 189
　　a）クロウメモドキ科 Rhamnaceae …… 190
　　b）ブドウ科 Vitaceae ………………… 191
23）アオイ目 Malvales …………………… 191
　　a）ホルトノキ科 Elaeocarpaceae …… 192
　　b）シナノキ科 Tiliaceae ……………… 192
　　c）アオイ科 Malvaceae……………… 192
　　d）パンヤ科 Bombacaceae …………… 195

e）アオギリ科 Sterculiaceae ………… 195
24）ジンチョウゲ目 Thymelaeales
　　　　　　　………【馬場きみ江・谷口雅彦】196
　　a）ジンチョウゲ科 Thymelaeaceae …… 196
　　b）グミ科 Elaegnaceae …………………… 197
25）スミレ目 Violales ………………………… 197
　　a）イイギリ科 Flacourtiaceae …………… 197
　　b）スミレ科 Violaceae …………………… 197
　　c）トケイソウ科 Passifloraceae ………… 198
　　d）ベニノキ科 Bixaceae ………………… 198
　　e）パパイア科（カリカ科）Caricaceae … 198
　　f）シュウカイドウ科 Begoniaceae ……… 198
26）ウリ目 Cucurbitales ……………………… 198
　　a）ウリ科 Cucurbitaceae ………………… 199
27）フトモモ目 Myrtales …………………… 200
　　a）ミソハギ科 Lythraceae ……………… 200
　　b）ヒシ科 Trapaceae …………………… 200
　　c）フトモモ科 Myrtaceae ………………… 201
　　d）キノモリア科 Cynomoriaceae ………… 201
　　e）ザクロ科 Punicaceae ………………… 202
　　f）サガリバナ科 Lecythidaceae ………… 202
　　g）ヒルギ科 Rhizophoraceae …………… 202
　　h）シクンシ科 Combretaceae …………… 202
　　i）アカバナ科 Oenotheraceae …………… 203
28）セリ目 Apiales (Umbelliflorae) ………… 203
　　a）ニッサ科（ヌマミズキ科）Nyssaceae
　　　　　　　……………………………………… 203
　　b）ミズキ科 Cornaceae ………………… 203
　　c）ウコギ科 Araliaceae ………………… 203
　　d）セリ科 Umbelliferae ………………… 206
b．**合弁花植物亜綱** Sympetalae (Metachlamydeae)
　　　　　　　…………【中西　勤・邑田裕子】211
1）ツツジ目 Ericales ………………………… 211
　　a）イチヤクソウ科 Pyrolaceae ………… 211
　　b）ツツジ科 Ericaceae …………………… 211
2）サクラソウ目 Primulales ………………… 213
　　a）ヤブコウジ科 Myrsinaceae ………… 213
　　b）サクラソウ科 Primulaceae …………… 214

3）イソマツ目 Plumbaginales ……………… 214
　　a）イソマツ科 Plumbaginaceae ………… 214
4）カキノキ目 Ebenales …………………… 215
　　a）アカテツ科 Sapotaceae ……………… 215
　　b）カキノキ科 Ebenaceae ……………… 216
　　c）エゴノキ科 Styracaceae ……………… 216
5）モクセイ目 Oleales ……………………… 217
　　a）モクセイ科 Oleaceae ………………… 217
6）リンドウ目 Gentianales ………………… 219
　　a）マチン科 Loganiaceae ……………… 219
　　b）リンドウ科 Gentianaceae …………… 220
　　c）ミツガシワ科 Menyanthaceae ……… 221
　　d）キョウチクトウ科 Apocynaceae …… 222
　　e）ガガイモ科 Asclepiadaceae ………… 224
　　f）アカネ科 Rubiaceae ………………… 225
7）シソ目 Tubiflorae (Lamiales)
　　　　　　　………………………【寺林　進】228
　　a）ハナシノブ科 Polemoniaceae ……… 228
　　b）ヒルガオ科 Convolvulaceae ………… 228
　　c）ムラサキ科 Boraginaceae …………… 229
　　d）クマツヅラ科 Verbenaceae ………… 230
　　e）シソ科 Labiatae ……………………… 231
　　　（1）タツナミソウ亜科 Scutellarioideae
　　　　　　　……………………………………… 231
　　　（2）キランソウ亜科 Ajugoideae …… 232
　　　（3）ヤマハッカ亜科 Ocimoideae …… 232
　　　（4）オドリコソウ亜科 Stachyoideae … 232
　　　（5）ラベンダー亜科 Lavanduloideae … 236
　　f）ナス科 Solanaceae …………………… 236
　　g）ゴマノハグサ科 Scrophulariaceae … 239
　　　（1）シオガマギク亜科 Rhinanthoideae
　　　　　　　……………………………………… 239
　　　（2）モウズイカ亜科 Pseudosolanioideae
　　　　　　　……………………………………… 240
　　　（3）ゴマノハグサ亜科 Antirrhinoideae
　　　　　　　……………………………………… 240
　　h）ノウゼンカズラ科 Bignoniaceae …… 241
　　i）キツネノマゴ科 Acanthaceae ………… 241

j）ゴマ科 Pedaliaceae ………………… 242
　　k）イワタバコ科 Gesneriaceae………… 242
　　l）ハマウツボ科 Orobanchaceae ……… 242
　　m）ハエドクソウ科 Phrymaceae ……… 243
 8）オオバコ目 Plantaginales ……………… 243
　　a）オオバコ科 Plantaginaceae ………… 244
 9）マツムシソウ目 Dipsacales
　　………………………【髙野昭人】244
　　a）スイカズラ科 Caprifoliaceae ……… 245
　　b）オミナエシ科 Valerianaceae ……… 246
　　c）マツムシソウ科 Dipsacaceae ……… 246
10）キキョウ目 Campanulales …………… 247
　　a）キキョウ科 Campanulaceae………… 247
　　　（1）キキョウ亜科 Campanuloideae … 247
　　　（2）ミゾカクシ亜科 Lobelioideae …… 248
　　b）キク科 Compositae …………………… 248
　　　（1）タンポポ亜科 Cichorioideae ……… 248
　　　（2）キク亜科 Carduoideae …………… 249
　　　　（ⅰ）Vernonieae ……………………… 249
　　　　（ⅱ）ヒヨドリバナ連 Eupatoriae… 250
　　　　（ⅲ）アザミ連 Cardueae …………… 250
　　　　（ⅳ）メナモミ連 Heliantheae ……… 252
　　　　（ⅴ）ダンゴギク連 Heleniae ……… 253
　　　　（ⅵ）オナモミ連 Ambrosieae ……… 253
　　　　（ⅶ）サワギク連 Senecioninae …… 253
　　　　（ⅷ）キンセンカ連 Calenduleae … 254
　　　　（ⅸ）オグルマ連 Inulae …………… 254
　　　　（ⅹ）コンギク連 Asterae…………… 255
　　　　（ⅺ）キク連 Anthemideae ………… 255
　　　　（ⅻ）アフリカギク連 Arctotideae… 257
　　　　（ⅻⅰ）コウヤボウキ連 Mutisieae … 258

B. 単子葉植物綱 Monocotyledoneae
　　………………………【山路誠一】258
 1）オモダカ目 Helobiae (Alismatales) …… 258

　　a）オモダカ科 Alismataceae…………… 258
 2）ユリ目 Liliiflorae ………………………… 259
　　a）ユリ科 Liliaceae ……………………… 259
　　b）ビャクブ科 Stemonaceae …………… 264
　　c）リュウゼツラン科 Agavaceae ……… 264
　　d）ヒガンバナ科 Amaryllidaceae ……… 264
　　e）タシロイモ科 Taccaceae …………… 265
　　f）ヤマノイモ科 Dioscoreaceae ………… 265
　　g）アヤメ科 Iridaceae …………………… 266
 3）イグサ目 Juncales ……………………… 267
　　a）イグサ科 Juncaceae ………………… 267
 4）ツユクサ目 Commelinales …………… 267
　　a）ツユクサ科 Commelinaceae ……… 267
　　b）ホシクサ科 Eriocaulaceae ………… 268
 5）イネ目 Graminales……………………… 268
　　a）イネ科 Gramineae …………………… 268
 6）ヤシ目 Principes ………………………… 271
　　a）ヤシ科 Palmae ……………………… 271
 7）サトイモ目 Spathiflorae ……………… 272
　　a）サトイモ科 Araceae ………………… 272
　　b）ウキクサ科 Lemnaceae …………… 273
 8）タコノキ目 Pandanales ………………… 273
　　a）タコノキ科 Pandanaceae …………… 273
　　b）ミクリ科 Sparganiaceae …………… 274
　　c）ガマ科 Typhaceae …………………… 274
　　d）カヤツリグサ科 Cyperaceae ……… 274
 9）ショウガ目 Zingiberales ……………… 275
　　a）バショウ科 Musaceae ……………… 275
　　b）ショウガ科 Zingiberaceae ………… 275
　　c）カンナ科 Cannaceae ………………… 278
　　d）クズウコン科 Marantaceae ………… 278
10）ラン目 Microspermae (Orchidales) …… 278
　　a）ラン科 Orchidaceae ………………… 278

付 表 — 281

付表1 第16改正日本薬局方医薬品各条に収載される植物由来医薬品（抜粋）……… 281

付表2 専ら医薬品として使用される成分本質と医薬品的効能効果を標ぼうしない限り医薬品と判断しない成分本質（抜粋）……… 282

付表3 法令により規制される植物………… 283

付表4 医薬品等の個人輸入について……… 284

参考文献 — 285

索 引 — 287

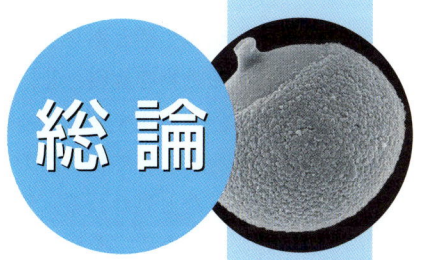

総論

I. 概　　説

1 薬用植物とは

　植物は人類の生活とあらゆる面で深い関わりがある．人類は，植物そのものあるいは植物を食べている動物を食料とし，植物を材料とした衣服を身にまとい，木材をふんだんに使った家に住み，エネルギー源すら植物をもとにする石炭や石油を使っている．

　人類が薬をはじめて使ったのは，病気になったとき食べ物の嗜好が変わるといった本能的なものであったと思われる．原始人類にとって，姿の見えない病魔は何よりも恐ろしいものであったに違いなく，それだけに人々を救う薬の発見はきわめて重要な知識であり，民族の間に伝承され，探索もされ，取捨選択して現代にまで残されてきた．世界中の民族で伝統薬をもたない民族は皆無といってよく，逆に考えると優れた伝統薬をもたなかった民族が，人類600万年の歴史を生き延びてくることはできなかったということもできよう．

　薬用植物学は自然科学，ある意味では最古の歴史をもった自然科学であるが，常に人類の生命と植物の生活の関わり合いの接点を求めてきた学問である．

　このような観点に立つと，現在われわれの祖先から残された遺産ともいうべき薬の知識が，どのような歴史の試練を経てきたものかが理解できるであろう．次の条件を1つでも満足するような植物が，優れた薬用植物ということができる．

① 古くから継続的に，同じ目的で使われてきていること．
② 同じ植物あるいは近縁植物が，民族や文化を越えて広く，しかも同じ目的に使われていること．
③ 地域の人々によく知られていること．

2 薬用植物の資源

　薬はもともと，身のまわりの薬用植物を採ってきて，自分や家族の病気の治療に応用して使ってきたものである．これが人々の間に知られるにつれて，貢ぎ物あるいは贈り物となり，価値をもつ商品になった．また運搬，保存，利用の便利のため，"生薬"と呼ばれる形態にある程度加工を施されることが必要となった．

　医薬品には，常に一定の効果を示す一定の品質が要求される．さまざまな条件で生育している野生植物の同一種を採り集めてきたとしても，個々の個体に一定の品質を期待することはできない．ただ，特定の地域で限られた人々によって生産される場合には，一定の条件で生育した一定の基原植物を一定の方法で加工して，相当程度に均質化をはかることはできる．野菜や果物と同様に，生薬の品質にも産地がどこかということが，深く関わっているのはそのためである．

　他の農産物と比較して，1つ1つの生薬の需要はきわめて少量であり，一方その種類は多いので，このような野生品採取による生薬の生産形態も，需要の多くない生薬については依

然として行われている．しかし，天然資源である野生植物の供給には限界があり，需要の増大したものについては，栽培その他によって生産量を増加させる必要がある．また，栽培生産をすることによって，生育期間の短縮などにより最高品質のものが得られにくくなるが，供給が安定するだけでなく，選抜，あるいは品種改良による品質の全体的な向上，均質化，栽培方法や加工方法の標準化による品質の安定性が確保しやすくなる．

　野生の動物を基原とする医薬品については，資源の枯渇が急激に進行して深刻な問題となっており，サイの類（犀角：サイカク），トラの類（虎骨：ココツ），ジャコウジカの類（麝香：ジャコウ）など，優れた医薬品でありながら，野生動物保護に関する国際条約によって使用制限，さらに使用禁止にまで追い込まれたものがある（p.64 参照）．天然産の鉱物や化石を用いる生薬は，その基原が栽培も飼育もできない有限の天然資源であり，完全に採り尽くしてしまうときが確実にくるはずで，動物生薬とともに代替品の開発を急がなくてはならない．

3　薬用植物の成分

　薬用植物が薬効を示すのは，"神が薬草に姿を変えて人々を救ってくださるのだ" "植物の生命力が力を示すのだ" という考え方は，西洋では19世紀のはじめまで誰も疑う人はいなかった．1806年，ドイツの薬剤師見習 F. W. Sertürner（セルチュルネル）がアヘン（阿片）の水溶液にアンモニアを加えて放置したところ，無色の結晶が生じ，自分で試してみてこれがアヘンの麻酔作用を示す本体であることを発見して，Morphium（のちに morphine）と名づけた．この発見から，薬用植物の薬効は，食塩や炭酸ナトリウムと同じように結晶として取り出すことのできる化学物質の作用によるものだということが，はじめて認識されたのである．

　以後，薬用植物の有効成分の研究が急速に進展して，20世紀に入るまでにキニーネやアトロピン，エフェドリンなど，今日でも利用価値の変わらない多数の医薬品が次々と発見され，植物からの抽出によって製造されるようになった．これらの植物成分の化学構造の研究，合成研究が有機化学の進歩に大きな寄与をしたことはいうまでもない．20世紀になって，植物成分である天然有機化合物の構造に規則性が認められるところから，植物成分の生体内での合成の過程について生合成の理論が生まれ，ラジオアイソトープを用いたトレーサー tracer 実験によって，その経路が次々に明らかとなった．

a. 植物成分の生合成

　植物の葉緑体の中で，光合成サイクルと呼ぶ糖類の複雑な循環反応が活発に行われている．この循環反応の過程で，クロロフィルが吸収した太陽の光エネルギーを化学エネルギーに換え，水と空気中の二酸化炭素を取り込んで，糖類を増やしていく，いわゆる炭酸同化作用が行われ，これがすべての天然物生合成の根源になっている．植物成分の生合成 biogenesis の経路は，光合成サイクルでつくられる糖類を原料として，①酢酸-マロン酸経路，②シキミ酸経路，③メバロン酸経路，の3つにまとめることができる．

1) 酢酸-マロン酸経路

ポリケチドと総称される炭素数が偶数で直鎖状の炭素骨格をもつ脂肪酸，脂肪族アルコール，蝋，プロスタグランディン類，ポリアセチレン類，アントラキノン類，フロログルシンなど，一部のフェノール性化合物，一部のアミノ酸などがつくられる（図 I–1）.

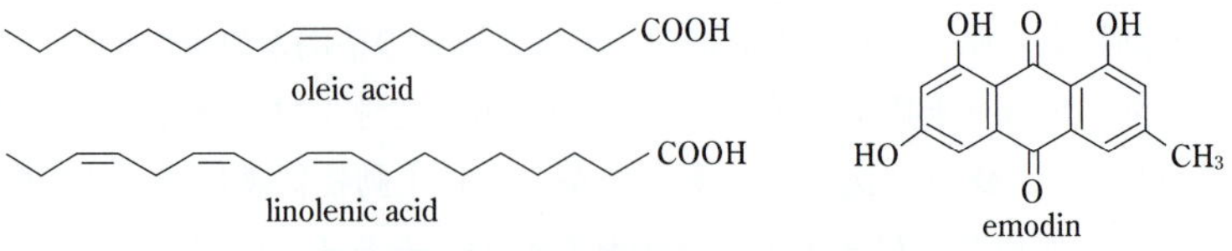

図 I–1　植物成分の生合成（酢酸-マロン酸経路による）

2) シキミ酸経路

芳香族アミノ酸を経て，フェニルプロパノイドと総称される炭素6個のフェニル基に炭素3個の側鎖がついた構造を基本骨格とする芳香族精油成分，フェノール類，タンニンを構成するフェノールカルボン酸，リグナン類，リグニン，大多数のアルカロイドなどがつくられる（図 I–2）.

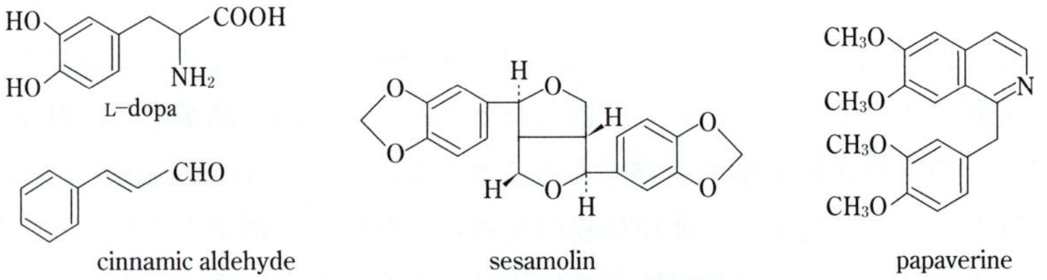

図 I–2　植物成分の生合成（シキミ酸経路による）

3) メバロン酸経路

C_5 ユニットと呼ばれるイソペンタンの骨格を基本とし，C_{10} のモノテルペン類，イリドイド，C_{15} のセスキテルペン類，C_{20} のジテルペン類，C_{30} のトリテルペン類，ステロイド，サポニン，C_{40} のカロテン類，乳液成分のポリテルペン類などがつくられる（図 I–3）.

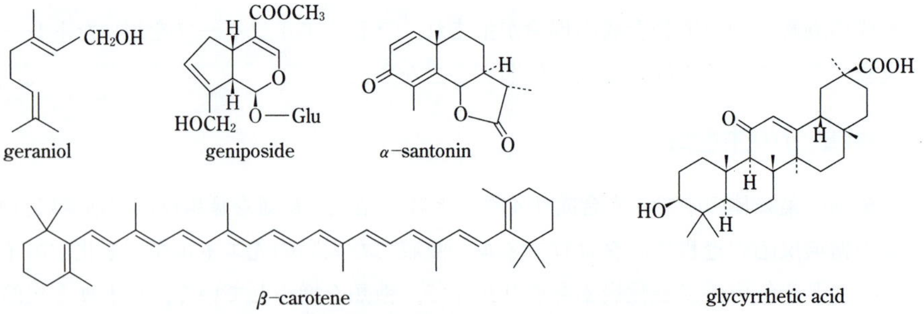

図 I–3　植物成分の生合成（メバロン酸経路による）

4) その他の経路

このほか，単糖類から直接つくられるものに，各種の少糖類，デンプン，セルロース，粘

液, ゴム樹脂など, また数種の簡単なアミノ酸, 有機酸などがあげられる.

　植物成分で複数の経路を経由して生合成される物質は少なく, フロログルシン類とフェノールカルボン酸が結合したフラボノイドや, フェニルプロパノイドからできるアミノ酸のトリプトファンと, イリドイド類の結合したインドールアルカロイドの類のほかは少数が知られるのみである.

　薬用の植物成分でもっとも多い生理活性物質は, アルカロイド alkaloid である. 種々のアミノ酸を生合成原料としてつくられ, 窒素原子を含み, 弱い塩基性を示し, 酸と塩をつくるので, 植物塩基ともいう. morphine, quinine, quinidine, reserpine, aconitine など薬用, 有毒など, 生理活性物質が多い. 強い苦味を示すものが多い.

　水酸基をもつアルコール類あるいは, フェノール類と単糖類の1個から数個がグリコシド結合したものを, 配糖体 glycoside という. 配糖体はその非糖体 aglycone よりも水に溶けやすく, 苦味があり, amygdalin, paeoniflorin, rutin など生理活性も強いものがある. 配糖体の中でもトリテルペンあるいは, ステロイドアルコールに糖が数分子結合したものは, 界面活性や赤血球破壊の作用を示し, サポニン saponin という.

　強心配糖体は, 特定の共通する構造をもったステロイドの配糖体で, 心臓に作用して拍動を強める一群のものをいう. 毒性の強いものもある.

　精油は, 植物成分で揮発性のあるものをいうが, フェニルプロパノイド類の芳香族化合物と, モノテルペン類 (C_{10}), セスキテルペン類 (C_{15}) のうち, 分子量が230以下で, 酸素置換基の少ないものがこれに該当する. それぞれに特有の香りがあり, 芳香を発するものが多い.

　苦味物質は, 強い苦味を呈するものの総称で, モノテルペン, セスキテルペン, ジテルペン, トリテルペンなどのうち, 水酸基, エーテル, ラクトンなど酸素置換基の多い構造をもつものがこれにあたる. これらの配糖体はとくに苦味が強く, 一部のものは強い甘味を呈するものがある.

　植物色素には, フェニルプロパノイド, フラボノイド, タンニン, カロテノイド, キノン類, 抗菌薬であるテトラサイクリン類などをあげることができる. 芳香環を含めて, 共役二重結合の多い構造をもつ化合物は, 特定波長の紫外線あるいは可視光線を吸収する性質があり, 反射あるいは, 透過する残りの光に波長のかたよりが生じるため, 色を発生することになる.

II. 植物の形態

1 植物細胞の基本的な構造

生物体を構成する基本単位は，細胞 cell である．植物細胞の基本的な構造を図 II–1 に示した．植物細胞の特徴としては，細胞壁があること，液胞や空胞があること，葉緑体などの種々の色素体をもつことなどが動物細胞との相違点としてあげられる．

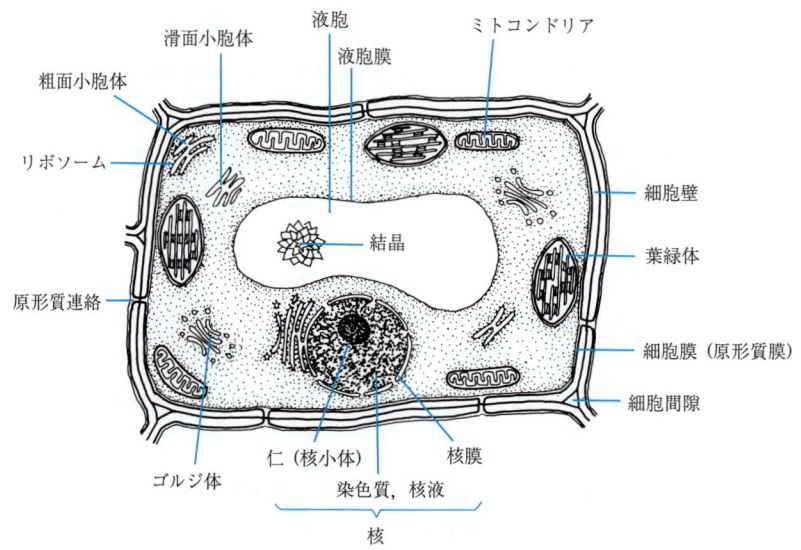

図 II–1　植物細胞の基本的な構造

植物は細菌類や藍藻（シアノバクテリア）類のように核質が核膜によってはっきり他と区別されない核や核様体，あるいは核質が分散した細胞（原核細胞，裸核細胞 gymnonuclear cell）からなるものと，核膜に包まれた核をもつ細胞（真核細胞，被核細胞 angionuclear cell）からなるものとに大きく分けることができる．ここでは，主に真核細胞について記す．

真核細胞の基本的構造は，その生命活動の基礎となっている部分（原形質）と原形質の働きによりつくりだされた生成物，貯蔵物または老廃物など（後形質）に分けられる．

原形質 protoplasm は細胞膜 cell membrane に包まれており，核 nucleus と細胞質 cytoplasm からなる．細胞質には顆粒状のミトコンドリア mitochondria，色素体 plastid，ゴルジ体 Golgi body，小胞体 endoplasmic reticulum（ER），リソソーム lysosome などが存在する．

成長した細胞では細胞膜の外側に細胞壁 cell wall ができ，内部には液胞，空胞，デンプン粒，結晶などがみられ，これらを後形質と呼ぶ．

a. 細胞壁 cell wall

　生殖細胞などの例外を除いて，植物の細胞は細胞膜（原形質膜）の外側に細胞壁がある．細胞壁は細胞の内容（原形質体）を保護するとともに，その細胞の形を保ち，植物全体を維持する働きをしている．細胞壁はその細胞の機能により違いがある．

　隣接する2つの細胞の中間に，**中葉（中層）**middle lamella と呼ばれるペクチン質 pectin を主とする層がある．中葉の内側には，**一次細胞壁** primary cell wall が形成される．一次細胞壁は，主にセルロース cellulose とヘミセルロース hemicellulose からなり，細胞の生長に応じ消長する．細胞はその機能により，一次細胞壁の内側に**二次細胞壁** secondary cell wall が形成されるものがある．細胞壁はさらにリグニン lignin の沈着によって起こる**木化** lignification（道管，石細胞など）や，クチン cutin の沈着，層積によるクチン化 cutinization や**クチクラ** cuticule（表皮細胞の外側）の形成，スベリン suberin による**コルク化** suberization（コルク細胞）などの二次的変質が起こって，その機能を果たすようになる．

　隣接する細胞間の物質の移動は，一次細胞壁の形成により不可能となるため，**原形質連絡** plasmodesma と呼ぶ細胞壁の微細な孔が残り，この孔を通じて小胞体が連絡し，物質の移動が行われる．

b. 核 nucleus

　細胞中に通常1個存在し，核膜 nuclear membrane に包まれ，内部には仁（核小体）nucleolus と染色質 chromatin，核液 nuclear sap が存在する．核は分裂期，休止期など，その時期により著しく異なり，核分裂期の中期では染色質は**染色体** chromosome となり，酢酸カーミン液，ホイルゲン液などの染色液でよく染色されるので観察することができる．染色体の数，形は植物の種，品種，系統により一定で，植物の種の同定や分類に利用される．

c. 色素体（プラスチド） plastid

　細胞内に存在する小体で，含まれる物質により葉緑体，白色体，有色体などに分けられ，白色体から葉緑体へというように色素体の間には互変性がある．
　葉緑体（緑色体）chloroplast は，クロロフィルを含み，光合成を行う．
　白色体 leucoplast は，無色で分裂組織や根などの光の当たらない部分の細胞にみられる．貯蔵組織のものをデンプン形成体（アミロプラスト amyloplast）と呼ぶ．
　有色体 chromoplast は，カロチン，キサントフィルなどの色素を含む．

d. ミトコンドリア mitochondria

　粒状から棒状の小体で，自己増殖を行う細胞器官の1つ．細胞内のエネルギー転換を行う．

e. 液胞と空胞 vacuole

　　植物の細胞は生長するに従い厚い細胞壁に囲まれて，体積を変化させることが困難となる．細胞質の量の減少には，細胞質内に空胞をつくることで対応する．また，この中に細胞液を貯えることにより，種々の生産物を溶液，結晶の形で貯蔵する．細胞液を満たしたものを液胞と呼ぶ．

f. 細胞内含有物 cell contents

　　細胞内には代謝産物が多種産出され，液体，固体として貯えられる．デンプン，その他の糖質，タンパク質，脂肪，タンニン，有機酸塩などの貯蔵物質，分泌物質または排泄物である．これらの細胞内含有物の有無，種類，分布の状態は，植物の同定や分類に利用される．

1) デンプン粒（澱粉粒）starch grain（図 II-2）

　　植物にもっとも広く含まれる細胞内含有物の1つである．

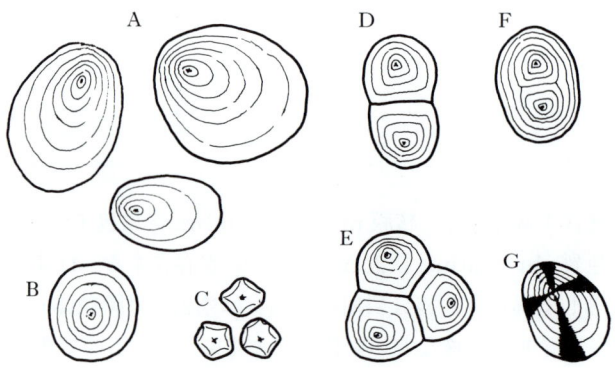

図 II-2　デンプン粒
A〜C：単粒（A：偏心性，B：円心性，C：層紋不明のもの），
D, E：複粒，F：半複粒，G：偏光顕微鏡で観察したもの．

　　デンプン粒はへそ（臍点）hilum と呼ばれる点を中心として形成され，へそを中心として層紋と呼ばれる濃淡の層がみられる．偏光下ではへそを中心として十字形の黒い陰影が観察される．

　　デンプン粒はへその数や層紋の形状から，単デンプン粒 simple starch grain，複デンプン粒 compound starch grain，半複デンプン粒 half compound starch grain に区別する．

　　デンプン粒は植物により，大きさ，形，組成が異なるので，植物や生薬の識別に利用される．また，他の多糖類を含み，デンプン粒をほとんど含まないものもある．

2) イヌリン inulin

　　果糖 fructose を基とする水溶性多糖類で，キク科，キキョウ科などの植物に含まれる．組織を濃いアルコールに浸漬するとき，球状結晶として析出する．

3) アリューロン粒（糊粉粒）aleurone grain

　　タンパク質を多量に含む種子などにみられる粒状の貯蔵タンパクである．

4) タンパク結晶（タンパク仮晶）protein crystalloid
タンパク質を多量に含む種子などにみられる結晶状の貯蔵タンパクである．

5) 無機塩類

a) シュウ酸カルシウム

植物体内にもっとも普通にみられる有形の塩類である．植物の種や部位により結晶形が異なる．植物体内の結晶は，単晶 solitary crystal，双晶 twin crystal，集晶（蔟晶）clustered crystal，針晶 needle crystal，束針晶 raphides, needle crystal bundle，柱状晶 prism，砂晶 crystal sand などに分類される（図 II-3）．組織中に散在するもののほか，生長軸方向に列をなして存在するものがあり，結晶細胞列と呼ばれる．オウバク，カンゾウなどでは単晶，ボタンピでは集晶，バクモンドウでは束針晶からなる結晶細胞列がみられる．また，結晶細胞列が繊維束側壁に沿って存在し，結晶細胞列繊維束を構成するものがある（図 II-4）．オニバスやコウホネのようなスイレン科植物の異形細胞壁には，結晶を包埋するものもある．結晶の有無，結晶形，組成，分布は植物の同定，分類や生薬の基原植物の判別に役立つ（図 II-3 A〜E）．

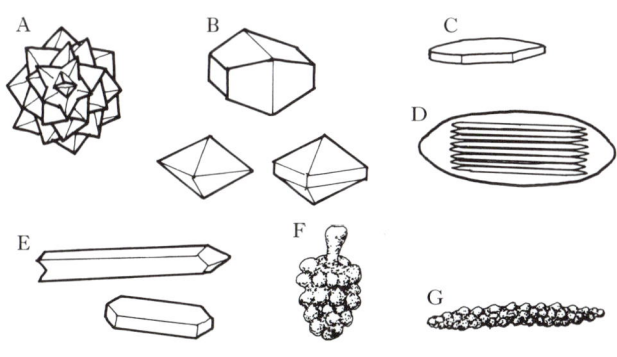

図 II-3 植物体内の結晶
A：集晶，B：単晶，C：針晶，D：束針晶〔束針晶のう（囊）中〕，E：柱状晶，F，G：鍾乳体（F：インドゴムノキ，G：キツネノマゴ）．

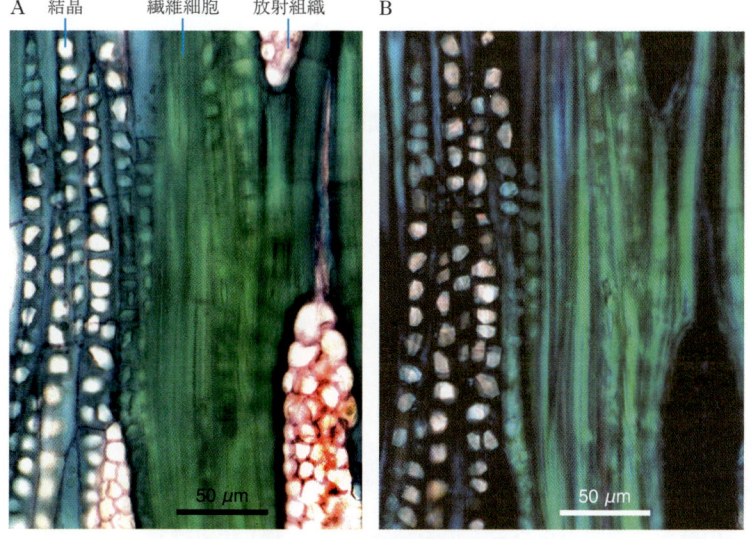

図 II-4 結晶細胞列繊維束
A：接線縦断面，B：同部位の偏光顕微鏡写真．

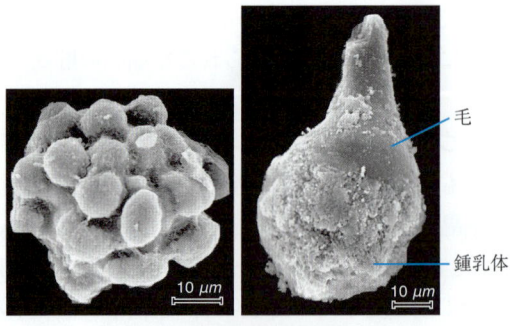

図 II–5　アサの葉の鍾乳体
左：鍾乳体，右：毛の細胞中の鍾乳体．

b)　炭酸カルシウム

クワ科，ゴマノハグサ科，ウリ科，ニレ科などの特定の属に，**鍾乳体** cystolith と呼ばれる特異な形態で存在する．主に表皮細胞内に出現する（図 II–3 F, G）．

アサの葉には特異な鍾乳体があり，麻薬鑑識の目標にされる（毛の細胞中の鍾乳体：図 II–5）．

c)　その他

酒石酸カルシウム，リン酸カルシウム，硫酸カルシウムなどの結晶やケイ酸体が，特定の科の植物にみられる．

6)　油　滴　oil drop

油細胞，油室や油道と呼ばれる細胞，組織中に，油滴状ときに固体として存在することが多い．脂肪油または精油からなる．

7)　その他

樹脂，粘液などが，特定の細胞，組織中に存在することがある．

2　組織と組織細胞の形態

高等植物のような多細胞植物では，細胞は単独または多数が集合して植物体のそれぞれの生活活動を分担している．細胞はその働きに応じた形状となり，その全形，細胞壁は，それぞれの機能に適した構造と性質に分化している．

同一種類または数種の細胞が一定の形式で集合し，ある機能を果たすようになったものを**組織** tissue という．

植物を構成する細胞と組織は，その形状，機能，性質から，次のように分けられる．

a.　構成する細胞の種類による分類

1)　単（単純）組織　simple tissue

同一の種類の細胞からなるものをいう〔さく（柵）状組織〕．

2) **複（複合）組織** compound tissue
   複数の種類の細胞からなるものをいう（維管束）．

b. 分裂能力の有無による分類

1) **分裂組織** meristem
   細胞分裂により新しい細胞をつくり出す能力のある細胞からなる組織をいう．植物では，分裂組織の分布は植物体の一定の場所に限られている．
   a) 一次分裂組織 primary meristem
   胚以来，引き続き分裂能力を保っている茎や根の頂端の頂端分裂組織をいう．
   b) 二次分裂組織 secondary meristem
   一次分裂組織である頂端分裂組織から分化し，生長した組織がその分裂能力を保持または再び回復したもので，形成層 cambium，コルク形成層 cork cambium, phellogen などがある．
2) **永久組織** permanent tissue
   分裂組織からつくりだされた組織が，分化，生長して変化しない状態になった組織をいう．一次分裂組織による生長は植物の伸長に，二次分裂組織による生長は肥大に関係する．
   a) 一次組織 primary tissue
   一次分裂組織の活動による生長を一次生長といい，それによりできた永久組織を一次組織という．
   b) 二次組織 secondary tissue
   二次分裂組織の活動による生長を二次生長といい，それによりできた永久組織を二次組織という．

c. 組織を構成する細胞の種類による分類

1) **柔組織** parenchyma
   薄い細胞壁からなり，原形質を有する柔細胞 parenchymatous cell が集合した組織をいう．生活機能を有し，細胞内含有物を含む．茎や根では生長方向にやや長い多面体の細胞からなり，貯蔵組織，分泌組織として存在するほか，他の組織と混在する．葉では，さく状組織，海綿状組織として同化組織を構成している．
2) **厚角組織** collenchyma
   柔細胞のうち，細胞壁の角隅が肥厚した厚角細胞 collenchyma cell からなる組織をいう（図 II–6 A, A′）．
3) **厚壁組織** sclerenchyma
   細胞壁がほぼ均一に肥厚した厚壁細胞 sclerenchyma cell からなる組織をいう．一般に原形質を失っており，細胞壁は二次的変質を起こしている．
   厚壁細胞にはその形状から，次のようなものがある．

12　総論

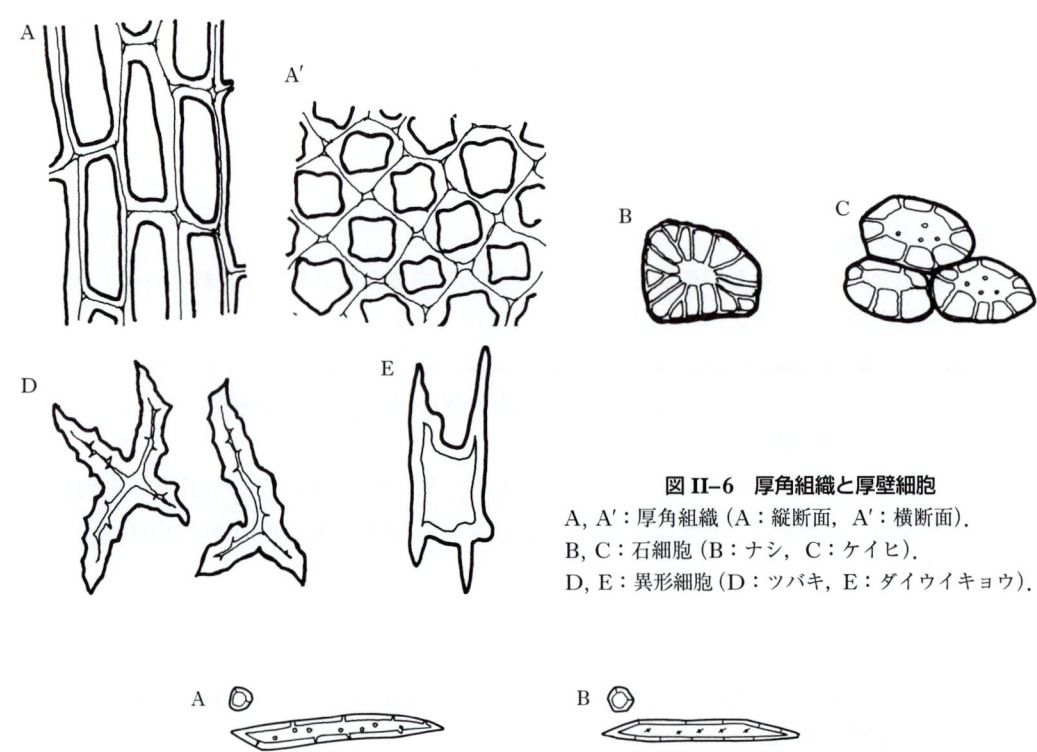

図 II-6　厚角組織と厚壁細胞
A, A′：厚角組織（A：縦断面，A′：横断面）．
B, C：石細胞（B：ナシ，C：ケイヒ）．
D, E：異形細胞（D：ツバキ，E：ダイウイキョウ）．

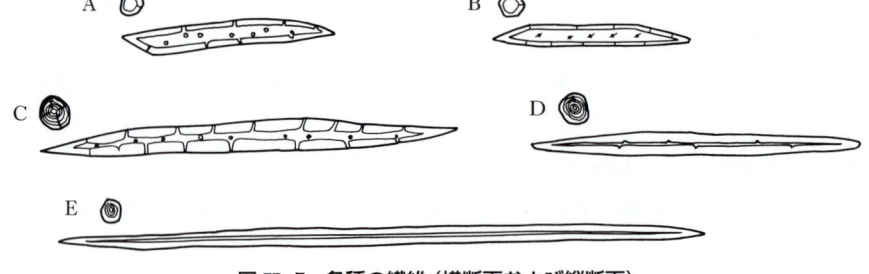

図 II-7　各種の繊維（横断面および縦断面）
A, B：木部繊維（A：ニガキ，B：トコン）．
C〜E：師部繊維（C：キナヒ，D：ケイヒ，E：カンゾウ）．

① ほぼ等径で，木化した厚壁の細胞を石細胞 stone cell といい（図 II-6 B, C），やや長いものを棒状細胞 rod shaped sclerenchymatous cell という．単独または集合して，石細胞群，石細胞環をなす（ケイヒ）．

② 数個の不規則な突起をもつ厚壁の細胞を異形細胞 idioblast という（図 II-6 D, E）．柔組織中に単独で存在することが多い．隣接する細胞群と異質の細胞内含有物をもつ柔細胞も idioblast と呼ばれる．

4）**紡錘組織** prosenchyma

　生長方向に細長く，両端が尖っている細胞を紡錘細胞 prosenchymatous cell といい，そのうち細胞壁が肥厚し原形質を失っているものを繊維（繊維細胞）fiber という（図 II-7）．また繊維の形状と機能をもち原形質を有するものを代用繊維 substitute fiber という．

　紡錘組織はこれらの細胞からなる組織で，主に植物体の機械的強度をあげる働きをする．

a） 木部繊維 xylem fiber

木部にある繊維で，多くは木化した細胞壁をもち，単独または多数が集合して繊維束として存在する．

b） 師部繊維 phloem fiber

師部にある繊維で，単独または多数の繊維からなる．

5） **管状組織** tubular tissue

生長方向に隣接する細胞壁の全部または一部が消失し，物質の移動に適するようになった管状の細胞からなる組織で，管状の細胞には次のようなものがある．

a） 道 管 vessel

二次壁が発達したものである．その側壁は肥厚し，木化して種々な紋様がある．側壁の肥厚の形により，次のように分けられる（図 II-8）．

① 環紋道管 ring vessel.
② らせん紋道管 spiral vessel.
③ 階紋道管 scalariform vessel.
④ 網紋道管 reticulate vessel.
⑤ 有縁孔紋道管（孔紋道管）bordered pit vessel.

縦に連なる道管細胞の互いに接する細胞壁には連絡孔があり，**穿孔** perforation という．穿孔はその形状から，単穿孔 simple perforation，階紋穿孔 scalariform perforation，網状穿孔 reticulate perforation，孔紋穿孔 pitted perforation などに区別される（図 II-9）．

b） 仮道管 tracheid

道管に似るが，穿孔部に閉鎖壁があるものをいう．

c） 師 管 sieve tube（図 II-10）

薄い細胞壁からなる管状の細胞である．上下の細胞に接する細胞壁面には師孔 sieve pore と呼ばれる小孔をもつ**師板** sieve plate がある．師管には伴細胞 companion cell といわれる原形質を有する薄壁の細胞が付属し，物質の移動の働きを補助している．

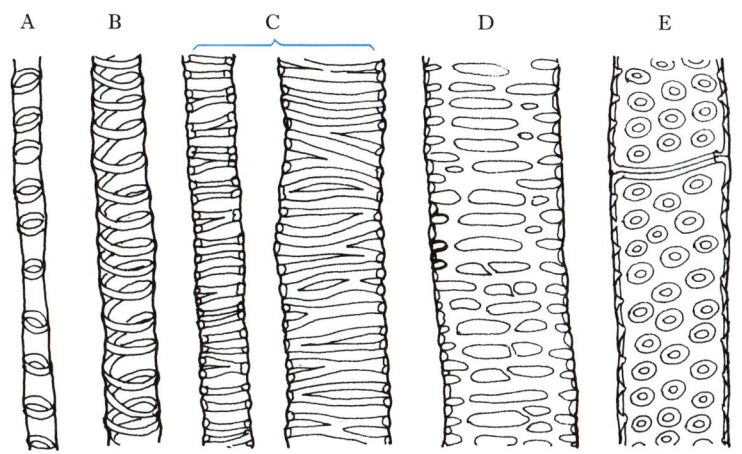

図 II-8　各種の道管
A：環紋道管，B：らせん紋道管，C：階紋道管，D：網紋道管，E：有縁孔紋道管（孔紋道管）．

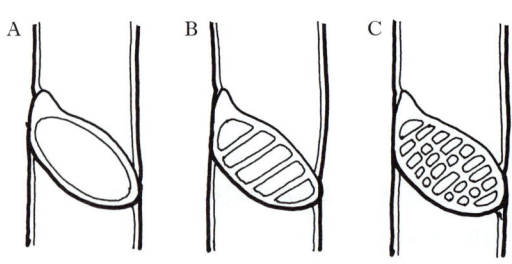

図 II–9　各種の穿孔
A：単穿孔，B：階紋穿孔，C：網紋穿孔．

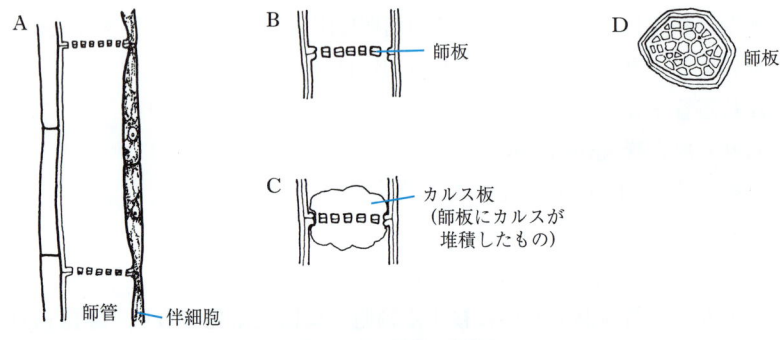

図 II–10　師管と師板
A〜C：縦断面，D：横断面．

＜木部と師部＞

道管は水液の移動，師管は同化産物の移動に関する主要な部分で，一般に他の細胞からなる組織とともに複合組織である木部と師部を形成している．

(1) 木部 xylem：道管または仮道管，あるいは両者と木部繊維 xylem fiber および木部柔細胞 xylem parenchymatous cell からなる組織である．

(2) 師部 phloem：師管と伴細胞，師部繊維 phloem fiber および師部柔細胞 phloem parenchymatous cell からなる組織である．

木部と師部はシダ植物以上の高等植物の通道組織であり，まとめて**維管束** vascular bundle といい，維管束をもつ植物を維管束植物 vascular plant と呼ぶ．

裸子植物では，道管はなく仮道管のみからなる．

d) 乳　管 latex tube

薄い細胞壁をもつ管状の細胞からなる組織中に乳液をもっているものをいう．

6) **細胞間隙** intercellular space

組織中の細胞の生長，細胞内容物の増加に伴って隣接する細胞間に間隙ができる．これを細胞間隙といい，接する細胞壁の中葉（中層）部が離れてできる微細なものは組織の多くの場所で観察される．細胞間隙には著しく拡大してさまざまな機能をもつものがある．

① 離生細胞間隙 schizogenous intercellular space：隣接する細胞間の間隙が広がってできたもの．

② 破生細胞間隙 lysigenous intercellular space：周囲の細胞の破壊によりできたもの．

③ 離破生細胞間隙 schizolysigenous intercellular space：①，②の両因によりできたもの．

これらの間隙は球状や管状さらには複雑な形状となり，通気組織，精油や樹脂あるいは粘液などの分泌，貯蔵組織の働きをする．

3 組織系

組織は個々に独立して存在するのではなく，複数の組織が集合して植物体を構成し，それぞれ機能を果たしている．これらの組織の集まりを<u>組織系</u> tissue system という（図 II-11）．

組織系の分け方には，次のようなものがある．

a. 生理機能を主にした分類（Gottlieb Harberlandt, 1884）

① 分裂機能を有する形成組織系 formative tissue system.
② 植物体を保護する外被組織系 dermal tissue system.
③ 植物体を強化する機械組織系 mechanical tissue system.
④ 水分，養分を吸収する吸収組織系 absorptive tissue system.
⑤ 同化作用を営む同化組織系 assimilatory tissue system.
⑥ 物質の移動する通路となる通道組織系 conductive tissue system.
⑦ 物質を貯える貯蔵組織系 storage tissue system.
⑧ 気体の移動，交換の通気組織系 aerenchyma system.
⑨ 分泌物を出す分泌組織系 secretory tissue system.
⑩ 植物の運動にたずさわる運動組織系 locomotive tissue system.
⑪ 外界の刺激に感応する感覚組織系 sensitive organ system.

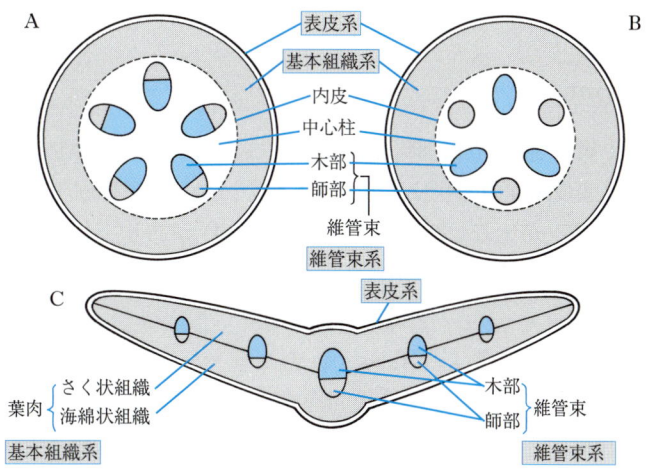

図 II-11　組織系の模式図
A：双子葉植物の茎，B：単子葉植物の根，C：葉（両面葉）．

⑫ 刺激を伝達する刺激伝達組織系 stimulus conducting tissue system．

以上の 12 の組織系に分けるもので，植物の機能，生理的作用を主としたものである．

b. 形態を主にした分類

どのような組織を組み合わせて組織系とするか，いろいろな考え方があるが，代表的な 2 つの説をあげる．

1) サックスの分類法 (Julius von Sachs, 1877)
① 表皮系 epidermal system：表皮およびこれに付属する組織．
② 維管束系 vascular bundle system：木部と師部とからなる組織．
③ 基本組織系 fundamental tissue system：表皮系，維管束系を除く他の組織．

2) ファン・ティーゲンの分類法 (Philippe Edouard van Tieghem, 1886)
① 表皮 epidermis：表皮およびこれに付属する組織．
② 皮層 cortex：表皮より内側，内皮またはこれに相当する位置までの間．
③ 中心柱 central cylinder：内皮またはこれに相当する位置より内側，すなわち維管束の外側より中の部分．

組織系の分け方として，1) のサックスの分類法に中心柱の考え方を加えたものが形態学や組織学的に便利で，わかりやすいのでよく用いられている．とくに維管束系と中心柱の形態は，植物の系統，分類と関連が深いのでよく用いられる（図 II-11）．

4 表皮系

植物体の最外部を覆う組織をいう．表皮および表皮の分化した毛，腺毛，気孔，水孔などからなる．二次生長の著しい植物の器官では，表皮に代わって周皮が植物体表面を覆っている．

a. 表皮 epidermis

表皮は通常 1 層の細胞（表皮細胞 epidermal cell）からなり，植物の体表面を密に覆い，細胞間隙がない．表皮細胞の形状は多様であるが，一般に外壁は厚く，その外面にクチンの層（クチクラ）やクチンが沈着した細胞壁（クチクラ層）があり，ときにその外側にロウの層をもっている．2 層から数層の細胞からなるものがあり，多層表皮 multiseriate epidermis と呼ばれる．

表皮には，表皮細胞の間に気孔 stoma や水孔 water pore，さまざまな毛 hair や腺毛 glandular hair がある．

1) 気孔 stoma

気孔は 2 個の対になる孔辺細胞 guard cell からなり，その間に開閉する間隙があって植物体内外の気体の交換を行っている．この間隙（隙孔）内側の基本組織には細胞間隙があり，呼

吸腔 respiratory cavity と呼ばれる．孔辺細胞内には葉緑体がある（図 II–12）．

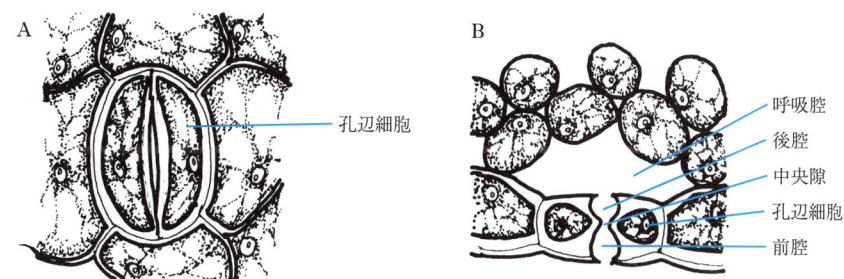

図 II–12　気孔
A：表面視，B：横断面．

2) 水　孔 water pore

水孔は気孔に似た2個の水孔細胞からなる排水機能をもつ部位であり，特定の植物にみられる．水孔細胞は原形質をもたず開閉機能もない．

3) 毛 hair (trichome)

毛とは表皮細胞が変形して，外部に突出したものの総称で，さまざまな形状や機能をもつ．1個の細胞からなる単細胞毛 unicellular hair や，2個から数個の細胞からなる多細胞毛 multicellular hair がある．

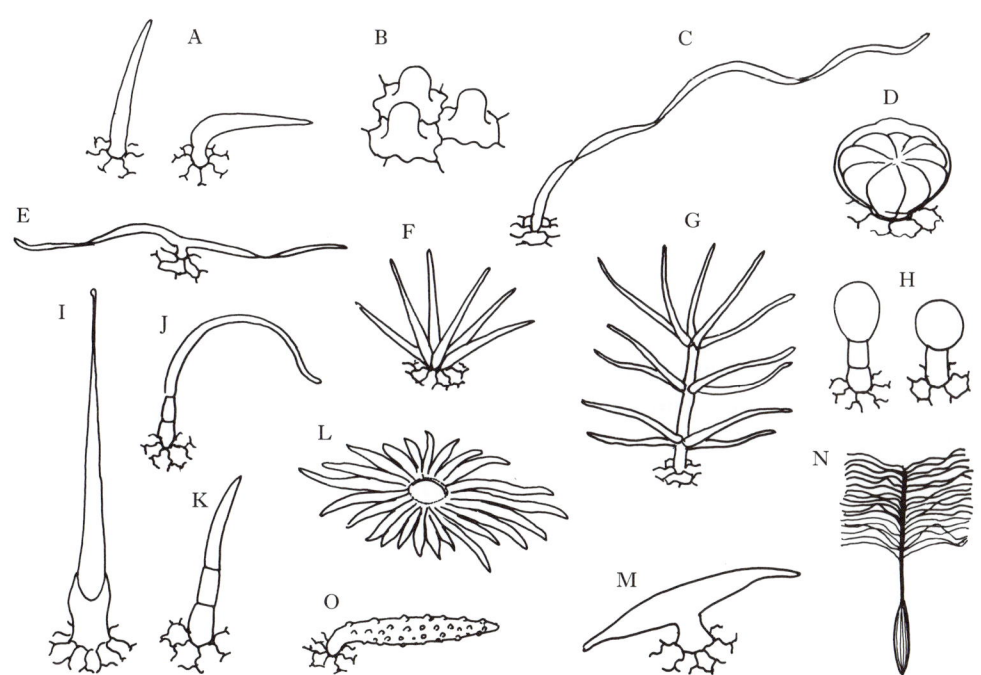

図 II–13　各種の毛
A：単細胞毛（ヒヨス），B：乳頭状突起（ハネセンナ），C：綿毛（ワタ），D：腺毛（ミドリハッカ），E：T字毛（ヨモギ），F：束毛（アルテア），G：やぐら毛（ビロードモウズイカ），H：頭状毛（ミドリハッカ），I：刺毛（イラクサ），J：鞭状毛（フキタンポポ），K：多細胞毛（ジギタリス），L：鱗状毛（ナワシログミ），M：かぎ状毛（カラハナソウ），N：散布毛（ストロファンツス），O：剛毛（チンネベリ・センナ）．

毛は，その形状，性質，機能などから種々の名称で呼ばれている（図 II–13）．

① **根毛** root hair：若い根の表皮細胞が変形突出したもので，細胞壁は薄く，原形質をもち，水分の吸収の役目をもつ（図 II–14）．

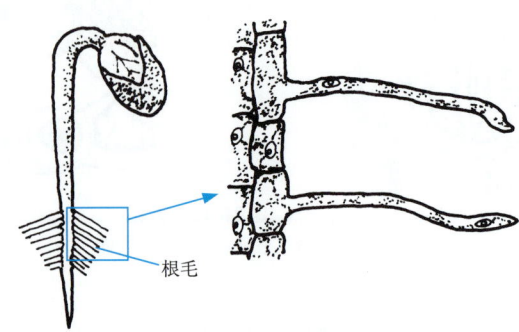

図 II–14　根毛

② **乳頭状突起** papilla：表皮細胞が乳頭状や円錐状に突起したもの．撥水機能をもつ（ハネセンナ）．

③ **綿毛** wooly hair：長い糸状で原形質を欠き，細胞内には空気を満たしている．通常密生し，保温，衝撃の防御機能をもつ（ワタ）．

④ **束毛** fascicular hair：1ヵ所から数個の毛が束生するもの（アルテア）．

⑤ **T字毛（丁字毛）** T-form hair：柄状細胞をもつ T 字形の毛（ヨモギ）．

⑥ **鞭状毛** whip-form hair：多細胞の毛で，先端の細胞が長く伸びた鞭状のもの（フキタンポポ）．

⑦ **やぐら毛（櫓毛）** turret hair：やぐら状になった多細胞の毛（ビロードモウズイカ）．

⑧ **剛毛** bristle hair：細胞壁が肥厚し，木化やケイ酸化して硬質となった毛（チンネベリ・センナ）．

⑨ **かぎ（鉤）状毛** hooked hair：かぎ状になった毛で，他物に引っかかって自己の植物体を支える働きをする毛（登はん毛）などがある（ホップ）．

⑩ **散布毛** distributing hair：果実や種子の散布を助ける毛（ストロファンツス）．

⑪ **腺毛** glandular hair：各種の物質を分泌する毛．その形状から頭状毛，腺鱗，分泌するものから蜜毛などと呼ばれる（ミドリハッカ）．

⑫ **刺毛** stinging hair：鋭く尖った多細胞の毛で，動物などが触れると先端部が容易に折れて，内部の溶液が動物に注入される機構をもつ（イラクサ）．

⑬ **鱗状毛** scaly hair：多細胞の毛で，星状，勲章状などの毛が鱗状に付着するもので，星状毛，勲章状毛などと呼ばれる（ナワシログミ）．

毛は以上のほかに，はえ方やはえる位置によっても分けられ，開出毛（茎や葉の面から直角に出ている毛），伏毛（茎や葉の面に密着して，ねている毛），逆毛（植物の生長方向と逆にはえている毛），縁毛（辺毛：葉の辺縁に生じる毛）などがある．

b. 周　皮 periderm

　　肥大生長により最外部を保護できなくなった表皮に代わって，周皮が器官の最外部を保護するようになる．皮層の表皮に近い部位に二次分裂組織（コルク形成層 cork cambium, phellogen）が生じ，外側にコルク層 cork layer を，内側にコルク皮層 cork cortex (phelloderm) を形成する．これらをまとめて周皮と呼ぶ．コルク層は，原形質を失った後その細胞壁にスベリン suberin が沈着（コルク化 suberization）したコルク細胞からなる．植物の種により一部のコルク細胞の細胞壁が著しく厚壁化し，リグニン lignin の沈着が起こって木化 lignification するものがある．これをコルク石細胞 stone cork cell という（ケイヒ）．コルク皮層は柔細胞からなり，ときに葉緑体を含むことがある．

　　周皮の形成により，気孔に代わる組織となるよう周皮に割れ目が生じる．これを皮目（皮孔）lenticel という．皮目の間隙には充填細胞 complementary cell と呼ばれる柔細胞があり，気体や水分の出入り口の働きをする．

　　周皮を形成したコルク形成層の多くはやがてその分裂機能を失い，内側に別のコルク形成層が新生する．新しい周皮が形成されると，古い周皮は直下の基本組織とともに植物体から脱落する．これを樹皮 bark という（これは生薬で薬用部位とする樹皮とは異なるので注意が必要である）．

5　維管束系

　　木部と師部はシダ植物や種子植物の重要な通道組織で，互いに関係があり，器官の中で常に一定の配列で存在するので両組織をまとめて維管束 vascular bundle と呼ぶ．その構成，配列，分布は植物の種あるいは部位によって異なり，植物の系統的関係を知るうえで重要である．

a. 形成層の有無による分類

　　維管束は形成層の有無により，次のように分けられる．

1) 開放維管束 open vascular bundle
　　木部と師部の間に，二次分裂組織である形成層が生じるものをいう（多くの裸子植物および被子植物双子葉類）．維管束内の形成層を束内形成層，隣接する維管束との間の形成層を束間形成層といい，植物はこれらにより肥大成長する．
2) 閉鎖維管束 closed vascular bundle
　　形成層を生じないものをいう（被子植物単子葉類）．

b. 木部と師部との配列による分類

　　一次組織における維管束には，木部と師部との配列によって，以下のような型がある（図

20 総論

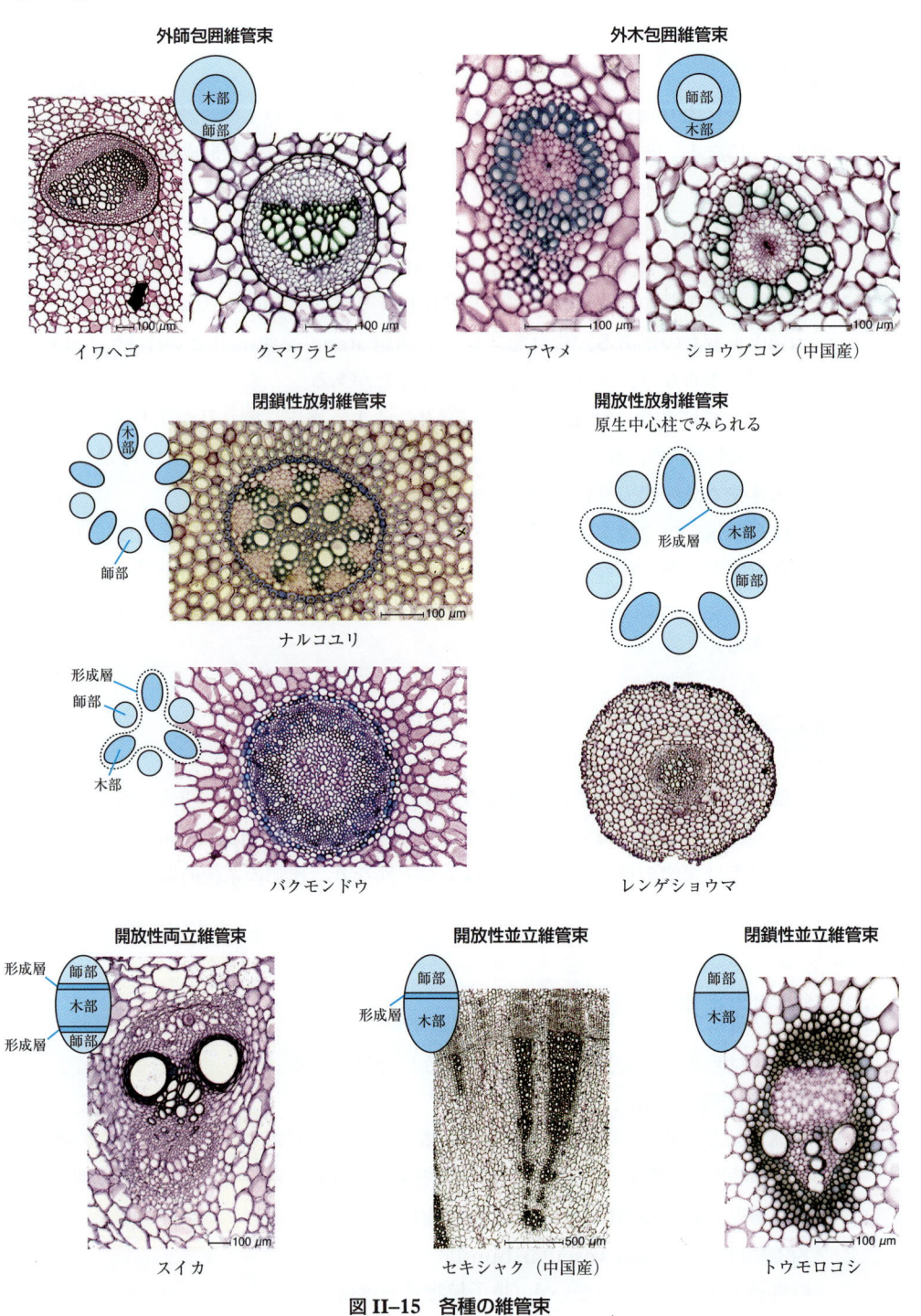

外師包囲維管束 — イワヘゴ／クマワラビ

外木包囲維管束 — アヤメ／ショウブコン（中国産）

閉鎖性放射維管束 — ナルコユリ／バクモンドウ

開放性放射維管束（原生中心柱でみられる） — レンゲショウマ

開放性両立維管束 — スイカ

開放性並立維管束 — セキシャク（中国産）

閉鎖性並立維管束 — トウモロコシ

図 II-15　各種の維管束

II-15).

1) **並立（側立）維管束** collateral vascular bundle

木部と師部が一面で接するものをいう．茎では外側に師部，内側に木部が位置し，多くの植物にみられる一般的な型である．単子葉植物では，木部がV形となり師部を挟み込むものがある．

2) **両立（両側立）維管束** bicollateral vascular bundle

木部の内外両側に師部があるものをいう．双子葉植物の一部にみられる（ウリ科）．

3) **包囲維管束** concentric vascular bundle

木部と師部のどちらか一方が他方を包囲する．

① 外木（内師）包囲維管束 leptocentric vascular bundle：師部のまわりを木部が包囲するものをいう（ショウブ）．

② 外師（内木）包囲維管束 hadrocentric vascular bundle：木部のまわりを師部が包囲するものをいう．シダ植物の根茎や葉柄にみられる．

4) **放射維管束** radial vascular bundle

同数の木部と師部が交互に配列し環状になるものをいう（ジャノヒゲ）．

維管束植物の根はすべてこの型である．シダ植物や単子葉植物の根では形成層をもたない閉鎖性放射維管束であり，裸子植物や双子葉植物の根では形成層のある開放性放射維管束であって，二次成長により変化する．一次維管束の木部と師部は放射状に配列し，その数は植物の種類によって一定であり，両組織の数により1原型 monarch，2原型 diarch，3原型 triarch〜多原型 polyarch などといい，植物の同定などに利用される（図II-16）．

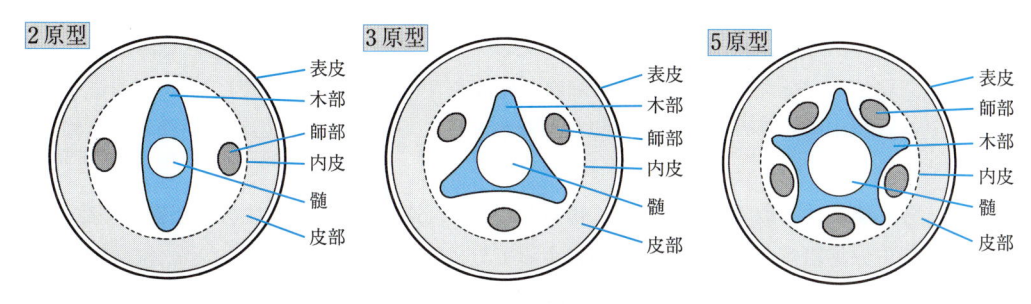

図II-16　一次放射維管束の模式図

6　基本組織系

植物体の組織のうち，表皮系と維管束系の組織を除いた他のすべての組織をまとめて**基本組織系** fundamental tissue system と呼ぶ．植物の種，器官によって多様であり，さまざまな生理的機能を分担する．

裸子植物および双子葉植物の茎や二次生長した根のように維管束が環状に配列するものでは，**皮層** cortex（表皮組織の内側から維管束環の外側まで），**髄** pith（維管束環の内部），**放射組織** medullary ray（維管束と維管束との間の皮層と髄をつなぐ組織）が基本組織となる．

単子葉植物の茎では中心柱内に維管束が散在しているので，皮層と中心柱内の維管束を囲

む部分が基本組織系である．根では表皮の内側から内皮までが基本組織系となる．
葉では，表皮と葉脈部を除く葉肉（さく状組織と海綿状組織）の部分が基本組織系である．
基本組織系の細胞は，その機能に応じた形，細胞壁，細胞内容物などをもつ．また機能の面からは，機械組織，栄養組織および運動組織に大別される．

a. 機械組織 mechanical tissue

機械組織は，厚壁柔細胞，厚角細胞，厚壁細胞，繊維細胞，石細胞，異形細胞などからなり，その細胞壁は木化することが多く，細胞壁が肥厚したものでは細胞内容物を欠くものがある．植物自体の保持や外力からの防御の働きをする．

b. 栄養組織 vegetative tissue

栄養組織には同化組織，貯蔵組織，分泌組織，通気組織などがある．

1) 同化組織 assimilatory tissue

多量の葉緑体を含む柔細胞からなり，同化作用を行う．植物の体表面近くに存在し，とくに葉に多く，さく状組織と海綿状組織として葉肉を形成する．若い茎にもみられる．

2) 貯蔵組織 storage tissue

同化作用でつくられたデンプンなどの多糖類および糖，タンパク質，脂肪などを貯蔵する．比較的大型の柔細胞からなる．

3) 分泌組織 secretory tissue

分泌物あるいは排泄物を含有している細胞（分泌細胞）や組織の総称である．分泌細胞には，精油などを含む油細胞，粘液細胞，乳液を含む乳細胞（単乳管），タンニンを多量に含むタンニン細胞，ミロシンなどの酵素を含むミロシン細胞，種々の結晶を含む結晶細胞などがある．

分泌組織は多数の細胞が管状に癒合したもの（連合乳管）や離生分泌組織，破生分泌組織，離破生分泌組織など，発生の違いによって分けられる．

4) 通気組織 aerenchyma

空気など気体の流通の働きをする組織で，離生および破生によって形成される細胞間隙．

c. 運動組織 movement tissue

睡眠運動をする葉の関節や，捕虫運動をする食虫植物の葉などの運動に関与する組織である．

7 中心柱

放射維管束の外側を取り囲む位置，すなわち皮層の最内層に基本組織と異なる1層の細胞

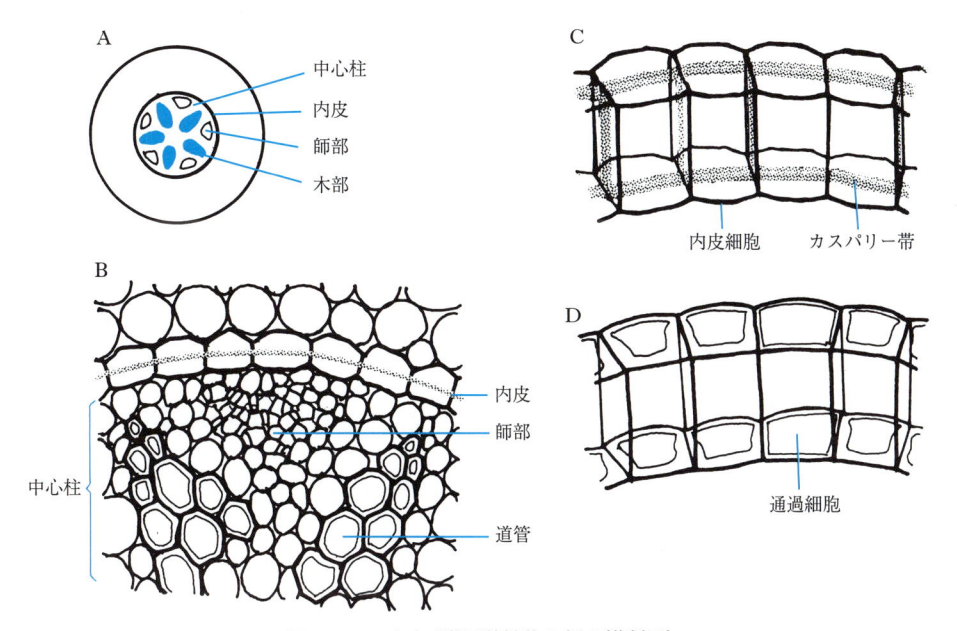

図 II-17　内皮（単子葉植物の根の横断面）
A：横断面略図，B：内皮付近横断面，C, D：内皮（D：肥厚した内皮細胞のあるもの）．

層がある．これを内皮と呼び，内皮で囲まれた内部を中心柱という．内皮は植物の種，器官により明瞭なものや，不明瞭なもの，存在しないものがある．

a.　内　皮 endodermis

皮層の分化したもので，やや縦長の細胞が密に接して横断面では環状に並び，維管束を取り囲む．内皮には，維管束群全体の外側を囲むもの（外立内皮 external endodermis）や維管束群全体の内外に2環があり同心円状に取り囲むもの（両立内皮 double endodermis），または個々の維管束のまわりを取り囲むもの（自立内皮 individual endodermis）がある．

内皮細胞は，隣接する細胞と接する細胞壁の一部または側壁全体が肥厚するものや木化するものがある．個々の内皮細胞壁にはリグニン，スベリンを含む帯状構造があり，これをカスパリー帯 casparian strip（カスパリー線）という（図 II-17）．

内皮の細胞壁全体が肥厚したものを保護鞘 protective sheath という．保護鞘には，一部の細胞に細胞壁の薄いものがあり，水液の通過の場所として働いている．この細胞を通過細胞 passage cell という．内皮は多量のデンプン粒を含むことがあり，デンプン鞘 starch sheath という．また，内皮の内側に接して1層から数層の細胞層をもつものがあり，これを内鞘 pericycle という．

b.　中心柱 central cylinder（stele）

内皮で囲まれた部分を中心柱という．内皮が存在しないものでは，維管束の外側を結ぶ円

表 II–1 植物の分類と各種維管束, 中心柱, 各器官との関係

植物の分類		地上茎 維管束：中心柱	地下茎 維管束：中心柱	根 維管束：中心柱	維管束の肥大成長
シダ植物		外師包囲維管束：原生中心柱 外師包囲維管束：管状中心柱 外師包囲維管束：網状中心柱 外師包囲維管束：多環中心柱	地上茎と同じ	放射維管束：放射中心柱	閉鎖性
裸子植物		並立維管束：真正中心柱	地上茎と同じ	放射維管束：放射中心柱	開放性
被子植物	双子葉	並立維管束：真正中心柱 両立維管束：真正中心柱 並立維管束：分裂真正中心柱 外師包囲維管束：退行中心柱 外師包囲維管束：多条中心柱	地上茎と同じ	放射維管束：放射中心柱	開放性
	単子葉	並立維管束：不整中心柱	並立維管束：不整中心柱 外木包囲維管束：不整中心柱	放射維管束：放射中心柱	閉鎖性

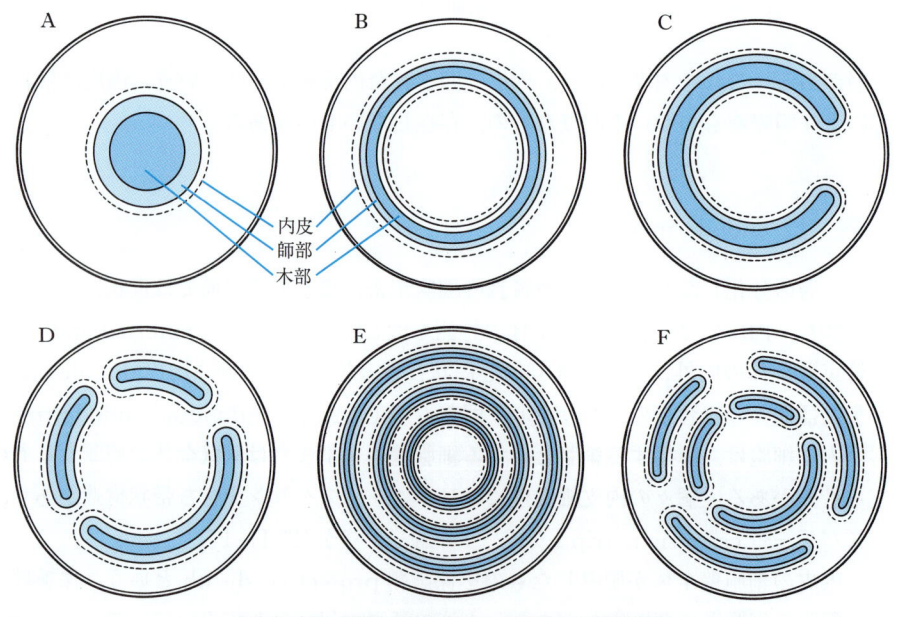

図 II–18 各種の中心柱（シダ植物）の模式図
A：原生中心柱，B, C：管状中心柱，D：網状中心柱，
E, F：多環中心柱（E：多環管状中心柱，F：多環網状中心柱）．

内をいう．植物の分類と維管束系および中心柱の型とは，表 II–1 のようにきわめて密接な関連がみられる．

① 原生中心柱 protostele：中央の 1 個の外師包囲維管束を内皮が囲むもの．
② 管状中心柱 solenostele：管状になった 1 個の外師包囲維管束を内皮が囲むもの．
③ 網状中心柱 dictyostele：網目状に連なった外師包囲維管束を内皮が囲むもの．

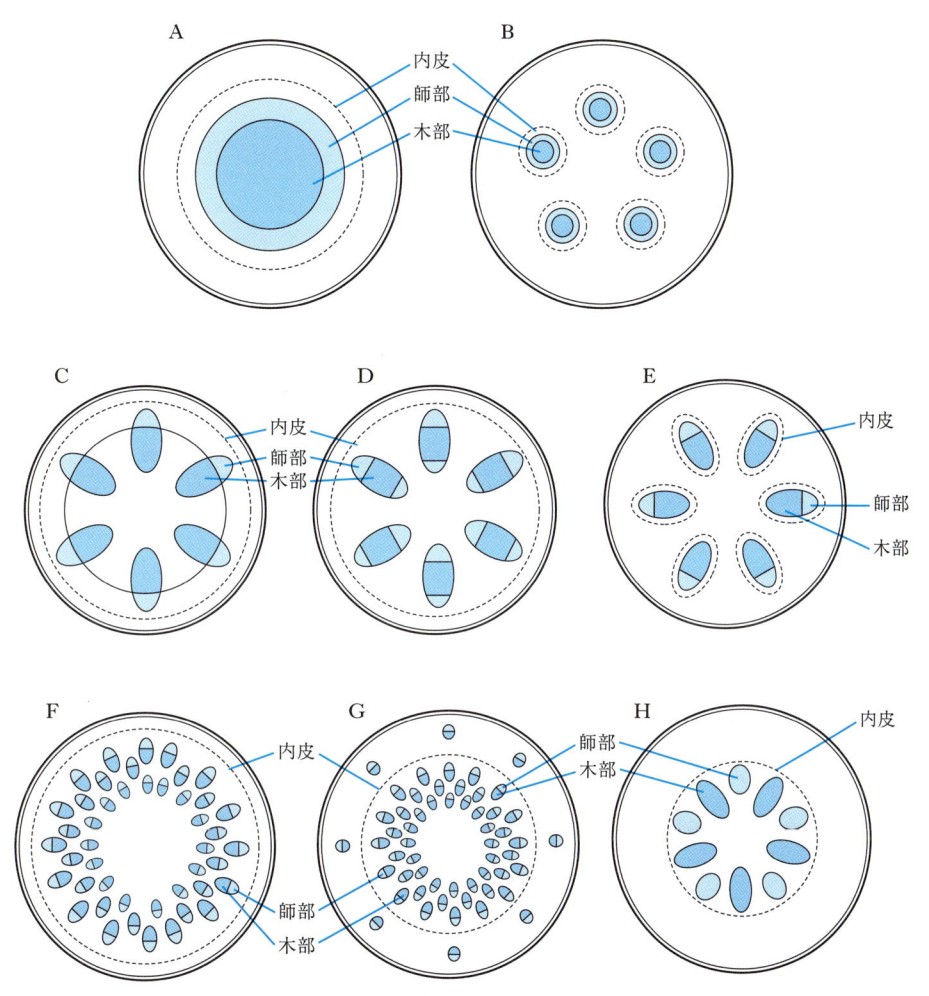

図 II–19　各種の中心柱（種子植物）の模式図

A：退行中心柱，B：多条中心柱，C, D：真正中心柱（C：並立維管束，D：両立維管束），E：分裂真正中心柱，F, G：不整中心柱（F：単子葉植物の地上茎，G：単子葉植物の地下茎），H：放射中心柱．

④ 多環中心柱 polycyclic stele：管状または網状中心柱が複数の同心円状に配列するもの．網状中心柱からなるものを多環網状中心柱 polycyclic dictyostele という（図 II–18）．

⑤ 真正中心柱 eustele：内皮に囲まれた並立維管束または両立維管束が環状に配列するもの．

⑥ 分裂真正中心柱 separated eustele：内皮に囲まれた並立維管束が環状に配列するもの．

⑦ 退行中心柱 hysterostele：並立維管束からなる真正中心柱の髄がなくなって維管束が中央に集合し，原生中心柱と同形となったもの．

⑧ 多条中心柱 polystele：自立内皮に囲まれた外師包囲維管束が環状に配列するもの．

⑨ 不整中心柱 atactostele：多数の並立維管束が多状に配列するもの．

　ⓐ 並立維管束が多数不規則に散在し，それらの外側を外立内皮が囲むもの．

　ⓑ ⓐの外立内皮の外側に維管束（皮層内維管束 cortical bundle）が散在するもの．

⑩ 放射中心柱 actinostele：放射維管束を外立内皮が囲むもの——維管束植物の根はすべて

この型である．茎の中心柱との型の違いは胚軸内で変換することにより生じる（裸子植物や被子植物双子葉類の根では，二次生長により変化する）（図 II-19）．

8 高等植物の器官

シダ植物や種子植物（裸子植物と被子植物）では，植物個体の維持に関する栄養器官として茎，葉，根があり，種族保存に関する生殖器官としてシダ植物では胞子葉，種子植物では花がある．それぞれの器官は特有の働きをし，特異な外形と構造をもち，その構成細胞は機能に応じ分化している．このような植物は維管束をもち，茎葉植物 cormophyte（高等植物）という．これに対して藻類のような植物では茎，葉，根のような形態的区別のあるものもあるが，これらを構成する細胞にはほとんど分化が認められず同形で，維管束のような組織もない．このような植物を葉状植物 thallophyte といい，葉状の部分を仮葉，根状の部分を仮根という．

9 苗条と芽

a. 苗条 shoot

茎の頂端には生長点（頂端分裂組織）があり，多数の稚葉で保護されている．この生長点を芽という．芽は生長して新しい茎と葉になる．1つの芽から生長した茎と葉をあわせて苗条（シュート）という．

b. 芽 bud

茎の先端に生じ，生長して主軸となるものを頂芽 terminal bud といい，茎の側面の節に生じ，将来側枝となるようなものを側芽 lateral bud，側芽のうち葉腋に生じるものを腋芽 axillary bud と呼ぶ．このほか，芽はその性状，生じる位置などにより区別される（図 II-20）．

頂端や節のような一定の場所に発生する芽を定芽 definite bud，節間や根から生じる芽を不定芽 indefinite bud，葉柄内に発生するものを葉柄内芽 intrapetiolar bud という．

また発生後発育する時期により，発生した年内に苗条となるものを夏芽 summer bud，越冬してから苗条となるものを冬芽 winter bud と呼ぶ．

主芽が損傷したときこれに代わって生長する能力を有する芽に，休眠芽 resting bud や潜伏芽 latent bud がある．生長して葉と茎となるものを葉芽 foliar bud，花を生じるものを花芽 floral bud，花と葉を生じるものを混芽 mixed bud という．

芽の中での稚葉の配列状態を芽層 aestivation，稚葉の折りたたまれ方を芽型 vernation といい，ともに植物の分類，同定に利用される．芽の中には茎との間に離層を生じて母体から離れて新個体となる能力をもつものがある．これらを芽体，むかごといい，肉質のものを珠芽 bulbil（ヤマノイモ）という．

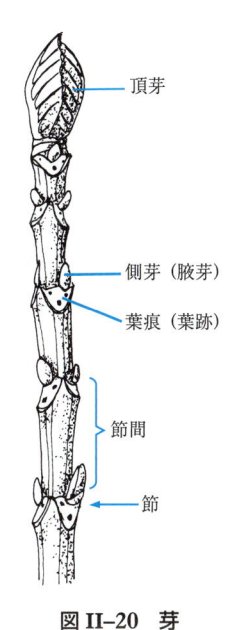

図 II-20　芽
アジサイ *Hydrangea macrophylla*
f. *macrophylla*.

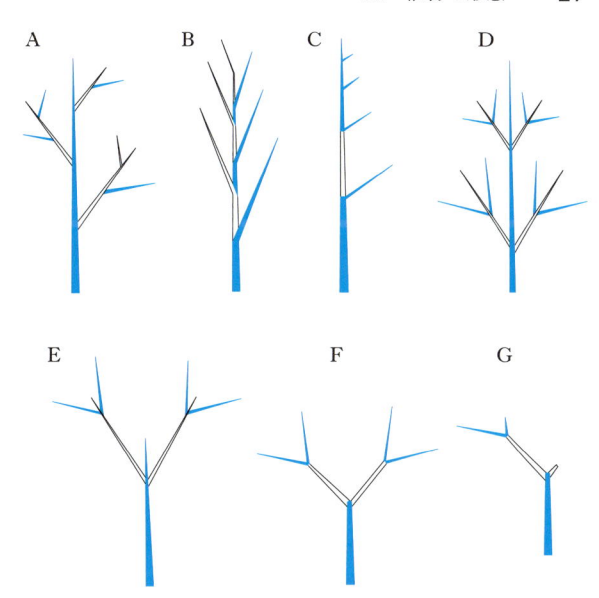

図 II-21　分枝の模式図
A〜C：単軸分枝（B, C：単軸型仮軸分枝）．
D, E：多軸分枝（E：多軸型仮軸分枝）．
F, G：二又分枝（G：二又型仮軸分枝）．

c. 節と節間

茎の，葉をつける部分を節 node といい，節と節との間を節間 internode という（図 II-20）．茎につく葉は下方より上方にほぼ一定の配列でつき，新生される．この配列を葉序 phyllotaxis という．

茎が短縮して葉が密生し，節間が認められないようなものを短枝 short branch といい，通常のものを長枝 long branch という．

d. 分　枝

苗条が分枝するとき，通常は茎の頂芽が伸びてできる主軸の葉腋に発生する腋芽が生長して，枝（側枝）となる．このような分枝法を単軸分枝 monopodial branching といい，とくに側枝が輪生する場合を多軸分枝 polytomous branching という．頂端の分裂組織が 2 つの平等な大きさの分裂組織に分かれ，同等の苗条が伸びるような分枝法を二又分枝 dichotomous branching という（ヒカゲノカズラ）．

単軸分枝で生長が止まった主軸に代わって側枝が生長する分枝法を，単軸型仮軸分枝 monopodial sympodium という．二又分枝の場合でも，その一方のみの生長が盛んになり，単軸分枝に似た形態になるものを，二又型仮軸分枝 dichotomous sympodium という．この表現は枝のみでなく，葉脈などについても使用される（図 II-21）．

10 茎

　茎 stem は高等植物体の基幹をなす器官であり，葉や花などをつけ，水分，養分を根から葉などの諸器官へ，また葉から同化産物を根などに移送する，支持，通道器官である．ときに同化機能をもつものや貯蔵器官としての働きを併せもつものなどがある．種子植物では，胚の幼芽生長点の生長により地上に形成される地上茎と，地下に形成される地下茎に大別できる．

a. 地上茎 terrestrial stem

　地上茎は生長のその年に，または翌年に枯死するような草質のものを草質茎（草本茎，茎）herbaceous stem，多年にわたって生存，肥大成長する木質のものを木質茎（木本茎，幹）woody stem, trunk という．草質茎をもつ植物を草本 herb，木質茎をもつ植物を木本 arbor という．

　草本で，生長の年に個体が枯死するものを一年生草本 annual herb，生長の翌年に個体が枯死するものを二年生または越年生草本 biennial herb といい，毎年地上部は枯死するが地下部から翌年地上部を新生し，多年にわたって生存するものを多年生草本 perennial herb という．

　木本で幹が直立し，主幹が明らかで上方で分枝し，樹冠を形成するものを高木（喬木）tree といい，幹が下方で分枝し主幹が明瞭でないものを低木（灌木）shrub という．また蔓（つる）性の幹をもつ木本を藤本 liana と呼ぶことがあるが，これらの区別は厳密ではない．

　地上茎には自力で直立する茎のほかに，次のようなものがある．

① **ストロン** stolon（ほふく茎）：茎が地面にそって，あるいは地中を浅く水平に横走するもの．節から根や芽を出す（ウラルカンゾウ）．
② **巻きつき茎** twining stem：茎がつる状になり他物に巻き付いて上昇するもの．右巻き（ヤマノイモ），左巻き（アサガオ），不定のもの（ツルドクダミ）がある．
③ **よじのぼり茎** climbing stem：茎，葉，不定根などが変形し，巻きひげ tendril（茎の変形：ブドウ，葉の変形：エンドウ），かぎ hook（カギカズラ），吸盤 sucker（ツタ），付着根 adhesive root（キヅタ）となり，これにより植物体を保持して上昇するもの．
④ **茎針**：側枝が堅い針となるもの（カラタチ），その針が分枝するもの（サイカチ）がある．
⑤ **偏茎，葉状茎，多肉茎**：茎が偏平あるいは著しく肥大して葉緑体を含み，同化作用を営んで，葉の役割を兼ねるもの．葉は通常針状，りん片状となる（サボテン類）．

b. 地下茎 subterranean stem

　地下茎は地上部の支持機能のほか，主として貯蔵や繁殖の働きをする．食用，薬用に用いられることが多い部位である．その形態から，次のように区別される．

① **根茎** rhizome：地下茎が横に生長したもので，頂芽は毎年地上茎となり，側芽が横にの

びて肥大し翌年の頂芽を形成する．枯死した地上茎の跡は円形の茎跡となる（ハシリドコロ）．根茎は地下茎と同義語に使われることがある．
② 塊茎 tuber：地下のストロンの先端が肥大して塊状となったもの（ジャガイモ）．
③ りん茎 bulb：茎の下部の節間が著しく短くなり，そこに多肉になった貯蔵葉が密につき球形となったもの（アミガサユリ）．
④ 球茎 corm：茎の下部の節間が短くなり肥大して球状となったもの（サフラン）．

c. 茎の内部形態

地上茎と地下茎の内部構造は，基本的にはほぼ同じである．茎はその最外部を表皮あるいは周皮で覆われ，その内部に機械組織，分泌組織，通気組織などをもつ柔細胞からなる組織と，複数の維管束をもつ中心柱からなる．

シダ植物，裸子植物，被子植物の単子葉類，双子葉類では，それぞれその構造に基本的な相違がある（図II-22）．

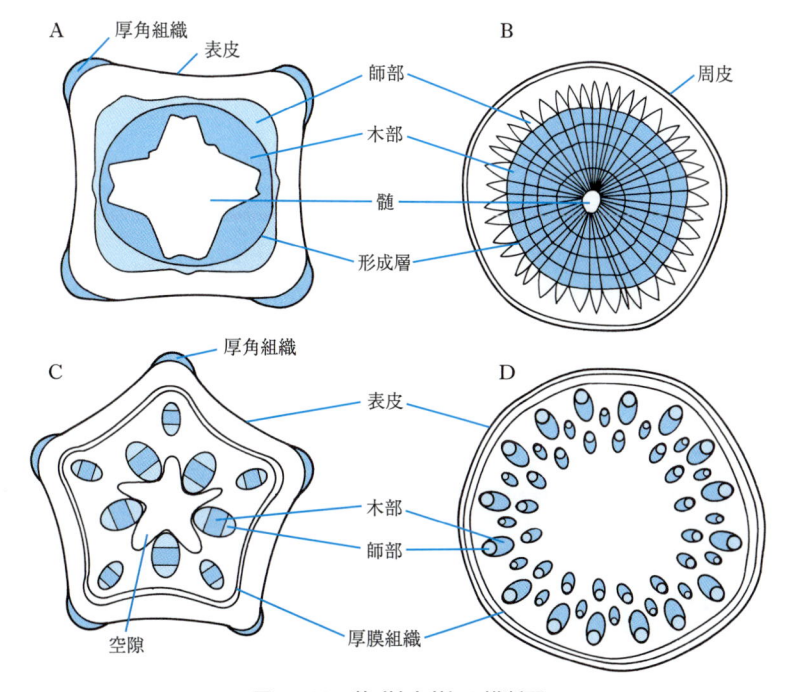

図II-22　茎（地上茎）の横断面
A：双子葉植物草本茎（シソ科），B：双子葉植物木本茎（一般），
C：双子葉植物草本茎（ウリ科），D：単子葉植物の茎．

1） シダ植物の茎

現生のシダ植物は少数の木本性のものを除き，多くは地下茎のみからなる．地下茎は最外側を表皮で覆われ，中心柱は原生中心柱と管状中心柱が主で，このほか網状，多環，網状多環などの複雑な中心柱のものもある．個々の維管束は外師包囲維管束である．

2) 裸子植物の茎

そのほとんどが木本性で，双子葉植物の木本茎（後述）と類似する．

木部は主に仮道管からなる．横断面はほぼ同径の細胞からなる．仮道管の膜孔は有縁孔で，その閉鎖膜には膜孔の中央部にレンズ状の肥厚部（円節 torus）があり，放射組織の幅が狭い．

3) 単子葉植物の茎

地上茎は表皮，皮層および中心柱からなる．皮層は薄く，中心柱を囲む内皮は不明瞭なものが多い．中心柱は，並立維管束または外木包囲維管束が散在する不整中心柱からなる．一般に内皮に近い維管束では，並立維管束のものが多く，中心に行くほど外木包囲維管束となる傾向がある．維管束は分裂組織をもたない閉鎖維管束で二次組織は形成されない．

茎の強化のための機械組織として，表皮下の皮層や維管束の周囲に厚壁組織または厚角組織からなる維管束鞘 vascular bundle sheath をもつものがある．茎の中央は維管束の存在しない部分（髄）を形成するものや，イネ科の植物の茎（稈）のように空洞になっているもの（髄腔）がある．

地下茎は基本的には地上茎と同じであるが，栄養物の貯蔵器官として発達したものが多く，デンプン粒などの細胞内含有物を多量に含んでおり，皮層部が地上茎に比べて厚い．

内皮はきわめて明瞭なものが多く，皮層にも小形の並立維管束が散在する（皮層内維管束 cortical bundle）．

4) 双子葉植物の草本茎

双子葉植物の草本茎および木本性の若い茎は，主として一次組織からなっている．

表皮，皮層と開放性並立維管束が環状に配列する真性中心柱からなるが，ウリ科，フジウツギ科などのように開放性両立維管束からなるものもある．

最外側の表皮は生長軸方向にやや長い表皮細胞からなり，その外表面にはクチクラの層がある．地上茎では気孔が散在し，葉緑体をもつ同化組織があり緑色を呈する．また表皮には種々の毛があるが，生長するに従い脱落するものも多い．表皮の内側には厚壁組織や厚角組織（シソ科のような方形の茎では，その角隅）のような機械組織があるほか，皮層に分泌組織など種々な組織がみられる．皮層の最内側の内皮は存在しないか，不明瞭なものが多い．真正中心柱の中央には，明瞭な柔細胞からなる髄がある．

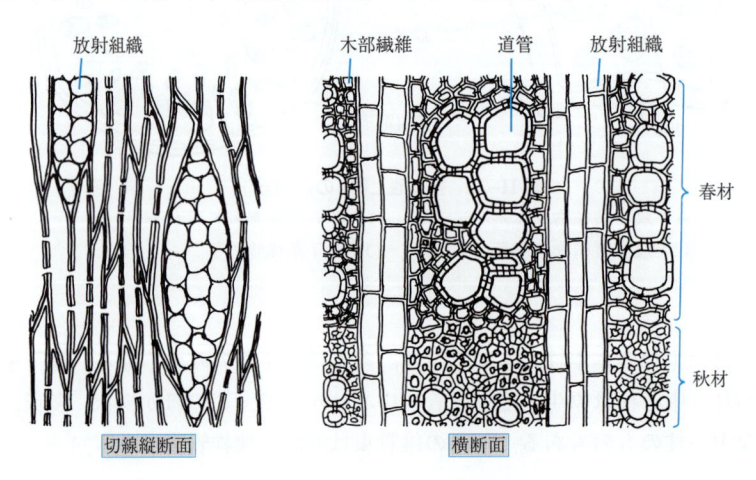

図 II-23　放射組織

5） 双子葉植物の木本茎

　生長した木本茎では，二次生長による肥大生長により二次組織が発達し，一次組織はほとんどみられなくなる．表皮は失われて周皮が形成される．その構造は基本的には草本茎と同じであるが，分裂組織の活動が草本茎より盛んで，維管束内形成層のほかに維管束と維管束の間の基本組織内に維管束間形成層ができて，茎全体に形成層環が作られる．

　形成層環は外側に二次師部（靱皮：じんぴ）を，内側に二次木部をつくる．二次師部の形成により古い師部は機能を失い，新生した師部によりおしつぶされ退廃師部となる．二次木部は，横断面では放射方向にやや長い細胞からなる細い放射組織があり（図II–23），道管，仮道管などの他の細胞も厚壁化し木化することが多く，いわゆる材 wood を形成する．肥大生長した茎ではその大部分を材が占めるようになる．材には，季節による生長の差から同心円状に組織を構成する細胞の大きさに違いができ，とくに秋（秋材 autumn wood）から春（春材 spring wood）の間の組織の密度に著しく差があり，いわゆる年輪 annual ring, growth ring が生じる．寒暖の差の少ない地域に生育する植物でも雨期，乾期などにより生長の差が生じ，年輪様になるがこれは偽年輪 false annual ring という．材が次第に形成されていくと，古い中心部に近い材の細胞には樹脂などが蓄積されたり，細胞壁に色素，鉱物質が沈着し，着色して堅くなり，強度の増加，腐敗や虫害からの防御の働きをすることとなる．この部分を心材，その周囲を辺材という．

　また肥大生長による茎の外周の増大には，表皮下にできるコルク形成層により周皮が形成

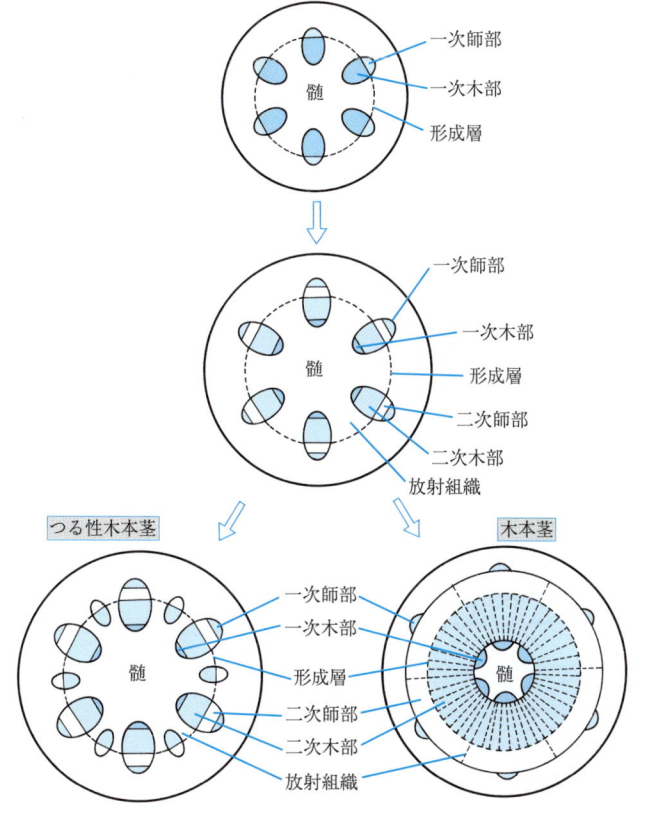

図 II–24　茎の肥大生長

され，表皮に代わって植物体の保護の働きをするようになる．古くなった周皮は新しい周皮の新生により樹皮として脱落する．

つる性の茎では維管束間形成層は放射組織のみを新生するので，二次生長後も維管束間に明瞭な比較的幅の広い放射組織が残る（図Ⅱ-24）．

キョウチクトウ科，アカザ科，ヒユ科，ヤマゴボウ科，マメ科などの一部では，木部，師部間の形成層環のほかにも形成層ができ，その内外に師部と木部を新生し，あたかも維管束が何段もあるようになる．このような生長を異常肥大生長という．

6）双子葉植物の地下茎

地上茎と基本的には同じであるが，二次生長肥大した貯蔵茎などの地下茎では，肥大に伴って表皮に代わって周皮が形成される．皮層は厚く，中心柱の基本組織は柔細胞からなり，維管束の占める割合は地上茎に比べて少ない．細胞はデンプン粒などの細胞内含有物に富む．

11 葉

葉 leaf は茎，根とともに植物の基本器官の1つであり，通常，茎のまわりに規則的に配列し，光合成，同化および呼吸の機能をもつ主要部分である．

シダ植物では生殖に関与する葉があり，栄養，生殖の2つの機能を同じ葉で兼ねる種や，光合成のための葉（裸葉）と胞子のうをつけ生殖にかかわる葉（実葉）とが別のものもある．実葉は種子植物の雄ずい（蕊），雌ずいに相当する．

葉は先端生長を行い，形成されると生長が停止して変形しないもの（有限生長）が多いが，シダ植物の一部では先端生長を続けるもの（カニクサ）や基脚部の分裂組織が長く活動するもの（イネ科の植物）（無限生長）がある．

葉には光合成の主要部位となる通常の葉（普通葉，尋常葉 foliage leaf）のほかに，発生的には葉と同じであるが変態（器官がその器官本来の目的以外の働きをもつように，永続的に形態的，機能的に変化すること）して他の形態，機能をもつものが多くある．

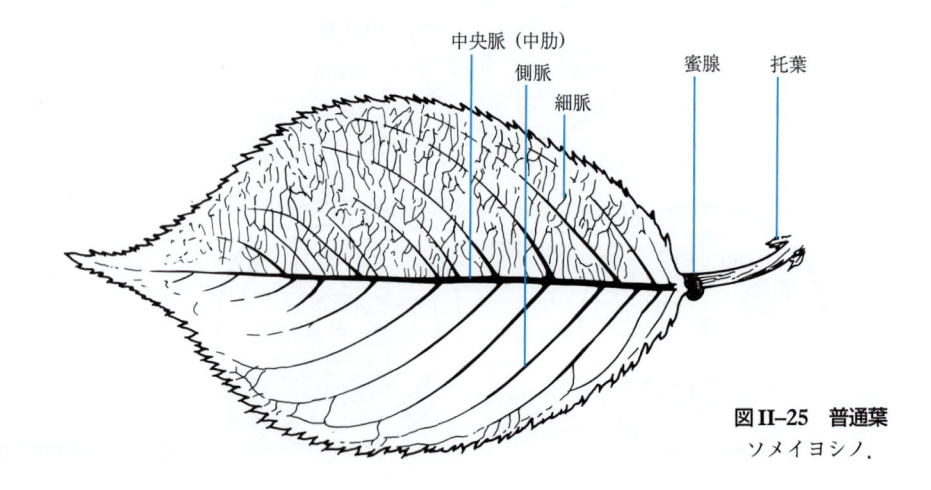

図Ⅱ-25 普通葉
ソメイヨシノ．

a. 普通葉 foliage leaf

　普通葉は偏平で葉緑体に富む組織からなり，**葉身** lamina, leaf blade（光合成，同化および呼吸の機能をもつ葉の主要部分），**葉柄** petiole（葉身と茎をつなぎ葉身の支持および通道部として働く），および**托葉** stipule（葉柄の基部につく小形の葉状の付属物）の3部分からなる．

　葉身には茎から葉柄を通って入った維管束が細部まで分枝，走行しており，これを**葉脈** vein という．この維管束の上下の葉身は隆起したり，溝となったりして変化していることが多い．

　葉身，葉柄，托葉のうち，葉柄あるいは托葉，またはその両者を欠くもの（不完全葉），葉身と葉柄との区別が困難なもの，葉柄と托葉が合着したもの，葉鞘となったものなどがある．なお葉には小さい杯状，突起状，小さな色づいた斑点状または線状の蜜腺（花外蜜腺 extrafloral nectary）をつけるものがある（図II–25）．

1) 葉　身 lamina, leaf blade

　葉の主要部で，植物の種類によってその形状は種々である．一般に薄く偏平で葉緑体に富

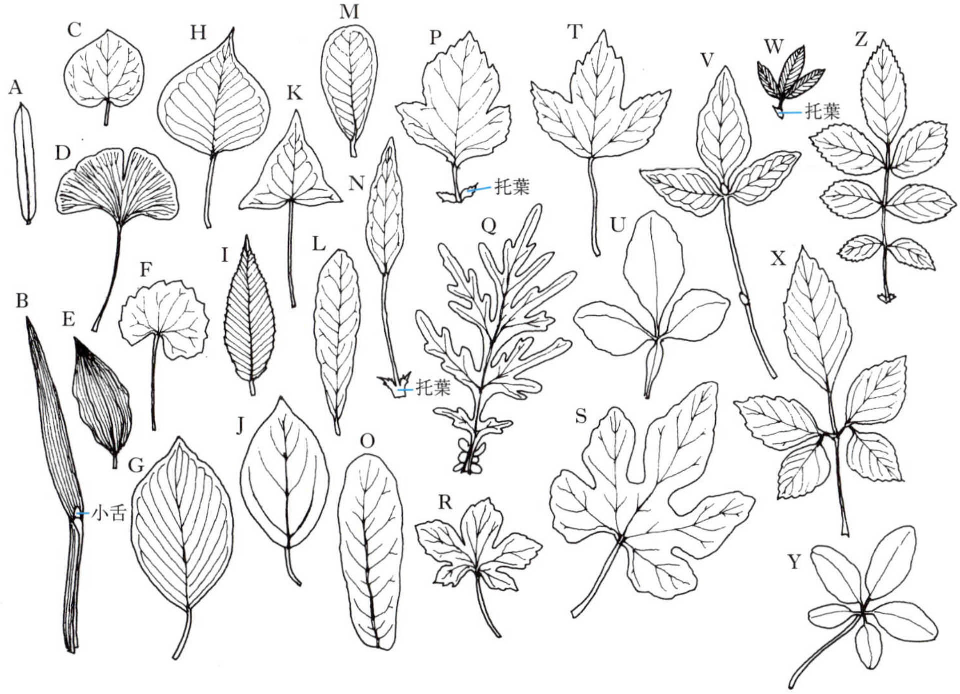

図 II–26　各種の葉（大きさ不同）

A〜T：単葉（R, S, T：掌状葉），U〜Y：掌状複葉〔U, V, W：三出掌状複葉．X, Y：五出掌状複葉（X：鳥足状複葉）〕，Z：奇数羽状複葉．
A：メタセコイア，B：ヒメコバンソウ，C：カツラ，D：イチョウ，E：チゴユリ，F：カキドオシ，G：ミズキ，H：ナンキンハゼ，I：クマシデ，J：クスノキ，K：シャクチリソバ，L：ヤマモモ，M：トベラ，N：スミレ，O：イヌコリヤナギ，P：ズミ，Q：ヨモギ，R：ゲンノショウコ，S：エビヅル，T：フウ，U：カラタチ，V：カラスビシャク，W：メドハギ，X：ヤブカラシ，Y：アケビ，Z：ノイバラ．

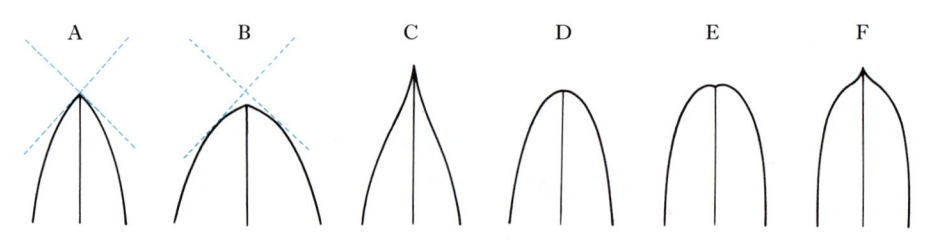

図 II-27 葉先（葉尖）
A：鋭頭，B：鈍頭，C：鋭尖頭，D：円頭，E：凹頭，F：凸頭．

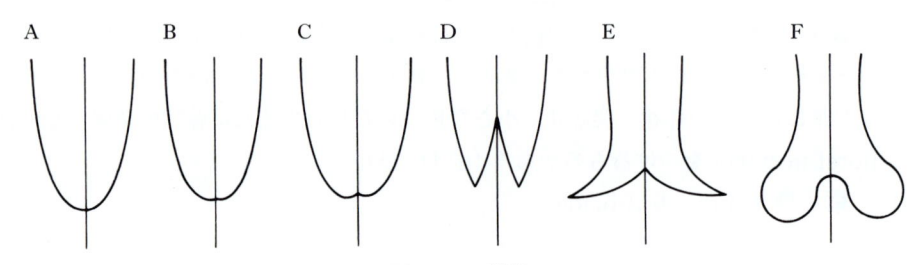

図 II-28 葉脚
A：鈍形，B：円形，C：心形，D：やじり形，E：ほこ形，F：耳形．

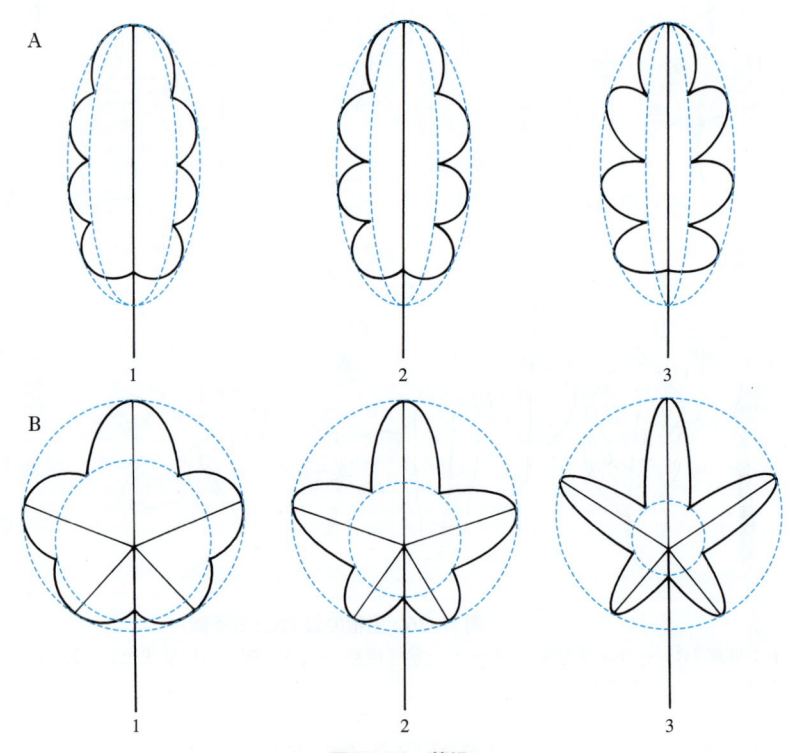

図 II-29 葉縁
A：羽状葉，B：掌状葉．
1：浅裂，2：中裂，3：深裂．

む組織からなり，多くの葉は表裏の区別があって，表（上）面と裏（下）面の色，光沢，葉脈の凹凸の差などが明瞭であり，内部構造上でも区別できる．このような葉を**両面葉**（背腹性葉）dorsiventral leaf という．外見上区別しがたいが，内部構造上区別のある葉を**等面葉** isolateral leaf，構造上でも差のない葉を**単面葉** unifacial leaf という．また植物により，同一個体内で著しく形状の異なる葉身の葉（**異形葉**，多形葉 heterophyll）をつけるものがある．

葉身の形状は多様で，葉脈の分枝，走行の形状とともにそれぞれの植物の種の特性をあらわす（図II–26）．葉身の形状はその全形，**葉先**（葉尖）leaf apex：上部（先端部），**葉脚** leaf base：下部（基部），**葉縁**（辺縁）leaf margin などの形により分類する（図II–27〜29）．

a）葉　脈 vein

葉身の形状ときわめて密接な関係がある．葉身での葉脈の分枝，配列状態を**脈系**（脈理）venation という．

(1) **二又状脈** forked venation：同等の二又の葉脈に分かれ，この分枝を繰り返していく（イチョウ）．

(2) **網状脈** reticulate venation, netted venation：葉脈が網目のように配列する．茎から葉柄を通って葉先に向かって**中央脈**（主脈，中肋）midrib が走行し，これから**側脈**（支脈）lateral vein が分枝していき，その間を**細脈** veinlet が網状に走る．網状脈には，中央脈が1本走り，その両側に側脈が出る**羽状脈** pinnate venation と，葉柄からの葉脈が葉身の基部でほぼ同等の複数の葉脈に分かれて放射状に走り，それぞれから側脈が出る**掌状脈** palmate venation とに分けられる．

(3) **平行脈** parallel venation：ほぼ同等の多数の葉脈が，おおむね平行に葉身を通走し，その葉脈間に細い葉脈（結合脈）がある．平行脈には，葉脈が縦に平行に直走し，先端で連合する**直走平行脈**，1本の中央脈から多数の葉脈が横に平行して走る**横走平行脈**，葉基から多数の葉脈が放射状に出る**射出平行脈**がある．裸子植物の一部や多くの単子葉植物にみられる．

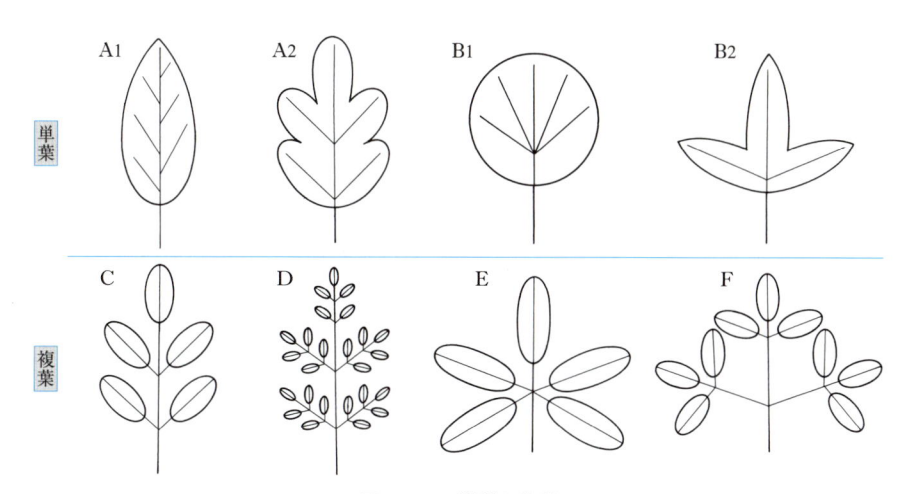

図 II–30　単葉と複葉
A1, A2：単葉，B1, B2：掌状葉，C：羽状複葉，D：二回羽状複葉，E：掌状複葉，F：二回掌状複葉．

b) 単葉と複葉

葉身が1個の葉を**単葉** simple leaf，2個以上からなる葉を**複葉** compound leaf という．複葉の個々の葉を**小葉**，葉柄や托葉に相当する部位を小葉柄，小托葉という．

複葉には，中央の軸の左右に小葉が並ぶ**羽状複葉** pinnate compound leaf と，葉柄の末端に小葉が放射状につく**掌状複葉** palmate compound leaf がある．羽状複葉のうち中央軸の頂点に1個の小葉のある奇数羽状複葉，頂端に小葉を欠く偶数羽状複葉がある．また，複葉の小葉がさらに分かれたものを再複葉 decompound leaf といい，その分裂の回数と複葉の形式により二回羽状複葉，二回掌状複葉などという（図 II-30）．

2) 葉 柄 petiole

葉身と茎との間にあって葉身を支え，維管束を通じる部分である．通常円筒状または上側のやや凹んだ円筒状で，ときには葉身状のもの，基部が膨らんで葉枕となるもの，一部が袋状になり水に浮くようになったものなどがある．

葉の基部が広がって茎を包むようになったものを，**葉鞘** leaf sheath といい単子葉植物に多い．

3) 托 葉 stipule

葉柄の基部にあって左右2小片からなる．葉状，りん（鱗）片状，膜質状，巻きひげやとげ（刺）に変化したもの，葉鞘になるもの（単子葉植物，セリ科），葉身と同形同大になるもの（クルマバソウ）などがあるが，托葉がまったく欠けるものもある．イネ科のものでは，葉身と葉鞘との境にりん片状の小舌（小葉膜）ligula がある（図 II-26 B, N, P, W）．

4) 葉 序 phyllotaxis

葉の茎に対する配列は，植物によってそれぞれ一定の規則性がある．これを葉序という．葉序は1節に1葉をつける**互生葉序** alternate phyllotaxis と，2葉以上をつける**輪生葉序** verticillate phyllotaxis に大別できる．輪生葉序のうち，1節に2葉をつけるものをとくに**対生葉序** opposite phyllotaxis という．また，互生葉序には2葉ごとに互生するものがある（図 II-31）．

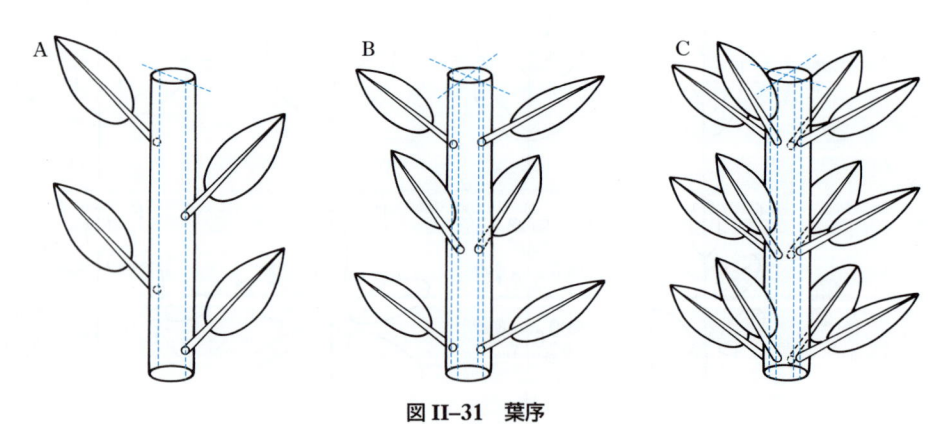

図 II-31 葉序
A：互生葉序，B：対生葉序，C：輪生葉序．

互生葉序は，各葉の付着点を発生順に結ぶと茎の表面に1つのらせんが描けるので，**らせ**

ん葉序 spiral phyllotaxis ともいう．

　葉序は植物体の生長につれて変化するものがあり，茎の下方では輪生，上方では互生となるものなどが知られている（キキョウ科）．

　このほか，互生する葉をもつ茎の節間が短くなって輪生状になるもの（偽輪生），草本の茎がほとんど伸長せず葉が根の上部に叢生するもの（根生葉）などがある．根生葉で，その葉が多数，円形状に平たく出ているものを ロゼット rosette と呼ぶ．

b. 変態葉 metamorphosed leaf

　変態葉には各種の植物を通じてみられるものと，ある種の植物に限ってみられるものがある．多くの植物に存在するものとして 子葉 cotyledon, 低出葉（下葉）scaly leaf, 高出葉（上葉）bracteal leaf, 花葉 floral leaf などがある（これらのものについては変態として取り扱わないこともある．「13. 花」，「15. 種子」の項参照）．

　特定の植物にみられるものとしては，葉性巻きひげ leaf tendril, 仮葉 phyllodium, 葉針（葉刺）leaf spine, かぎ（鉤爪）hook, 捕虫葉 insectivorous leaf などがある．

　子葉は種子植物の種子の胚がもっている葉であって，発芽のとき最初に出る葉であり，一般に普通葉と形が異なる．通常，単子葉植物では1個，双子葉植物では2個，裸子植物では2個あるいはそれ以上の個数のものがある．一般に，子葉は普通葉の第一葉が生育すると枯死する．子葉には，貯蔵葉となっていて幼植物に栄養の供給をするものがある（マメ科）．

　低出葉（下葉）は地下茎や地上茎の基部に付着するものである．木本性植物の冬芽を包むりん片状葉 scaly leaf の意味にも使われる．葉柄をもたず，りん片状で幼植物体の保護の働きが主であり，光合成に関与しないものが多い．ときに栄養の貯蔵の働きをするものがある（タマネギ）．

　高出葉（上葉）は形状，起源は低出葉と同じであるが，花の近くにあって花葉の保護をする．普通は緑色をしており苞（ホウ）bract と呼ばれる．ときには白色または種々な色をもつものがある（ドクダミ）．

　花葉は種子植物の花を構成する花弁，がく（萼）片，雄ずい，雌ずいなど葉の変態したものといわれている．これらを総称して花葉という．

　葉性巻きひげは葉の一部が細長く変形して他物に巻きつき，植物体を保持する働きをするものである（サルトリイバラ：托葉，エンドウ：小葉）．

　仮葉は葉柄が偏平となって，葉身に代わって同化作用を行うようになったものである（ソウシジュ）．

　葉針（葉刺）は，葉の全部あるいは一部が，針状または刺状になったものである（サボテン類：葉全体，メギ：葉の一部，ニセアカシア：托葉）．

　かぎ（鉤爪）は葉が鉤状になって他物に引っかかり，植物体を保持するものである（トウ）．

　捕虫葉は食虫植物の葉にみられるように，葉の一部が変態し捕虫機構をもつようになったもので，漏斗状，壺状になったもの（ウツボカズラ）や，葉の表面に粘毛や触毛ができて捕虫，消化吸収する機能をもつもの（モウセンゴケ）などがある．

c. 葉の内部構造

1) 葉　身 lamina, leaf blade

表皮に覆われた内部に葉緑体を含む柔細胞からなる葉肉組織があり，この間を茎から葉柄を通してつながる維管束が分枝し，葉脈として走行する．

a) 表　皮 epidermis

表皮を表面視すると，気孔，水孔を除いて細胞間隙がなく密に接した細胞からなり，多角形のものから著しく波状を呈する細胞壁をもつものまで，その形状は葉の表裏，植物の種により違いがみられる（図II-32）．表皮には，種々な毛や気孔，水孔が分布する．

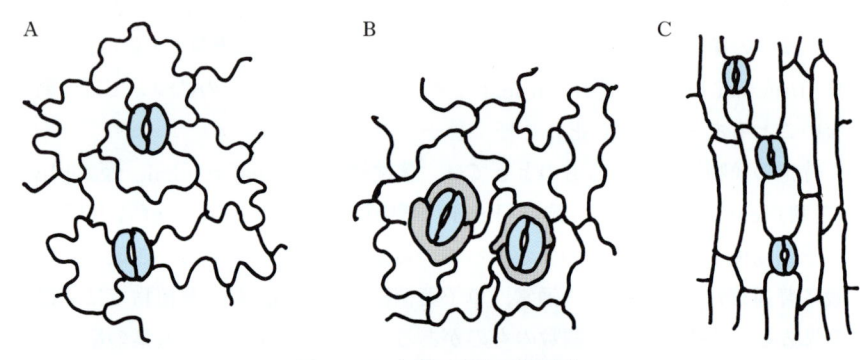

図 II-32　各種の表皮（表面視）
A, B：波状形．C：多角形．

毛の種類と分布は，植物の種で異なることはもちろん，1枚の葉でも表裏，葉脈上，葉脈の間，葉縁などで異なることが多い．また複数の種類の毛をもつものもある（図II-13）．

気孔は普通，裏（下）面に多く散在し，表（上）面には少ないか，あるいはまったくない．気孔の位置は，一般に表皮細胞と同一面にある．しかし常緑葉や乾地性植物などでは，表皮より陥没して存在し副細胞が孔辺細胞を覆うようになっているものがあるほか，裏面表皮が

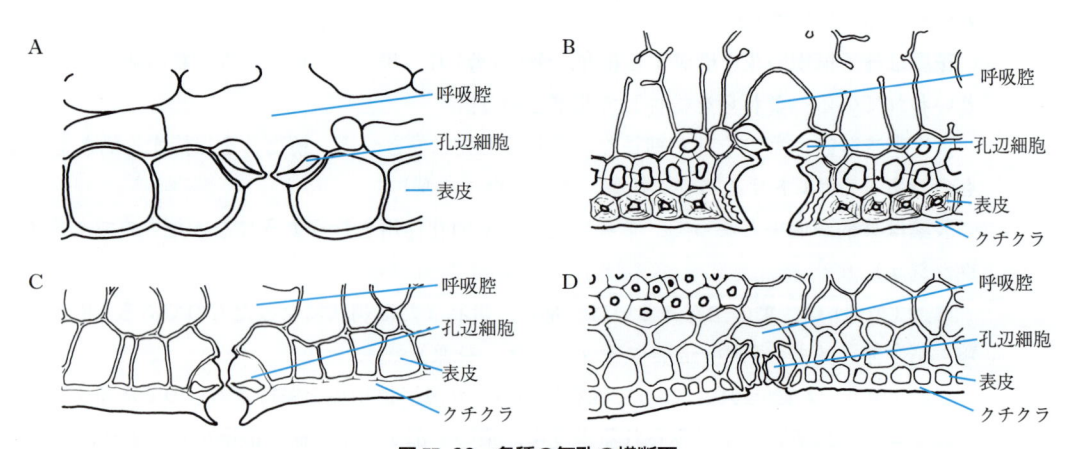

図 II-33　各種の気孔の横断面
A：ニオイイリス *Iris florentina*，B：クロマツ *Pinus thunbergii*，
C：コケモモ *Vaccinium vitis-idaea*，D：シュロ *Trachycarpus fortunei*．

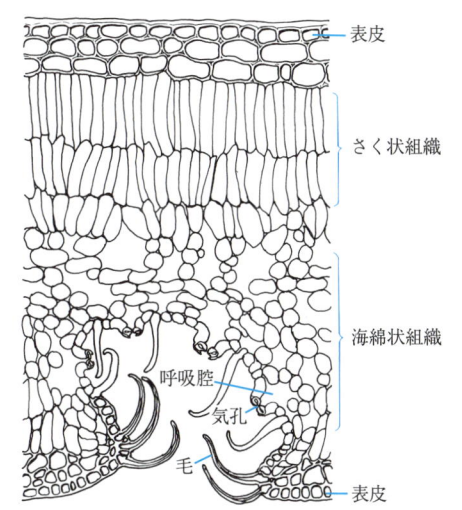

図 II-34 キョウチクトウの葉の横断面

葉肉部へ大きく陥入してできた凹部にのみ気孔が存在し，孔辺細胞の周囲の細胞から毛が伸びてその凹所の内腔をふさぎ，過剰な蒸散の防止に努めているものなどがあり，環境に適応する形となっている（図 II-33, 34）．また水孔をもつ植物もあり，葉脈の末端近くの表（上）面にあって排水作用を行う．

表皮細胞は横断面においても，植物の種，葉の表裏，葉身の部位によってその形状，細胞壁の厚さなどが異なる．また表皮細胞の外表面はクチクラで覆われており，常緑葉や乾地性植物では厚く，葉の性質や植物の生育環境で異なる．また，その上をろうで覆われているものもある．表皮細胞は一般に葉緑体を欠いている．表皮は一般に 1 層の表皮細胞からなるが，平行に分裂して多層表皮 multiseriate epidermis を形成するものがある．

b) 葉 肉 mesophyll

表皮組織の内部の基本組織を葉肉という．同化および通気の機能をもつ組織で，葉緑体に富む柔細胞からなり，その機能に応じて分化している．通常，形状によってさく（柵）状組織 palisade tissue と海綿状組織 spongy tissue に分けられる．前者は主として同化作用を，後者は同化作用と合わせて通気，呼吸作用を営む．

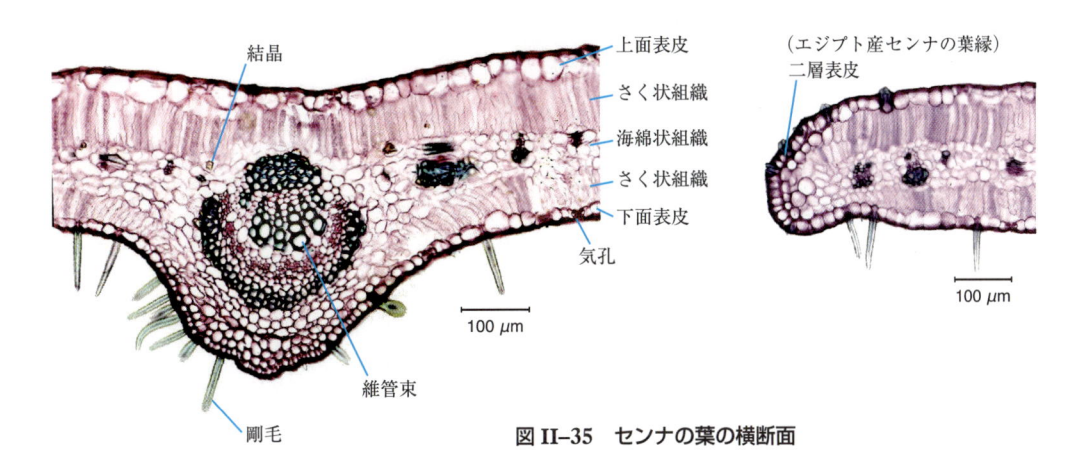

図 II-35 センナの葉の横断面

さく状組織は，葉緑体に富む縦に長い柱状の柔細胞が密に集合した組織である．さく状組織を構成する細胞は 1 層から数層で，植物の種によりほぼ一定である．

海綿状組織は，球形～多面体～不定形の葉緑体に富む柔細胞からなり，多数の大きな細胞間隙をもつ．また気孔下には呼吸腔があり細胞間隙に連なる（図 II–34）．

両面葉（背腹性葉）では，表（上）面表皮に接してさく状組織があり，裏（下）面表皮に接する側に海綿状組織がある．センナでは，上下両面にさく状組織が存在する（図 II–35）．等面葉では表裏（上下）両表皮下にさく状組織があり，その中央に海綿状組織が存在する．単面葉は，背軸面を外に二つ折りにしてできている．単子葉植物，シダ植物では葉肉は一様に球形の柔細胞からなり，さく状，海綿状組織の分化をみないものもある．

葉肉には，厚角組織，厚壁組織，異形細胞 idioblast，油室 oil cavity，樹脂道 resin canal，乳管 lactiferous tube (latex tube) などがある．細胞内には鍾乳体 cystolith や結晶体などが存在するものがある．

c) 葉の維管束

葉脈の部分では，葉肉内を維管束が走る．横断面では通例木部が上方，師部が下方にある並立維管束である．双子葉植物や裸子植物の維管束では，放射組織がみられる．

主脈や大きな支脈の部分では，維管束の周囲，上下に厚角組織や厚壁組織があり上下表皮まで達している．維管束の周囲を繊維組織で囲んでいるものを**維管束鞘** vascular bundle sheath と呼ぶ（コケモモ）（図 II–36）．一般に内皮はみられない．

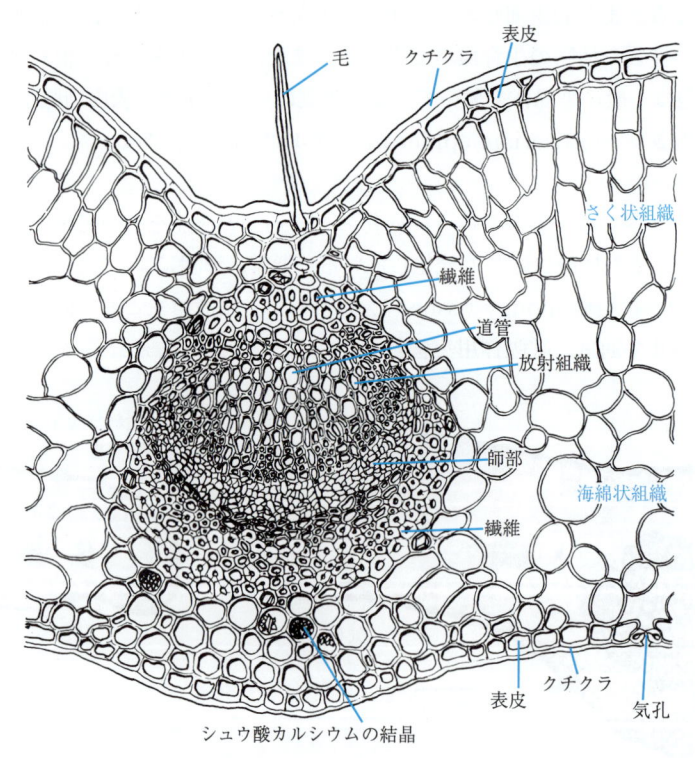

図 II–36 コケモモの葉の主脈部横断面

2) **葉　柄** petiole

表皮下に，しばしば厚角組織や厚壁組織があり，保護鞘となっている．維管束の配列は植物の種により特有である．

葉柄には落葉に際して離層ができる．中央層が木化またはコルク化して葉を離脱させ，葉痕はこの層で保護される．離層は花柄にも生じ，落花や落果はこれによる．

12 根

根 root は種子の発芽により，胚の幼根（胚軸の下端）が発達，生長したものであり，重力の方向に生長する性質をもつ．植物体を固定し，土壌中から水液を吸収し茎へ通道する機能をもつ器官である．幼根が生長したものを主根 main root，主根から分枝したものを側根 lateral root といい，これらを定根 normal root という．また，これ以外の他の部位に発生する根を不定根 adventive root という．

裸子植物や双子葉植物では普通，主根がよく発達して長く生育し，これから側根が多数つくられる．単子葉植物では主根が生長の早い段階で枯死し，茎から同じような太さの不定根が発生しひげ根 fibrous root を形成することが多い．シダ植物でも，不定根がよくつくられる．

不定根には生成部位により，次のようなものがある．① 地上茎の節から生じるもの（トウモロコシ），② 地下茎の節から生じるもの（タケ類），③ 地上茎の下部から生じるもの（単子葉植物のひげ根），④ 根の切口から生じるもの（タンポポ），⑤ 葉の切口から生じるもの（ベンケイソウ），⑥ 茎の切口から生じるもの（サボテン）．

根には，その本来の形，働きのほかにさまざまな形態，機能をもつものがある．

(1) 貯蔵根 storage root：大きく肥大した根．多糖類など養分を多量に貯える（ダイコン）．とくに塊状を呈したものを塊根 tuberous root, root tuber という（トリカブト）．
(2) 気根 aerial root：着生植物などが空気中から水分を吸収するための地上根（セッコク）．
(3) 水根 aquatic root：浮水性植物が水中から養分を取るもの（ウキクサ）．
(4) 呼吸根 respiratory root：根の一部を地上や水面上に出して呼吸を行うもの（ヒルギモドキ属）．
(5) 寄生根 parasitic root：寄生植物が寄主の組織内に入れて養分を吸収するもの（ヤドリギ）．
(6) 付着根 adhesive root：よじのぼり茎をもつ植物のように，他物に付着して植物体を保持するための根（テイカカズラ）．
(7) 支柱根 prop aerial root：地上茎の節から出る不定根で，地上茎を支持するもの（タコノキ）．

a. 根の構造

気孔をもたない表皮に覆われており，根端付近に根毛 root hair を生じる（図 II-14）．

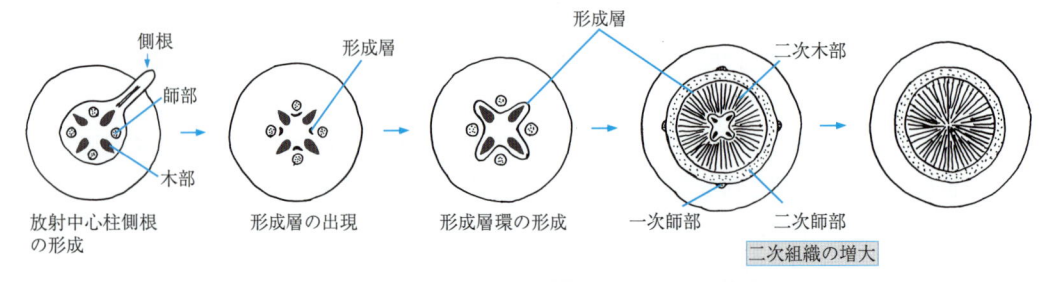

図 II-37　根の肥大生長（裸子植物および双子葉植物）

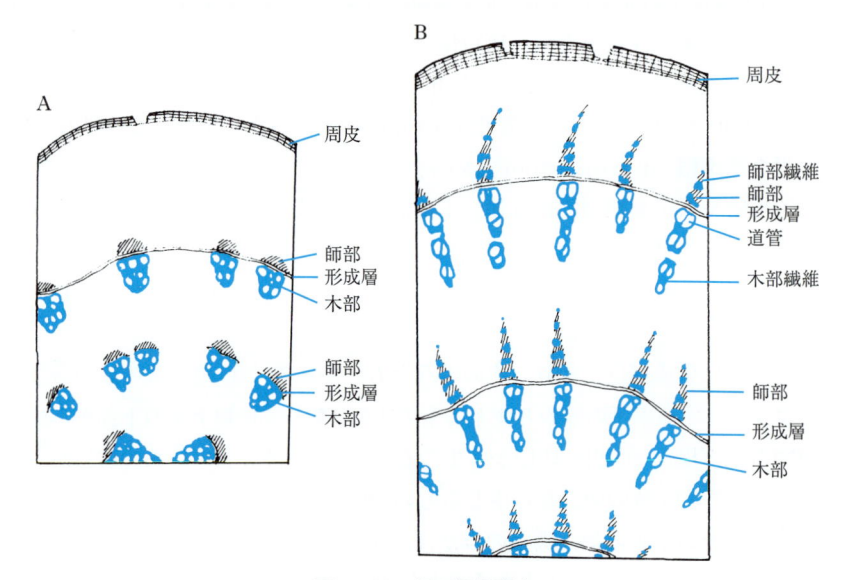

図 II-38　根の異常肥大
A：ヒナタイノコズチの根，B：クズの根．

　表皮が根の生長によって内部組織を覆いきれなくなるとき，表皮に代わって皮層部の最外層が外皮となるもの，内皮が最外層となって内部組織の保護の働きをするものなどのほか，裸子植物や双子葉植物の木本性の根のように，長く肥大生長する根では周皮が形成され表皮に代わる．

　横断面の構造は，維管束植物の一次組織では共通の構造をもつ．普通，皮層部が大部分を占め中心柱は小さく，一次組織からなる根では木部と師部が放射状に交互に位置する放射中心柱からなる．裸子植物と双子葉植物の根では二次生長を行い，形成層はまず師部の内側に現れ，両端が伸びて木部を包む形で発達し，星形の形成層環となる．二次木部が多量に新生されると環状の形成層環となり，茎とよく似た中心柱となる（図 II-37）．

　根は一般に髄は小さく，肥大生長したものではきわめて小さいかあるいは存在しない．また茎と同様に異常肥大を行うものもある（図 II-38）．

　根の生長点は茎と異なり，根冠でその外側が保護されている．根の表皮細胞が分化した細胞壁の薄い単細胞毛である根毛は水分，栄養の吸収を行い，根が伸長するとともに根端に近

い部分で新生され，古いものは機能を失い脱落する．

側根は，内鞘の組織を伴って，中心柱が突出して（内生分枝）形成される．側根の生長点は原生木部に対応する内鞘の部分（シダ植物では内皮）に形成されるので，側根ははじめの木部の数に相応し，縦に一線上に生じる．側根の維管束はシダ植物では 2〜3 原型，種子植物では 2〜6 原型が多く，単子葉植物では多原型である．

13 花

花 flower は種子植物の生殖器官であり，種子を生じる．花は**がく片** sepal，**花弁** petal，**雄ずい** stamen，**雌ずい** pistil と，これらをつけている**花床（花托）** receptacle，およびこれを支え茎とを結ぶ**花柄** peduncle からなる．通常，花床より上部を花 flower と呼ぶ．がく片，

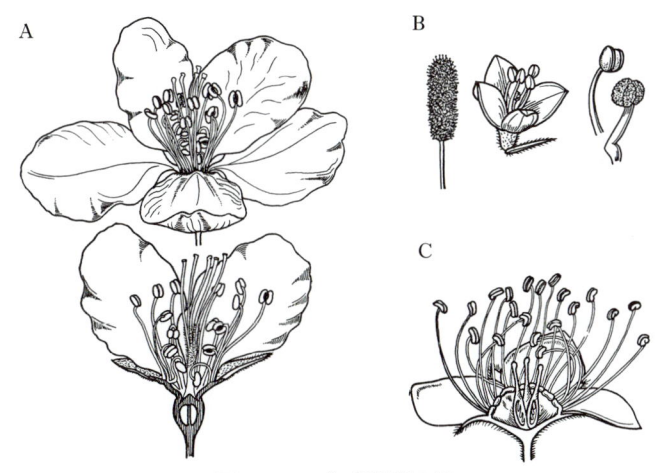

図 II-39 バラ科数種の花
A：ズミ *Malus sieboldii*，B：ワレモコウ *Sanguisorba officinalis*，C：シモツケ *Spiraea japonica*.
（井波一雄 原図）

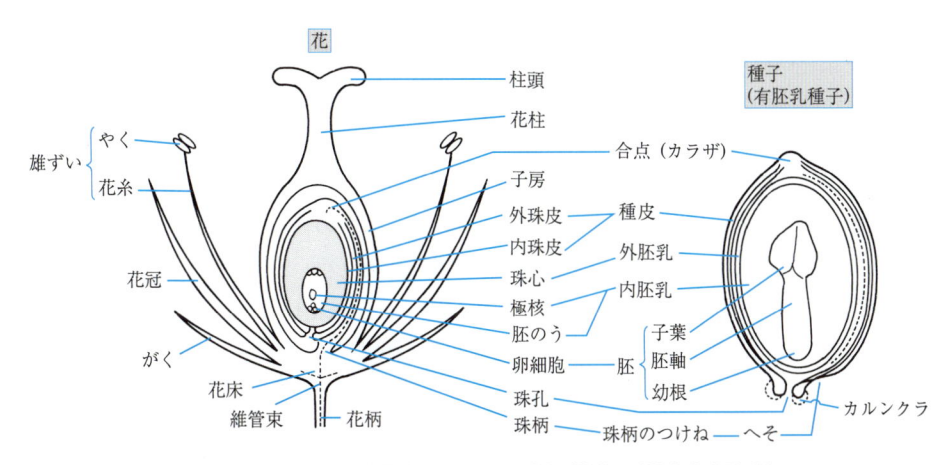

図 II-40 胚珠（倒性胚珠）と種子の関係の模式図（特立中央胎座）

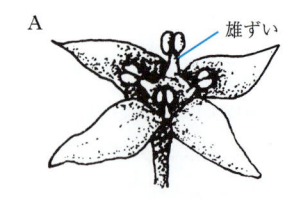

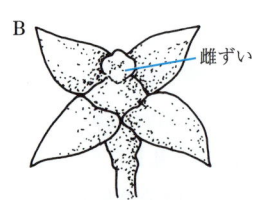

図 II-41　単性花
アオキ *Aucuba japonica*.
A：雄性花，B：雌性花．

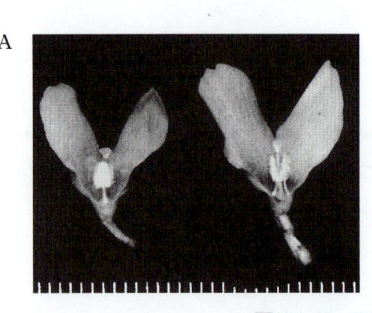

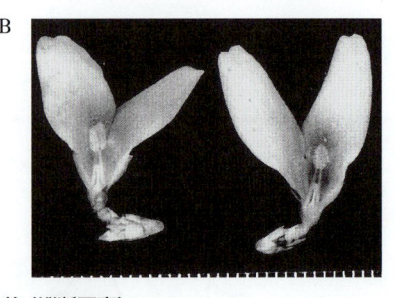

図 II-42　二形花柱花（縦断写真）
レンギョウ *Forsythia suspensa*. A：長花柱花，B：短花柱花．

　花弁，雄ずいおよび雌ずいを構成する心皮 carpel は，葉が変態することにより生殖器官として生じたものであり，これらは花葉 floral leaf と呼ばれる（図 II-40）．
　各花葉の形状や性質の特徴は，植物の種の決定の重要な指標である．
　各花葉は通常複数からなり，それぞれの集合をがく calyx，花冠 corolla，雄ずい群 androeceum，雌ずい群 gynaeceum と呼ぶ．花葉のすべてをそなえる花を完備花 complete flower，いずれかを欠くものを不完備花 incomplete flower という．
　雄ずいと雌ずいは花の主要器官で，雄ずいと雌ずいの両方をそなえる花を完全花 perfect flower（両性花 bisexual flower）という．いずれか一方のみをもつものを単性花 unisexual flower（雄性花 male flower，雌性花 female flower）（図 II-41）といい，両方ともに欠くものを中性花 neutral flower，無性花 asexual flower，不稔花 sterile flower，装飾花 ornamental flower などといい，これらを不完全花 imperfect flower という．単性花をもつ植物には，雄性花と雌性花を同一の個体につける雌雄同株 monoecism のものと，どちらか一方のみをつける雌雄異株 dioecism のものがある．裸子植物の花は 1 枚の花葉にやく（葯），または胚珠をつけた単性花である（図 II-49）．

＜異花柱性の花 heterostyly flower＞
　雄ずいと雌ずいが同時に熟さないものや形が異なるもので，二形花柱性 distyly flower と三形花柱性 tristyly flower の 2 タイプがあり，形態の異なるものどうしで受精，結実する．
　二形花柱性では，花柱が長く花糸が短い花（長花柱花）をつける株と，花柱が短く花糸が長い花（短花柱花）をつける株とがある（図 II-42）．長花柱花の柱頭に短花柱花の花粉がついたとき，また，短花柱花の柱頭に長花柱花の花粉がついたときに受精し結実する．

a. がくと花冠

がくと花冠を総称して花被 perianth といい，花被をそなえる花を有花被花 chlamydeous flower，欠くものを無花被花 achlamydeous flower（裸花 naked flower）という．がくと花冠の形や色が異なる花被を異花被 heterochlamydeous，同じものを同花被（等花被）homochlamydeous といい，同花被の花被を花蓋 perigon という．同花被をもつ花（同花被花）で花被が内外の2輪に配列するものは外輪を外花被 outer perianth，内輪を内花被 inner perianth として区別する．がくと花冠または外花被と内花被の両方をそなえる花を両花被花 dichlamydeous flower，どちらかを欠くものを単花被花 monochlamydeous flower という．

花葉にはそれぞれが互いに合着しているものと離生しているものがあり，離生するがくの1片をがく片，離生する花冠の1片を花弁と呼び，合片がく，離片がく，合弁花冠，離弁花冠などの表現が用いられる．合弁花冠をそなえる花を合弁花 sympetalous flower, gamopetalous flower，離弁花冠をそなえる花を離弁花 choripetalous flower, schizopetalous flower という．また雄ずい，雌ずいも合着するものがあり，集やく雄ずい，集束雄ずい，合着子房と呼ばれる．がくや花冠の合着した部分を筒部 tube といい，それぞれをがく筒 calyx tube, 花筒 corolla tube，離れた部分を裂片 lobe という．

また，花被は同形同大であるかどうかによって整正がく，不整正がく，整正花冠，不整正花冠などという．整正花冠をもつ花では普通，多数の対称面がある．このような花を放射相称花（放射整正花）actinomorphic flower といい，不整正花冠をもつ花のうち1つの対称面のものを左右相称花（左右整正花）zygomorphic flower，対称面をもたないものを非相称花（不整正花）asymmetrical flower ということがある（図 II-43）．

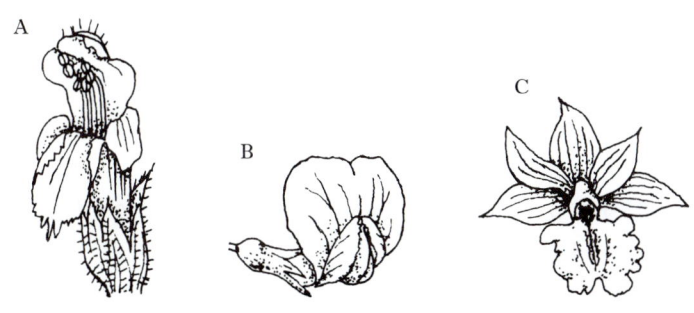

図 II-43　各種の不整正花冠
A：オドリコソウ *Lamium album* var. *barbatum*, B：キバナノレンリソウ *Lathyrus pratensis*,
C：エビネ *Calanthe discolor*.

がくや花冠には，特殊な付属器官 appendicula が形成されているものがある．がくの外側に，がく片と同数の副がく calycle が互生するもの（ヘビイチゴ），花冠の内側に副花冠 paracorolla (corona, crown) を生じるもの（スイセン）などがある．

1）　が　く calyx

がくは花冠の外側の花葉で緑色のものが多く，がく片の形状はへら状，針状，毛状，花弁状など，合着したものではラッパ状，鐘状，杯状など種々変化に富んでいる（冠毛状：タン

ポポ).

がくは開花と同時に，また開花後まもなく脱落する早落性（ケシ），花後も残存するものや果実とともに生長する宿存性（カキ）のものがある．

2) 花冠 corolla

花冠の形状は，整正花冠では車輪状，ろう斗状，鐘状，十字状などがあり，不整正花冠では蝶形，唇形，舌状などがある．一般に虫媒花の花冠は風媒花に比べ大形で色彩に富み，花弁の基部に蜜腺 nectary をもつものもある．花冠には合着するものと離生するものがあり，分類上の大きな特徴とされる．

b. 雄ずい（蕊），おしべ

雄ずい stamen は，やく（葯）anther と花糸 filament からなる．やくは通常，やく隔で左右2室に分かれ，やく隔の部分で花糸に支えられている．やくの各室には，それぞれ2つの花粉のう（嚢）pollen sac があって花粉 pollen を生じ，成熟するとやくは裂開して花粉を外に出す．雄ずいはときに花弁状になったり，あるいは退化して花粉を生じないものもある．これを仮雄ずい staminodium という（ショウガ科）．

雄ずいは，その数，長短，つく位置，合着の状態，やくの裂開状態や花粉の形状なども，植物の種類によりそれぞれ特徴がある．

① 単体雄ずい（1束雄ずい）monadelphous stamen：1つの花の全部の雄ずいの花糸が合生して一体となったもの（ツバキ）．
② 2体雄ずい（2束雄ずい）didelphous stamen：1つの花の雄ずいが2束に合生するもの（マメ科）．ほかに3束から数束になるものがあり，3体雄ずい（3束雄ずい）tridelphous stamen，多体雄ずい（多束雄ずい）polydelphous stamen（オトギリソウ科）などと呼ぶ．
③ 2強雄ずい didynamous stamen：4本の雄ずいが長短2本ずつになっているもの（シソ科）．
④ 4強雄ずい tetradynamous stamen：6本の雄ずいのうち，4本が長く2本が短いもの（アブラナ科）．
⑤ 合着雄ずい（集やく雄ずい）syngenesious stamen：隣接するやくが互いに合着しているもの（キク科）．
⑥ 連雌雄ずい gynandrious stamen：やくと雌ずいが合着しているもの（ラン科）．

1) 花粉

花粉は内外膜のある分離した小体で，その表面は種々の模様や突起のあるものが多い（図II-44）．植物によっては，数個または多数の花粉が集まって花粉塊をなすものがある．球形，楕円体，鈍四面体など種々の形のものがあり，花粉の全形，表面の模様，発芽孔（花粉管口），付属物などの特徴は，植物の分類に利用される．

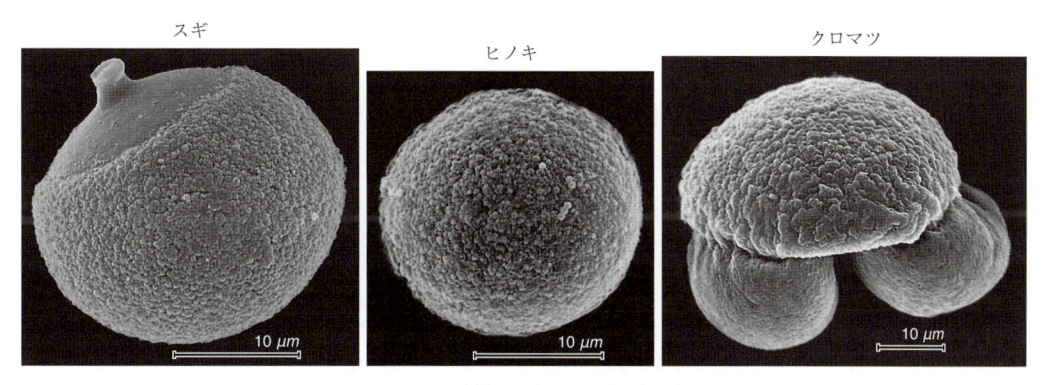

図 II-44　花粉（走査電子顕微鏡写真）

c. 雌ずい（蕊），めしべ

　雌ずい pistil は**子房** ovary，**花柱** style，**柱頭** stigma の 3 部に分けられ，受精後成熟して種子や果実が形成される．雄ずいとともに花のもっとも重要な器官である．花は子房とほかの花葉との位置関係によって，**子房上位**，**子房下位**または**子房中位**の花というように分けられる（図 II-45，46）．

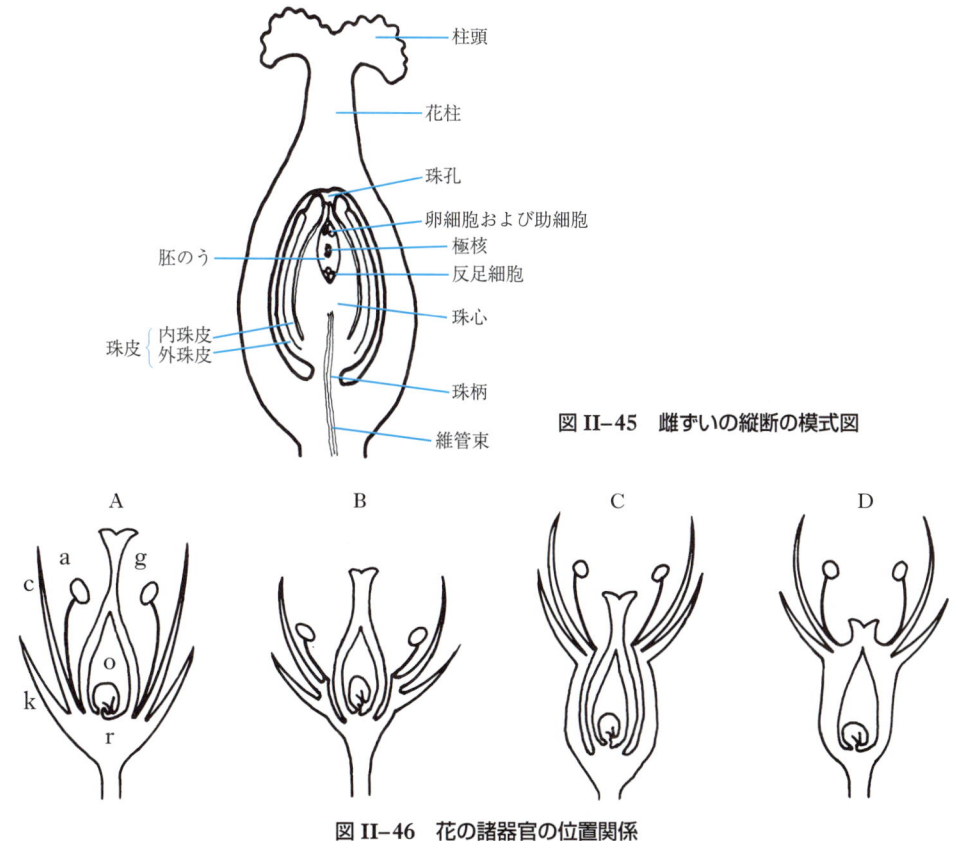

図 II-45　雌ずいの縦断の模式図

図 II-46　花の諸器官の位置関係
A：子房上位，B，C：子房中位，D：子房下位．
k：がく，c：花冠，a：雄ずい，g：雌ずい，o：子房，r：花床．

48　総　論

　柱頭は雌ずいの先端で，受粉に際して花粉の着く部分であり，柱頭と子房の間を花柱という．

　子房は1枚ないし数枚の花葉，すなわち心皮 carpel の辺縁が合着し袋状になったもので，内部は1室ないし数室に分かれ，胎座 placenta に胚珠 ovule をつける．胎座の心皮における位置により，心皮の合着縁にあるものを辺縁胎座 marginal placenta，中肋上にあるもの

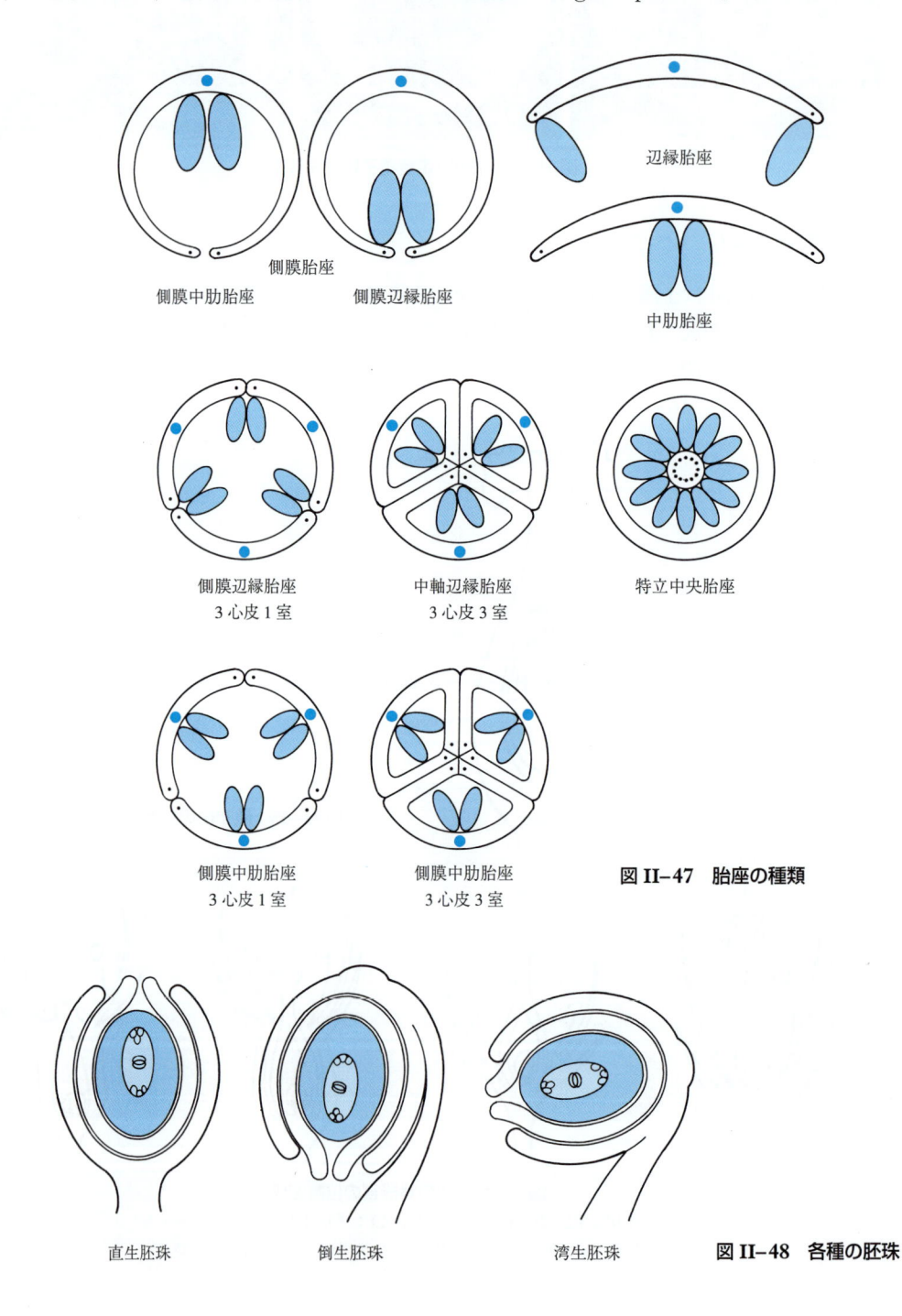

側膜中肋胎座　　側膜辺縁胎座　　側膜胎座　　　辺縁胎座

中肋胎座

側膜辺縁胎座　　中軸辺縁胎座　　特立中央胎座
3心皮1室　　　3心皮3室

側膜中肋胎座　　側膜中肋胎座
3心皮1室　　　3心皮3室

図 II-47　胎座の種類

直生胚珠　　　倒生胚珠　　　湾生胚珠　　　図 II-48　各種の胚珠

を中肋胎座 laminal placenta という．また1室の子房でその内壁に胎座があるとき側膜胎座 parietal placenta といい，花床の一部が子房内にのびて胎座となったものを特立中央胎座 free central placenta という．複室の子房で，各心皮の辺縁が子房の中央で合着してできた中軸にある胎座を，中軸胎座 axial placenta という（図II-47）．

胚珠は子房内に生じ将来種子となるもので，胚のう（嚢）embryo sac とそれを包む珠心 nucellus およびそれらを包む1枚または2枚の珠皮 integument からなる．珠心が珠皮に包まれていない小孔を珠孔 micropyle という．珠心の基部で珠皮と癒着する胚珠底を合点 chalaza という．胚珠はそのつき方によって，直生胚珠 orthotropous ovule，倒生胚珠 anatropous ovule，および湾生胚珠 campylotropous ovule に分けられる（図II-48）．イチョウやマツなどの裸子植物は，心皮が子房を形成せず胚珠が心皮上に裸出しており，裸子植物の名のいわれである（図II-49）．

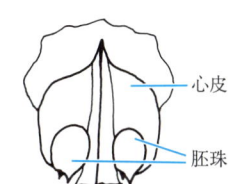

図II-49　マツ属の雌花

d．花式図と花式

花式図 floral diagram と花式 floral formula は，花を構成する花葉の種類，配列状態などを簡単に記載し表現するのに用いられる．

1）花式図

花式図は花葉が配列している数の同心円上に，がくは肋線をもった弧線，花冠は肋線のない弧線で表し，雄ずいはやく，雌ずいは子房の横断面の形，痕跡器官は点で表し，それぞれ配列の位置に表示する（図II-50）．

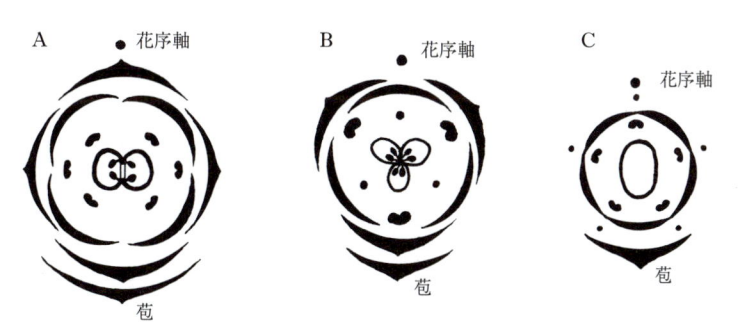

図II-50　花式図
A：アブラナ科，B：アヤメ科，C：キク科．

2）花　式

花式は花被 perianth を P，がく Kelch（ドイツ語）を K，花冠 corolla を C，雄ずい androeceum を A，心皮（雌ずい）gynaeceum を G で示し，各花葉の数をそれぞれ文字の

50　総　論

次に小さく記す．
　それぞれの花葉が重複し複数の位置にあるときは外輪と内輪の数字の間に＋をつけ，存在すべき花葉が欠けているときは0で示す．各花葉が合着しているときは数字を（　）で囲み，花葉の数が倍加しているものは2の指数をつける．子房上位，子房下位はそれぞれGの次の数字の下または上に横線で示し，子房中位は線を記さない．また仮雄ずいは＊印，KとCが同数で交互に位置するときは，Cの次の数の前に×をつけることがある．

花式の例

　　アブラナ科　　$K_{2+2}C_{×4}A_{2+4}\underline{G_{(2)}}$　　　タデ科 $P_{3～5}A_{6～9}G_{(2～3)}$　　　ナス科　$K_5C_{(5)}A_5\underline{G_{(2)}}$
　　キンポウゲ科　$K_5C_5A∞\underline{G∞}$　　　　　ユリ科 $P_{3+3}A_{3+3}\underline{G_{(3)}}$　　　ラン科　$P_{3+3}A_{1+*2}\overline{G_{(3)}}$

　花床と茎とを連絡する部分を花柄 peduncle といい，花の支持と通道の機能をもつ．花の下部には花芽や，花を保護する葉の変形した苞（苞葉）bract をつけるものがある．

e.　花　序 inflorescence

　花が茎に着生する状態を花序という．花序には種々の型があり，重複して複花序をつくるものもある．

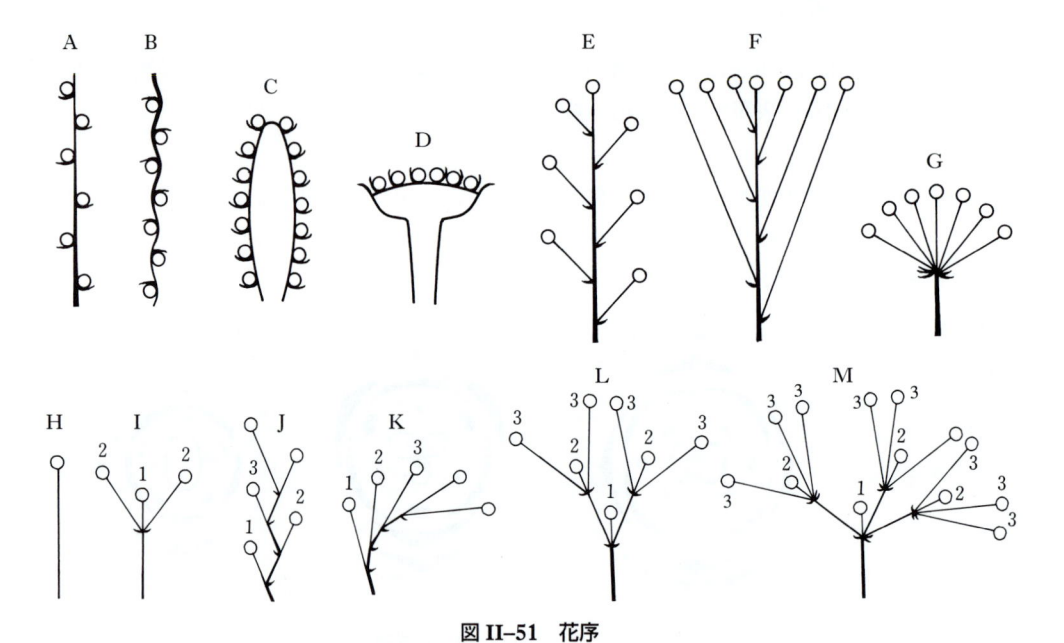

図 II-51　花序

・無限花序（A～G）．
　A：穂状花序，B：尾状花序，C：肉穂花序，D：頭状花序，E：総状花序，
　F：散房花序，G：散形花序．
・有限花序（H～M）：数字は開花順序を示す．
　H：単頂花序，I：集散花序，J, K：単出集散花序（J：互散，K：巻散），
　L：二出集散花序，M：三出集散花序．

花序は，花芽が花序軸（花軸）rachis, floral axis に側生し，主軸の下位の花から上位の花へ，または外から内へ順次開花する無限花序 indeterminate inflorescence と，主軸の頂端に花芽がつき開花，次にその下位の分枝の花へと順次開花する有限花序 determinate inflorescence に大別される（図 II–51）．

1) 無限花序

a) 穂状花序 spike

分枝しない主軸に無柄の花がつくもの（オオバコ）．この花序の変形として，次のようなものがある．

① 尾状花序 catkin：細長い主軸に無柄の花（多くは単性花）をつけて下垂し，尾のような形になるもの（クリ）．

② 肉穂花序 spadix：主軸が多肉化したもの（サトイモ科）．

③ 頭状花序 capitulum：主軸が短縮して円盤状となり，その上に無花柄の花を多数つけるもの（キク科）．

④ 隠頭花序 syconium：頭状花序の変形．花床が凹入して壺状となり，花はその内部につく（イチジク属）．

b) 総状花序 raceme

分枝しない主軸に花柄をもつ花をつけるもので，全体として細い円錐状をなすもの（ジギタリス）．この花序には，次のようなものもある．

① 散房花序 corymb：総状花序の下位の花ほど花柄が長く，花序の頂が平面に近いもの（アブラナ科）．

② 散形花序 umbel：花序軸がなく茎頂に多数の有柄花が放射状につき，外の花から開花する（ウコギ科）．

花序には複花序を形成するものがあり，円錐花序（複総状花序）panicle（ユキノシタ），複散形花序 compound umbel（セリ科）をつくるものも多い．

2) 有限花序

a) 単頂花序 solitary inflorescence

花が茎の頂端に単生するもの（チューリップ）．

b) 集散花序 cyme

この花序には，次のものがある．

① 単出集散（単散）花序 monochasium：主軸の頂端に花をつけ，開花するとその下位から枝を出して頂端に花をつけ開花，さらにその下位から枝を出して花をつける．この花序には，左右に交互に枝を出す互散花序 cincinnus と，一方向にのみ枝を出す巻散花序（かたつむり状花序）bostryx がある．

② 二出集散花序 dichasium：主軸の頂端に花をつけ，開花するとその下位から両側に枝を出し，それぞれの頂端に花をつけ開花，さらにその下位から同様に枝を出して花をつけるもの（アマチャ）．

③ 多出集散花序 pleiochasium：二出集散花序の分枝数の多いもの．

c) **団散花序** glomerule

短縮した花序軸の周りに多数の無花柄の花が密について，頂上から順次下へ開花するもの．

これらの花序のほかにも種々の形のものや例外のものも多い．頭状花序や肉穂花序にみられるように花序の基部に苞葉をつけるものがあり，これを総苞 involucre という．

14 果　実

果実 fruit は，子房あるいは子房とそれ以外の花の器官がともに成熟したものである．通常，内に胚珠 ovule が成熟した種子 seed を有する．したがって，子房をもたない裸子植物では真の果実はつくられない．

果実は，子房（胚珠を含む）のみからなる真正果実（真果）true fruit と，子房とそれ以外の花の器官が果実の形成に加わった偽果（仮果）pseudocarp, false fruit とに大別される．真正果実（真果）は，子房または子房群が成熟肥大したもので，子房壁は果皮となり内に種子を入れる．果皮 pericarp は外果皮 epicarp，中果皮 mesocarp および内果皮 endocarp の3層に区別されるが，構造上明確でない場合が多い．植物の種により，その形態，構造は異なる．

これに対して偽果（仮果）は，子房以外の花の器官，例えば，がく，花冠，花床，花柄などが

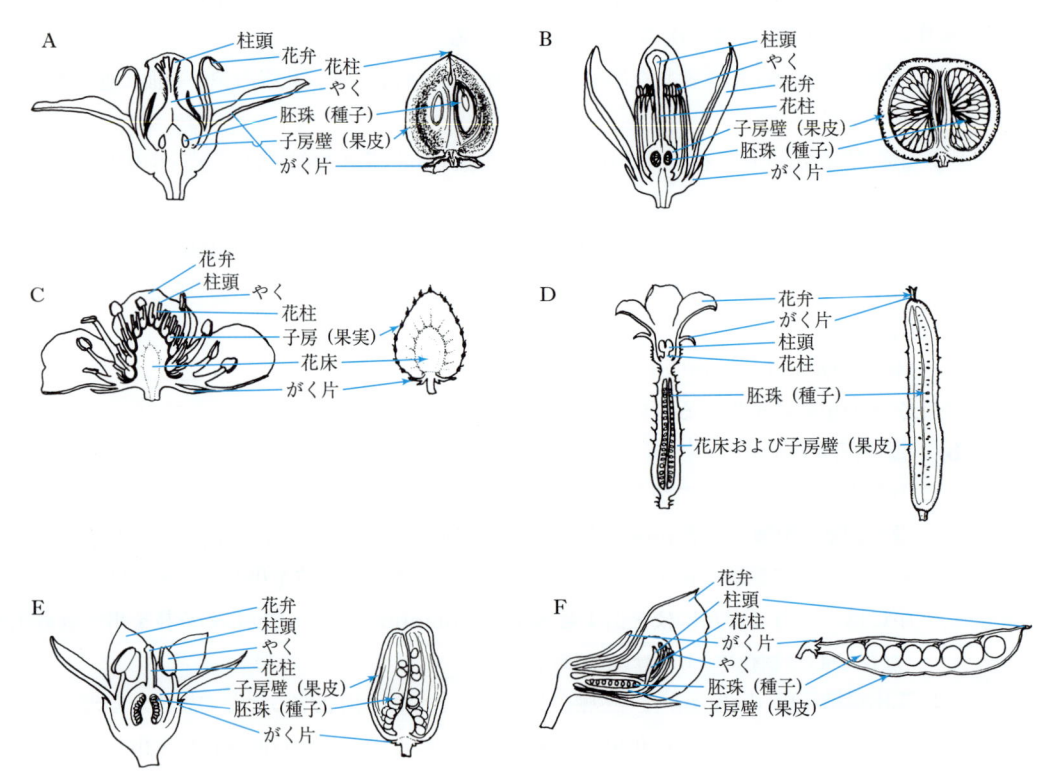

図 II-52　花と果実の関係

A：カキノキ *Diospyros kaki*，B：ウンシュウミカン *Citrus unshiu*，C：オランダイチゴ *Fragaria grandiflora*，D：キュウリ *Cucumis sativus*，E：トウガラシ *Capsicum annuum*，F：エンドウ *Pisum sativum*.

果実の構成に加わって果実状になったものである（図 II–52）．

a. 果実の分類

果実は植物の種により多種多様で，その構成要素や性状から種々に分類される．

1) もとの花と子房の数による分類
a）一花性の果実（単花果）
① 単果 simple fruit：1個の子房をもつ1つの花から生じた果実．
② 集果（集合果）aggregate fruit：多心皮からなる分離雌ずいをもつ1つの花から生じた多数の単果が集合したもの（サネカズラ）．

b）多花性の果実（多花果）
① 複果 multiple fruit：2個以上の花から生じた果実が集合して，1個の果実のようになったもの．花序の軸の周囲に多数の多肉化した花被が集合したもの（クワ），隠頭花序の花床が多肉化したもの（イチジク），花序がその軸とともに多肉化したもの（パイナップル）などがある．

集果と複果は，ともに単果の集合したものであることから複合果実 compound fruit と総称されることがある．

2) 果皮の性状による分類（図 II–53）
a）乾 果 dry fruit
成熟すると乾燥した果皮となる果実をいう．

（1）閉果 indehiscent fruit：乾燥した果皮が開裂しない果実をいう．
① 堅果 nut：果皮は堅く，木質で，種皮とは分離する（クリ）．
② そう果（痩果）achene：1室1種子で，薄い膜質の果皮をもつ（キク科）．
③ えい果〔穎果，殻（斗）果〕caryopsis (grain)：果皮は薄い膜質で，種皮と完全に合着する（イネ科）．
④ 翼果（翅果）samara：果皮の一部が翼状となる（カエデ科）．

（2）裂開果 dehiscent fruit：乾燥した果皮が開裂する果実をいう．
① 豆果（莢果）legume：1心皮からなる子房が成熟してできた果実．完熟後腹，背両縫線から開裂し2片となる（マメ科）．
② 袋果 follicle：1心皮からなる子房が成熟してできた果実．完熟すると腹面から開裂する（キンポウゲ科）．
③ 長角果 silique：2心皮からなる子房から生じた細長い果実．隔壁で2室となり下から開裂，種子は隔壁につく（アブラナ科）．
④ 短角果 silicule：2心皮からなる子房から生じた幅広で短い果実．隔壁で2室となり下から開裂，種子は隔壁につく（アブラナ科）．
⑤ さく果（蒴果）capsule：多心皮からなる1室から数室の子房から生じた果実．普通は上方から下方に開裂する．開裂部位には心皮の合着部で開裂する胞間裂開（ユリ科），心皮の中肋で開裂する胞背裂開（ヤマノイモ科），多室子房の隔壁が破れ，胎座と隔壁の1部

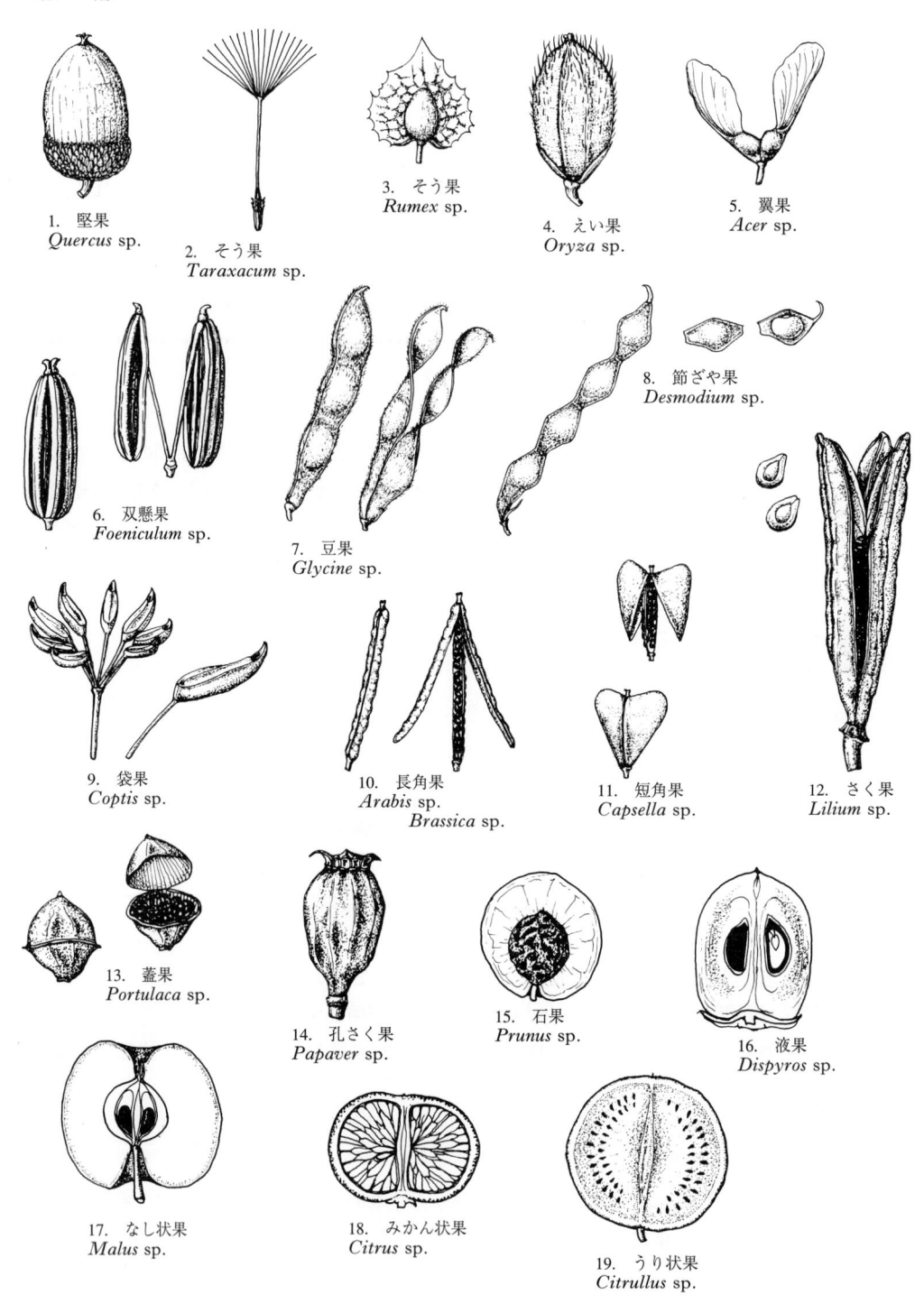

図 II-53　各種の果実

1〜6：閉果，7〜14：裂開果，15〜19：湿果．
1. コナラ属，2. タンポポ属，3. ギシギシ属，4. イネ属，5. カエデ属，6. ウイキョウ属，7. ダイズ属，8. ヌスビトハギ属，9. オウレン属，10. ハタザオ属，アブラナ属，11. ナズナ属，12. ユリ属，13. スベリヒユ属，14. ケシ属，15. サクラ属，16. カキノキ属，17. リンゴ属，18. ミカン属，19. スイカ属．

を中軸に残して開裂する胞軸裂開（ゲンノショウコ）がある．
⑥ 蓋（がい）果（横裂果）pyxidium（pyxis）：横に開裂する．上部は蓋状，下部は盆状（スベリヒユ科）．
⑦ 孔さく果 porous capsule：さく果の一種で，成熟後，果皮の特定の位置に孔があき種子を散布する（ケシ科）．
⑧ 胞果 utricle：きわめて薄い果皮の小囊状果実で，種子は1個，不規則に開裂する（ヒユ科）．

(3) 分裂果 schizocarp：多室子房からなる果実で，成熟すると分離し，分果 mericarp に分かれる．
① 双懸果 cremocarp：2心皮2室子房からなる果実．成熟後各室に分かれて中軸の両側に懸垂する（セリ科）．

(4) 分離果 lysocarp：果実が横にくびれて分離する．
① 節ざや果（節莢果）loment：1心皮からなる子房が成熟してできた莢果．完熟後，1個の種子を入れた1節ごとに横裂する（クサネム）．
② 節裂果 biloment：長角果であるが裂開せず，2種子を入れたくびれごとに分裂する（ハマダイコン）．

b） 湿 果（漿果）sap fruit（juicy fruit）
成熟すると中果皮，内果皮の両者，または一方が肉質から多液質となる．
① 石果（核果）drupe：外果皮は薄く中果皮が多肉質となり，内果皮が肥厚木化するもので通常，種皮は薄い（バラ科サクラ属）．
② 液果（漿果）bacca：中果皮，内果皮が多肉になったもの．通常，硬い種皮をもつ種子がある（カキ）．
③ なし状果 pome：偽果の一種で，花床が多肉になり，果実を包んで果実様となる（ナシ）．
④ みかん状果（柑果）hesperidium：内果皮が薄く袋状となり，その内壁に多汁質の毛状体をもつ（ミカン科）．
⑤ うり状果（瓜果）pepo：偽果の一種で，外果皮はやや堅く，中果皮，内果皮が漿質となる（ウリ科）．

15 種　　子

種子 seed は胚珠（卵子）が受精成熟したもので，発芽するまでの間休眠し，その後，発芽して幼植物となる．

種子の形態は植物により多種多様で大小の差も大きい．ラン科のようなきわめて小形のものからヤシ科のような大形のものまである．

種子は種皮に包まれ，発芽して幼植物となる胚と発芽の養分を貯える胚乳よりなる．種皮の外面には，胚珠が子房中で受精，生長するのに必要な器官に由来する種々の付属体がある（図 II-40）．

a. 種　皮 seed coat

種皮は種子の外面を包む層で，一般に内外 2 層の珠皮に由来する 2 層からなるが，植物により一方が退化するもの，珠皮以外の珠心の一部が種皮となるものがある．種皮の表面や内部の形態は植物により著しく異なっており，植物の分類の指標となる．

1) 種皮の外面
種皮の外面には，次のようなものがみられる．
① へそ（臍点）hilum：珠柄（種柄）が脱落した痕．
② 縫線 raphe：倒生または湾生胚珠から成熟した種子にみられる，へそから合点まで珠柄が珠皮に合着してできた隆起線．
③ 合点（カラザ）chalaza：胚珠の基底．倒生または湾生胚珠では縫線の終点，直生胚珠ではへそと同一点となる．また合点のほぼ反対側には，珠孔の痕跡が微細な孔として認められる．

2) 種子の付属物
種子には付属物として，カルンクラ，種髪，翼，仮種皮などが付属する植物がある．
① カルンクラ（種阜，種枕，種瘤）caruncula：へそa近くにあるコブ状の突起（ヒマシ）（図 II-54）．
② 種髪 coma：種皮に生じる長い毛で，種子の散布に役立つ．キササゲ（種子の両端に生じる），ストロファンツス（種子の一端から羽毛状に生じる），ワタ（種皮表面全体に生じる）．
③ 翼 wing：種皮の一部が突出して翼状となる（ヤマノイモ科）．
④ 仮種皮（子衣）aril：珠柄などの胚珠本体以外の部分が発達して，薄膜状または多肉質の膜状となり，種子の一部または全部を覆っている（ニクズク科）．

b. 胚 embryo

発芽して幼植物となる胚は，子葉 cotyledon，幼芽 plumule，胚軸 hypocotyl，幼根 radicle からなる．その形状，種子内での位置などは植物の分類に重要である．

c. 胚　乳 albumen

胚乳は，発芽時の胚に養分を供給する組織である．胚乳には胚珠の胚のう（嚢）に由来する内胚乳 endosperm と，それ以外からできた外胚乳 perisperm に分けられるものもある．胚乳をもつ種子を有胚乳種子 albuminous seed，胚乳をほとんどあるいはまったくもたず，子葉が発達して栄養を貯蔵して，これに代わる働きをしている種子を無胚乳種子 exalbuminous seed という（図 II-54, 55）．

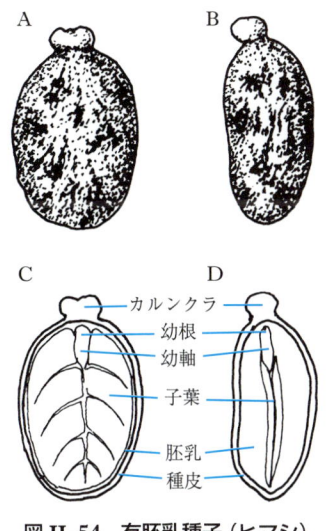

図 II-54　有胚乳種子 (ヒマシ)
A, B：外観．C, D：縦断面．

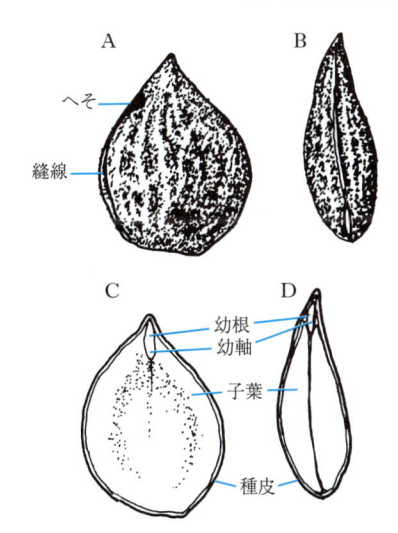

図 II-55　無胚乳種子 (キョウニン)
A, B：外観．C, D：縦断面．

d. 種子の散布，果実の散布

　種子植物では，繁殖のため種子の形で次の世代の個体を散布する．種子のみでなく果実のままで，また果実の一部をつけた状態 (石果：モモ) で散布するものもある．その他，種子植物でも，珠芽のような栄養繁殖体をつくり繁殖するものもある．

1) **能動的散布**
　① 果実が熟して果皮が裂開するときに，種子をはじき飛ばす (ゲンノショウコ)．
　② 果実の内圧が高くなり，その圧で種子を飛ばす (テッポウウリ)．
　③ 果実をつけた果柄が上方に伸びて，種子を母植物の位置より上方で散布する (ムシトリスミレ)．

2) **受動的散布**
　① **重力散布**：堅果など母植物の付近に落下して発芽するもので，落下後，動物や水などにより移動されることがある．種子の発芽能力は数年間以上も維持されることがある．ヒルギ科の植物の種子のように，母植物上で発芽 (胎生種子) してがくをつけた果実のまま落下して生長するか，海水で運ばれたのち生長するものもある．
　② **風散，水散**：翼状または偏平な形の種子 (カエデ)，長い毛，冠毛 (キク科)，羽毛，のぎ (芒) (えい果) などをもつ種子は，風や水によって散布される (水散：ハマダイコン)．
　③ **動物**：種子や果実の表面に針や鉤，粘着性物質をもち動物に付着して散布されるもの (ヌスビトハギ)，動物に食べられても消化されない種皮をもち，果実が食べられることにより散布されるもの (石果) などがある．

III. 薬用植物の生産と利用

1 生薬の生産・加工

a. 生薬の生産・薬用資源

　生薬は漢方方剤やそのエキス製剤として用いられるだけでなく，家庭薬原料・民間薬として用いられるものなど，さまざまな用途がある．そのまま直接か乾燥など簡易な調整を行って医療目的に利用されるもののほかに，抽出によって純粋物質としてつくられる植物性医薬品の製造原料となる生薬も少なくない．阿片（アヘン）からつくられるモルヒネ塩酸塩，コデインリン酸塩，パパベリンや，ケジギタリスを原料とするジゴキシン，ラナトシド C のほか，ロートコンを原料とするアトロピン硫酸塩，スコポラミン臭化水素酸塩など，強力な生理作用のある物質は純粋に精製することによってはじめて厳重な用量管理が可能となり，安心して使えるようになったものである．

　またヤマノイモ科のサポニンのように，もとの植物成分とはまったく用途の異なる性ホルモンや，副腎皮質ホルモンのようなステロイドホルモンの合成原料として使われるものもある．

　日本で経済作物として栽培されている薬用植物は少なくなっているが，オタネニンジン，オウレン，センキュウ，トウキ，シャクヤク，サンショウなどがあげられる．比較的需要の少ないオオツヅラフジ，アケビやヨモギなどは，野生品の採取が行われている．日本で消費される生薬の 90% は輸入に頼っており，その 90% 前後を中国に依存している．医療を支える医薬品の供給を他国に委ねることは，常に不安がつきまとう原因になり，可能な限り安定した国内生産を推進する努力が必要である．

　動物生薬は数が少ないものの，家庭薬原料や軟膏などの基剤となるものが多い．牡蛎（ボレイ），ミツロウ，ラノリンのように飼育・養殖によって多量に得られるものと，クマやサイの類のように元来野生の動物を原料としてきたものがある．近年，野生動物は激減してきており，生薬資源としての動物もその例外ではない．犀角（サイカク），虎骨（ココツ），麝香（ジャコウ），熊胆（ユウタン）など，重要医薬品でありながら，国際条約（通称 ワシントン条約：絶滅のおそれのある野生動植物の種の国際取引に関する条約：CITES，1973 年，p. 64 参照）によって国際間の取り引きが原則として禁止されたものもある．製剤からの削除や代替品の開発が進められているほか，中国，ネパールなどでジャコウジカやクロクマなど，薬用目的のための飼育生産が開始されている．

b. 生薬の加工

　生薬は保存，運搬に便利なように洗浄，乾燥，切断などの簡単な加工をしたものである．個々の生薬の効果が損なわれないよう，また虫害や腐敗を避け，保存性を高める目的などで，

それぞれについて陽乾，熱風乾燥，湯通し，蒸すなどの方法が定められている．調製後も残存する水分によってカビや虫の害を受けやすく，保存には包装，殺虫殺菌，化学変化などに注意を払わなくてはならない．殺虫殺菌には残留の恐れのない気体の燻蒸剤を用いるが，それに加えて真空処理，炭酸ガス置換，窒素封入，脱酸素剤，低温保存なども利用されている．

日本薬局方では，生薬総則で生薬の一般的な取扱い，加工，保存の方法などについて取り決めている．検定方法については生薬試験法で総合的に定め，医薬品各条で個々の生薬について検定法を示している．

2 栽培・育種

薬用植物の生産は少量多品種であるうえに数年にわたる長期間の栽培を必要とするものもあり，穀物や野菜，果物の生産とはかなり異なった性格をもっている．製品の品質も外見だけでは判断できず，生産農家と集荷業者の薬剤師の緊密な協力が必要とされる．

野生品は長期間生育したものを集めていることが多く，成分の十分蓄積した高品質の生薬が得られる一方，採薬者の経験不足などから品質にばらつきが出てくる欠点もある．

a. 薬用植物の栽培

1) 栽培の条件と経済性

薬用植物は，熱帯植物から寒冷地の植物，水生植物から砂漠植物，乾燥と降雨の長い期間を年ごとに繰り返すモンスーン地帯の植物など，原産地は著しく変化に富んでいる．したがって栽培の対象となる植物の生育地の気候条件，土質，酸性度，植生などの地理的条件を知ることが必要であり，計画している栽培地での畑作，林業が適地適作といえるかどうかの判断がまず必要である．また，種苗の入手，播種，植え付け，栽培管理，収穫，加工，検定に関連する労働力，技術力などの人的資源の問題，さらに収益性を考慮しなければならない．またこれらの条件を，より良い方向に進める努力が常に必要とされる．

もう1つの問題は販路である．一般農作物に比べて利益幅は大きいが，需給のバランスが変動しやすく経営上不安定な要素をもっている．医薬品として備えなければならない品質規格に関する検定を，薬剤師が行う必要もある．通常，農家で生産された生薬は，地域の協同組合，生薬公社や一次卸売業者などに集荷され，検査，加工を経て二次卸売業者あるいはメーカーに売り渡される．また，別に特定の製薬会社などが農家と直接接触し，種苗の手当てから技術指導を行って，植え付け前から売買の契約を結ぶ契約栽培が行われることもある．

2) 優良品種とは

薬用植物の優良品種は目的によって異なっている．漢方薬などのように生薬がそのまま利用される使い方では，最高の品質でなくても一定の品質をもったものが常に安定して供給されることがもっとも望まれる要素であって，そのためには一定の基原植物を使い，一定の栽培条件，一定の加工技術で調製されたものが好まれることになる．したがって，生薬の産地は，品質を保障する要素として重視されている．

成分を取り出して使う原料生薬の場合は，基本的に目的とする成分の含量も重要であるが，畑を占有する面積と時間，栽培，収穫などにかかるコストと，最終製品である精製された医薬品の価格の間にバランスがとれればよく，高含量であることも重要な要素であるが，中間の生薬の段階での品質は大きな問題にならないこともある．

b. 育　種（品種改良）

植物の形質を人為的に目的に合った性格の品種に改良していくことを，育種という．

1) 馴化と選抜育種

野生植物は種を全滅させない手段として一斉に発芽することはなく，生育も揃わない．こういった野生の性格を畑に適応した栽培植物に変えていくだけでも長い馴化栽培と選抜，分離を繰り返していく必要がある．これと平行して目的に適合した品種を選び出し，栽培条件の検討もできるので，確実な育種の方法として普通に行われている．

2) 交雑による育種

異なった形質をもつ2個体を交配すると，遺伝学的な法則に従って，さまざまな性格の異なった子孫ができる．この中から，より目的に適合した品質を選び出して代を重ねていくと，次第に必要な形質を備えた品質に近づけていくことができる．

3) 雑種強勢（ヘテローシス）の利用

雑種第1代の子は，両親のいずれよりも形態的・生理的に優れた形質を示す現象を利用するものである．雑種第2代になると，異変が大きくなり優れた形質のものの比率が小さくなる．したがって，常に同じ雑種第1代の子をつくることのできる親植物を純系の状態で保存する必要がある．

4) 倍数体の応用

通常の植物の体細胞は，両親からそれぞれ1組の染色体を受け取っているので，同じ形態の染色体を2個ずつもつ二倍体が基本である．染色体の数を結果的に2倍にするホルモンの作用をもつコルヒチンを利用して，四倍体や，両者の交配によって三倍体をつくることができる．染色体を増加させたものは一般に大型の植物になりやすいという性質を利用して，成分のサントニン収量を増加させたクラムヨモギなどの例がある．

5) 突然変異からの選抜

自然の変異からの選抜では，変異の幅に限りがある．コバルト60（^{60}Co）による放射線の照射，あるいは細胞毒性をもった毒ガスなどの化学物質を与えて遺伝子に異常を誘発し，偶然に生じた突然変異体から種々の形質を発現させて選択材料とする．

VI章で述べるバイオテクノロジーを応用した遺伝子組換え，細胞核融合などによる変異も類似した方法であるが，これらはより意識的に目的に合わせられる点で優れた方法である．

IV. 薬用植物と"いわゆる健康食品"に関わる法令

薬用植物は医薬品として用いられる場合には薬事法の規制を受けるが，"いわゆる健康食品"に利用される場合にはその規制範囲外となる．しかし，その境界は不明瞭であり，食の安全という観点から2003年（平成15年）に食品安全基本法が制定され，種々の関連法令の整備が進められている．

1 いわゆる食薬区分

薬事法は，"医薬品，医薬部外品，化粧品及び医療用具の品質，有効性及び安全性の確保のために必要な規制を行うとともに，医療上特にその必要性が高い医薬品及び医療用具の研究開発の促進のために必要な措置を講ずることにより，保健衛生の向上を図ること"を目的とし，医薬品の性状および品質の適正をはかるために日本薬局方を定めている．日本薬局方には植物由来の医薬品（キニーネ塩酸塩，レセルピンなど），植物由来の生薬，油脂などが200品目以上収載されている（巻末「付表1」参照）．

食品衛生法では，食品の範囲を"すべての飲食物をいう．ただし，薬事法に規定する医薬品及び医薬部外品は，これを含まない"と定めている．

医薬品と見なされるものが食品として流通することで，医薬品の正しい使用が損なわれたり，高価な価格設定で一般消費者が不当な経済的負担を負わないために，1971年（昭和46年）に旧厚生省薬務局長通知として，"無承認無許可医薬品の指導取締りについて"が出されている．その後，食習慣が大きく変化したことから，本通知は経口的に摂取するものを医薬品と医薬品以外とに区別するように改正された（巻末「付表2」参照）．

食薬区分に関しては各国で方針が異なり，輸出入の際には相手国の事情を知っておくことが不可欠となる．

アメリカでは，栄養補助食品，健康および教育法 Dietary Supplement, Health and Education Act（DSHEA, 1994年）により，ハーブは栄養補助食品として定義され，国立補完代替医療センター National Center for Complementary and Alternative Medicine（NCCAM）において有効性に関する科学的データの収集が行われている．

ヨーロッパ諸国では，ハーブは植物性医薬品として取り扱われており，食品としての流通はわずかな場合が多い．フランスでは，34種類の生薬が食品としての流通が認められているが，その他174種類については医薬品としての手続きが必要になっている．ドイツでは，ほとんどすべての生薬製品が医薬品に分類されている．EU加盟国では，EU指令 Directive of the European parliament and of the council on the approximation of the member states relating to food supplements（EU Directive, 2002年）により，栄養補助食品に関する表示，広告などの国際調和が進められている．

古くからの食養生の歴史をもつ中国においては，健康食品への関心は高く，保健食品管理規則（中国衛生部，1996年）の中で保健食品 health care food は食品を指すと明確に定義し

ている．他のアジア地域では，薬用植物はアーユルヴェーダ，ユナニ，ジャムーといった伝統・伝承医学に従って利用されている．

2 新しい食品の概念

"健康補助食品 nutraceuticals（医薬品と栄養食品の中間に値する栄養補助食品）"，"機能性食品 functional foods"といった新しい食の概念がアメリカから生まれ，薬用植物が食品分野で広く利用されるようになった．厚生労働省は，健康に何らかの効果が期待できるものに対して，健康増進法（旧：栄養改善法）により，"特別用途食品（特定保健用食品を含む）"の用語を定義している．また保健機能食品制度が創設され，従来の"特定保健用食品"に加え，一部のビタミン・ミネラルに関する栄養成分機能表示ができる"栄養機能食品"が追加された．その他は特定の定義はなく"いわゆる健康食品"として一般食品と同様に扱われることになる（図 IV–1）．

なお消費者庁の発足（2009 年 9 月）に伴い，特定保健用食品（通称：トクホ）の所管が厚生労働省から消費者庁に移行した．それに伴ってトクホのマークも「厚生労働省許可」から「消費者庁許可」に変更されている．同様に特別用途食品のマークも変更された．

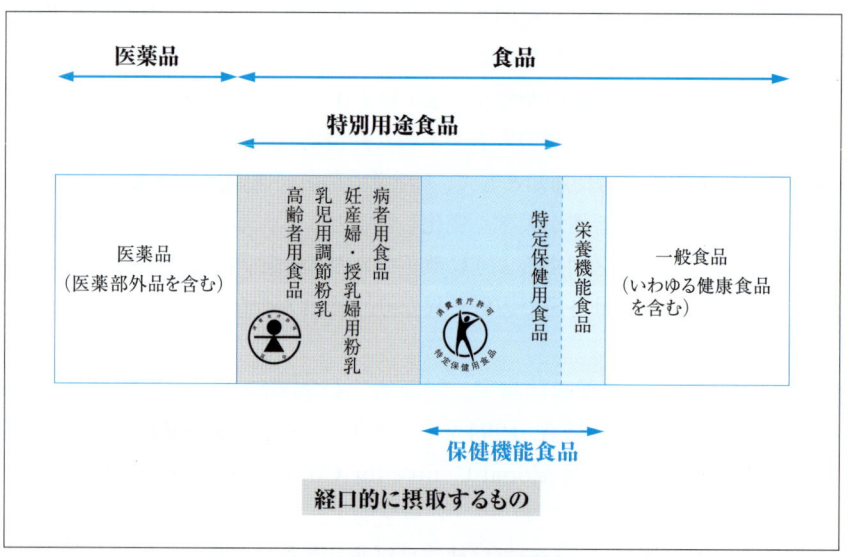

図 IV–1　医薬品と保健機能食品

3 食品の安全対策

"いわゆる健康食品"による健康被害が報告されているが，その多くは医薬品成分の混入であり，薬事法違反として摘発されている．食品安全基本法により食品衛生法などが改正され，健康被害が予測される段階での食品の暫定的流通禁止措置が可能となった．通常とは著しく異なる方法により多量摂取されることで，健康被害が懸念されていたアマメシバ（トウダイグサ科）に関して適用され，それらを含む粉末剤，錠剤などの剤形をした加工食品の販売が

禁止された．

　効能効果を示した書籍など"いわゆるバイブル本"を"いわゆる健康食品"の販売に利用した行為や，インターネットによる誇大な広告などの虚偽誇大広告に関しては，薬事法などにより取り締まられてきたが，表示内容の不当性を立証する必要があり，実際の規制には時間を要してきた．そこで，国民の安全を最優先するために，不当景品類及び不当表示防止法が改正され，事業者側に合理的な根拠を示す必要性が生じ，規制を速やかに行うことが可能となった．

4　薬物乱用防止

　薬用植物には，作用が強く毒となるものや，幻覚作用を示すもの，習慣性の強いものなども含まれており，国民の保健衛生上の観点から，あへん法，大麻取締法，麻薬及び向精神薬取締法（旧名称：麻薬取締法）などの法令により，規制を受ける植物がある．マジックマッシュルームの名称で販売されていた"いわゆる脱法ドラッグ"の幻覚性のキノコは，麻薬，麻薬原料植物，向精神薬及び麻薬向精神薬原料を指定する政令の改正により，法律上の規制を受けることになった．

　覚せい剤取締法では，植物としての規定はないが，マオウの成分であるエフェドリンを10%以上含むものを覚せい剤原料として取締りの対象としている．また，毒物及び劇物取締法では，ニコチン，ロテノンなど植物由来の毒が規定され，さらに毒物及び劇物指定令により，シキミの実が劇物に指定されている（巻末「付表3」参照）．

　近年，大麻の成分であるテトラヒドロカンナビノール tetrahydrocannabinol（THC）の類縁体である合成カンナビノイド類を乾燥した植物に添加したものが，合法ハーブ，スパイスなどとして販売されている．実際には合法ではなく，法的規制が追いつかない「いわゆる未規制薬物」の状態にある（V章 1 参照）．

5　法規制を受けない身近な有毒植物

　麻薬，向精神薬，毒劇物に関連する植物については，法令によって規制を受けることがある．しかし多くの場合，作用が強く一般には毒として認識されていても，例えばハナトリカブト *Aconitum carmichaeli* のように，法令の規制を受けることがないものがある．私たちのまわりには，ハナトリカブト以外にも作用の強い植物がある．とくに園芸植物として身近に栽植されているものについては，より注意が必要である．

　耐寒性がありアーチなどに仕立てられる蔓性で，ジャスミン *Jasminum officinale* によく似た花をつけることからカロライナジャスミンと呼ばれる植物には，猛毒のゲルセミンが含まれている．これは，マチン科の *Gelsemium sempervirens* で，ジャスミンとはまったく異なる植物である．中国南部に分布する同属のコマントウ *G. elegans*（胡蔓藤）の根が，正倉院に保管されている．

　スイスで薬として処方されたのがきっかけで19世紀から20世紀初頭にかけて流行し，フ

ランス芸術と深く関わりをもった，ニガヨモギ *Artemisia absinthium* の葉を主原料とした緑色のお酒がある．これはアブサン酒と呼ばれるもので，ニガヨモギに含まれるツヨンが精神障害を引き起こすとして，1915 年に製造・流通・販売が禁止された幻の酒である．2005 年，精神障害について科学的根拠が薄いとしてスイスでは解禁になった．

日本の医家，華岡青洲が，曼陀羅華から全身麻酔薬をつくったことは有名であるが，この曼陀羅華はトロパン系アルカロイドを含むチョウセンアサガオ *Datura metel* である．近縁種であるキダチチョウセンアサガオ *Brugmansia arborea* は，エンゼルトランペットとよばれ観賞用に身近に植えられている．

濃いオレンジ色の小さな花と細長い葉をもち，果実が開くと綿があふれ出すトウワタ *Asclepias curassavica* は，切り花としても目にするようになった．主要成分はアスクレピンで痙攣を引き起こす．

高速道路の植え込みや公園で見かけるキョウチクトウ *Nerium indicum* は，公園の植え込みや切り花としても身近に存在する．オレアンドリンなどの強心配糖体が全草に含まれている．

新年に福を呼ぶ草として珍重されているフクジュソウ *Adonis amurensis*（福寿草）は，年末の花屋の店先にところせましと並んでいる．江戸時代から観賞用に改良されてきたが，アドニトキシンという強心配糖体が含まれている．

可憐な白い花を咲かせ，"幸福の再来"の花言葉をもつスズラン *Convallaria keiskei* は，コンバラトキシンなどの心臓毒を含んでいる．

がくが落ちないことから，受験生に人気のクリスマスローズ *Helleborus niger* は，強心配糖体のヘレブリンなどを含んでいる．

6 国際取引

野生生物の種の絶滅が過去にない速度で進行していることから，野生動植物の国際取引を規制し保護をはかることを目的に，"**絶滅のおそれのある野生動植物の種の国際取引に関する条約**" Convention on International Trade in Endangered Species of Wild Fauna and Flora（CITES，1973 年，通称：ワシントン条約）が採択された．付属書Ⅰにモッコウ，アロエ属などが，付属書Ⅱにインドジャボクなどの薬用植物が収載されている．条約の締約に伴い，わが国では**絶滅のおそれのある野生動植物の種の保存に関する法律**が施行され，**外国為替及び外国貿易管理法**，**輸入貿易管理令**の改正も行われた．

しかし，近年さらに生物の生息環境の悪化および生態系の破壊に対する懸念が深刻なものとなり，生物の多様性を包括的に保全し生物資源の持続可能な利用を行うため，**生物の多様性に関する条約** Convention on Biological Diversity（1992 年）が採択された．また，遺伝子組換えなどにより改変された生物に関しては，**生物の多様性に関する条約のバイオセーフティに関するカルタヘナ議定書** Cartagena Protocol on Biosafety to the Convention on Biological Diversity（2000 年）により，環境に及ぼす影響を考慮しそれらの拡散に制限を加えている．

近年インターネットによる個人輸入が盛んに行われているが，先に示した国際条約により輸入できないものがある．また，麻薬や特許を侵害するものも輸入できない．国内法としては，**輸入貿易管理令**，**食品衛生法**，**植物防疫法**，**薬事法**などにより規制を受ける．規定された個数内であれば医薬品なども個人輸入できるが，この場合は薬事法などの国内法の規制外であり，すべて自己責任となるため，その使用に際しては十分な注意が必要である（巻末「付表4」参照）．

V. 薬用植物に関連する健康被害・相互作用

　生薬やハーブなど薬用植物を含む健康食品の利用が急速に拡大したため，医薬品との相互作用や過剰摂取などによる健康被害が急増している*.

　日本では，漢方薬は医薬品として扱われているが，ほとんどのハーブ類は食品扱いである．ヨーロッパでは西洋医学の一部としてハーブが用いられ，中には強い作用を示すため使用法を誤ると副作用を引き起こすものがある．錠剤やカプセル剤などの形態で摂取できるサプリメントは，医薬品との併用や過剰摂取が容易である．

　健康食品の中には，医薬品の吸収や代謝，薬効に影響を及ぼす成分を含んでいるものもある．通常とは異なった摂取方法や，これまでに食経験のないもので健康被害を受けることもある．有毒成分を含んだ植物を摂取した場合には，死に至ることもある．

　健康被害を予防するには，正しい情報を得て，安易な判断で摂取しないことである．

1 違法ドラッグ，脱法ハーブや医薬品成分を含有する "いわゆる健康食品" による被害

　アサ *Cannabis sativa*（クワ科）に含まれるテトラヒドロカンナビノールと化学構造の類似した合成カンナビノイドなど，大麻成分と類似の物質を乾燥植物片に混ぜて，「お香」などと称した脱法ハーブが横行している．タバコ様に吸入すると，多幸感や幻覚・妄想などが出現する．化学構造のわずかな変化で，ショック，頻脈，不整脈，痙攣，散瞳など重篤な症状が出現する．吸入後に嘔吐して死亡した例や，異常行動により事故や犯罪に至るなど，社会問題となっている．どのような成分が含まれているのか確認されていないものが多く，興味本位の安易な摂取は危険である．

　アメリカではマオウ *Ephedra sinica*（マオウ科）の主要成分であるエフェドリンを含む製品（エフェドラ製剤，麻黄製剤）が，瘦身目的や強壮剤として乱用され，死亡事故が多発した．交感神経興奮作用があり，カフェインや他の興奮剤を同時に摂取すると，心臓発作や脳卒中のリスクが高くなる．麻黄は日本では医薬品として扱われ，健康食品には利用できない．エフェドリンと化学構造の類似した *N*-ニトロソフェンフルラミンが添加された中国製瘦身茶では，死亡例を含む肝機能障害が多発した．中枢性の食欲抑制剤フェンフルラミンの誘導体であり，毒性が強い．ミカン科の未熟果実に多く含まれるシネフリンも類似の化学構造であり，エフェドリンの代替品として使用され，健康被害が起こっている．

　カバ（カワカワ）*Piper methysticum*（コショウ科）の根茎は抗不安，ストレス解消目的でダイエット製品に添加され，日本では全草が医薬品扱いである．重篤な肝障害が起こってい

---

*健康食品による被害：独立行政法人国立健康・栄養研究所「健康食品」の安全性・有効性情報 https://hfnet.nih.go.jp/
　自然毒による食中毒：厚生労働省 自然毒のリスクプロファイル http://www.mhlw.go.jp/topics/syokuchu/poison/

る．

センナ Cassia acutifolia, C. angustifolia の小葉，葉軸，葉柄，果実は食品に利用できない．葉軸を含む痩身茶にはセンノシド類が含まれ，悪心，嘔吐，腹痛，下痢を起こすことがある．妊婦では流産，授乳婦では乳児が下痢を起こすことがある．

医薬品成分の添加された健康食品を，インターネットなどで購入する事例が多い．痩身目的でシブトラミン（肥満抑制薬）の添加された食品では，血圧上昇，心拍数増加などが起こる．シルデナフィル（勃起不全治療薬）や類似薬の添加された製品では，血圧低下により心臓発作を起こす危険性がある．海外からの輸入品では，健康食品に利用できない成分を含んでいるものが多いため，注意が必要である．

2 通常とは異なる摂取による被害

アマメシバ Sauropus androgynus（天芽芝，トウダイグサ科）の葉はマレーシアやインドネシアでは古くから食習慣があり，加熱調理して食べられている．粉末や錠剤にした加工品を痩身目的で長期間摂取したことにより，重度の閉塞性細気管支炎が発症した．台湾では生ジュースとして摂取したことで，同様の被害が多発した．通常では摂ることのできないような大量を摂取したことで，健康被害が起こった．

コンフリー（シンフィツム）はヒレハリソウとも呼ばれ，Symphytum officinale, S. asperum, S. uplandicum（ムラサキ科）などの種がある．長寿者の多いコーカサス地方で，葉を常食していたことで注目された．葉・茎・根やこれらの粉末，抽出液などを健康食材として利用した製品で，肝障害が多発した．根に多く含まれるエチミジンというピロリジンアルカロイドにより肝静脈閉塞性疾患を発症し，発がん性も指摘されている．根は古くから打撲や捻挫，挫傷，骨折などに外用されている．ピロリジンアルカロイドによる肝障害は Senecio 属（キク科）でも知られ，幼児では感受性が高い．コンフリーとジギタリス Digitalis purpurea（ゴマノハグサ科）の葉が似ているため，誤食によるジギタリス中毒が知られている．

3 薬物代謝酵素への影響

グレープフルーツジュースに含まれるベルガモチンなどのフラノクマリン類は，小腸上皮細胞内の薬物代謝酵素 CYP3A4 を特異的に阻害することで，併用した薬物の吸収量を増加させる．カルシウム拮抗薬（降圧薬）などの血中濃度が高くなり，薬効が増強され，副作用が発現しやすくなる．数多くの医薬品との相互作用が知られている．フラノクマリン類はグレープフルーツの品種や製造ロットによって含有量が異なり，阻害作用の発現には個人差もある．作用は長いと3～7日間続く．フラノクマリンはブンタン，ダイダイなどミカン科の果皮に多く，ほかに，セリ科，クワ科，マメ科，キク科などにも含まれる．

セイヨウオトギリソウ Hypericum perforatum（オトギリソウ科）はセント・ジョーンズ・ワートとも呼ばれ，軽症から中程度の抑うつに利用される．日本では食品扱いであり安易に使用されるが，多くの医薬品との相互作用がある．薬物代謝酵素 CYP3A4 や薬物排出トラ

ンスポーターの活性を誘導するために，インジナビル〔抗ヒト免疫不全ウイルス human immunodeficiency virus (HIV) 薬〕，ジゴキシン（強心薬），シクロスポリン（免疫抑制薬），テオフィリン（気管支拡張薬），ワルファリン（血液凝固防止薬），経口避妊薬など，併用した薬物の効果を減少させて治療に支障を来す．含まれるヒペルフォリンにセロトニン再取込み阻害作用があり，他の抗うつ薬，モノアミンオキシダーゼ阻害薬，チラミンを多く含む食品などを同時に摂取するとセロトニン様作用が増強され，危険である．また，含有されるヒペリシンには光過敏症がある．

4 食品・ハーブ類と医薬品との相互作用

ビタミン K は，肝臓での血液凝固因子の活性に関与している．抗凝血薬ワルファリンは，このビタミン K の作用に拮抗して血栓を生じにくくする．ワルファリン投与中にビタミン K を多く含む食品を大量に摂取すると，薬効が減弱される．ビタミン K には植物に多く含まれる K_1 と腸内細菌によって作られる K_2 があり，緑黄色野菜，アロエ，クマザサ，緑茶，海草，クロレラ，納豆，チーズ，発酵食品などは摂取を控える必要がある．納豆は少量でも十分な K_2 摂取となるため，治療や予防の妨げとなる．

ワルファリンは，マメ科のムラサキウマゴヤシ *Medicago sativa* やセイヨウエビラハギ（メリロート）*Melilotus officinalis* などの牧草が腐敗して生成するジクマロールをリード化合物として開発された．類似構造のクマリン誘導体を含むセリ科，キク科，マメ科などの植物をワルファリンとともに摂取すると，抗凝血作用が増強されて出血傾向が強まる．ほかに抗凝血作用を示す成分が含まれるニンニク，イチョウ葉，*Salix* 属（ヤナギ科），セイヨウナツユキソウ（メドウスイート）*Filipendula ulmaria*（バラ科），ビタミン E を多く含む食品などでも，ワルファリンの作用が増強されて出血傾向が強まる．

5 腸内環境と吸収への影響

消化管の pH や腸内細菌叢の変化が，生薬やハーブ類の吸収に影響を及ぼす．生薬の麻黄や附子に含まれるアルカロイドは，胃酸分泌が活発で胃内が酸性であると吸収されにくい．制酸剤の摂取中や高齢者では，胃酸分泌低下により pH が上昇するためにアルカロイド成分が吸収されやすくなり，副作用が発現しやすくなる．

ウワウルシ *Arctostaphylos uva-ursi*（ツツジ科）はヒドロキノン類を含み，尿路感染症に用いられるが，アルカリ性の尿で最も効果があるため，尿を酸性化するビタミン C を多く含む果実類とともに摂取すると効果が減弱される．

ガラクトマンナン（グアヤガム）やエダウチオオバコ（プシリウム）*Plantago psyllium, P. ovata*（オオバコ科）の種皮は水溶性の粘液質を含み，膨潤して粘度の高いゼラチン状となるため，摂取した医薬品を吸着して，腸管からの吸収を阻害する．

ハーブ類や漢方薬などの有効成分は，配糖体として含まれているものが多い．配糖体は腸内でビフィズス菌など特定の資化菌により，糖がはずされてアグリコンとなって吸収され，

効果を発揮する．腸内細菌叢の差が，効果の個人差となる．抗生物質や整腸剤を併用すると腸内細菌叢が変化するため，資化菌が死滅して効果を低下させることがある．

6 同名異物の誤用による被害

ウマノスズクサ科 *Aristolochia* 属に含まれるアリストロキア酸により，重篤な腎障害が多発した．中国産生薬製剤の中に，広防已（コウボウイ）*Aristolochia fangchi*，関木通（カンモクツウ）*A. manshuriensis* などが，類似名称の生薬と誤用されて添加されたことによる．ほかにも青木香（セイモッコウ）*A. debilis* など，誤用の疑いのある植物について，注意情報が出されている．同じ名称でも，使用部位や植物が国によって異なることがあり，注意が必要である．

7 近年多発した植物性食中毒による被害

a. 情報不足による被害

白インゲンをダイエット目的で利用する方法がテレビやインターネットで流れ，加熱不足の豆を摂取するという誤った情報により，多数の視聴者が嘔吐や下痢を発症した．ほとんどの豆類は，ゆでるなど十分加熱しないとレクチンによる消化器症状が起こる．昔から，生のインゲン豆を食べると中毒を起こすことが知られている．

小・中学校で栽培・収穫したジャガイモによる集団食中毒も多い．芽の部分，未熟な塊茎，皮に光が当たり緑化したものは，有毒な α-ソラニンや α-チャコニンなどのアルカロイドを多く含むため，除去して調理する必要がる．

b. 有毒植物の誤食による被害

山菜と似た有毒植物の誤食が，繰り返し発生している．若芽を食用にするオオバギボウシ（ウルイ）（ユリ科）と形態の類似したバイケイソウ（ユリ科）との誤食では，プロトベラトリンやベラトラミンなどのアルカロイドにより口内の灼熱感，舌のしびれ，嘔吐，めまいなどが起こる．大量摂取では血圧低下，徐脈，不整脈，呼吸困難などが現れ，死亡する危険性もある．加熱しても，毒は消えない．

モミジガサ（シドケ）（キク科）やニリンソウ（キンポウゲ科）の葉に似た，トリカブト類（キンポウゲ科）の若葉の誤食も多い．アコニチン，メサコニチン，ヒパコニチンなどのアルカロイドを含み，唇や舌のしびれ，手足のしびれが現れ，嘔吐，腹痛，下痢を起こし，不整脈や呼吸麻痺で死に至る．根は猛毒であり，茎や花弁，蜜腺にもアコニチン類を含む．過去に，トリカブト類の花粉が混入した蜂蜜で中毒を起こした例がある．

観賞用に栽培された植物の誤食も多い．チョウセンアサガオ *Datura metel*（ナス科）の根をゴボウとして調理して誤食したり，つぼみをオクラと，種子をゴマと間違えて誤食した例がある．含まれるトロパンアルカロイド（*l*-ヒヨスチアミン，スコポラミンなど）による抗コ

リン作用で瞳孔散大，口渇，頻脈，ふらつき，倦怠感，幻覚，精神錯乱，痙攣，意識喪失，呼吸停止などが起こる．花，果実，種子，全草が有毒である．*Datura* 属，*Brugmansia* 属（エンゼルトランペット），ハシリドコロ *Scopolia japonica*（ナス科）などには同様のトロパンアルカロイドが含まれ，高齢者では誤食による中毒症状を脳疾患と誤診されることがある．

　ニラの葉とスイセン（ヒガンバナ科）の誤食では，リコリンやガランタミンなどのアルカロイドによる催吐作用が強く，嘔吐，腹痛，下痢を起こす．スイセンの鱗茎をノビルやペコロス（小タマネギ）と間違えて食べた例もある．ヒガンバナやタマスダレなどにも同様のアルカロイドが含まれる．

　葉柄（ズイキ）を食用にするハスイモ（サトイモの葉柄専用種）と観葉植物のクワズイモ（サトイモ科）との誤食も多い．口内の刺激，粘膜のただれ，舌のしびれ，唇の腫れ，嘔吐などを起こす．液汁で皮膚がかぶれることもある．シュウ酸カルシウムの針状結晶による物理的な刺激と考えられている．

　鱗茎をそのまま置いておくだけでも花が咲くイヌサフラン（ユリ科）は，タマネギやジャガイモと誤食されることがある．葉はギョウジャニンニクと似ているため，誤食されることがある．コルヒチンが含まれ，嘔吐，腹痛，下痢，倦怠感，肝機能障害，急性腎不全などを起こす．死亡例もある．

c. キノコ中毒による被害

　国内ではクサウラベニタケとツキヨタケによる中毒が多く，ニガクリタケ，カキシメジの4種で発生原因の70％以上を占める．形態の類似した食用キノコとの誤食で，いずれも嘔吐，下痢，腹痛などの胃腸症状を起こす．毎年9月から10月の発生率が高い．ツキヨタケには有毒成分イルジンS，Mなどが含まれる．ほかに胃腸症状を起こすものとしてドクヤマドリタケ，ネズミシメジ，ハナホウキタケ，オオシロカラカサタケ，アシベニイグチなどがある．コレラ様症状や中枢神経系の抑制または亢進作用を示す成分を含むキノコでは，重症となることが多い．コレラ様症状は発症まで10時間程度あり，激しい嘔吐と下痢に続き肝障害，腎障害で昏睡に至る．致死率が高い．ドクツルタケ，タマゴテングタケ，シロタマゴテングタケなどには，ファロイジン，ファロインなど毒性の強いアルカロイド様のペプチドが含まれる．

　アセタケ，カヤタケなどは副交感神経亢進によるムスカリン様症状により，発汗，気管支粘液分泌亢進，視力障害，徐脈を起こし，重症では呼吸困難，意識喪失となる．

　テングタケ，ベニテングタケ，ハエトリシメジなどにはイボテン酸が含まれ，副交感神経抑制によるアトロピン様症状により，異常な興奮，流涎，視力障害，幻覚が起こり，筋繊維性痙攣を発現し，重症では筋硬直，意識不明となる．

　ドクササコは，手足の先端が赤く腫れる肢端紅痛症を起こす．発症まで6時間以上で，不快感，悪心，手足の先端のしびれ，灼熱感，激痛が起こり，1ヵ月以上続く．

　食用にされるスギヒラタケでも，気象や環境条件でシアン化水素含量が高くなり，腎機能の低下した人が摂取すると急性脳症を発症して死亡する例が多い．マイタケ，ニオウシメジ，エリンギもシアン産生菌であり，生食や加熱不足で中毒を起こす．

ヒトヨタケは，アルコール飲料とともに摂取するとコプリンがアセトアルデヒドの代謝を阻害して顔面紅潮などのフラッシング反応，心悸亢進，頭痛，悪心，嘔吐，呼吸困難などを発症する．ホテイシメジ，スギタケなども同様の症状を示す．

ほかに，ニセクロハツの横紋筋融解症，カエンタケの消化器不全，小脳委縮などがある．

マジックマッシュルームと呼ばれるシビレタケ類は，麻薬のリゼルグ酸ジエチルアミド lysergic acid diethylamide (LSD) のような幻覚作用を有するシロシビンやシロシンを含み，意識障害，精神錯乱などを起こす．現在は規制対象となっている．

有毒植物や毒キノコによる健康被害は，正しい情報を得て注意して予防するしかない．思い込みや安易に判断して摂取すべきではない．

VI. 薬用植物のバイオテクノロジー

バイオテクノロジーとは，生物の持つさまざまな機能を利用する技術をいう．広い意味では，いろいろな微生物を利用した醸造や発酵，植物の品種改良などもバイオテクノロジーの一種である．しかしながら最近では，細胞や組織の培養，細胞融合，クローン生物の生産，遺伝子組換えなどの技術を指していることが多い．

ゲノム情報のコンピューター解析（バイオインフォマティクス），糖鎖工学，タンパク質工学などの新しい分野も加わり，急速な発展を遂げつつある．

1 植物バイオテクノロジー

先端的な技術としての植物バイオテクノロジーは，植物の細胞，組織，器官などを人工的な環境下で培養する組織培養技術と，遺伝子組換えをはじめとする遺伝子操作技術の2つを基盤として，植物の大量増殖，遺伝子組換え植物の育成，有用物質の生産などを含む大きな産業技術である．薬用植物を対象としても，バイオテクノロジーのさまざまな応用が試みられている．

a. 植物の細胞，組織，器官の培養

植物バイオテクノロジーを支える最も基礎的な技術は，植物の細胞，組織，器官を個体から切り離し，栄養培地を用いて，無菌的に培養する技術である．植物組織培養と総称されることが多い．植物組織培養は，20世紀の初頭から多くの研究者によって試みられ，植物ホルモンであるオーキシンとサイトカイニンの発見によって，1930年代にはじめて達成された．

1) 培 地

植物組織培養の栄養培地としては，現在までにいろいろな処方が確立している．いずれの培地も，①多量無機塩類，②微量無機塩類，③アミノ酸・ビタミン，④有機炭素源（糖），

表 VI-1　ムラシゲ-スクーグの培地の組成　　　(mg/L)

主要無機栄養素		微量無機栄養素		有機栄養素	
NH_4NO_3	1,650	KI	0.83	inositol	100
KNO_3	1,900	H_3BO_3	6.2	thiamine・HCl	0.1
$CaCl_2・2H_2O$	440	$MnSO_4・4H_2O$	22.3	pyridoxine・HCl	0.5
$MgSO_4・7H_2O$	370	$ZnSO_4・7H_2O$	8.6	nicotinic acid	0.5
KH_2PO_4	170	$Na_2MoO_4・2H_2O$	0.25	glycine	2.0
		$CuSO_4・5H_2O$	0.025	sucrose	30 g/L
		$CoCl_2・6H_2O$	0.025		
		Na_2EDTA	37.3	agar	10 g/L
		$FeSO_4・7H_2O$	27.8	pH	5.7

⑤植物ホルモン，で構成されている．有機炭素源である糖としては，ショ糖が主として使用される．植物ホルモンとしては，インドール酢酸 indoleacetic acid（IAA）や 2,4-ジクロロフェノキシ酢酸 2,4-dichlorophenoxyacetic acid（2,4-D）のようなオーキシン類は必須であり，カイネチン kinetin やゼアチン zeatin のようなサイトカイニンも添加されることが多い．

かつてはココナツミルクや酵母エキスのような天然物も培地に添加されることがあったが，最近ではほとんどの場合，完全合成培地で培養可能である．また，固形培地を作るためには固化剤が必要であるが，その目的のためには1%程度の寒天が添加される．最も繁用されている培地であるムラシゲ-スクーグ Murashige-Skoog の培地の構成を表VI-1に示す．

2）培養系

植物の組織（子葉や胚軸，葉，根など）から一部（外植片 explants）を摘出して表面殺菌し，オーキシンとサイトカイニンを含む固形培地上で，適当な温度（25°Cが多い）で培養すると，組織を構成している細胞が分裂・増殖して不定形の細胞塊を形成する．このような細胞塊をカルス callus と呼んでいる．分化した組織からカルスが生じるプロセスは，脱分化 dedifferentiation といわれる．こうして生じたカルスは，定期的に新しい培地に移植して培養することによって，半永久的にその増殖能を維持することができる．また，液体培地に移植して振とうしながら培養すると，液体中で浮遊しながら増殖を継続することができる（液体懸濁培養 suspension culture）．液体懸濁培養では，キロリットル以上のレベルまで大きくした培養槽（ジャーファーメンター jar fermenter）を用いることによって，工業規模での植物

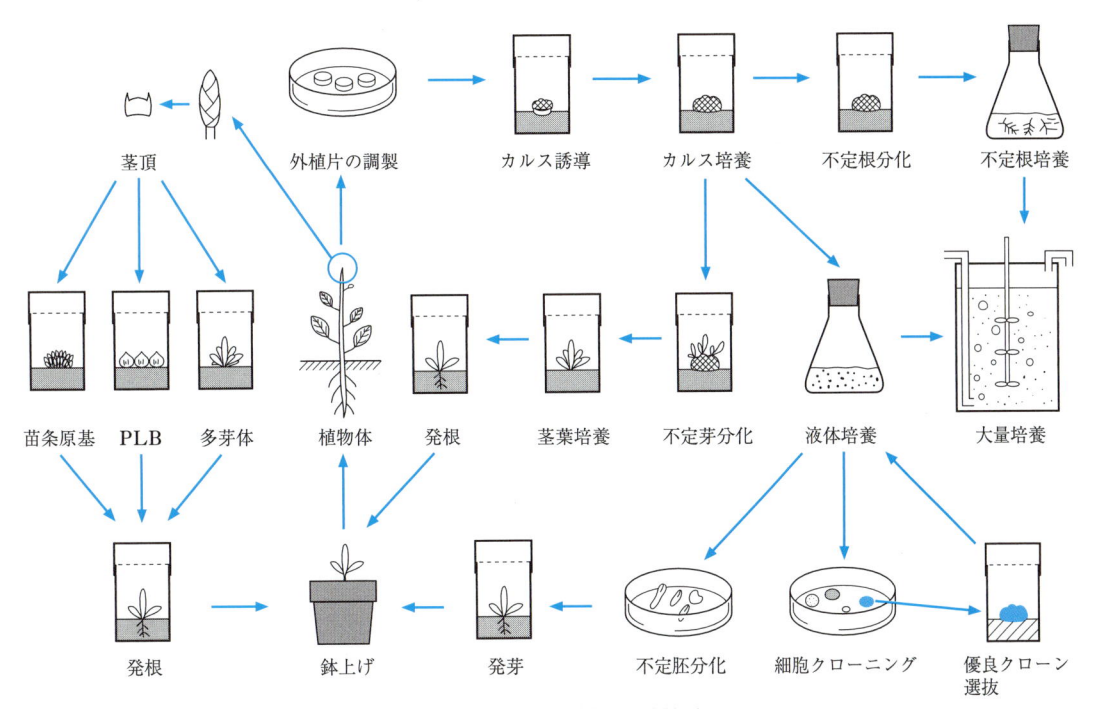

図 VI-1　植物組織培養の培養系
PLB：プロトコーム様体 protocorm-like body．

細胞の培養が可能になる．

固形培地上で培養しているカルスを，植物ホルモン濃度やショ糖濃度を変化させた培地で培養すると，芽，根，胚などの器官を生じることがある．このようなプロセスは，脱分化したカルスから再び器官に分化した状態にもどることを意味しており，再分化 redifferentiation と呼ばれる．再分化により生じた器官は，植物の通常の発育過程で生じる器官と区別する意味で，不定芽 adventitious bud，不定根 adventitious root，不定胚 adventitious embryo などと呼ばれる．

不定芽から根を出させたり，不定胚を発芽させることにより，完全な植物体を作成することもできる．このようにして得た植物体は受精というプロセスを経ることなく体細胞から直接生じた植物個体であり，クローン繁殖体である．なお，いくつかの植物種では，1個の体細胞から植物体を得ることに成功しており，細胞が分化全能性 totipotency を有することが証明されている．植物組織培養の培養系を，図VI-1に示した．

b. 植物組織培養の応用

1) ミクロ繁殖

植物には，挿し木，接ぎ木，株分けなどの栄養繁殖 vegetative propagation で増殖するものが多い．栄養繁殖では，受精というプロセスを経ないために，親株の性質をそのまま受け継いで，かつ遺伝的に均一なクローン個体を生産することができる．しかしながら，これらの繁殖法は，繁殖効率が低く，労力と時間，広い環境（温室や圃場）を必要とする．

これに対して，植物組織培養法を用いると，試験管内での不定芽や不定胚の再分化を通じた繁殖が可能になる．このような繁殖法を，ミクロ繁殖 micropropagation という．ミクロ繁殖では，培養室という限られた空間で，短時間に大量のクローン個体を生産することができる．また，ウイルスに感染した植物でも成長点付近はウイルス濃度が低いことを利用して，成長点組織を培養して再分化植物を得ることによるウイルスフリー植物の生産も実現している．

ミクロ繁殖法は有用植物の大量生産に広く応用されており，薬用植物ではミシマサイコ，オタネニンジン，ハナトリカブト，カラスビシャク，ベラドンナ，トコンなどで研究が進んでいる．また，成長点培養によって作出したアカヤジオウのウイルスフリー個体では，根の含有成分の含量が増加することも報告されている．

2) 育 種

生物の持つ性質を，人間にとってより有用になるように遺伝的に改変することを，育種という．品種改良という用語も使われる．最近では，より有用な性質を持つ遺伝子を別の生物から単離して対象とする生物に導入する分子育種（遺伝子組換え）が非常に活発に試みられているが，これまでは交配などによって新しい遺伝子の組合せをつくり，生物の性質を改良する方法（交配育種）が用いられてきた．分子育種においてはもちろん，交配育種においても植物組織培養は重要な役割を果たしている．

生物には種の壁があり，異種の生物の交配はなかなか成立しない．これは生殖隔離と呼ば

れている．生殖隔離の機構の一つとして，受精後の胚がうまく発育しないことがある．このような場合に，受精直後の胚を子房から取り出して培養することにより，交配個体を得ることができることがある．このような方法を胚培養 embryo culture という．ユリやアブラナ科植物の交配育種によく用いられている．また，交配によって雑種個体を得ることができても，その個体の生殖能力がなく，後代を得られないことが多い．そのような場合に，ミクロ繁殖によって交配個体と同じ性質を持つ個体を大量に増殖することが可能である．

やく（葯）や花粉を直接培養することにより，花粉から半数性の植物個体（半数体：1組の染色体だけを持つ個体）を得ることができる．このような方法をやく培養法 anther culture という．生じた植物をコルヒチンで処理すると染色体が倍化するので，種子繁殖が可能な二倍体を得ることができる．得られた二倍体は，すべての遺伝子がホモ（純系）である．純系植物を得るためには，普通は何代も自家受粉を繰り返す必要があるので，やく培養法は育種期間の大幅な短縮につながる．

種の壁を直接乗り越える方法として，プロトプラスト融合法 protoplast fusion がある．植物細胞（葉肉細胞などが使われることが多い）をセルラーゼやペクチナーゼで処理して細胞壁を溶解すると，細胞膜のみに取り囲まれたプロトプラストを得ることができる．プロトプラストに直流電気パルスを負荷すると，細胞膜に穴が開き，接した細胞同士が融合する．このとき，異なった細胞から調製したプロトプラストを混合しておくと，一定の割合で異種植物に由来するプロトプラストが融合し，培養を継続すると細胞壁を再生して，雑種細胞が生じる．この細胞から植物個体を再分化させると，交配を経ることなく雑種植物個体を得ることができる．このような雑種個体は，体細胞雑種 somatic hybrids と呼ばれる．この方法を用いて，ジャガイモとトマトの雑種個体（ポマト）やオレンジとカラタチの雑種個体（オレタチ）が育成された．これらはトマトにジャガイモの，オレンジにカラタチの耐寒性を導入する目的で行われたものであるが，当初の目的は達成されていない．

3）　有用二次代謝産物の生産

植物が生産する多様な有用二次代謝産物を，植物細胞を用いて効率的に生産させることは植物組織培養法の重要な応用分野である．抗生物質などの生産は，微生物細胞を用いてこのような方法で行われている．植物細胞では，脱分化することによって二次代謝産物の生産能力が著しく低下する場合が多い．効率的な二次代謝産物の生産を達成するために，目的とする二次代謝能力の高い細胞株の選抜，培地の組成（窒素源や炭素源の濃度と種類，微量栄養素の濃度，植物ホルモンの種類と濃度，培地の pH）などを一つ一つ検討していくことが必要である．また，二次代謝活性を誘導する物質（エリシター elicitor）の添加も試みられる．さらに，細胞を培養槽で培養するに当たっての物理的な環境（撹拌方法，通気方法，光照射の有無，温度）なども，詳細に検討される．脱分化による二次代謝能力の低下という問題を回避するために，分化した不定根や不定芽を培養して，二次代謝産物を生産することも試みられている．

表 VI–2 に，植物組織培養法によって効率的に生産できる二次代謝産物の例を示した．この中でも工業的なスケールでの生産が実用化した例としては，ムラサキ培養細胞によるシコニンの生産（現在は実施されていない），カナダイチイ培養細胞によるパクリタキセルの生産，

表 VI–2　植物組織培養によって効率的に生産される二次代謝産物の例

二次代謝産物	植物	用途
培養細胞によって生産される例		
サンギナリン	ケシ	
ジオスゲニン	*Dioscorea* sp.	ステロイド合成原料
シコニン	ムラサキ	色素，化粧品素材
パクリタキセル	カナダイチイ	抗悪性腫瘍薬
ベルベリン	オウレン	整腸薬
ロズマリン酸	*Coleus blumei*	
不定根培養によって生産される例		
カンプトテシン	チャボナイモリ	抗悪性腫瘍薬
スコポラミン	*Duboisia leichhardtii*	抗コリン薬
サイコサポニン	ミシマサイコ	化粧品素材

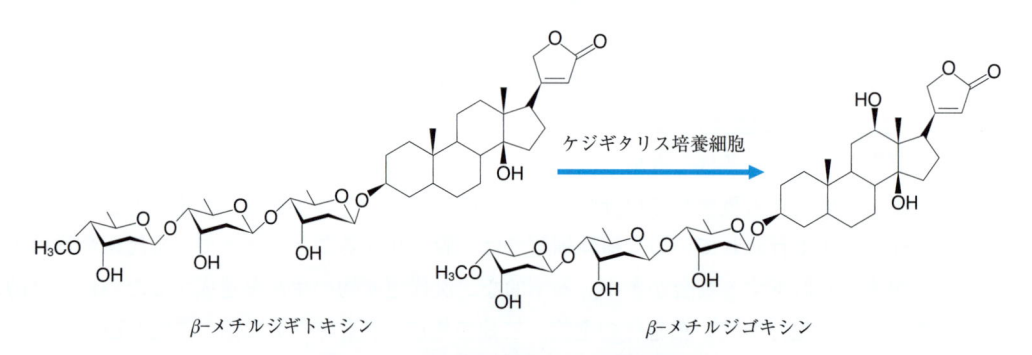

ヒドロキノン　→（ニチニチソウ培養細胞）→　アルブチン

β-メチルジギトキシン　→（ケジギタリス培養細胞）→　β-メチルジゴキシン

図 VI–2　植物組織培養による生物変換の例

オタネニンジンの培養不定根によるジンセノシド類の生産，ミシマサイコの培養不定根によるサイコサポニンの生産など，限られたものしかない．

　植物細胞に存在する酵素の機能を利用して，培養細胞に外から基質を添加して特定の反応産物を効率的に得ようとする試みも行われている．これは，植物細胞全体を化学反応の触媒として利用しようとする方法で，生物変換 biotransformation と呼ばれる．酵素の性質を利用して，立体特異的・位置特異的な水酸化，配糖化，酸化・還元などが可能である（図 VI–2）．反応産物が細胞内に蓄積するので，細胞からの抽出，精製操作が必要となり，それに伴って

生産コストが高くなるという問題点があり，実用化には至っていない．

c. 植物遺伝子工学

　1970年代後半からの分子生物学の飛躍的な進歩によって，特定の遺伝子だけを生物から単離し（遺伝子クローニング），別の生物に入れて発現させることにより，有用なタンパク質を大量に生産させたり，新しい性質を生物に付与することが容易になった．このようなテクノロジーは，遺伝子工学あるいは組換えDNA技術と呼ばれる．

1) 遺伝子工学の物質生産への応用

　植物の二次代謝に関与している酵素の遺伝子をクローニングし，大腸菌や酵母に導入することにより，これらの微生物を用いて植物二次代謝産物を生産することが可能になる．ウラルカンゾウのグリチルレチン酸生合成に関与するチトクロームP450など，3つの酵素遺伝子を酵母に導入することにより，酵母でグリチルレチン酸が生成することが確認されている．また，オウレンのベルベリン生合成に関与するチトクロームP450やメチル基転移酵素などの酵素遺伝子を大腸菌に導入することにより，ベルベリン生合成の中間体であるS-レチクリンを大腸菌で生産することに成功している．同じように，クソニンジンの抗マラリア成分であるアルテミシニンの生合成に関与するいくつかの酵素遺伝子を酵母に導入すると，アルテミシニンの生合成中間体であるアルテミシン酸が生産される．

　ヒトなどの有用タンパク質の遺伝子を植物細胞に導入することにより，機能性タンパク質を植物細胞で作り出すこともできる．ヒトのエリスロポエチン，マウスの抗タバコモザイクウイルス抗体など，いくつかのタンパク質の生産が報告されている．また，異種タンパク質を生産する植物の育種も進んでいる（次項参照）．

2) 遺伝子工学の育種への応用

　外来生物の有用遺伝子を植物に導入して染色体に組込むことにより，遺伝子組換え植物を作成することが可能である．このような方法で新しい性質を持つ植物を育成することを分子育種と呼んでいる．外来遺伝子は適当な遺伝子組換え用ベクターに挿入し，植物の病原菌であるアグロバクテリウムに導入した後に植物に感染させるか，パーティクルガン（遺伝子銃）を用いて直接細胞内に打ち込み，それらの細胞から植物を再分化させることにより組換え植物を作出することができる．

　初期の研究では，除草剤耐性遺伝子や病原菌耐性遺伝子を導入した作物の育種がほとんどであったが，最近では「青いカーネーション」や「青いバラ」に代表される花色改変植物，高ビタミンA含有イネや高ビタミンC含有トウモロコシのような高栄養性作物，ワクチン含有作物など，多彩な遺伝子組換え植物の育成が進んでいる．薬用植物に関する分子育種の例はそれほど多くないが，ヒヨスのヒヨスチアミン-6β-ヒドロキシラーゼを導入することにより，スコポラミン生産性の高いベラドンナなどの開発が行われている．

　外来遺伝子を導入して異種のタンパク質を生産する作物の開発も進んでいる．甘味タンパク質（ソーマチン），甘味修飾タンパク質（ミラクリン），免疫タンパク質（イムノグロブリン），ワクチン，ヒト血清アルブミンなどを生産する植物が作り出されている．ワクチンを生

産する作物（ジャガイモやトマトなど）は，そのまま経口ワクチンとして使用できる可能性がある．

RNA干渉法 RNA interference (RNAi) という特定の遺伝子の発現を抑える遺伝子改変技術（ジーンサイレンシング gene silencing）が開発されている．このような技術を用いることによって，カフェイン含量の低いコーヒーを作出することも行われている．

2　DNA分析の応用

薬用植物の利用や研究にあたっての最初のステップは，その植物を正しく同定することである．そのためには，植物の外部形態を肉眼やルーペを用いて詳しく観察したり，内部組織の構造を顕微鏡を用いて比較観察することがまず行われる（形態学的同定法）．また，特定の含有化学成分の存在や複数の化学成分の組成をクロマトグラフィーを用いて確認・比較することも，補足的な情報を提供する（化学的同定法）．しかしながら，植物の形態や成分組成は，その植物の生育環境や生育段階で変化する．また，分類学的に異なる種に属するとされながら，形態や成分組成が著しく類似している植物も存在している．

生物の形態や含有成分組成は，その生物が持つ遺伝情報によって規定されている．その生物の持つ遺伝情報とは，究極的には遺伝子を構成する4種の核酸塩基の並び方である．したがって，この遺伝子塩基配列を比較することによって生物を同定することが可能である．この方法は，生物の持つ遺伝子型を直接解析する方法であり，生育環境による影響を受けない．また，遺伝子増幅技術の発展に伴い，ごく少量の試料から調製したDNAでも解析が可能であり，貴重なサンプルや押し葉標本などについても用いることができる．DNA分析による植物の同定は，分子生物学技術の植物への応用の中で，最も基本的なものであるといえる．

a.　DNA分析の方法

植物の同定のためのDNA分析では，通常はまず，①試料からDNAを抽出し，②特定の遺伝子領域を増幅してから，③その塩基配列を直接または間接に比較する．

1）　植物試料からのDNAの抽出

植物組織からのDNAの抽出では，まず細胞壁と細胞膜を物理的，化学的方法を組合わせて破壊し，タンパク質や脂質，糖質などを除き，DNAをアルコールを用いて沈殿させたり，適当な樹脂に吸着させ，洗浄して夾雑成分を除去してからDNAを溶出するなどの方法が用いられる．植物細胞では核だけでなく，葉緑体（色素体），ミトコンドリアにもDNAが存在している．上記の方法で得られるのは，これらをあわせた細胞の全DNA（全ゲノムDNA）である．細胞分画法を用いて核，葉緑体，ミトコンドリアを単離し，それぞれの小器官に存在するDNAのみを単離することも可能である．

植物からのDNA抽出法はさまざまな改良が加えられ，また種々のキットが発売されているので容易に行えるようになってきた．植物や器官によっては多量の糖質やフェノール性化合物を含有するために，DNAの抽出が難しい場合もある．

2) 遺伝子領域の増幅

抽出されたDNAから，特定の遺伝子（あるいはその一部の領域）だけを大量に増幅して単離する．この目的のためには，耐熱性DNAポリメラーゼを利用したポリメラーゼ連鎖反応 polymerase chain reaction（PCR）法が用いられる．

3) 塩基配列の比較

塩基配列を解析する直接的な方法は，PCR法によって増幅して単離した遺伝子の塩基配列を，DNAシーケンサーを用いて解読する方法である．この方法では，DNAシーケンサーという比較的高価な機器が必要であるが，得られる情報が非常に多いこと（300個の塩基からなる遺伝子領域の塩基配列には，300の情報が含まれている）や，塩基配列を解読してその生物に特徴的な配列を明らかにしておけば，その情報を基礎にして特徴的な塩基配列を間接的に検出する方法を開発することも可能になるなどの利点も多い．

塩基配列の特徴を間接的に比較するには，植物の同定のためのマーカーとなる塩基配列に着目して，ある植物由来のDNAを鋳型にした場合にだけ増幅産物が得られるように条件を設定してPCR法を行い，増幅産物の有無を調べる方法（allele specific-PCR：AS-PCR）や，特定の遺伝子配列を認識してDNAを切断する制限酵素を用いてPCR法によって増幅した遺伝子断片を処理し，切断の有無を検出する方法（PCR-restriction fragment length polymorphisms：PCR-RFLP）などが多用される．増幅産物や切断産物の検出には電気泳動法が用いられる．図VI-3は，PCR-RFLP法によってマオウの基原種の1つであるキダチマオウ *Ephedra equisetina* を同定した例である．

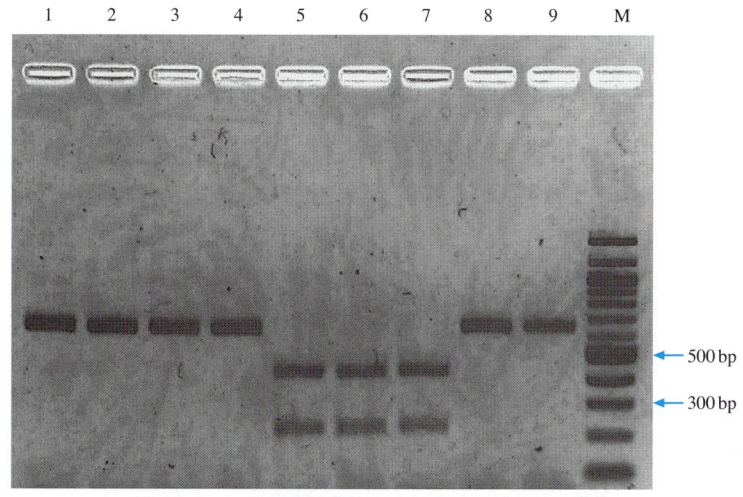

図VI-3 マオウ属植物のPCR-RFLP法による同定

マオウ属植物の葉緑体に存在する *chlB* 遺伝子の約650塩基対（bp）からなる領域をPCR法で増幅し，制限酵素 *Xba* I で切断するとき450塩基対と200塩基対の2つの断片が生じるものは，キダチマオウ *Ephedra equisetina* であると同定できる．ここでは9個体のマオウ属植物について本法を行った結果を示しており，5～7番目の個体がキダチマオウと同定された．
Mは，DNAの大きさを示すためのサイズマーカーである．

また，抽出したDNAをそのまま制限酵素で切断して，適当なプローブを用いて切断パターンの違いを比較するRFLP法や，DNAを鋳型にしてPCR法による無作為な増幅を行ってその生成物のパターンを比較するrandom amplified polymorphic DNA (RAPD)などもマーカーとして利用されるが，時間と労力を要したり（RFLP法），再現性に乏しい（RAPD法）などの欠点があり，植物の同定の目的にはあまり使われない．

b. DNA分析の対象となる遺伝子

核，葉緑体，ミトコンドリアにDNAとして存在する遺伝情報の全体を指して，核ゲノム，葉緑体ゲノム，ミトコンドリアゲノムといい，それぞれに存在する遺伝情報の量をゲノムサイズという．核ゲノム，葉緑体ゲノム，ミトコンドリアゲノムにはゲノムサイズ，遺伝子突然変異率，遺伝様式にそれぞれの特徴があるので，DNA分析の目的に応じて使い分けられている（表VI-3）．

表VI-3　高等植物のゲノムの特徴とDNA分析に用いられる遺伝子領域

ゲノムの種類	ゲノムサイズ*	突然変異率	遺伝様式	DNA分析に用いられる遺伝子領域の例
核ゲノム	$10^8 \sim 10^{11}$	大	両性遺伝	rDNA遺伝子のスペーサー部
ミトコンドリアゲノム	$10^5 \sim 10^6$	小	母性遺伝 父性遺伝（針葉樹**）	nad1およびnad4のイントロン部 rps14－cobのスペーサー部
葉緑体ゲノム	10^5	小	母性遺伝（被子植物） 父性遺伝（裸子植物）	rbcL, trnK, chlB rpl14－rpl16のスペーサー部 rpoC1－rpoC2のスペーサー部

* 塩基対の和．** マツ科植物は母性遺伝．rDNA：リボソームDNA ribosomal DNA.

1) 葉緑体およびミトコンドリアに存在する遺伝子

一般に突然変異率が核ゲノムに比べると小さいので，種間や属間で植物を比較したり，鑑別したりする場合に使われることが多い．また，植物の系統進化の研究にもよく使われる．特定の遺伝子領域をPCR法で増幅するためには，プライマーを設計するために少なくとも近縁種の塩基配列情報が必要である．葉緑体やミトコンドリアのゲノムサイズは核に比べると非常に小さいので，塩基配列情報の蓄積が進んでおり，とくに葉緑体ゲノムについては現在までのところ100種以上の植物で全塩基配列の解読が終了し，公開されている．このため，現在では葉緑体DNAにある遺伝子が，植物の同定に多用されている．

葉緑体ゲノムは被子植物では母性遺伝するが，裸子植物では父性遺伝する．また，ミトコンドリアのゲノムは一般に母性遺伝するが，針葉樹であるスギ科やヒノキ科の植物では父性遺伝することが知られている．したがって，ミトコンドリアや葉緑体に存在する遺伝子は交配種の同定には使うことができない．

2) 核に存在する遺伝子

核ゲノムのサイズは，葉緑体やミトコンドリアに比べると非常に大きく，ゲノムの全塩基配列が解読されている植物は，シロイヌナズナ，イネ，トマト，ポプラ，ブドウなど，まだ

限られている．次世代シーケンサーの開発に伴って，より多くの植物で全塩基配列の解読が進むことが期待され，またオタネニンジン，ニチニチソウ，ウラルカンゾウなどの重要な薬用植物では，相補的 DNA complementary DNA (cDNA) の塩基配列情報を蓄積した expressed sequence tag (EST) ライブラリーの構築も進んでいる．核ゲノムには，植物個体の形成，生存，代謝に関わる遺伝子が多数存在している．両性遺伝様式を取るので，交配種の分析に用いることができる．したがって，蓄積された塩基配列情報はまだそれほど蓄積していないが，保存された塩基配列間のイントロンやスペーサーを DNA 分析の対象として用いることが多い．

3) その他

DNA 分析の応用は植物の同定だけにとどまらない．植物集団の遺伝的多様性や系統進化の解析，混入試料の検出（遺伝子組換え農作物の検出など），植物に感染した病原菌の検出，生薬の同定や類縁生薬との鑑別など，きわめて多くの目的に使われている．また，技術的進歩にも目覚ましいものがあり，今後ますます普及していくものと思われる．

VII. 植物の分類

1 植物の学名，命名法

　植物の種の学名は Carl von Linné（リンネ）が提唱した二語名法（二名法），すなわち属名と種形容語（種小名）を組み合わせたラテン語で表される．さらに命名者がわかるように，命名者名（著者名）を付記する．

　植物の命名法は Linné の二語名法を出発点にして 250 年以上の歴史があるが，その間『国際植物命名規約 International Code of Botanical Nomenclature』が制定され，改正を繰り返し，現在に至っている．2011 年 7 月に，メルボルンで開催された国際植物会議の際に改正された『メルボルン規約』が，最新のものである．『International Code of Botanical Nomenclature』は今回，『International Code of Nomenclature for algae, fungi and plants』と改名された．

　植物命名規約に関する要点を，以下に示す．

a. 植物分類の階級

　種を基本単位として，分類群は順次，上位の分類階級にまとめられる（表 VII–1）．種 species の上位の階級は属 genus，属の上位の階級は科 family である．科より上位の分類階級は順に目 order，綱 class，門 phylum，最上の階級は界 kingdom となる．科と属の間に連 tribe，属と種の間に節 section，列 series を置くことがある．種をさらに細かく分ける場合は，種より下位の分類階級として，変種 variety，品種 form を用いる（表 VII–1）．連，節，列，変種，品種は，二次的階級とされる．

　また，各分類階級に「亜」をつけた亜界，亜門，亜綱，亜目，亜科，亜連，亜属，亜節，亜列，亜種，亜変種，亜品種を，各分類階級の下に位置づけることができる．

　栽培によって作り出した品種は栽培品種 cultivar といい，国際栽培植物名規約で規定される．品種名の部分は *Prunus sylvestris* 'Repens' のように，シングルクォーテーションマーク' 'でくくられる．

表 VII–1　植物分類の階級

界 kingdom	属 genus
門 phylum	（節 section）
綱 class	（列 series）
目 order	種 species
科 family	変種 variety
（連 tribe）	品種 form

b. 優先権

命名規約に則って，先に発表された学名が正名となる．例えば，日本特産のトガクシソウには，*Ranzania japonica* (T. Ito ex Maximowicz) T. Ito と *Yatabea japonoica* Maximowicz の2つの学名があるが，前者の発表が1888年，後者の発表が1891年で，前者が正式学名となる．

c. 学名発表出版

新分類群等の学名発表は，一定の条件を満たした出版物でなければならない．最新の『メルボルン規約』において，インターネットの世界的普及を考慮して，電子出版のみでの出版も有効と認められるようになったのは，時代を反映した大きな変化である．

d. 記載文または判別文の言語

新分類群等の学名発表の際，記載文または判別文はラテン語で表記する必要があったが，『メルボルン規約』では英語も認められることになった．

e. 自動名

属名や種名の下に新たな分類群が認められると，対応する自動名 autonym がつくられる．オウレン *Coptis japonica* Makino の場合，セリバオウレン *Coptis japonica* Makino var. *dissecta* Nakai が変種として認められると，オウレンの学名は自動的に，*Coptis japonica* Makino var. *japonica* となり（標準和名にはキクバオウレンが与えられた），この場合，変種名のあとに命名者名は付記しない．

f. 保存名

優先権の原則には反するが，その学名が永年つかわれ慣習化しているので，混乱を避ける意味で，規約上認めるものである．国際植物命名規約では科，属，種の保存名 conserved name のリストを作成している．辛夷の基原植物であるコブシの学名は，命名規約上では *Magnolia praecocissima* Koidzumi となるが，永年使われてきた *Magnolia kobus* de Candolle を保存名としている．Ranunculaceae, Rosaceae, Papaveraceae, Liliaceae など，現在使われている科名の多くは保存名である．

g. 雑種名

種形容語の前に×をつける．両親種がわかっている場合は，2種の学名の間に×を入れる．

（例）　*Berberis* × *ottawensis* SCHNEIDER
　　　Mentha aquatica LINNÉ × *Mentha arvensis* LINNÉ

h. 科の学名

語尾は "-ceae" とする．（例）メギ科 Berberidaceae，キンポウゲ科 Ranunculaceae．
ただし，表 VII–2 に例示する慣習的に使用されてきた科名については，語尾は "-ceae" になっていないが，正式名として認められている．

表 VII–2　科の慣習的表記

和　名	慣習的科名	語尾を -ceae とする表記
アブラナ科	Cruciferae	Brassicaceae
イネ科	Gramineae	Poaceae
オトギリソウ科	Guttiferae	Clusiaceae
キク科	Compositae	Asteraceae
シソ科	Labiatae	Lamiaceae
セリ科	Umbelliferae	Apiaceae
マメ科	Leguminosae	Fabaceae
ヤシ科	Palmae	Arecaceae

i. 組換えがわかる表記

　学名を組換えた場合，最初に学名を発表した命名者を（　）でくくる．例えば，木通の基原植物であるミツバアケビは，Thunberg が *Clematis trifoliata* と命名したが，後に Koidzumi がセンニンソウ属 *Clematis* からアケビ属 *Akebia* にうつしたので，*Akebia trifoliata* (THUNBERG) KOIDZUMI となる．この場合，*Clematis trifoliata* は *Akebia trifoliata* の基礎異名という．

j. 命名者名を ex でつなぐ表記

　正式発表される学名を既報告者の名前に帰属させる場合，既報告者の名前を命名者名の前に加えることが許されている．例えばオケラの学名は，Kitamura が *Atractylodes japonica* KITAMURA として正式発表しているが，Kitamura はこの学名を Koidzumi の報告した *Atractylodes japonica* に帰属させている．したがってオケラの学名は，*Atractylodes japonica* KOIDZUMI ex KITAMURA と表記される．

k. 命名者名の簡略表記

国際植物命名規約では命名者名を簡略表記する場合は，R. K. Brummitt and C. E. Powell (eds.) の『Authors of Plant Names』(1992 年)，または The International Plant Names Index (http://www.ipni.org/index.html) に従うことを推奨している．表 VII-3 に，いくつかの例を示す．

表 VII-3　学名の命名者名

フルネーム	簡略表記
Carl von Linné	L.
Carl Johann Maximowicz	MAXIM.
Augstin Pyramus de Candolle	DC.
Alphonse Louis Pierre Pyramus de Candolle	A. DC.
Anne Casimir Pyramus de Candolle	C. DC.
Philipp Franz von Siebold	SIEBOLD
Josepf Gerhard Zuccarini	ZUCC.
Carl Peter Thunberg	THUNB.

2　種の概念

生物分類の基本単位となるのが種 species である．種については，何を基準におくかによって異なるいくつかの概念がある．歴史的には形態を基準とするものから出発しているが，遺伝学，生態学，進化学などの発展に伴い修正が加えられ，新たな概念が提唱されるようになった．

形態的種概念：形態の類似によって認識される自然集団としての個体の集まりをいう．植物の場合，花，果実などの生殖器官の形態が重要視される．

生物学的種概念：E. W. Mayr (マイヤー) が提唱し，一般的に広く受け入れられている種概念である．種は他の種と区別できる特徴的な形態をそなえていること，また同種内では子孫を残し，他の種との間には交配をさまたげるような生殖隔離機構があることを重視する．植物では同属内の種間で交雑が可能なものでも，自然界では分布域や開花時期の違いなどで交配が起こらないようになっている場合がある．

進化的種概念：生態的位置や進化の程度も基準に入れる．

系統学的種概念：分岐分類学の発展に伴って提唱された分類群の単系統性を基準におく．

3 植物の分類体系

a. リンネの分類体系

　近代分類学の祖といわれるスウェーデンの Carl von Linné は，動物分類および植物分類の体系化を行った．植物については雄ずい（蕊）の形態（数，長さ，癒合状態）によって全植物を24綱に分け（表VII-4），さらにそれを雌ずいの花柱の数で多数の目に分類した．Linné はこの分類方法により『Species Plantarum』（1753年）において 1,105 属 7,700 種を記載した．

　Linné のいう種は形態的種であり，リンネ種ともいわれる．Linné 自身もいっているように Linné の分類は人為分類であったが，植物全体を体系的に分類整理した意義は大きく，次の時代において自然分類へと発展する基盤を築いたといえる．なお Linné 以前に，Linné にも影響を与えたとされる J. Ray（レイ）の植物の分類体系があり，そこでは草本か木本か，双子葉か単子葉かなどで分類している．

表VII-4　リンネの24綱

1)	Monandria（1雄ずい花）	13)	Polyandria（多雄ずい花）
2)	Diandria（2雄ずい花）	14)	Didynamia（2強雄ずい花）
3)	Triandria（3雄ずい花）	15)	Tetradynamia（4強雄ずい花）
4)	Tetrandria（4雄ずい花）	16)	Monadelphia（単体雄ずい花）
5)	Pentandria（5雄ずい花）	17)	Diadelphia（2体雄ずい花）
6)	Hexandria（6雄ずい花）	18)	Polyadelphia（多体雄ずい花）
7)	Heptandria（7雄ずい花）	19)	Syngenesia（集葯雄ずい花）
8)	Octandria（8雄ずい花）	20)	Gynandria（雌雄合ずい花）
9)	Enneandria（9雄ずい花）	21)	Monoecia（雌雄同株）
10)	Decandria（10雄ずい花）	22)	Dioecia（雌雄異株）
11)	Dodecandria（12雄ずい花）	23)	Polygamia（雌雄雑性）
12)	Icosandria（20雄ずい花）	24)	Cryptogamia（隠花植物）

b. エングラーの分類体系

　ドイツの A. Engler（エングラー）は 1982 年に『Syllabus der Pflanzenfamilien』を出版し，また 1892〜1930 年にかけては K. Prantl（プラントル）と共著で『Naturichen Pflanzenfamilien』を出版し，植物分類体系の主流を築いた．ここでは被子植物は，合弁花は離弁花より進化したもの，両花被（外花被と内花被がある）は単花被，無花被より進化したものと考えられた．

　『Syllabus der Pflanzenfamilien』は改訂を重ねられ，『A. Engler's Syllabus der Pflanzenfamilien』として 1954 年には9人の学者により細菌類から裸子植物までが改訂され，1964 年には8人の学者により被子植物が改訂された．ここで発表された分類体系は新エン

表 VII–5　新エングラーの分類体系

・Bacteriophyta	細菌植物門	・Lichenes	地衣植物門
・Cyanophyta	藍藻植物門	・Bryophyta	コケ植物門
・Glaucophyta	灰色植物門	・Pteridophyta	シダ植物門
・Myxophyta	粘菌植物門	・Gymonospermae	裸子植物門
・Euglenophyta	ミドリムシ門	・Angiospermae	被子植物門
・Pyrrophyta	黄褐色植物門	Dicotyledoneae	双子葉植物綱
・Chrysophyta	黄色植物門	Archichlamydeae	古生花被亜綱
・Chlorophyta	緑色植物門		(37目を含む)
・Charophyta	輪藻植物門	Sympetalae	合弁花亜綱
・Phaeophyta	褐藻植物門		(11目を含む)
・Rhodophyta	紅藻植物門	Monocotyledoneae	単子葉植物綱
・Fungi	真菌植物門		(14目を含む)

コケ植物，シダ植物，裸子植物，被子植物を合わせて<u>陸上植物</u>，裸子植物と被子植物を合わせて<u>種子植物</u>という．

グラーの分類体系（新エングラー方式）と呼ばれ，ヨーロッパを中心に広く受け入れられるようになった（表 VII–5）．

c. ベンタムとフッカーの分類体系およびその流れをくむ分類体系

　一方イギリスの G. Bentham（ベンタム）と J. D. Hooker（フッカー）は『Genera Plantarum』（1862～1883 年）で構築した種子植物の分類体系において，種子植物を裸子類，双子葉類，単子葉類に分け，双子葉類，単子葉類では花被のあるほうがないものより原始的とみなした．Bentham と Hooker の分類体系は，スイスの A. P. de Candolle（ド・カンドール）が『Regni Vegetabilis Systema Naturale』（1818 年）で示した，子葉のあるなし，単子葉か双子葉かで分類する体系に影響を受けたものである．

　アメリカの C. E. Bessey（ベッシィ）の『The Phylogenetic Taxonomy of Flowering Plants』（1915 年）は Bentham と Hooker による分類体系の流れをくむもので，モクレンのような花軸に多数の花被片や雄ずい，心皮がらせん状に配列しているものを原始的とみなし，また，花弁のないものはあるものより，花弁やがく片が合着しているものはしていないものより進化しているとみなした．近年では，アメリカの A. Cronquist（クロンキスト）の『An Integrated System of Flowering Plants』（1981 年）や，ロシアの A. L. Takhtajan（タクタヤン）の『Flowering Plants, Origin and Dispersal』（1969 年）および『Outline of the Classification of Flowering Plants (Magnoliophyta)』（1980 年）で提示された分類体系の基本的な考え方も，Bentham と Hooker から Bessey を経て引き継がれたものである．

総論

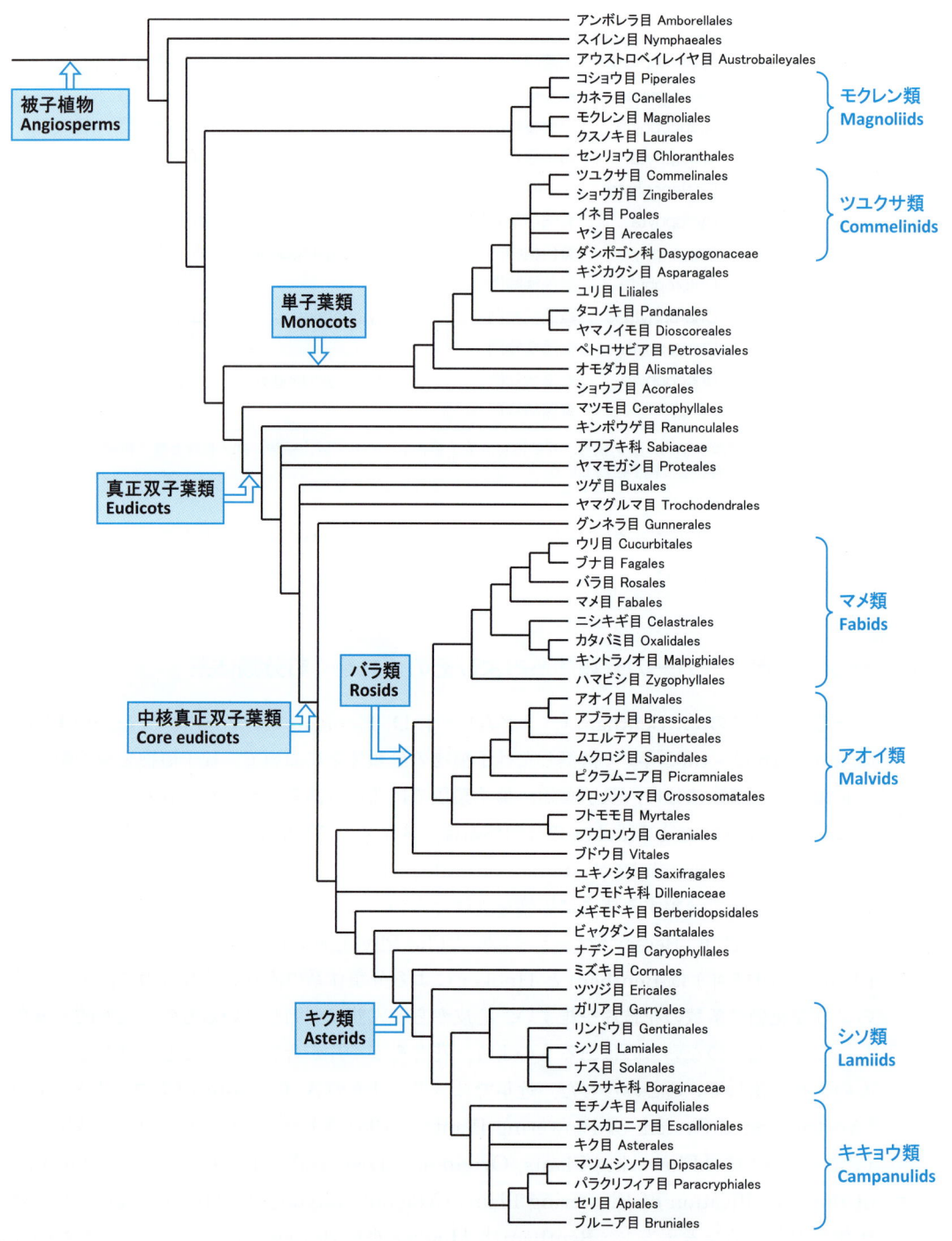

```
被子植物
Angiosperms
├─ アンボレラ目 Amborellales
├─ スイレン目 Nymphaeales
├─ アウストロベイレイヤ目 Austrobaileyales
├─ モクレン類 Magnoliids
│  ├─ コショウ目 Piperales
│  ├─ カネラ目 Canellales
│  ├─ モクレン目 Magnoliales
│  └─ クスノキ目 Laurales
├─ センリョウ目 Chloranthales
├─ 単子葉類 Monocots
│  ├─ ツユクサ類 Commelinids
│  │  ├─ ツユクサ目 Commelinales
│  │  ├─ ショウガ目 Zingiberales
│  │  ├─ イネ目 Poales
│  │  ├─ ヤシ目 Arecales
│  │  └─ ダシポゴン科 Dasypogonaceae
│  ├─ キジカクシ目 Asparagales
│  ├─ ユリ目 Liliales
│  ├─ タコノキ目 Pandanales
│  ├─ ヤマノイモ目 Dioscoreales
│  ├─ ペトロサビア目 Petrosaviales
│  ├─ オモダカ目 Alismatales
│  └─ ショウブ目 Acorales
├─ 真正双子葉類 Eudicots
│  ├─ マツモ目 Ceratophyllales
│  ├─ キンポウゲ目 Ranunculales
│  ├─ アワブキ科 Sabiaceae
│  ├─ ヤマモガシ目 Proteales
│  ├─ ツゲ目 Buxales
│  ├─ ヤマグルマ目 Trochodendrales
│  ├─ グンネラ目 Gunnerales
│  └─ 中核真正双子葉類 Core eudicots
│     ├─ バラ類 Rosids
│     │  ├─ マメ類 Fabids
│     │  │  ├─ ウリ目 Cucurbitales
│     │  │  ├─ ブナ目 Fagales
│     │  │  ├─ バラ目 Rosales
│     │  │  ├─ マメ目 Fabales
│     │  │  ├─ ニシキギ目 Celastrales
│     │  │  ├─ カタバミ目 Oxalidales
│     │  │  ├─ キントラノオ目 Malpighiales
│     │  │  └─ ハマビシ目 Zygophyllales
│     │  └─ アオイ類 Malvids
│     │     ├─ アオイ目 Malvales
│     │     ├─ アブラナ目 Brassicales
│     │     ├─ フエルテア目 Huerteales
│     │     ├─ ムクロジ目 Sapindales
│     │     ├─ ピクラムニア目 Picramniales
│     │     ├─ クロッソソマ目 Crossosomatales
│     │     ├─ フトモモ目 Myrtales
│     │     └─ フウロソウ目 Geraniales
│     ├─ ブドウ目 Vitales
│     ├─ ユキノシタ目 Saxifragales
│     ├─ ビワモドキ科 Dilleniaceae
│     ├─ メギモドキ目 Berberidopsidales
│     ├─ ビャクダン目 Santalales
│     ├─ ナデシコ目 Caryophyllales
│     ├─ ミズキ目 Cornales
│     ├─ ツツジ目 Ericales
│     └─ キク類 Asterids
│        ├─ ガリア目 Garryales
│        ├─ シソ類 Lamiids
│        │  ├─ リンドウ目 Gentianales
│        │  ├─ シソ目 Lamiales
│        │  ├─ ナス目 Solanales
│        │  └─ ムラサキ科 Boraginaceae
│        └─ キキョウ類 Campanulids
│           ├─ モチノキ目 Aquifoliales
│           ├─ エスカロニア目 Escalloniales
│           ├─ キク目 Asterales
│           ├─ マツムシソウ目 Dipsacales
│           ├─ パラクリフィア目 Paracryphiales
│           ├─ セリ目 Apiales
│           └─ ブルニア目 Bruniales
```

図 VII–1　APG III による被子植物の系統樹（2009）

d. 遺伝子情報解析に基づく分類体系

　1980年代後半から遺伝子解析技術が系統分類学にも応用されるようになると，アメリカを中心に遺伝子や遺伝子間領域の塩基配列情報に基づく植物界の系統解析が進められた（分子系統解析）．従来の主に形態学に基づく分類体系は，支持された部分も多いが，修正が迫られるようになった．1998年にはAPG（Angiosperm Phylogeny Group：M. W. Chseら，葉緑体DNAや核DNAの遺伝子情報から被子植物の系統解析を行う集団）により，被子植物について複数の遺伝子の塩基配列に基づいた分類体系『An Original Classification for the Families of Flowering Plants』が発表され，2003年には改訂版『An Update of the Angiosperm Phylogeny Group Classification for the Orders and Families of Flowering Plants：APG II』も発表され，さらに2009年には『An Update of the Angiosperm Phylogeny Group Classification for the Orders and Families of Flowering Plants：APG III』が発表されている（図VII–1）．

　イギリスのD. J. Mabberley（マバリー）は，2008年に『Mabberley's Plant Book：A Portable Dictionary of Plants, their Classifications, and Uses』を出版し，被子植物だけではなく裸子植物，シダ植物も含め，分子系統学やその他の研究成果もふまえた分類体系を提示している．

　遺伝子情報の解析は被子植物にとどまらず，裸子植物，シダ植物，コケ植物，地衣類，藻類，菌類にいたるまでなされている．遺伝子情報に基づく分類体系の構築については，現在なおデータの蓄積や解析段階にあり，提示されている分類体系も改訂が加えられていくものと考えられる．APG分類として新しい分類体系が提示されているが，未確定の部分もあり，本書では主として新エングラーの分類体系を採用した．

　なお『日本薬局方』および本書では，生薬の基原植物の科の分類に関しては，新エングラーの分類体系に従っている．

各 論

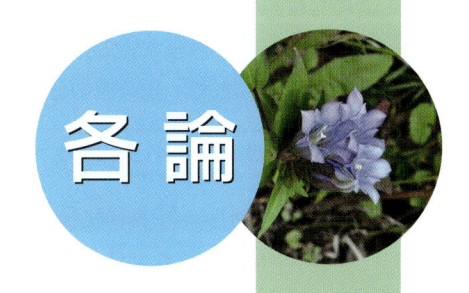

1. 藍藻植物門 Cyanobacteria

　葉緑体をもち，酸素発生型光合成を行うバクテリア．生物進化の歴史の中ではじめて，酸素の発生を伴う光合成能力を獲得した．10億年前に真核生物に細胞内共生し，葉緑体の起原となったと考えられている．好熱性，耐塩性，耐冷性など，多様な環境に生息．遺伝子操作が容易であるので，光合成の分子生物学的研究材料とされる．

a) ユレモ科 Oscillatoriaceae

- *Arthrospira platensis* (NORDSTEDT) GOMONT ，*A. maxima* SETCLCHELL et N. L. GARDNER　スピルリナと称し，青色の食用色素．アフリカ中央部で食料．

2. 真菌門 Eumycota

　分類学上，真菌門は植物界から分離され，菌界に移された．単細胞または多細胞で，多くは栄養体と繁殖体の別がある．色素体を欠き，生体または死物に寄生する．栄養体は先端から限りなく成長し，これが絡み合って菌糸体となり，さらに束状となって仮根となり，また仮柔組織を形成し，**子実体** fruit body あるいは**菌核** sclerotium をつくる．

　生殖は，無性的には菌糸の一部から独立繁殖するもの，分生子を生ずるもの，遊走子を生ずるものや胞子を生ずるものなどがある．有性的には菌糸の一部に同形の生殖枝を生じ，その接合によるもの，造精器，造卵器を生じ，受精によるものなどがある．

　酵素や抗生物質，特殊なアミノ酸などを生じ，すでに利用されているものもあるが，有毒物質などまだ化学的に未精査なものが多い．また病原性のあるもの，とくに農業作物や園芸植物に寄生し，植物病原菌となるものが多い．

A. 接合菌亜門 Zygomycotina

　無性生殖は胞子のう（嚢）の中に形成された胞子，または真正の分生子による．有性生殖の結果として，接合胞子を生ずる．

a) ケカビ科 Mucoraceae

- *Mucor racemosus*　アルコール発酵作用がある．
- *Rhizopus chinensis* ，*R. tritici*　ともにデンプン糖化作用がある．

B. 子のう菌亜門 Ascomycotina

　有性生殖後，子のう（嚢）を形成し，その中に8個の**子のう胞子**を生ずる．子のうは単独

に生ずるものと，糸状体により保護され，多数の菌糸が集合して子実体を形成するものがある．

a) バッカクキン科 Clavicipitaceae

- **バッカクキン** *Claviceps purpurea* TULASNE　イネ科のライムギ（p. 270 参照）に寄生．菌核の**麦角**（バッカク）は猛毒．アルカロイドの ergotamine, ergometrine などを含み，これらの化合物は，陣痛促進薬，子宮止血薬に用いられる．本属近縁の諸種は，有毒成分を含む．

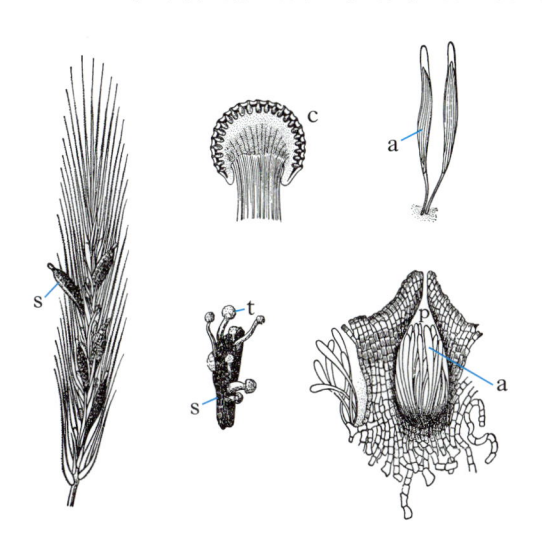

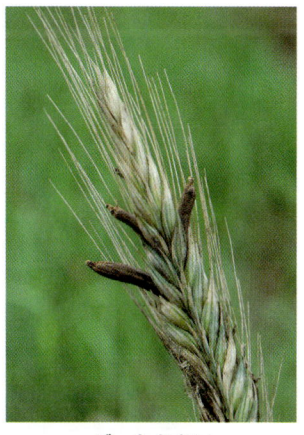

バッカクキン
ライムギに寄生．

バッカクキン
a：子のう，c：果体の断面図，
p：被子器，s：バッカク，t：果体．
（下山順一郎 著，柴田柱太 増訂：薬用植物学，改正増補第29版，南江堂，東京，1939，p. 122, Fig. 175 から，井波一雄 改写）

- **フユムシナツクサタケ** *Cordyceps sinensis* SACC.　子実体を**冬虫夏草**（トウチュウカソウ）と呼び，強壮薬，強精薬とする．

b) ニクザキン科（ボタンタケ科） Hypocreaceae

- **イネノバカナエビョウキン** *Gibberella fujikuroi* WOLLENW.　植物ホルモンであるジベレリン gibberellin 各種を生産．ジベレリンは，茎の伸長，開花促進，休眠打破，種なし果実（ブドウ）生産など，植物ホルモンとして利用される．

c) サッカロミケス科（コウボキン科） Saccharomycetaceae

アルコール発酵をなし，有用なものが多い．

- **ビールコウボキン** *Saccharomyces cerevisiae* MEYEN ex HANSEN　ビール醸造，乾燥酵母，各種ビタミン剤製造用．
- **ニホンシュコウボキン** *S. sake* YABE　日本酒醸造用．
- **ブドウシュコウボキン** *S. ellipsoideus* HANSEN　ブドウ酒（ワイン）醸造用．

C. 担子菌亜門 Basidiomycotina

有性生殖後，担子柄に4個の**担子胞子**を外生する．担子胞子から生じた菌糸は，隔壁によって仕切られてよく発達する．大形の子実体（**キノコ**）をつくるものが多く，古くから食用となっているものもあるが，有毒のものも多い．

a) ヒラタケ科 Pleurotaceae

- シイタケ *Lentinus edodes* SING.　重要な食用・薬用キノコで広く栽培される．旨味成分はグアニル酸，香気成分は lentionin（硫黄に富んだ七員環状化合物）．これらは，乾燥・調理の際に生成する．薬用成分は，ビタミン D_1（日光下で乾燥するとエルゴステロールがビタミン D_1 になる），くる病治療，β-D-glucan の lentinan は抗悪性腫瘍薬とする（抽出精製し，注射剤としたものが医薬品として承認されている）．

b) キシメジ科 Tricholomataceae

- エノキタケ *Flammulina velutipes* (CURT.: FR) SING.　子実体を食用，野生のものも栽培のものも市場に出回る．北海道では「えぞゆきのした」と称する商品もある．
- ツキヨタケ *Lampteromyces japonicus* (KAWAM.) SING.　有毒成分は lampterol．
- ホンシメジ *Lyophyllum shimeji* (KAWAM.) HONGO　子実体を食用，日本．
- タモギタケ *Pleurotus cornucopiae* (PAULET) ROLLAND var. *citrinopileatus* (SING.) OHIRA　子実体を食用，日本ほか．
- エリンギ *P. eryngi* (DC.) GILLET　ヨーロッパ原産．子実体を食用，生食による食中毒が知られている．アギタケ var. *ferulae* (LANZI) SACC. も同様に食用，中国から栽培株を導入．
- スギヒラタケ *Pleurocybella porrigens* (PERS.: FR.) SING.　食用，2004年（平成16年）秋，このキノコを常食する地域で食べすぎによる急性脳症が発生している．
- マツタケ *Tricholoma matsutake* (S. ITO et IMAI) SING.　食用．ハエトリシメジ *T. muscarium* KAWAM. ex HONGO　殺蝿および旨味成分 tricholomic acid を含む．

c) テングタケ科 Amanitaceae

- ベニテングタケ *Amanita muscarina* (FRIES) HOOK.　muscarine その他を含み有毒．調理して毒性を除き，食用とされることがある．ヨーロッパで薬用にしたこともある．イボテングタケ *A. stroboibiliformis* SECR.　殺蝿および旨味成分 ibotenic acid を含む．

d) ハラタケ科 Agaricaceae

- アガリクス・ブラゼイ〔ヒメマツタケ，カワリハラタケ，アガリクス（俗名）〕*Agaricus blazei* MURRILL　食用．多糖体 β-D-glucan を含み，抗悪性腫瘍効果があるとされる．

（「健康食品」の安全性・有効性情報（国立健康・栄養研究所）によれば，ヒトでの有効性と安全性については信頼できるデータが見当たらないという，2013年4月）．アガリクス配合のいわゆる健康食品の一部に，ラットでの実験で発がんを促進する製品があった（厚生労働省，2013年4月）．

　マッシュルーム *A. bisporus* Pilat　食用．ヨーロッパ．多くの栽培品種がある．

e） サンゴハリタケ科 Hericiaceae

- ヤマブシタケ *Hericium erinaceum* (Bull. Fr.) Pers.　抗酸化酵素の superoxide dismutase (SOD) 様効果．β-D-glucan を含む．

f） サルノコシカケ科 Polyporaceae

- カワラタケ *Coriolus versicolor* (L. Fr.) Quel　菌体の多糖類化合物は抗悪性腫瘍薬．
- チョレイマイタケ *Polyporus umbellatus* (Pers.) Fries　菌核を猪苓（チョレイ）と呼び，利尿薬，解熱薬とする．

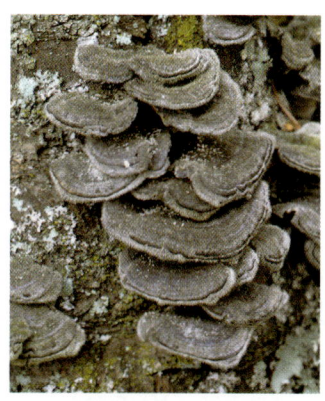

カワラタケ（子実体）　　ブクリョウ（菌核）

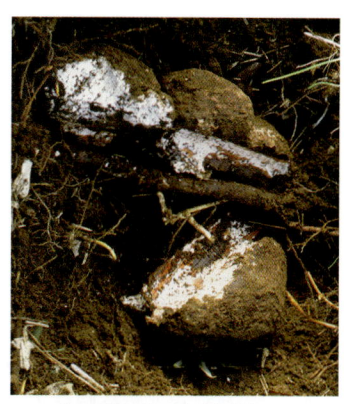

- ブクリョウ *Wolfiporia cocos* (Schw.) Ryv. et Gilbn. (*Poria cocos* (Schw.) Wolf)　マツ属の根に寄生．菌核を茯苓（ブクリョウ）と呼び，利尿薬とする（p. 106 参照）．

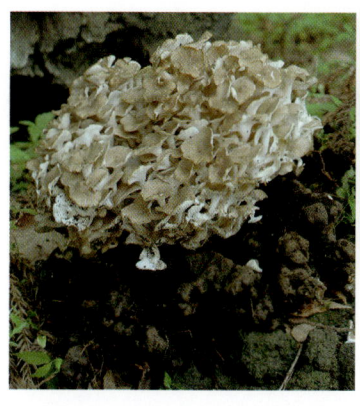

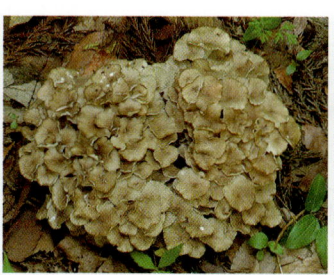

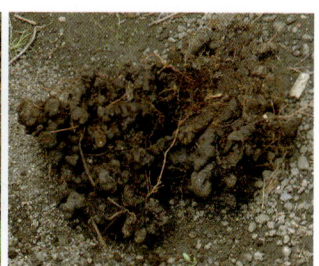

チョレイマイタケ
子実体と菌核 ｜ 子実体 ｜ 菌核（水洗後）

g） マンネンタケ科 Ganodermaceae

- コフキサルノコシカケ *Elfvingia applanata* (Pers.) Karst.　抗悪性腫瘍効果．

96　各論

- ツガサルノコシカケ *Fomitopsis pinicola* (Fries) Karst.　抗悪性腫瘍効果．
- マンネンタケ *Ganoderma lucidum* (Lyss. Fr.) Karst.　霊芝（レイシ）と呼び，抗悪性腫瘍薬とする．

h) タバコウロタケ科 Hymenochaetaceae

- カバノアナタケ *Fuscoporia oblliqua* Aoshima　ロシアで民間薬．SOD 様効果．
- メシマコブ *F. yucatensis* Merr.　クワに寄生．子実体を**桑黄**（ソウオウ）と呼び，利尿薬とする．
- ライガン *Omphalia lapidescens* Schroet.　竹類の根に寄生．中国で条虫駆除薬．

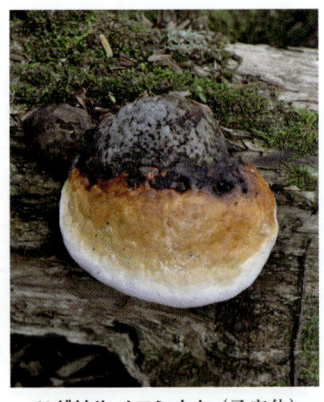

ツガサルノコシカケ（子実体）

i) ホコリタケ科 Lycoperdaceae

- オニフスベ *Lasiosphaera nipponica* Y. Kobayashi　菌体を**馬勃**（バボツ）と呼び，漢方で止血薬とする．近縁の ホコリタケ *Lycoperdon perlatum* Pers. も同様に用いる．両者とも食用とすることがある．

j) トンビマイタケ科 Meripilaceae

- マイタケ *Grifola frondosa* (Dicks. ex Fr.) S. F. Gray　子実体を食用．生品にはタンパク質分解酵素（マイタケプロテアーゼ）を含む．

k) ショウロ科 Rhizopogonaceae

- ショウロ *Rhizopogon rubescens* (Tul.) Tul.　子実体を**松露**（ショウロ）と呼び，食用とする．

l) シロキクラゲ科 Tremellaceae

- シロキクラゲ *Tremella fusiformis* Berk.　菌体を**銀耳**（ギンジ），**白木耳**（ハクモクジ）と呼び，食用，薬用．

m) キクラゲ科 Auriculariaceae

- キクラゲ *Auricularia auricula-judae* Berk.　菌体を**木耳**（モクジ）と呼び，食用．

●●●●●●●[付1]　**不完全菌亜門** Deuteromycotina ●●●●●●●●

栄養体は酵母状または隔壁のある菌糸からなる．栄養体だけ，または栄養体と無性生殖だけが知られていて，今日では，すでに完全世代を失ってしまったものもあるのではないかと考えられている．

a) コウジカビ科 Aspergillaceae

子実体は小さく無柄，子のうには 2 個または 3 個の胞子を生ずる．酵素，抗生物質を産出するものが多いが，いわゆるカビ毒 mycotoxin を生ずるものも少なくない．

- ニホンコウジカビ *Aspergillus oryzae* Cohn　　デンプン糖化酵素ジアスターゼ製造用．
  A. flavus Link ex Fries　　有毒．発がん物質の afratoxin を生ずる．
- *Penicillium chrysogenum* Thom ， *P. notatum* Westling　　抗生物質の penicillin 製造用．
  P. griseofulvum Dierckx　　抗生物質の griseofulvin 製造用．
  P. citreo-viride Biourge　　黄変米の主要菌．有毒物質の citreoviridin を生ずる．
- *Cephalosporium acremonium*　　抗生物質の cephalosporin を産生する．

[付 2] 地衣類 Lichenes

子のう菌または担子菌のある種類と，緑藻または藍藻（シアノバクテリア）のある種類とが共生して形成する特殊な植物である．一般に菌がその主体になっているが，まれに反対の場合もある．

乾燥に耐える力が強く，寒地または高山の頂など，他の植物の生育が困難なところにもよく生育し，地球上のいたるところに分布する．

無性生殖の簡単なときは体の一部が切れて新個体になる場合もあるが，母体から離れて新たな個体に発生する繁殖体が，粉芽 soredium，裂芽 isidium，ヒメニアル ゴニディウム hymenial gonidium などの様式のいずれかを経る．

有性生殖の場合は，被子器もしくは裸子器の中に子のうが入っていて，胞子が発芽し，適当な藻に出会うと新たな地衣体が生育する．その他，いろいろな説がある．

地衣類には**地衣酸** lichen acids と総称される特殊な物質が含まれ，アルカリ，酸，その他の試薬により固有の呈色をするので，これが分類上重要な基準の 1 つとされている．なお，地衣色素，地衣デンプンなども特殊な物質で，一部のものは薬用，食用，その他に利用されている．

a) リトマスゴケ科 Roccellaceae

- リトマスゴケ *Roccella tinctoria* Lam. et DC.　　アフリカ，地中海沿岸．全草に diffractaic acid．酸塩基指示薬のリトマス色素の製造原料．
  R. fucoides Van., *R. montaginei* Bel.　　前種と同様に用いる．

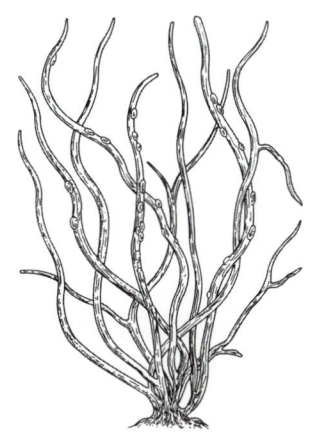

リトマスゴケ
（下山順一郎 著，朝比奈泰彦，藤田直市 増補：生薬学，改訂増補第 27 版，南江堂，東京，1943, p. 23, Fig. 31 から，井波一雄 改写）

b) ウメノキゴケ科 Parmeliaceae

- ウメノキゴケ *Parmelia tinctorum* Despr.　世界各地の暖帯．全草にレカノール酸 lecanoric acid を含み，酸塩基指示薬のリトマス色素の製造原料．

c) サルオガセ科 Usneaceae

- ヨコワサルオガセ *Usnea diffracta* Wain.，サルオガセ *U. longissima* Ach.，エゾサルオガセ *U. longissima* Ach. var. *yezoensis* Asahina，フクレサルオガセ *U. japonica* Wain.，フジサルオガセ *U. montis-fuji* Motyka.　日本各地の森林地帯．全草に地衣酸（ウスニン酸 usnic acid，ジフラクタ酸 diffractaic acid）を含み，利尿薬，解熱薬（結核），去痰薬，リトマス色素製造原料．

3. 緑藻植物門 Chlorophyta

淡水または海水産．単細胞から多細胞のものまであり，色素体は葉緑素を含み緑色で，同化産物はデンプンである．

a) クロレラ科 Chlorellaceae

- クロレラ *Chlorella vulgaris* Beijerinck　汚水に生育，また真菌と共生．培養した藻体の乾燥品は食品原料．

4. 褐藻植物門 Phaeophyta

すべて多細胞．海産のものが多く，緑藻よりやや深いところに生育する．色素体は葉緑素，xanthophyll, carotene のほか，褐色の fucoxanthin を含むため，帯緑褐色から褐色を呈する．同化産物は laminarin, mannitol, fucosan, 脂肪油などである．繁殖法はいろいろの型があり，約 40 科，240 属 1,500 種が記載されている．

ヨウ素の含量が高く，またアルギン酸 alginic acid を含み，全藻粘滑である．

a) コンブ科 Laminariaceae

- マコンブ *Laminaria japonica* Areschoug　日本北部太平洋岸．仮葉を**海帯**（カイタイ）と呼び強壮薬，食用，アルギン酸製造原料とする．なお本属近縁の諸種を同様に用いる．
- ラミナリア *L. cloustoni* Lojolt.　仮茎をラミナリア桿の材料とし，子宮頸管拡張器．

b) チガイソ科 Alariaceae

- ワカメ *Undaria pinnatifida* (Harv.) Suring. 日本近海．食用．中国で仮葉を**裙帯菜**（クンタイサイ）と呼び，強壮薬とする．

c) ヒバマタ科 Fucaceae

- ブラダーラック *Fucus vesiculosus* L. ヨウ素を多量に含む．ミネラル，アルギン酸を美容に使用．

d) ホンダワラ科 Sargassaceae

- ヒジキ *Sargassum fusiforme* (Taruey) Setchell Okam. 食用．無機ヒ素を含み，発がん性を指摘（イギリス）．
- ホンダワラ *S. fulvellum* Agardh 日本近海．中国で仮葉を**海藻**（カイソウ）と呼び，利尿薬，強壮薬とする．

5. 紅藻植物門 Rhodophyta

海産のものが多く，褐藻よりさらに深いところに生育し，500 属 4,000 種以上が知られている．ほとんどすべて多細胞藻で，色素体は葉緑素，xanthophyll, carotene のほか，紅色の phycoerythrin を含み，また青色の phycocyan も含むものがあって，紅色から紅紫色を呈する．同化産物は紅藻デンプン floridean starch である．繁殖法は多様であるが，世代交代の明瞭なものが多い．

細胞の間に多量の寒天質を含み，寒天の製造原料となるものが多い．

a) ウシケノリ科 Bangiaceae

- アサクサノリ *Porphyra tenera* Kjelm. 日本の太平洋沿岸．全藻の乾燥品のアサクサノリを食用とする．

b) テングサ科 Gelidiaceae

- テングサ *Gelidium elegans* Kuetzing
日本の太平洋沿岸．粘液の凍結乾燥物を**寒天**（カンテン）agar と呼び，粘滑薬，製剤用，細菌培養基，製菓用とする．寒天製造には本種のほか，オニクサ *G. japonica* Okam.，キヌクサ *G. linoides* Kuetzing，オオブサ *G. pacificum* Okam.，ヒラクサ *G. subcostatum* Okam.，および諸種の紅

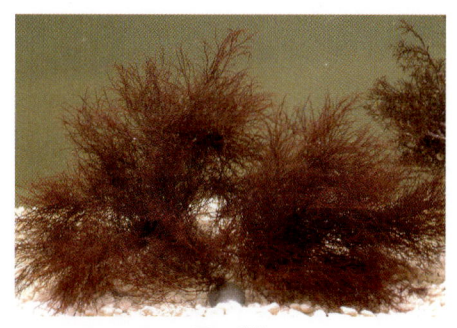

テングサ

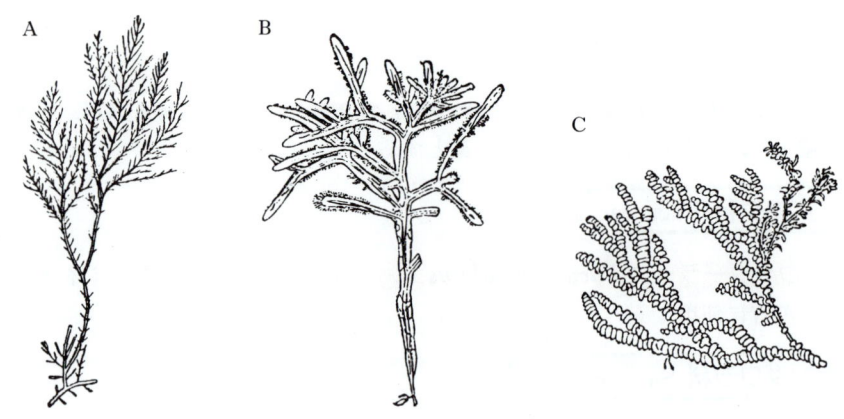

寒天（カンテン）の原料藻
A：テングサ，B：オニクサ，C：トリノアシ．
（下山順一郎 著，朝比奈泰彦，藤田直一 増補：生薬学，改訂増補第27版，南江堂，東京，1943，p. 5, Fig. 6 から，井波一雄 改写）

藻を混用．

c) フノリ科 Endocladiaceae

- マフノリ *Gliopletis tenax* J. AG.　日本北部沿岸．全藻を糊料．フクロフノリ *G. furcata* J. AG.，ハナフノリ *G. complanata* YAMADA も同様に用いる．

d) スギノリ科 Gigartinaceae

- ヤハズツノマタ *Chondrus ocellatus* HOLM f. *crispus* OKAM.　大西洋北部，日本北海道近海．全藻のカラゲーン carageen は，粘滑薬，糊料，酒類の澄明剤とする．本属諸種のほか，チチノリ *Gigartina momillosa* AGARDH および同属諸種も同様に用いる．

e) フジマツモ科 Rhodomelaceae

- マクリ，カイニンソウ *Digenea simplex* AGARDH　日本南部および中国南部近海，インド洋沿岸．全藻の**マクリ**，**海人草**（カイニンソウ）を回虫駆除薬とする．成分はカイニン酸．

6. シダ植物門 Pteridophyta

　無性世代（胞子体）と有性世代（配偶体）との世代交代が明らかである．無性世代がよく発達して普通にみられるシダ植物は，根，茎，葉が分化し，維管束が発達する．胞子は半数体で胞子のうの内部に形成される．同形胞子をつくるものと，異形胞子（大胞子と小胞子）をつくるものとがある．胞子のうをつける**胞子葉**（実葉）と**栄養葉**（裸葉）の形態が異なるものと，同形のものとがある．

　胞子が発芽して配偶体（**前葉体**）ができる．普通，心臓形の葉状で仮根をもち，生殖器をそなえる．同形胞子からは造卵器と造精器を，大胞子からは造卵器を，小胞子からは造精器をそなえた前葉体がそれぞれ生じる．造精器から精虫が多数生じて造卵器に達して卵細胞を受精させ，分裂発芽して胞子体となる．

A. 無舌綱 Aglossopsida

a) ヒカゲノカズラ科 Lycopodiaceae

- **ヒカゲノカズラ *Lycopodium clavatum* L.**　世界各地．胞子を**石松子**（セキショウシ）と呼び，丸衣，花粉増量剤とする．脂肪油を含む．全草の**伸筋草**（シンキンソウ）は，トリテルペンおよびアルカロイド含有．

B. 有舌綱 Glossopsida

a) イワヒバ科 Selaginellaceae

- **イワヒバ *Selaginella tamariscina* (Beauv.) Spring**　全草を**巻柏**（ケンパク）と呼び，活血薬とする．

C. 有節植物綱 Shenophyllopsida

1) トクサ目 Equisetales

　化石時代によく発達繁茂．現在，1科2属．茎に節がある．葉は退化りん（鱗）状，茎に輪生．胞子葉は茎の先に集合し，胞子のう群を形成．胞子は同形であるが，前葉体は雌雄の別がある．精子には，多数のべん（鞭）毛がある．茎に無水ケイ（珪）酸を多く含む．

a) トクサ科 Equisetaceae

- **スギナ *Equisetum arvense* L.**　栄養茎を**問荊**（モンケイ）と呼び，利尿薬，止血薬と

する．胞子茎は，俗に**土筆**（ツクシ）といい，食用とする．

- **トクサ** *E. hiemale* L.　地上部を**木賊**（モクゾク）と呼び，眼病に用いる．研磨材，観賞用．

●●●●●●●●●●● D．シダ綱 Pteropsida ●●●●●●●●●●●

葉は大形羽状，胞子のうは葉の裏または辺縁に集まって，胞子のう群 sorus をつくる．

a) ゼンマイ科 Osmundaceae

- **ゼンマイ** *Osmunda japonica* THUNB.　日本各地自生．若芽を食用．根の osmunda root は洋ランなどの植込み材料．

b) フサシダ科 Schizaeaceae

- **カニクサ** *Lygodium japonicum* (THUNB.) SW.　胞子を**海金沙**（カイキンサ）と呼び，利尿薬とする．全草は**金沙藤**（キンサトウ）と呼び，解毒薬とする．

c) コバノイシカグマ科 Dennstaedtiaceae

- **ワラビ** *Pteridium aquilinum* (L.) KUHN var. *latiusculum* (DESV.) UND.　日本各地．根茎からワラビデンプン採取．若芽を食用．若芽に発がん物質が存在．

d) タカワラビ科 Dicksoniaceae

- **タカワラビ** *Cibotium barometz* J. SMITH　沖縄，中国南部，台湾．根茎を**金毛狗脊**（キンモウクセキ）と呼び，強壮利尿薬とする．

e) ヘゴ科 Cyatheaceae

- **ヘゴ** *Cyathea faurie* (H. CHR.) COPEL.　日本西南部，沖縄．茎を園芸材料．

f) シノブ科 Davalliaceae

- **シノブ** *Davallia mariesii* MOORE　日本，中国．根茎を**海州骨砕補**（カイシュウコッサイホ）と呼ぶ．観賞用．
- **タカサゴシノブ** *D. divariecata* BLUME　中国南部．根茎を(小)**骨砕補**（コッサイホ）と呼び，強壮薬とする．

g) オシダ科 Dryopteridaceae (Aspidiaceae)

オシダ属にはフロログルシノール誘導体を含むものが多い．イヌガンソク，ヤブソテツなどから，核にメチル基が直結したフラバノンが見出されている．

- *Dryopteris filix-mas* SCHOTT　根茎はヨーロッパ産**綿馬**（メンマ）．エーテルエキスは条虫および鉤虫駆除薬．filixic acid など．

オシダ *D. crassirhizoma* NAKAI　根茎は日本産綿馬，dryocrassin 含有．本草書の**貫衆**（カンジュウ）．

本草綱目以降，貫衆にヤブソテツ *Crytomium fortunei* J. SM. を当てたのは誤用．

h) ウラボシ科 Polypodiaceae

着生シダが多い．

- ミツデウラボシ *Crypsinus hastatus* COPEL.　全草を**鶏脚草**（ケイキャクソウ）と呼び，治淋薬とする．成分は coumarin.
- オオエゾデンダ *Polypodium vulgare* L.　日本，ヨーロッパ．古来ヨーロッパで強壮薬とする．成分は polypodin.
- ヒトツバ *Pyrrosia lingua* FARWELL　日本．全草を**石韋**（セキイ）と呼び，中国では本属の諸種とともに利尿薬とする．

7. 裸子植物門 Gymnospermae

　花を生じないシダ植物以前の下等植物を隠花植物というのに対し，花を生じ種子をつくる裸子植物と被子植物を，顕花植物あるいは種子植物という．裸子植物門と被子植物門をそれぞれ亜門とし，両者を合わせて Spermatophyta 種子植物門とする説もあるが，本書では，Melchior, Werdermann の新エングラーの分類体系に従い，別門とした．

　これら 2 門の植物体の大部分は無性世代であり，下等植物の胞子体に相当するが，各器官がよく分化発達し，茎と葉の別が明らかで複雑な体制となり，有性世代の配偶体は，花の内部で経過するのみである．

　配偶体はシダ植物と同じように，まず大小 2 種の胞子形成にはじまるが，それぞれ変形して，雄ずいでは花粉，心皮では胚のうとなる．

　胞子体は卵細胞の受精のあとからはじまり，分裂して胚になり**種子**をつくって，しばらく休眠する．種子は，発芽して生長後，花を生じ，減数分裂を経て配偶体となる．

　裸子植物門の植物は，心皮が葉状で胚珠が裸出するため，風により花粉は直接胚珠に着生して受精し，種子を生じる．一般に高木で，幹は普通単一であるが，まれに低木で束生するものもある．木部はマオウ目以外はすべて仮道管からなる．花は単性で，雌雄同株あるいは雌雄異株，また，雄花雌花ともに総状または尾状花序をなす．心皮は被子植物のように辺縁の癒合閉鎖した子房はつくらず，ほぼ偏平なりん片状（大胞子葉）で，胚珠がその表面に裸出する．

　本門の植物は一部（マオウ目など）を除き樹脂道がよく発達し，この中に樹脂と精油の溶け合った balsam が満たされている．樹脂は主に monoterpene, diterpene などを含むものが多く，樹脂，精油ともに用途が広い．また，マツ科以外の裸子植物には hinokiflavone, ginkgetin などの二重分子フラボンが広く分布する．アルカロイドを含むものは少ないが，マオウ科の ephedrine は医薬として重要である．

裸子植物門は，被子植物門に比べ地球上での種類は少ないが，樹量が豊富で材は土木建築用，パルプの原料，また医薬品製造原料としてよく利用されている．

A. ソテツ綱 Cycadopsida

1) ソテツ目 Cycadales

1科ソテツ科のみで，約80種が熱帯，亜熱帯に分布．日本にはソテツ1種を産する．ヤシ状の木本．幹は柱状，短い塊状，分岐状で，生長はきわめて遅い．葉は1〜2回羽状複葉で革質，常緑で幹頂に束生する．花は球果状，大胞子葉は楯形で，縁に胚珠がつく．胚珠は成熟して，石果状となる．

a) ソテツ科 Cycadaceae

- **ソテツ** *Cycas revoluta* THUNB. 九州南部から，八重山諸島に分布．幹や種子はデンプンが豊富で，水にさらして除毒し，非常時の食用．種子を**蘇鉄実**（ソテツジツ）と呼び，薬用とすることがあるが，有毒配糖体 cycasin を含む．

B. イチョウ綱 Ginkgopsida

1) イチョウ目 Ginkgoales

現存するのはイチョウ科のみ．中国原産．落葉高木．短枝と長枝の別があり，葉は扇形で先端は2裂，葉脈は二又分岐を繰り返す．雄花は球果状，雄ずいに2〜6個のやくがある．雌花は長柄があり，心皮は2個，1個ずつ胚珠がある．種子は石果状．

a) イチョウ科 Ginkgoaceae

- **イチョウ** *Ginkgo biloba* L. 種子の銀杏は"ぎんなん"として食用．ビタミン B_6 様の

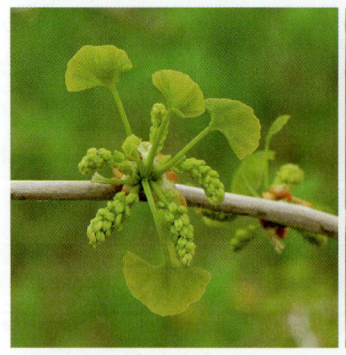

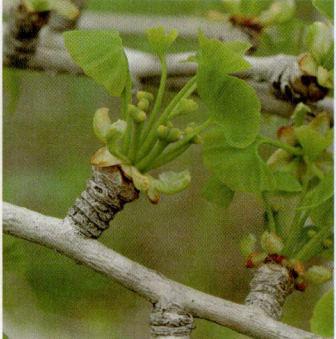

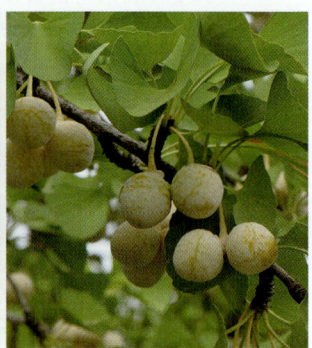

イチョウ
花♂｜花♀｜種子

4-*O*-メチルピリドキシンを含み，痙攣などの中毒症状を起こす．幼児は，少量でも中毒を起こすことがある．鎮咳薬．葉のエキスには大脳の血流改善による脳血管障害の改善作用．外種皮，まれに葉のエキスによるアレルギー性の副作用が知られている（ギンコール酸による）．

C. 球果植物綱（マツ綱）Coniferopsida

1) 球果植物目 Coniferae（マツ目 Pinales）

高木あるいは低木．葉は単葉で針形，線状ひ針形で，二又葉脈をもたない．一般に雌雄同株，まれに異株，精核はせん毛がなく運動しない．雌果は木質の球果をつくることが多い．種子は翼をもつもの，もたないものなどがあって多様である．子葉は 2〜15 個．

a) マツ科 Pinaceae

北半球に多い．常緑のものが多いが，カラマツ属 *Larix* のように落葉性のものもある．葉が 2 個から数個ずつ束生するもの（マツ亜科 Pinoideae）と，1 葉ずつ枝につくもの（モミ亜科 Abietinoideae）とがある．花粉は空気室をもち，種子には翼がある．

材は建築用材，パルプ原料として，また樹脂，精油は，薬用，工業用に用途が広い．

- **Abies balsamea** MILL., **A. canadensis** MILL.　北アメリカ．樹脂の**カナダバルサム**は顕微鏡標本の封剤，光学レンズのはり合わせ用．
- **アカマツ** *Pinus densiflora* SIEBOLD et ZUCC., **クロマツ** *P. thunbergii* PARL.　日本産マツ属の代表種．新しい樹脂である**生松脂**（キショウシ）すなわち**テレビンチナ**は，精油の**テレビン油** turpentine oil と不揮発性部の**ロジン** rosin に分け，薬用，工業用に用途が広い．含まれる精油成分は，皮膚を刺激し血流を改善する効果がある．風致樹．以下の外国産のものも，産地では同じ目的に使われる．北アメリカの**ダイオウショウ** *P. palustris* MILL., *P. rigida* MILL., *P. taeda* L., ヨーロッパ産の *P. pinaster* AIT.,

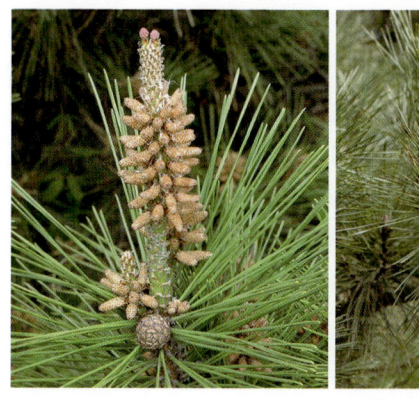

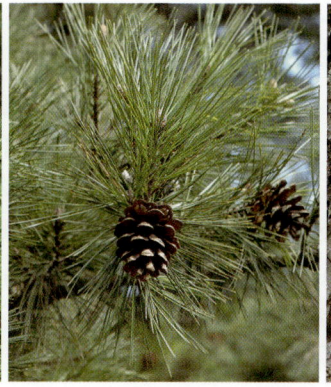

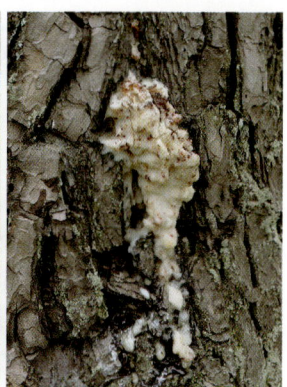

アカマツ
花♂，♀，幼い球果｜球果｜生松脂（テレビンチナ）

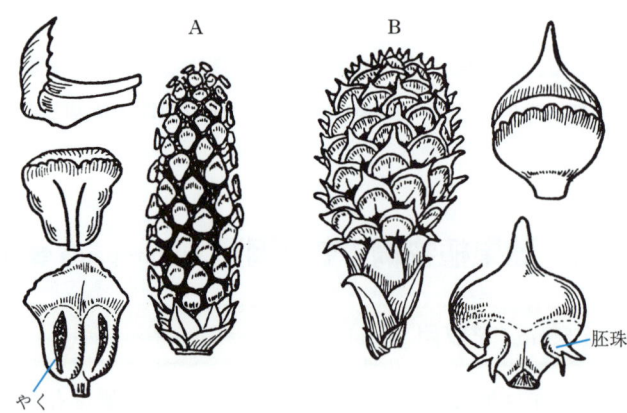

アカマツの花
A：雄花序，B：雌花序．
(井波一雄 原図)

雄花（小胞子葉）　　雌花（大胞子葉）

P. sylvestris L.，　P. laricio Poir.
チョウセンマツ P. koraiensis Siebold et Zucc.　朝鮮半島．種子を**海松子**（カイショウシ）と呼び，栄養強壮薬とする．
バビショウ P. massoniana Lamb.　馬尾松．中国中南部に多く産する．枯れた根に寄生するブクリョウの菌核を，**茯苓**（ブクリョウ）とする（p. 95 参照）．

b) スギ科 Taxodiaceae

日本ではスギの1種のみ．外国では中国で発見された"生きている化石" アケボノスギ（メタセコイア）Metasequoia glyptostroboides Hu et Cheng，北アメリカ産で気根を生ずる ラクウショウ Taxodium distichum Rich.，大高木となる イチイモドキ Sequoia sempervirens Endl. や，セコイアスギ Sequoiadendron giganteum Lindl. などがある．大高木になるものが多い．落葉性のものもある．葉がりん片状，針状あるいは鎌状のものなどがあり，花や球果の形態も種々異なる．

- スギ Cryptomeria japonica D. Don　樹脂の**杉脂**（サンシ）は松脂の代用．材は日本の代表的建築用材．花粉はスギ花粉症の原因となる．

c) ヒノキ科 Cupressaceae

葉は針状，またはうろこ状で枝に密着．球果が木質でたて形のもの（ヒノキ亜科 Cupressoideae），肉質で裂開しないもの（ビャクシン亜科 Juniperoideae）などがある．

- Callitris calcarta R. Br.　オーストラリア．樹脂を Australian sandarac と呼ぶ．
- ヒノキ Chamaecyparis obtusa Siebold et Zucc.　精油は pinene, cadinene, その他を含み，合成樟脳の原料，香料の保留剤．材は優良建築材．
  サワラ C. pisifera Endl.　精油は borneol の製造原料．
  タイワンヒノキ C. taiwanensis Masam. et Suzuki　心材の成分 hinokitiol は皮膚殺菌薬．
- Juniperus communis L.　ヨーロッパ南部．球果を juniper berries, **杜松実**（トショ

ウジツ）と呼び，発汗薬，利尿薬，洋酒の着香料とする．

　　ネズ *J. rigida* Siebold et Zucc.，ハイネズ *J. conferta* Parl.　　日本．前種と同様に用いる．

　　J. sabina L.　　ヨーロッパ中南部．枝葉を**サビナ** savina と呼び，通経薬，刺激薬とする．

　　エンピツノキ *J. virginiana* L.　　北アメリカ．精油を**シーダー油** ceder wood oil と呼び，顕微鏡油浸検鏡用，香料の保留剤とする．

- *Tetraclinus articulata* Masters　　アフリカ．樹脂の sandarac 硬膏基剤，ワニス原料とする．

- コノテガシワ *Thuja orientalis* Endl.　　枝葉を**側柏葉**（ソクハクヨウ）と呼び，民間で止瀉薬，止血薬とする．種子を**柏子仁**（ハクシニン）と呼び，滋養強壮薬とする．

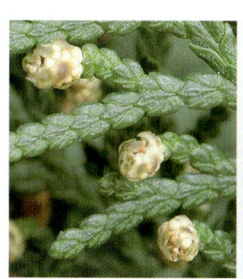

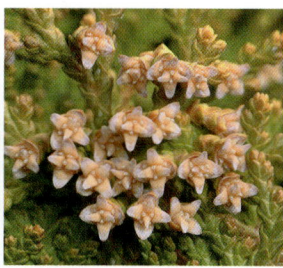

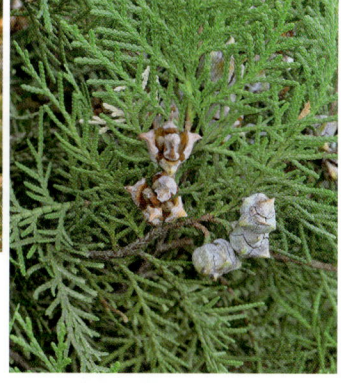

コノテガシワ
花♂｜花♀｜球果

d) ナンヨウスギ科 Araucariaceae

　　南半球に分布する．高木．葉は幅の広いひ針形．球果は大きい．材は利用価値高く，樹脂はコパールといい，ワニスの原料その他用途が広い．

- *Agathis alba* Foxw.，*A. dammara* Rich.　　フィリピン．樹脂をマニラコパールと呼ぶ．

　　A. australis Salisb.　　ニュージーランド．樹脂をカウリコパールと呼ぶ．

e) イチイ科 Taxaceae

- イチイ *Taxus cuspidata* Siebold et Zucc.　　日本，サハリン，千島列島，朝鮮半島，中国東北部，東シベリア．**一位葉**（イチイヨウ）はアルカロイド taxine，フラボノイド sciadopitysin を含み，通経薬，利尿薬とする．含まれる paclitaxel は抗悪性腫瘍薬として利用．

　　セイヨウイチイ *T. baccata* L.　　北半球北部．葉，種子にアルカロイド taxine, milossine のほか配糖体 taxicatin を含み，種子を瀉下薬，鎮咳薬，葉を駆虫薬とする．

　　タイヘイヨウイチイ *T. brevifolia* Nutt.　　北米の太平洋岸，樹皮から paclitaxel．

- カヤ *Torreya nucifera* Siebold et Zucc.　　日本，中国．種子を**榧実**（ヒジツ）と呼

108　各　論

び，鉤虫駆除薬とする．　チャボガヤ *T. nucifera* var. *radicans* Nakai　本州，四国に産し，カヤと同様に用いる．

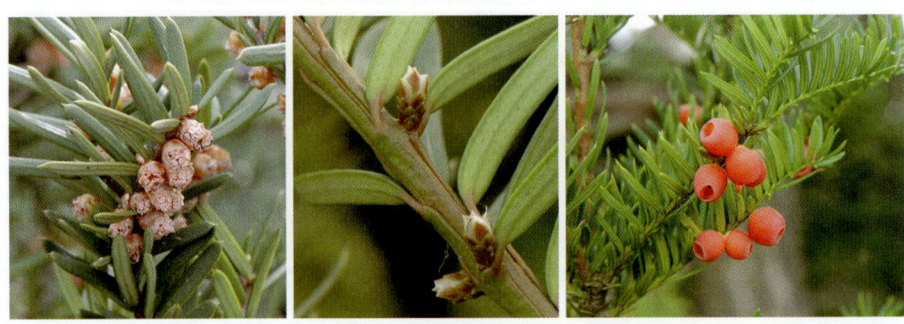

イチイ
花♂｜花♀｜種子

f）　イヌガヤ科 Cephalotaxaceae

- イヌガヤ *Cephalotaxus harringtonia* K. Koch（＝*C. sinensis* Li）　日本，朝鮮半島，中国．常緑小低木．枝，葉，果実に含まれるアルカロイド cephalotaxine, harringtonine などが，抗白血病薬として用いられている．北海道，本州の日本海沿岸地方に自生する ハイイヌガヤ *C. harringtonia* var. *nana* Rehd. は，この変種．

D.　マオウ綱 Gnetopsida

1）　マオウ目 Ephedrales

花は単性，有花被で，子葉は2個．二次木部に真正の道管があり，樹脂道を欠く．裸子植物中特異な存在で，被子植物に類縁がある．

a）　マオウ科 Ephedraceae

マオウ属1属で，アジア，ヨーロッパ，南北アメリカの乾燥地に分布．低木または小低木で，草本状である．葉は退化してりん片状で，輪生または対生．雌雄異株または同株，雄花は2枚の花被と数本の雄ずいからなる．雌ずいは1枚の花被と胚珠からなる．ephedrine 型アルカロイド（ephedrine, pseudoephedrine, methylephedrine など）を含む．

- マオウ *Ephedra sinica* Stapf，フタマタマオウ（双穂麻黄）*E. distachya* L.，キダチマオウ（木賊麻黄）*E. equisetina* Bunge，中麻黄 *E. intermedia* Schrank et C. A. Meyer，*E. gerardiana* Wall．前の4種は中国，後の1種はパキスタン．草質茎を**麻黄**（マオウ）と呼ぶ．有効成分 ephedrine．気管支喘息治療薬，鎮咳薬，発汗薬とする．
- *E. antisyphilitica* Berland et C. A. Meyer　北アメリカ，メキシコ．腎臓病に使用する．

マオウ
花♂ | 種子

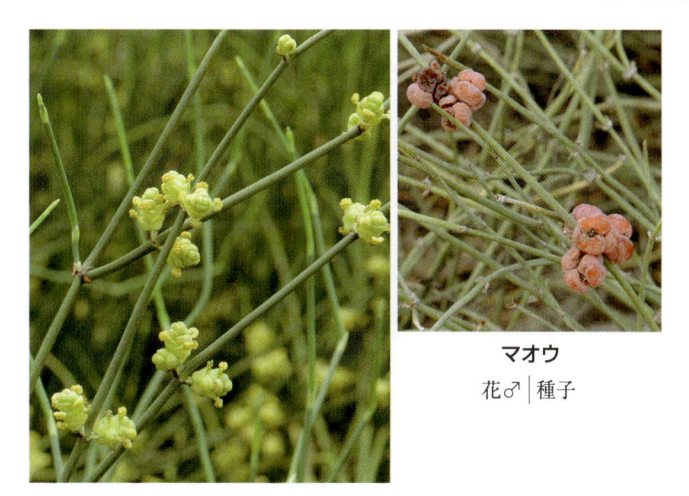

b) **グネツム科** Gnetaceae

- **グネモン** *Gnetum gnemon* L.　インドネシア．種子をメリンジョ melinjo と呼び，食用．resveratrol を含み，抗酸化，抗菌作用．

8. 被子植物門 Angiospermae

種子植物のうち，胚珠が筒状あるいは袋状に閉鎖した心皮で包まれ，成熟して果実を形成する群を被子植物という．

表 8–1 被子植物の区分

	双子葉植物綱	単子葉植物綱
子葉	2 枚*	1 枚
茎	真正中心柱	不整中心柱
根	主根があり，そこから側根が出る．ただし，主根が発達せず，不定根が出る場合もある	最初の根はやがて枯死し，茎の下部から多数の不定根が出る
葉	葉の基部が鞘になるのはまれで，一般に葉柄があり，葉身は広く，網状脈	葉の基部が鞘になることが多く，葉柄は一般に発達せず，葉身は狭く，平行脈
花	通常，4～5 数性	通常，3 数性
種子	内乳はあるものも，ないものもある	内乳はたいていある

＊ ニリンソウなどは子葉が 1 枚（例外あり）．

裸子植物と異なるところを，以下に示す．
① 雌ずい，雄ずい，花冠，がくよりなる真正の花をもつ．
② 胚珠（種子）は，心皮（果皮）に包まれる（子房）．
③ 通道組織として，仮道管とともに道管が発達する．
④ 草本が多く，一年生，二年生のものもある．多年生のものでは根茎，りん茎，塊根などの発達するものが多い．
⑤ 受粉は風だけでなく，昆虫，鳥，コウモリなどによるものがある．

被子植物は形質の相違から，**双子葉植物綱** Dicotyledoneae と**単子葉植物綱** Monocotyledoneae に 2 大別される（表 8–1）．

A. 双子葉植物綱 Dicotyledoneae

子葉は通常 2 枚．葉は網状脈．花は通常 5 輪生．茎には維管束が輪状に配列し，形成層により肥大生長する．花弁の離生，合生の差により離弁花類と合弁花類とに大別する．

a. 離弁花植物亜綱 Archichlamydeae

花弁が合着せずに離生する群をまとめたものである．花被がないもの，単花被，同花被，異花被がある．

1) モクマオウ目 Casuarinales (Verticillatae)

乾燥地に産する．木本植物．花は雌雄同株または異株，雄花は2個の花被片と中央に1個の雄ずい，枝の先端に穂状花序がつく．雌花は無花被，短い頭状花序が側枝の先端につく．子房は2室で1室は退化．葉はりん片状で輪生．モクマオウ科1科である．

a) モクマオウ科 Casuarinaceae

大部分はオーストラリア，ニューカレドニアに産する．根に根瘤ができる．乾燥地，やせ地に育つので，熱帯地方に広く栽培される．材は固く，家具製造に用いられるものがある．

- **トキワギョリュウ** *Casuarina equisetifolia* L.　オーストラリア原産．風致樹．樹皮を収れん薬，強壮薬．樹皮成分はタンニン，casuarin．葉の成分 hinokiflavone．

2) クルミ目 Juglandales

高木または低木．花は単性，雌雄同株または異株，無花被または単花被．雄ずいは2から多数，心皮は2（癒合），子房は1室，または下部で不完全な2〜4室となる．尾状花序または円錐花序．本目は，葉が単葉，まれに羽裂，花は無花被，合点受精しないヤマモモ科と，葉はたいてい羽状複葉，花は単花被，まれに雄花は無花被，合点受精するクルミ科の2科がある．

a) ヤマモモ科 Myricaceae

高木または低木．花は単性，雌雄異株または同株，無花被，基部には通常小苞がある．雄ずいは4〜8，心皮は2（癒合），子房は1室，桂頭は2，胚珠は1．種子には内乳がない．

- **ヤマモモ** *Myrica rubra* Siebold et Zucc.　東南アジアの暖地．常緑の高木．幹皮を**楊梅皮**（ヨウバイヒ）と呼び，収れん薬，殺虫解毒薬とする．成分はタンニン，myricitrin，myricetin．樹皮を染料とする．

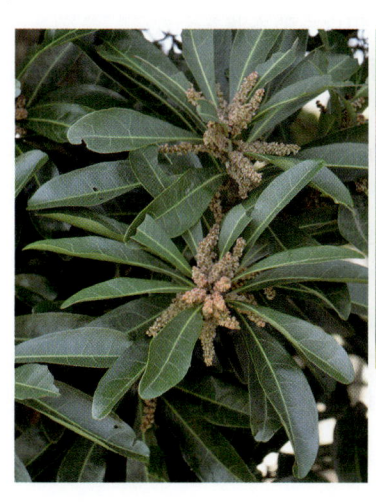

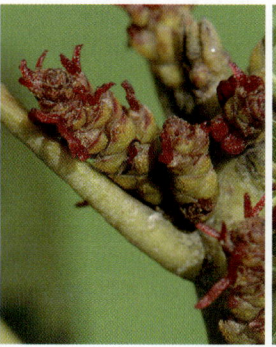

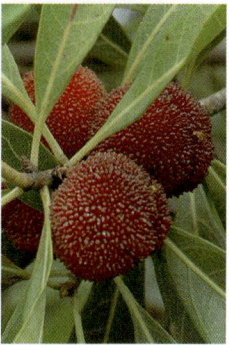

ヤマモモ
花♂｜花♀｜果実

b) クルミ科 Juglandaceae

　高木または低木．葉は互生，奇数羽状複葉，托葉はない．花は単性，雌雄同株，雄花は尾状花序．雄ずいは2から多数，雌花は頂性し，単生または総状につき，心皮は2（癒合），花柱は2，下位子房，1室．果実は石果または堅果．内乳はない．タンニン質および樹脂に富むが，樹脂道はない．胚の子葉が多量の脂肪などを貯蔵して肥大し，食用にするものがある．材は用途が広い．

- オニグルミ *Juglans ailanthifolia* CARR.　　温帯，暖帯に産し，日本各地に栽培．種子の子葉を**胡桃仁**（コトウニン）と呼び，食用．栄養，強壮薬，鎮咳薬とする．

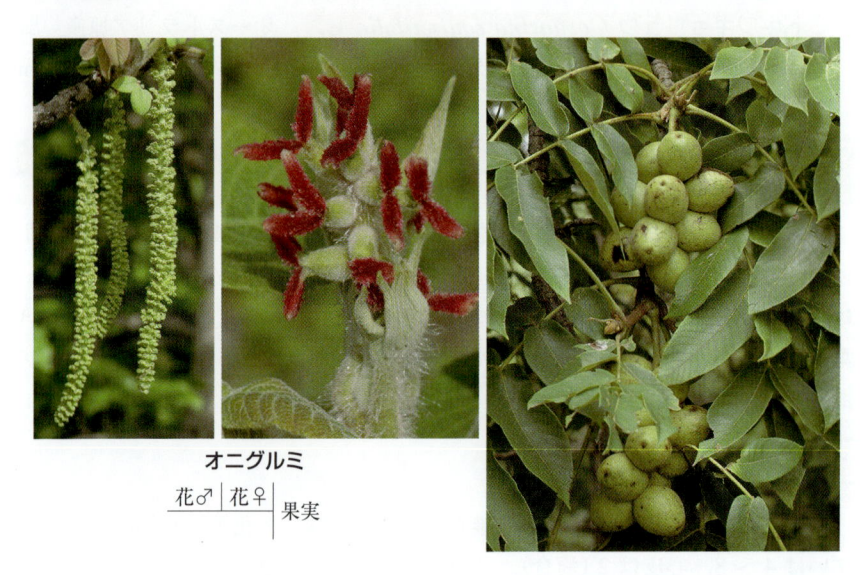

オニグルミ
花♂｜花♀｜果実

　マンシュウグルミ *J. mandshurica* MAXIM.　　アムール，ウスリー，中国，朝鮮半島，台湾．枝皮または幹皮を**核桃楸皮**（カクトウシュウヒ），**秦皮**（シンピ，代用）と呼び，解熱薬，消炎性収れん薬とする．

　J. cinerea L.　　北アメリカ東部．幹皮，根皮を消炎薬とする．

　テウチグルミ *J. regia* L.　　中国原産．子葉を胡桃仁と呼び，食用，栄養，漢方で精神安定薬，強壮薬とする．

- ノグルミ *Platycarya strobilacea* SIEBOLD et ZUCC.　　中国，台湾，朝鮮半島，日本．漢方で葉を**化香樹葉**（カコウジュヨウ）と呼び，潰瘍に外用として用いる．果序を**化香樹果**（カコウジュカ）と呼び，鎮咳薬，駆風薬，消腫止痛薬として，内・外用する．樹皮と果序を染料とする．

- サワグルミ *Pterocarya rhoifolia* SIEBOLD et ZUCC.　　樹皮を染料とする．

　カンポウフウ *P. stenoptera* C. DC.　　中国原産．樹皮を**楓柳皮**（フウリュウヒ）と呼び，漢方で虫歯の止痛，疥癬，火傷に外用する．

3) ヤナギ目 Salicales

落葉性の高木または低木．葉は単葉で互生．托葉がある．雌雄異株．花被は退化して，杯状または小りん片状の花盤，または蜜腺となるか欠く．花序は尾状．雄花の雄ずいは2から多数．雌花は2心皮1室．果実はさく果．多数の種子，種子は胚乳がなく，細小で基部に長い白毛がある．ヤナギ科1科のみ．

a) ヤナギ科 Salicaceae

北半球の温帯に多い．木本植物．成分として salicin, populin, rutin などが見出されている．

- **ドロヤナギ** *Populus maximowiczii* HENRY　アジア東部．芽を去痰薬とする．成分は salicin, populin．タンニン，精油．
- **セイヨウシロヤナギ** *Salix alba* L.　white willow．ヨーロッパ中部，南部，北アフリカに自生する大型の樹木．樹皮に多量のタンニンと少量の salicin を含み，頭痛，腰痛に対する鎮痛薬のほか，強壮，収れん薬とし，消化不良，下痢などに用いる．
- **カワヤナギ** *S. gilgiana* SEEMEN　樹皮および葉を，収れん薬，利尿薬，解毒薬とする．成分は salicin, タンニン．
- **シダレヤナギ** *S. babylonica* L.　中国原産，日本の各地に栽植．枝を**柳枝**（リュウシ）と呼び，前種と同様に用いる．

4) ブナ目 Fagales

高木または低木．葉は互性，托葉は落ちやすい．花は単性，雌雄同株．花被は同花被またはない．雄花，雌花がともに尾状花序をなすカバノキ科と，雄花は尾状花序で雌花は束状か，短い穂状，ときには雄花序の基部につき，椀状の総苞である"殻斗"または"イガ"に包まれるブナ科とに分ける．タンニンを含むものが多い．

a) カバノキ科 Betulaceae

主に北半球の温帯に分布する．雄花の雄ずいは2～15，雌花は心皮2（癒合），まれに3（癒合）．子房は1個で2室，花柱は2．

- ***Betula alba* L.**　北半球温帯北部．葉を利尿薬とする．材は木タール製造原料．
- **シラカンバ** *B. platyphylla* SUKATCHEV var. *japonica* (MIQ.) HARA　風致樹．前種と同様に使用できる．漢方で樹皮を**樺木皮**（カボクヒ）と呼び，清熱利湿薬，鎮咳去痰薬とする．成分は betulin など．
- **オオハシバミ** *Corylus heterophylla* FISCH.　種子を**榛子**（シンシ）と呼び，強壮薬とする．

b) ブナ科 Fagaceae

温帯から亜熱帯に約 600 種分布する．花被は 6〜7，雄ずいは花被と同数かその 2 倍，まれにそれ以上．雌花は心皮 3（癒合），まれに 6（癒合），子房 3 まれに 6 室，花柱は 3 または 6．果実を包む苞葉はコナラ属では椀形の殻斗，クリ属やブナ属では 2, 3 個の果実を包んでイガをつくる．

- クリ *Castanea crenata* Siebold et Zucc.　　葉，樹皮を染料とする．種子は食用．
  アメリカグリ *C. dentata* Borkh.　　北アメリカ．葉を強壮薬，鎮咳薬とする．
  シナグリ *C. mollissima* Blume　　中国原産．種子を**栗子**（リッシ）と呼び，健胃健脾，活血止血，滋養強壮に用いる．
- ブナ *Fagus crenata* Blume　　材は良質．木タール製造原料．
- クヌギ *Quercus acutissima* Carruth.，コナラ *Q. serrata* Thunb.，カシワ *Q. dentata* Thunb.，ナラガシワ *Q. aliena* Blume などの樹皮を**樸樕**（ボクソク）と呼び，解毒薬，鎮咳薬とする．

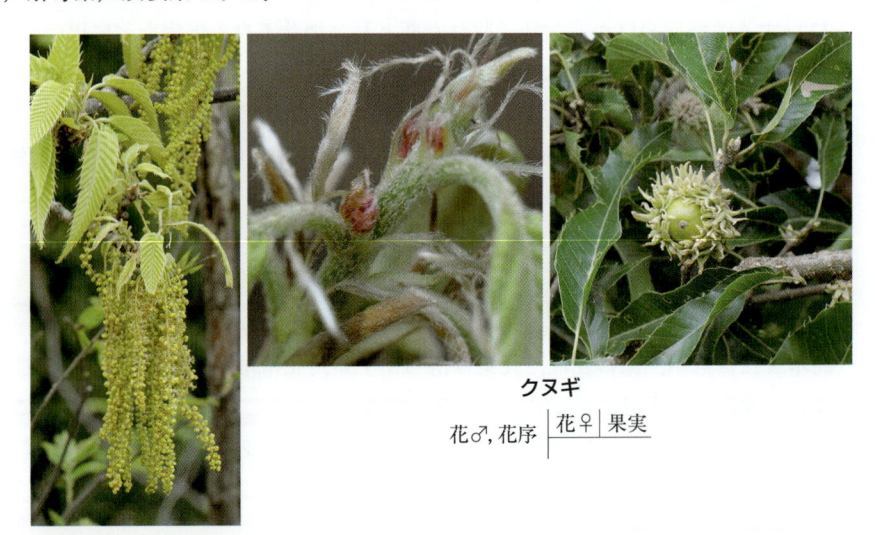

クヌギ
花♂, 花序 ｜ 花♀ ｜ 果実

Q. infectoria Oliv.　　小アジア．フシバチ *Cynips gallae-tinctoriae* Oliv. が若芽に産卵し，刺激によって生ずる虫こぶ（虫癭）を**没食子**（モッショクシ）と呼び，タンニン，没食子酸原料とする．なおヨーロッパ産のヨーロッパナラ *Q. robur* L.，北アメリカ産の *Q. alba* L. など，本属諸種の樹皮はタンニンを多く含み，収れん薬，媒染剤とする．

コルクガシ *Q. suber* L.　　ヨーロッパ南部．コルク採取用．

5) イラクサ目 Urticales (Urticiflorae)

高木または低木，まれに草本．葉は互生または対生，花は両性または単生，たいてい放射相称，花被は 4〜5 裂，雄ずいは花被裂片に対生する．子房は 1 室まれに 2 室，子房上位．石

8. 被子植物門　115

果または小堅果．胚乳，乳管のないニレ科，ロイプテレア科 Rhoipteleaceae，および胚乳とグッタペルカを含む分泌物道のあるトチュウ科，胚乳と乳管があるクワ科，ならびに乳管を欠くイラクサ科に分けられる．

a) ニレ科 Ulmaceae

北半球に約 150 種分布する．高木まれに低木．葉は互生で，通常基部は斜に不同，鍾乳体がある．托葉は落ちやすい．花は同花被，雌雄同株，倒生胚珠．果実は，翼果，堅果または石果．

- ノニレ *Ulmus pumila* L.　中国．樹皮または根皮の靱皮部を楡白皮（ユハクヒ）と呼ぶ．漢方で，利尿薬，消腫薬，緩和薬とする．

  ハルニレ *U. davidiana* PLANCH. var. *japonica* (REHD.) NAKAI　日本，中国．樹皮を楡白皮，楡皮（ユヒ）と呼び，前種と同様に用いる．

  U. fulva MICHX.，*U. campestris*　おのおの北アメリカ，イギリスで，幹皮を緩和薬として用いる．

b) トチュウ科 Eucommiaceae

1 属 1 種である．落葉高木．

- トチュウ *Eucommia ulmoides* OLIV.　中国中部原産．中国で広く栽培．樹皮を杜仲（トチュウ）と呼び，漢方で強壮薬，高血圧症，流産の予防，腰痛などに用いられる．グッタペルカを含む．

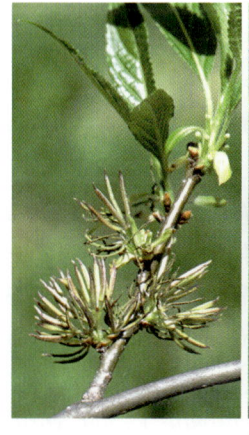

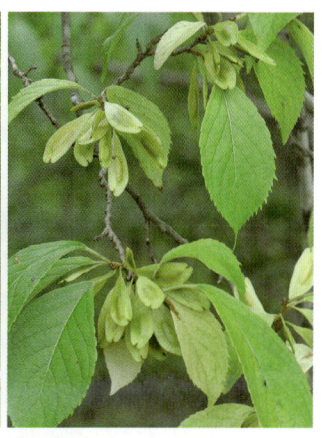

トチュウ
花｜果実

c) クワ科 Moraceae

世界に 61 属 1,550 種，主として熱帯に広く分布する．日本には 6 属 17 種がある．常緑または落葉の高木または低木，まれに草本．葉は互生，托葉は脱落性．花は単性，雌雄同株または異株，小型で放射相称．花序は穂状，頭状または隠頭花序．雄花の花被片は 2～4，ときに 6 で，雄ずいは花被片と同数で対生する．雌花の花被片は 4．柱頭は 1～2，子房は上位または下位で 1 室，胚珠は 1，倒生または湾生である．果実は石果またはそう（痩）果．しばしば集まって集合果となる．葉に鍾乳体がある．また，乳管をもつものが多い．

- カジノキ *Broussonetia papyrifera* (L.) VENT.，コウゾ *B. kazinoki* SIEBOLD　果実を楮実子（チョジツシ）と呼び，漢方で強壮薬とする．靱皮繊維は製紙原料．
- アサ *Cannabis sativa* L.　中央アジア原産．果実を火麻仁（カマニン），麻子仁（マシニン）と呼び，緩下薬とする．繊維原料．雌株花穂の大麻（タイマ）に麻酔成分を含む品種があり，大麻取締法の対象となっている．依存性があり，幻覚，狂暴性を帯びるなどの有

イラクサ目

害作用がある．樹脂成分は cannabinol, cannabidiol, tetrahydrocannabinol．

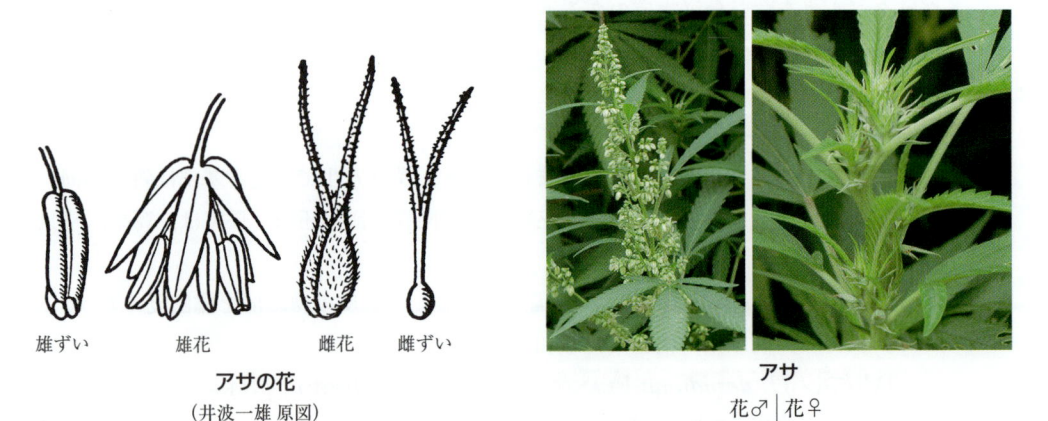

アサの花
（井波一雄 原図）
雄ずい　雄花　雌花　雌ずい

アサ
花♂｜花♀

- **イチジク** *Ficus carica* L.　アジア西部原産．果実を**無花果**（ムカカ）と呼び，緩下薬とする．葉を，痔疾，殺虫，神経痛に用いる．また，葉の成分 psoralene, bergapten に血圧降下作用がある．

インドボダイジュ *F. religiosa* L.　インド，スリランカ，ミャンマー．根皮および幹皮を，胆のう病，糖尿病に用いる．

インドゴムノキ *F. elastica* ROXB. ex HORNEM.　観葉植物．葉に鍾乳体がある．弾力ゴムの原料．

- **ホップ** *Humulus lupulus* L.　ヨーロッパ原産．雌花穂の腺体を**ホップ**と呼び，ビールの苦味剤，苦味健胃薬，鎮静薬とする．成分は苦味質で humulone, lupulone, isohumulone．

カラハナソウ *H. lupulus* L. var. *cordifolius* (MIQ.) MAXIM.　日本．果穂を苦味健胃薬とする．

カナムグラ *H. scandens* (LOUR.) MERR.　全草を**葎草**（リツソウ）と呼び，漢方で解熱薬，解毒薬，利尿薬．また，膀胱癌の抑制作用があるとされる．

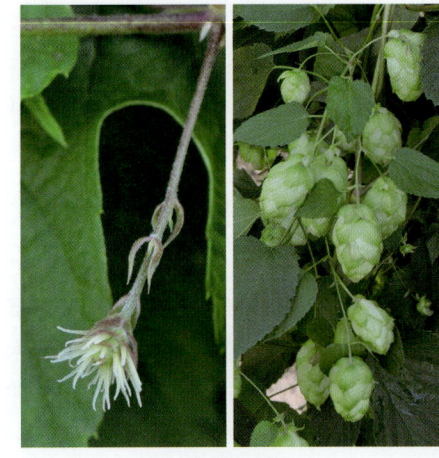

ホップ
花♀｜球果

- **マグワ** *Morus alba* L.　中国原産．根皮を**桑白皮**（ソウハクヒ），**桑根皮**（ソウコンヒ）と呼び，漢方で緩下薬，消炎性利尿薬，鎮咳去痰薬とする．血圧降下作用がある．果実を，**桑椹**（ソウジン），**桑実**（ソウジツ）と呼び，食用，滋養強壮薬とする．葉を**桑葉**（ソウヨウ）と呼び，利尿消腫薬，解熱鎮咳薬，神経性高血圧症に用いる．枝を**桑枝**（ソウシ）と呼び，関節の止痛薬，血圧降下作用がある．成分は根皮に amyrin, morusin, mulberrin など．果実にリンゴ酸，ビタミン B_1・B_2・C，クエン酸など．葉に，rutin, quercetin, isoquercitrin など．枝に，morin, dihydrokaempferol などがある．

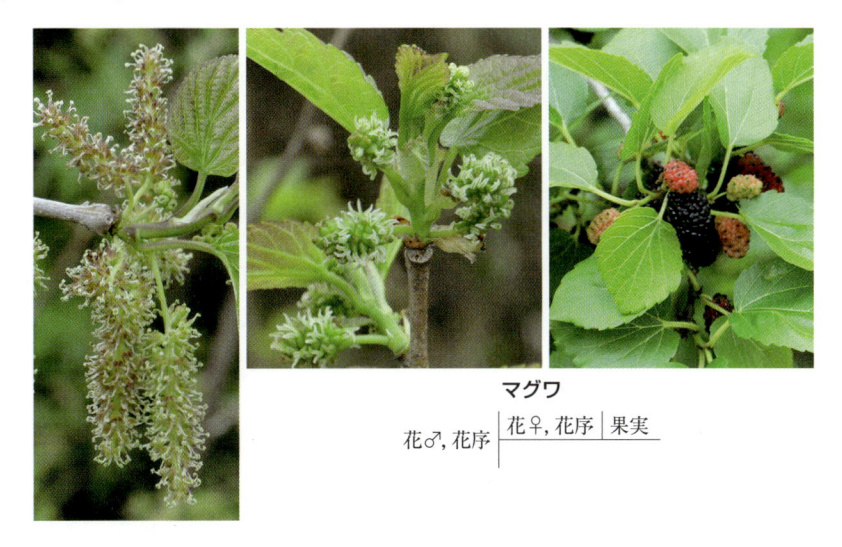

マグワ
花♂, 花序 ｜ 花♀, 花序 ｜ 果実

ヤマグワ *M. bombycis* KOIDZ.　前種と同様に用いる．

d) イラクサ科 Urticaceae

世界に約42属700種以上．日本に12属45種が分布する．草本まれに木本．葉は単葉で，対生または互生．托葉がある．葉に鍾乳体がある．果実は小さい堅果，または石果．乳液はない．長い靱皮繊維がある．

- ナンバンカラムシ *Boehmeria nivea* (L.) GAUDICH　中国原産．根を**苧麻根**（チョマコン）と呼び，漢方で各種出血症に用いる．また，解熱薬，慢性気管支炎の鎮咳去痰薬とする．

 ヤブマオ *B. grandifolia* WEDD.　根または全草を**水禾麻**（スイカマ）と呼び，漢方で去風除湿に用いる．

 カラムシ *B. frutescens* THUNB.　熱帯アジア原産．繊維植物．根を民間で，利尿薬，通経薬とする．

 コアカソ *B. spicata* THUNB.　根を**小赤麻根**（ショウセキマコン）と呼び，漢方で打撲傷，痔瘡に外用する．

- セイヨウイラクサ *Urtica dioica* L.　nettle, stinging nettle．ほぼ全世界に分布する草本．葉や茎に刺毛があり，皮膚に刺さると痛む．西洋で葉を止血薬として不正出血，痔出血などに内服．神経痛，痛風，リウマチに用いる．根はアレルギー症状に用い，免疫活性を高めるという．養毛料としても用いられる．

 イラクサ *U. thunbergiana* SIEBOLD et ZUCC.　葉や茎に刺毛があり，刺さると痛み，発泡する有毒植物．

6) ビャクダン目 Santalales

6科がある．木本または草本．花は輪生，同花被，見かけの単花被，雄ずいは花被片と対生．心皮は 2～3（癒合），子房の中軸胎座から 2～3 の胚珠が懸垂するものが多い．葉は互生または対生で，托葉はない．

a) ボロボロノキ科 Olacaceae

主に熱帯地方に分布．高木または低木．葉は全縁で互生．花は異花被，放射相称，両性，外花被片は小形で 4～6，内花被片は 3～6．雄ずいは同数か，その 2～3 倍．子房は 1，不完全な 2～5 室または 1 室．果実は石果，1 種子で豊富な胚乳をもつ．日本にはボロボロノキ 1 種がある．

- ボロボロノキ *Schoepfia jasminodora* SIEBOLD et ZUCC.
- ムイラプアマ *Ptychopetalum olacoides* BENTH.　　南アメリカのアマゾン地方原産．樹皮および根を強壮強精薬とする．アルカロイド muirapuamine が含まれている．

b) ビャクダン科 Santalaceae

熱帯から温帯に約 400 種が分布する．高木，低木または草本．多くは葉緑素をもつ半寄生植物．葉は互生または対生．花は小形，緑色，放射相称，両性または単性，雌雄同株または異株．同花被，花被片は 3～6，子房は下位または上位で 1 室，2～3 の胚珠が中軸胎座につく．果実は堅花または石果．種子は大体球形で，肉質の胚乳がある．

- ビャクダン *Santalum album* L.　　マレー半島原産．半寄生高木．心材を**檀香**（ダンコウ），**白檀**（ビャクダン）と呼び，香料，薫香料とする．漢方で慢性胃炎，嘔吐，下痢，狭心症に用いる．精油の**白檀油**の主成分は santalol．オーストラリア産の *Eucarya spicata* の心材は**豪州白檀**と呼び，香料，薫香料に用いる．成分は fusanol．
- カナビキソウ *Thesium chinense* TURCZ.　　東アジア各地．朝鮮で全草を**土夏枯草**（ドカゴソウ）と呼び，利尿薬とする．中国で全草を**百蕊草**（ビャクズイソウ）と呼び，清熱解毒，腰痛，急性乳腺炎に用いる．

c) ヤドリギ科 Loranthaceae

熱帯にもっとも多く 40 属 1,400 種．日本には 4 属 5 種が分布する．低木まれに草本．葉緑素をもつ半寄生植物．葉は対生または輪生．花は両性または単性．放射相称．花被片は 4～8．雄ずいは花被片と対生．子房は下位で 1 室，直立する胚珠 1，柱頭は 1．果実は粘質の漿果．子葉は 2 または 3～6．

- オオバヤドリギ *Loranthus yadoriki* SIEBOLD ex MAXIM.　　中国では枝・葉を**柿寄生**（シキセイ）と呼び，茎に血圧降下作用があるという．
- *Viscum album* L.　　ヨーロッパ原産．イギリスの民間薬で，鎮静，抗痙攣，強壮に用いられる．
- ヤドリギ *V. album* L. var. *coloratum* (KOMAR.) OHWI　　日本，中国，朝鮮半島．落

葉樹の枝に寄生する常緑の低木．枝・葉を**槲寄生**（コクキセイ），**北桑寄生**（ホクソウキセイ）と呼び，婦人病薬とする．血圧降下に漢方処方で使う．果実の粘質は amyrin, lupeol のパルミチン酸エステル．

アカミヤドリギ *V. album* L. var. *coloratum* (KOMAR.) OHWI f. *rubro-aurantiacum* (MAKINO) OHWI　中国，ロシア東部，台湾，朝鮮半島に分布．果実は橙赤色．母種は果実が白色でヨーロッパ，アジア西部に分布．

7）タデ目 Polygonales

タデ科のみからなる．

a) タデ科 Polygonaceae

世界各地に，約 45 属 1,000 種が分布し，主に北半球の温帯に多い．日本には 10 属 60 種が分布．多くは草本まれに木本．葉は互生まれに対生，葉身は単葉で全縁まれに羽状に深裂．托葉は膜質状で鞘状に茎を囲むことから托葉鞘といい，本科の特徴の 1 つ．花は両性または単性で通常小さく，単生または束状につき，しばしば複合して穂状または総状花序となる．花被は同花被または異花被，花被片は 3～6 で離生または癒着，まれに花後大きくなる．放射相称．雄ずいは 6～9，まれにより少ないか多い．子房は上位，心皮は多くは 3（癒着），まれに 2 または 4（癒着），1 室．花柱は同数．胚は直立または湾曲する．果実はそう（痩）果で，通常宿存する花被片に包まれる．種子には胚乳がある．

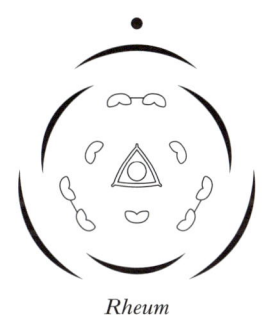

Rheum
タデ科
$K_{3+3}C_0A_{6+3}G_{(3)}$

- **シャクチリソバ** *Fagopyrum cymosum* MEISN.　中国原産．多年生草本．根茎を**赤地利**（シャクチリ），**天蕎麦根**（テンキョウバクコン）といい，解熱解毒薬とする．地上部にはフラボノイド配糖体 rutin を含み，抗血管浸透薬とする．

  ソバ *F. esculentum* MOENCH　中央アジア原産．一年生草本．古くから食用として栽培．全草にフラボノイド配糖体 rutin を含む．

- **ミチヤナギ** *Polygonum aviculare* L.　日本各地に自生．一年生草本．全草を**扁蓄**（ヘンチク），**扁竹**（ヘンチク）といい，利尿，解毒，血圧降下，抗菌作用があるとされる．成分はフラボノイド配糖体 avicularin, アントラキノン類 emodin, タンニン，糖など．

  イブキトラノオ *P. bistorta* L.　日本各地の山地に自生．多年生草本．根茎を**拳参**（ケンジン）といい，止瀉薬，止血薬，解毒薬とする．成分はタンニンなど．

  イタドリ *P. cuspidatum* SIEBOLD et ZUCC.　日本各地に自生．多年生草本．根茎を**虎杖**（コジョウ）といい，緩下薬，

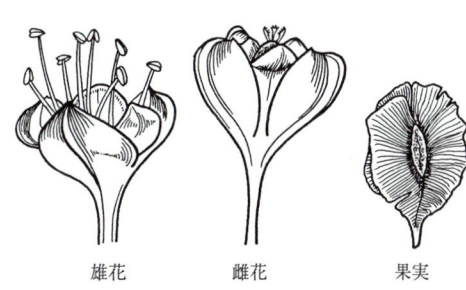

雄花　雌花　果実
イタドリの花と果実
（井波一雄 原図）

利尿薬，通経薬，鎮痛薬に用いる．成分はアントラキノン類 emodin, chrysophanol およびアントラキノン誘導体 polygonine など．

ヤナギタデ *P. hydropiper* L.　北半球の広い地域に分布．一年生草本．全草を**水蓼**（スイリョウ）といい，中国では子宮出血時の止血，駆風，消腫，細菌性腸炎に用いる．日本では芽生えを香辛料として，お造りのつまに使う．成分は辛味成分 tadenol, フラボノイド quercetin, フラボノイド配糖体 quercitrin, hyperin など．

ツルドクダミ *P. multiflorum* Thunb.　中国原産．各地で帰化．つる性の多年生草本．塊根を**何首烏**（カシュウ）といい，補精薬，強壮薬，緩下薬とする．成分はアントラキノン類 emodin, chrysophanol など．

- **アイ** *Persicaria tinctoria* Spach　中国原産．各地で栽培．一年生草本．葉を**藍葉**（ランヨウ）といい，藍染に使う．葉に含まれている配糖体の indican は，indoxyl と glucose に加水分解されたのち，酸化によって青色染料の indigo となる．果実を**藍実**（ランジツ）といい，解熱薬，解毒薬とする．

- **チョウセンダイオウ（朝鮮大黄）** *Rheum coreanum* Nakai　朝鮮半島産．

ヤクヨウダイオウ（薬用大黄） *R. officinale* Baill.　中国の湖北省，四川省，雲南省，貴州省の標高 3,000 m 以下の高地産．

ショウヨウダイオウ（掌葉大黄） *R. palmatum* L.，**唐古特大黄** *R. tanguticum* Maxim. ex Regel　中国の四川省，甘粛省，青海省，西蔵の 3,000 m 以上の高地に分布．多年生草本．根茎を**大黄**（ダイオウ）といい，緩下薬，健胃薬とする．成分はジアントロン配糖体 sennoside 類，アントラキノン類 rhein, aloe-emodin, emodin, physcion, chrysophanol およびそれらの配糖体．タンニンの rhatannin．

マルバダイオウ（ルバーブ） *R. rhaponticum* L.　シベリア原産．多年生草本．葉柄をジャムなどに利用．成分はスチルベン類の rhaponticin, アントラキノン類の rhein, aloe-emodin, chrysophanol など．

- **スイバ（ソルレ）** *Rumex acetosa* L.　原野や路傍などに生育．雌雄異株．多年生草本．芽生えを食用．成分はシュウ酸など．多食すると嘔吐や下痢，肝臓障害を発症．

ナガバギシギシ *R. crispus* L.　ヨーロッパ原産の帰化植物．多年生草本．根を緩下薬，

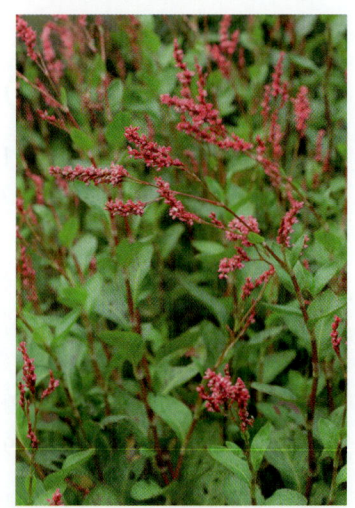

アイ（花）

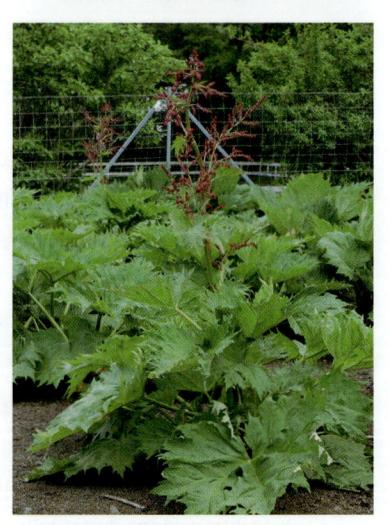

ショウヨウダイオウ（花）

皮膚病に外用．成分はシュウ酸など．

8) アカザ目 Centrospermae（ナデシコ目 Caryophyllales）

葉は互生または対生．葉身は単葉，多くは托葉がない．草本まれに木本．花は5数性が多く，両性または退化により単性，花被は通常単花被まれに異花被．放射相称まれに左右相称．子房は上位，まれに中位．花被片は目立たず，包葉または花冠状で離生．雄ずいは5〜10．心皮は1〜多数で集合した隔壁の消失により子房は1室．中軸胎座または特立中央胎座．胚珠は1〜多数，湾性から半倒生．果実はそう（痩）果，さく果，堅果，蓋果，液果など．13科がある．色素の中にはアントシアンやカロチノイドと異なる，窒素含有のベタシアニン色素を含むものが多い．

a) ヤマゴボウ科 Phytolaccaceae

熱帯から亜熱帯，とくに熱帯アメリカに多く分布し，日本にはヤマゴボウ属 *Phytolacca* 数種がみられる．多くは草本まれに木本．葉は互生，全縁で托葉はない．花は両性まれに単性，単花被，がく片は4〜5，放射相称．花序は総状または穂状花序．雄ずいはがく片と同数で互生，心皮は5〜多数まれに1，子房は上位まれに下位．種子には外胚乳があり，胚は大きく曲がっている．果実は液果または石果．シュウ酸カルシウムの束針晶を含み，異常肥大生長をする．

● **ヨウシュヤマゴボウ** *Phytolacca americana* L. 北アメリカ原産．帰化植物．多年生草本．中国では根を**美商陸**（ビショウリク）といい，**商陸**（ショウリク）と同様に用いる．有毒植物．成分はトリテルペノイドサポニン phytolaccasaponin 類など．熟した果実には，赤紫色のベタシアニン色素 betanidin を含む．食品の着色に使われたこともあるが，現在は用いられていない．

ヤマゴボウ *P. esculenta* Van Houtte 日本各地に自生．多年生草本．根を商陸といい，利尿薬，鎮咳薬，去痰薬とし，中国では血小板減少性紫斑病の治療に用いる．有毒植物．市販の"ヤマゴボウの味噌漬け"は本植物の根ではなく，キク科のモリアザミの根．

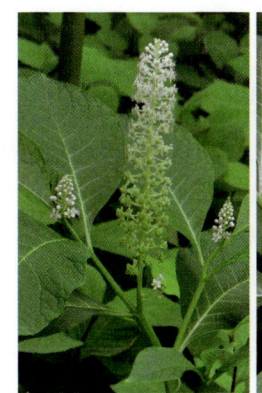

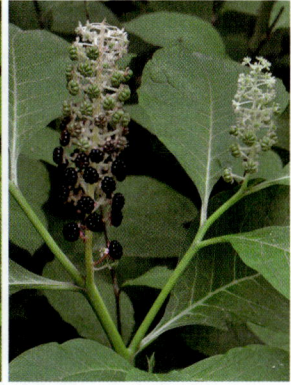

ヤマゴボウ
花｜果実

b) オシロイバナ科 Nyctaginaceae

主にアメリカ大陸の熱帯から亜熱帯地域に3属300種以上が分布する．草本または木本．葉は対生まれに互生，葉身は全縁で托葉はない．花は両性まれに単性，単花被，がく片は5，まれに3〜7（癒着）で花冠状，放射相称，苞葉はがく状．雄ずいは1〜5，

まれに多数．心皮は 1，子房は上位，果実はそう果または堅果．

- オシロイバナ *Mirabilis jalapa* L.　　メキシコ原産．一年生草本．観賞用に栽培．根を下剤として，ヤラッパ根（*Ipomoea purga* Hayne の塊根）の代用としていたこともある．

c) ツルナ科 Aizoaceae (Ficoidaceae)

南アフリカおよびオーストラリアを中心に，11 属（研究者によっては，1,000 種を占めるマツバギク属 *Mesembryanthemum* を 120 属に分けて全体を 130 属とする）2,500 種が分布し，日本には 2 属数種が生育する．草本．葉は対生または互生，多肉質で托葉はない．花は両性まれに単性，花被は単花被または異花被，放射相称，がく片は癒着し，筒状またはつぼ状で 4〜5 列，雄ずいは 4〜5 まれに少数か多数，雄ずいの外列は花弁状に変化するものが多い．心皮は 2〜5 まれに多数，子房は下位まれに上位，胚珠は湾生または倒生，通常，数個または多数．果実はさく果．

- ツルナ *Tetragonia tetragonioides* O. Kuntze　　海岸の砂地などに自生．多年生草本．開花期の全草を**番杏**（バンキョウ），**ハマジシャ**といい，中国では解熱，解毒，駆風，消腫，抗悪性腫瘍作用があるといわれている．若芽は食用．成分は鉄，カルシウム，ビタミン A・B など．

d) スベリヒユ科 Portulacaceae

アメリカ大陸を中心に世界各地に 19 属 500 種分布し，日本では 2 属数種がみられる．多くは草本まれに木本．葉は互生または対生，葉身は多肉質，托葉は乾燥した膜状．花は両性まれに単性，がく片は 2 まれに 5，花弁は 4〜5，放射相称，雄ずいは 5〜多数，心皮 2〜8（癒合）．子房は上位，胚珠は湾生し，2〜多数，果実は蓋果．

- スベリヒユ *Portulaca oleraceae* L.　　世界各地に自生．一年生草本．全草を**馬歯莧**（バシケン）といい，民間薬として解熱，解毒，虫毒などの各種腫瘍に用いる．抗菌作用もある．多肉質の芽は食用．

e) ナデシコ科 Caryophyllaceae

熱帯から温帯に 70 属 2,000 種以上が分布し，とくに北半球の温帯に多い．日本には 16 属 68 種が生育．草本または半低木．葉は対生．葉身は通常細く全縁，まれに膜質の托葉をつける．花は両性，花弁，がくはともに 4〜5 で放射相称．雄ずいは 4〜10，心皮は 2〜5（癒合），胚珠は湾生または倒生し，1〜多数で中軸胎座または中央胎座．果実は多くはさく果．アカザ目の植物には赤紫色のベタシアニン色素を含みアントシアン色素を生じないものが多いが，ナデシコ科などにはベタシアニン色素が合成されず，アントシアン色素が合成される．

Stellaria
ナデシコ科
$K_5C_5A_{5+5}G_{(3)}$

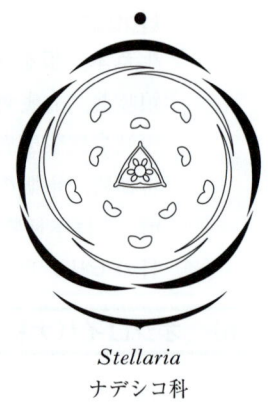

- セキチク *Dianthus chinensis* L.　　中国，朝鮮半島原産．多年生草本．観賞用に栽培．開花期の全草を**石竹瞿麦**（セキチククバク）といい，**瞿麦**（クバク）と同様に用いる．

- エゾカワラナデシコ *D. superbus* L.　本州中部以北，ユーラシア中部以北に自生．多年生草本．カワラナデシコ *D. superbus* L. var *longicalycinus* Williams　各地に自生．多年生草本．ともに開花期の全草を瞿麦，種子を**瞿麦子**（クバクシ）といい，漢方では消炎利尿薬，通経薬とするが，中国では全草，日本では種子を用いる．

- イワコゴメナデシコ *Gypsophila oldhamiana* Miq.　中国西北部原産．多年生草本．根を**山銀柴胡**（サンギンサイコ）といい，漢方で**銀柴胡**（ギンサイコ）と同様に用いる．成分としてトリテルペノイドサポニンを含み，そのアグリコンはサボンソウの根に含まれる saporubrin のアグリコンと同じ，gipsogenin といわれている．

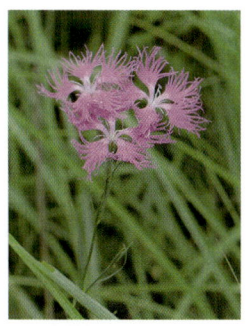

カワラナデシコ（花）

- サボンソウ *Saponaria officinalis* L.　ヨーロッパ原産．多年生草本．観賞用にも栽培．地下茎を**サポナリア根**といい，去痰薬とする．成分はトリテルペノイドサポニン saporubrin, saponarin など．

- *Stellaria dichotoma* L. var. *lanceolata* Bunge　中国北部原産．多年生草本．根を銀柴胡といい，解熱薬，強壮薬とする．

- ハコベ *S. media* Vill.　世界各地に自生．二年生草本．開花前の全草を**繁縷**（ハンロウ）といい，民間では利尿薬，催乳薬とする．昔，葉を乾燥後，粉末にして塩と混ぜ，歯磨き粉として用いていた．

- ドウカンソウ *Vaccaria pyramidata* Medic.　ヨーロッパ原産．帰化植物．一年生草本．種子を**王不留行**（オウフルギョウ）といい，止血，催乳，利尿，消腫に用いる．

f) アカザ科 Chenopodiaceae

世界各地に約 100 属 1,500 種が分布し，とくに乾燥地や塩分に富む土壌に生育する種が多い．日本には帰化種も含め約 6 属 25 種が生育．草本まれに木本．葉は互生し托葉はない．花は小さく，両性または単性，単花被で放射相称，花被片は 2〜5 まれに 0，雄ずいは花被片と同数か，またはそれより少ない．心皮は 2〜5（癒合），多くは子房上位で 1 室，胚珠は 1，湾生胚珠．果実はそう果まれに液果．ともに宿存する花被片に包まれている．

- サトウダイコン *Beta vulgaris* L. var. *rapa* Dum.　ヨーロッパ原産．北海道で栽培．多年生草本．根を**甜菜**（テンサイ）といい，甜菜糖 beet suger の原料．甜菜糖には sucrose を含む．

- アカザ *Chenopodium album* L. var. *centroubrum* Mak.　インド，中国原産．帰化植物．一年生草本．葉を健胃薬，強壮薬とする．成分はトリテルペノイドサポニン，アミノ酸類 leucine, betaine など．

- ケアリタソウ *C. ambrosioides* L.　メキシコ原産．帰化植物．多年生草本．花穂をつけた全草を**土荊芥**（ドケイガイ）といい，回虫および鉤虫駆除薬，駆風薬，通経薬，健胃薬とする．成分はモノテルペン ascaridole，芳香族炭化水素 cymene などを含む精油が知られている．

124　各　論

- アメリカアリタソウ *C. ambrosioides* L. var. *anthelminticum* A. Gray　北アメリカ原産．多年生草本．精油を**ヘノポジ油**といい，鉤虫・蟯虫・回虫の駆除薬とする．精油にはモノテルペン ascaridole, limonene, 芳香族炭化水素 cymene などを含む．
- キヌア *C. quinoa* Willd.　南米原産．穀物として栽培．一年生草本．種子は健康食品．成分はタンパク質や各種ミネラルなど．
- ● ホウキギ *Kochia scoparia* Schrad.　中国原産．一年生草本．観賞用に栽培．果実を**地膚子**（ジフシ）といい，強壮薬，解毒薬，利尿薬とする．茎で草ホウキをつくる．成分はトリテルペノイドサポニンなど．
- ● ホウレンソウ *Spinacia oleracea* L.　中央アジア原産．一～二年生草本．野菜として大量に栽培される．ビタミン類などを含み，食用となる．

g) ヒユ科 Amaranthaceae

世界各地に約 65 属 900 種が分布し，日本には 5 属 18 種が生育．草本，まれに木本．葉は互生まれに対生，葉身は全縁，托葉はない．花は小さく多くは両性，単花被で放射相称，がく片は 3～5，雄ずいの多くはがく片と対生．心皮は 2～3（癒合），子房は上位で 1 室，胚珠は 1～多数が直生または湾生．果実は胞果まれに液果．種子はレンズ形または腎臓形，種皮は光沢がある．胚は環状，異常肥大生長するものが多い．イノコズチ属には昆虫変態ホルモンの inokosterone, ecdysterone, rubrosterone, cyasterone, capitasterone, amarasterone A・B などが含まれる．

- ● *Achyranthes bidentata* Blume　中国に自生．多年生草本．**ヒナタイノコズチ** *A. fauriei* Lév. et Van.　日本各地，中国に自生．多年生草本．ともに根を**牛膝**（ゴシツ）といい，昆虫変態ホルモン ecdysterone, inokosterone, トリテルペノイドサポニン achyranthoside 類，chikusetsusaponin IVa および V などを含む．漢方では，婦人薬などに配合される．

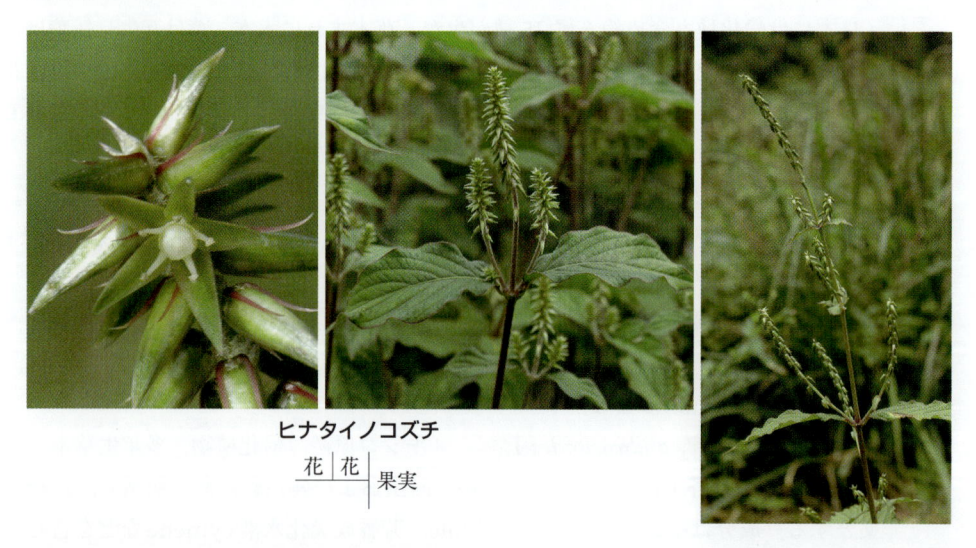

ヒナタイノコズチ
花 | 花 | 果実

- ● ヒモゲイトウ *Amaranthus caudatus* L.　南アメリカ原産．穀物として栽培．一年生

草本．種子は健康食品．成分はタンパク質や各種ミネラルなど．同属の A. cruentus L., A. hypocondriacus L. なども利用．
- ノゲイトウ Celosia argentea L.　インド原産．帰化植物．一年生草本．種子を**青葙子**（セイソウシ）といい，漢方で強壮薬，消炎解熱薬とする．全草および根は**青葙**（セイソウ）といい，殺虫剤，解熱薬，止血薬として用いる．種子には脂肪油を含む．
- ケイトウ C. cristata L.　インド原産．一年生草本．観賞用に栽培．花序を**鶏冠花**（ケイカンカ）といい，中国では止血薬，止瀉薬として用いる．

9) サボテン目 Cactales (Opuntiales)

サボテン科のみからなる．

a) サボテン科 Cactaceae (Opuntiaceae)

主に北アメリカ南部から中央アメリカにかけての地域に分布し，アンデス山脈では標高5,200 m くらいにも生育．研究者によっても異なるが 3 亜科，100〜170 属 1,300〜2,000 種に分類され，観賞用にも栽培．コノハサボテン亜科以外は通常の葉を付けることは少なく，葉はとげ状に変化し，茎は多肉化していることが多い．花は同花被，花被片は合着し，筒状，両性花，多数の雄ずいは花筒に癒着．子房は下位で 1 室，胚珠は通常，湾生胚珠，側膜胎座．果実は液果から乾果状で，種子には胚乳がなく多数．

- ウバタマ Lophophora williamsii Coult.　中央・南アメリカ原産．全株（peyote, mesacal button）にアルカロイド mescaline, anhalamine, pellotine を含む．mescaline には幻覚作用，麻酔作用がある．同じサボテン科の多聞柱 Trichocereus pachanoi Britton et Rose にも，mescaline が含まれている．
- Napalea cochenillifera Salm-Dyck.　中部アメリカ原産．本種にはカイガラムシ科のエンジムシ Coccus cacti が寄生する．雌には赤い色素の carmic acid が含まれ，絵の具，菓子，化粧品などの着色料，顕微鏡標本用色素，アルカリ滴定用指示薬として用いられる．

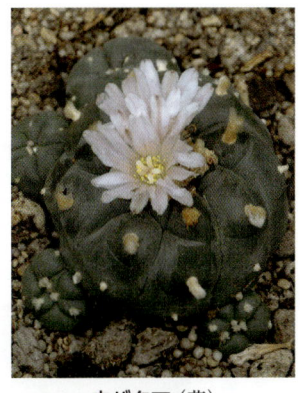

ウバタマ（花）

10) モクレン目 Magnoliales

キンポウゲ目とは，近縁関係にある．普通木本で葉に油脂胞をもち，植物体に精油を含む．22 科がある．

a) モクレン科 Magnoliaceae

アジア，北・南アメリカに 12 属約 230 種が分布する．モクレン属 Magnolia（180 種），

オガタマノキ属 *Michelia*（50種類），ユリノキ属 *Liriodendron*（1種）などがある．常緑または落葉の，高木または低木，植物体には油細胞があり，精油を含み，芳香がある．葉は互生し単葉，全縁まれに分裂葉，托葉は顕著で茎頂を覆い，つぼみや幼葉を保護する．花は通常両性，放射相称，大型で離生し，がくは 3，花弁は 6～多数，雄ずいは多数でらせん状に配列，心皮は 2～多数で離生または癒合，らせん状に配列，各心皮に 2～多数の倒生胚珠．果実は小型の袋果，堅果，球果，種子は油質の胚乳がある．柔組織中には，油細胞がある．

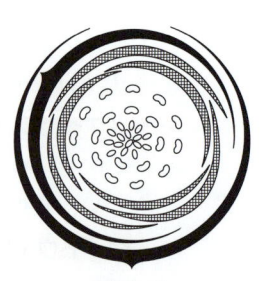

Michelia
モクレン科
$K_3C_{3+3}A∞G∞$

モクレン科の花には精油を含むものが多く，主に樹皮にはアルカロイドを含む．アポルフィン型 (magnoflorine, ushinsunine, liriodenine, michelalbine)，ビスコクラウリン型 (oxyacanthine, magnolamine)，およびこれらの第四級塩 (salicifoline)，ベルベリン型 (berberine, palmatine, jateorrhizine) である．キンポウゲ目のツヅラフジ科，メギ科と，ケシ目のケシ科などと，成分上の近縁性が認められる．

- シモクレン，モクレン *Magnolia quinquepeta* Dandy (*M. liliflora* Desr.) 木蘭．中国原産といわれ，古くから栽培されている．つぼみを**辛夷**（シンイ）と呼び，漢方で頭痛，鼻炎，歯痛に用いる．

  ハクモクレン *M. heptapeta* (Buchoz) Dandy (*M. denudata* Desr.) 白木蘭，応春花．シモクレンのつぼみとともに辛夷と称し，同様に用いる．

  M. biondii Pamp. 望春花．シモクレンのつぼみとともに辛夷と称し，同様に用いる．

  タムシバ *M. salicifolia* (Siebold et Zucc.) Maxim. 本州と九州，とくに日本海側山地に自生．つぼみは**和辛夷**（ワシンイ）として辛夷と同様に用いる．

  コブシ *M. kobus* DC. (*M. praecocissima* Koidz.)，キタコブシ *M. kobus* var. *borealis* Sarg.，シデコブシ *M. tomentosa* Thunb. (*M. stellata* Maxim.) ともに日本原産．シデコブシは準絶滅危惧（環境省）．つぼみには cineole, eugenol, citral のいずれかを含み，辛夷の代用に用いる．

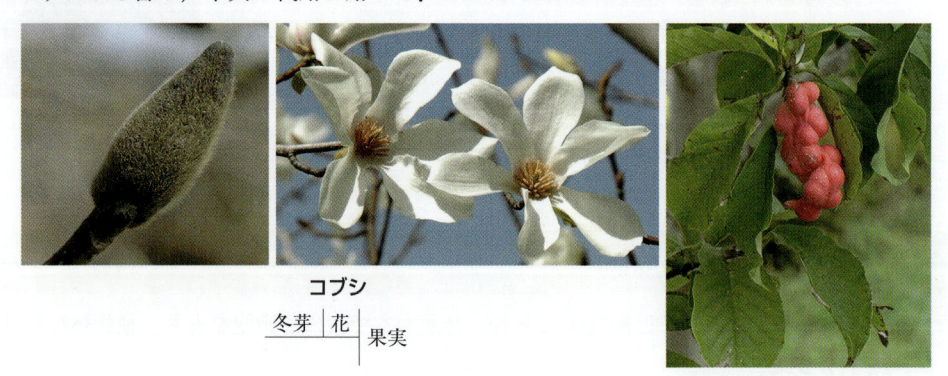

コブシ
冬芽｜花｜果実

M. officinalis Rehder et E. H. Wilson 厚朴（中国名）．日本産のホオノキに近縁．樹皮・根皮を**厚朴**（コウボク），花を**厚朴花**（コウボクカ），果実と種子を**厚朴子**（コウボクシ）と呼び，いずれも薬用．とくに樹皮は抗菌作用があり，漢方で健胃，整腸に用いるほ

か，胸腹部が膨満し，"むかむか"して痛むときに用いる．

ヤハズホオノキ *M. officinalis* var. *biloba* REHDER et E. H. WILSON　凹葉厚朴（中国名）．精油は eudesmol を含む．厚朴と同様に用いる．

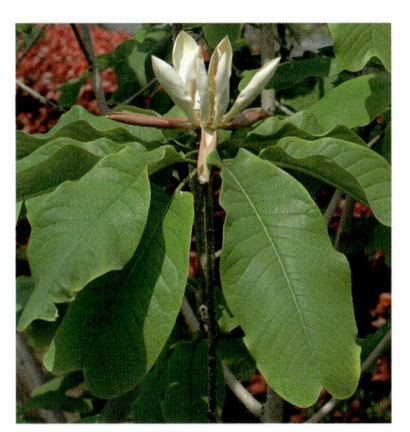

ヤハズホオノキ（花）

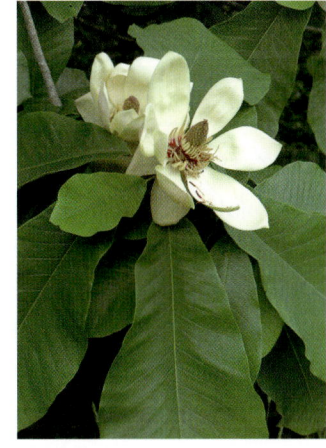

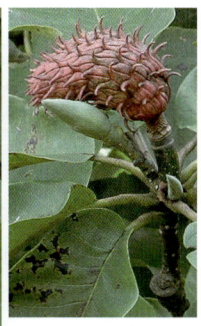

ホオノキ
花　果実

ホオノキ *M. obovata* THUNB. (*M. hypoleuca* SIEBOLD et ZUCC.)　日本各地の山地に自生．日本では，**和厚朴**（ワコウボク）として利用される．精油は eudesmol, pinene．

タイサンボク *M. grandiflora* L.　北アメリカの南東部原産．常緑の高木．葉に血圧降下成分を含む．

● **キンコウボク** *Michelia champaca* L.　東南アジア原産．常緑の高木．花は黄色，香水原料．中国では，根を関節痛，筋肉痛に用いる．

オガタマノキ *M. compressa* SARG.　日本，台湾，フィリピンに分布．神社の境内に栽植される常緑の高木．薬用．

b) バンレイシ科 Annonaceae

主に熱帯，亜熱帯域に 120 属約 2,100 種が広く分布し，とくに熱帯雨林に多い．130 属 2,300 種．常緑の高木，低木またはつる性．葉は単葉で互生し全縁，托葉はない．花は両性，放射相称，3 数生．成分はイソキノリン型アルカロイドを含み，伝承薬物が多い．

● **バンレイシ** *Annona squamosa* L.　蕃荔枝（中国名），仏頭花，釈迦頭．西インド諸島原産．果樹として広く熱帯域で栽植．半落葉の小高木であるが，熱帯では常緑．果肉は食用，種子は家畜の皮膚寄生虫駆除薬．

トゲバンレイシ *A. muricata* L.　棘蕃荔枝．熱帯アメリカ原産．常緑の小高木．果実にはほどよい酸味があり，サワーソップ soursop, グラビオラ graviola と呼ばれる．生食，シャーベット，清涼飲料水に利用．さらに民間療法の原料．ただし近年，含有される annonacin（acetogenine 類）の毒性が報告されている．

チェリモヤ *A. cherimola* MILL.　アンデス山脈原産．常緑の小高木．熱帯域で果樹として栽植．果実は潰瘍の緩和薬，種子は下剤や駆虫薬，根は解熱薬．

● **ポーポー** *Asimina triloba* DUNAL　北アメリカの温帯原産．落葉果樹．果実は果皮が

モクレン目

薄く市場性はないが，食用に家庭果樹として栽培される．種子や葉に acetogenine 類を含む．

- **イランイランノキ** *Cananga odoratum* Hook. f. et Thoms.　インド，マレーシア原産．熱帯で植栽．常緑高木．花は葉腋に束生し，強い芳香があり，イランイラン油を採取し，香料とする．

c)　ニクズク科 Myristicaceae

熱帯アジアに広く 18 属 300 種が分布．モルッカ諸島には，とくに多く自生する．常緑の高木，まれに低木．花は 3 数性，単性で同株か異株．果実は多肉の裂開果，種子の表面にはひも状の仮種皮がある．精油を含むものが多く，香辛料とするものが多い．

- **ニクズク** *Myristica fragrans* Houtt.　モルッカ諸島原産．常緑高木，多くは雌雄異株，熱帯で栽培．仮種皮（**メース**）と，種皮を除いた種子〔**肉豆蔲**（ニクズク），**ナツメグ**〕は料理の香辛料，薬用とする．メースは芳香性健胃薬，種子は消化不良，腹痛，下痢に苦味健胃薬とする．成分は myristicin と精油（camphene, pinene など）を含む．メースに多く含まれる myristicin は，多量摂取で頻脈を起こす．
- *M. argentea* Warb.　ニューギニア産．メースの代用とし，インドネシアで種子を頭痛，催眠および媚薬とする．
- *M. malabarica* Lam.　インド南西部に分布．仮種皮はメースの代用とする．種子は薬用．

d)　マツブサ科 Schisandraceae

東アジアから東南アジアと，北アメリカの南東部に，隔離的に 2 属 47 種が分布する．つる性の木本．落葉または常緑．葉は単葉で互生，托葉はない．花は小さく，同花被，単性，花被片は 5〜多数がらせん状につく．雄ずいは 4〜多数，花糸は通常互いに合着，心皮は 12〜多数，離生，果実は液果，花床が著しく伸長するか，球形に肥大して，そこに多数の液果をつける．種子の胚乳に油質．

- **サネカズラ，ビナンカズラ** *Kadsura japonica* Dunal　日本，中国に分布．常緑のつる性木本．果実は赤く，多数が果托につき，丸い集合果となる．液果を**南五味子**（ナンゴミシ）と呼び，**五味子**（ゴミシ）の代用とする．枝皮に xyloglucuronide を主成分とする粘液を含み，整髪に用いた．
- **チョウセンゴミシ** *Schisandra chinensis* Baill.　中部地方以北の日本，朝鮮半島，中国，アムールに分布．果実に五味（酸，甘，苦，辛，鹹）があり，五味子，**北五味子**（ホクゴミ

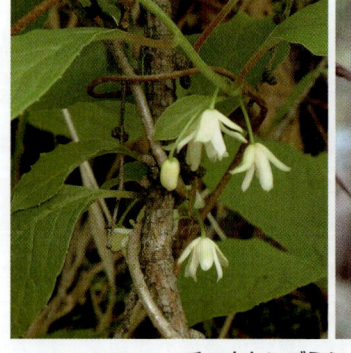

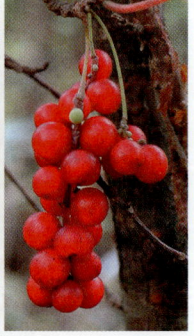

チョウセンゴミシ
花♂｜果実

シ）という．漢方で，滋養強壮，鎮咳去痰，強心に用い，慢性胃炎，盗汗にも用いる．成分は schizandrin，精油，有機酸，ビタミン C・E．

マツブサ *S. repanda* BADLK.　日本，朝鮮半島南部に分布．落葉のつる性木本．雌雄異株，ときに同株．黒い液果は長く伸びた果托に多数つく．果実は食用，乾燥して二日酔に煎服，木部には精油が多く，浴湯料とする．

e) シキミ科 Illiciaceae

ヒマラヤから東アジア，東南アジア，西マレーシア地域と，北アメリカに1属47種が隔離分布する．常緑の小型高木か低木．葉は互性，しばしば若枝の端に束生，または偽輪生，托葉はない．花は両性，同花被，花被片は7～多数，芽鱗から花弁までらせん配列，果実は袋果．精油および粘液細胞がある．

- **シキミ** *Illicium anisatum* L.　日本の暖温帯と朝鮮半島の最南端に分布する．常緑の小高木．果実は袋果．全木に芳香がある．精油の主成分は safrole．全木有毒で，とくに果実には有毒成分 anisatin が多い．

トウシキミ *I. verum* HOOK. f.　中国広西省からベトナム北部にいたる地域が原産地．現在はインド南部，東南アジア各地で広く栽培．常緑の低木か小高木．果実を**大茴香**（ダイウイキョウ），**八角茴香**（ハッカクウイキョウ）と呼ぶ．漢方で健胃薬，駆風薬，関節痛・神経痛の鎮痛薬，香辛料とする．ウイキョウ油原料の1つ．精油の主成分は anethole．含有するシキミ酸は，オセルタミビル・リン酸塩（インフルエンザ治療薬）の合成原料として有名になった．

f) ロウバイ科 Calycanthaceae

東アジア，東オーストラリア，北アメリカに，2属9種が隔離分布する．落葉または常緑の低木，まれに高木．葉は単葉，対生，托葉はない．花は両性，花被片は花弁とがくの区別が明瞭でなく，壺状にへこんだ花床に，らせん状に配列する．果実は種子が1個，小型の痩果，油細胞がある．

- **ロウバイ** *Chimonanthus praecox* LINK　中国原産．落葉低木．花木として栽植される．つぼみを**蝋梅花**（ロウバイカ），**黄梅花**（オウバイカ）と呼び，漢方で頭痛，発熱，口渇，胸苦しさ，多汗に用いる．成分は cineole, borneol, farnesol．またアルカロイドの calycanthine が種子に，chimonanthine が葉に含まれる．

ソシンロウバイ *C. praeox* var. *grandiflorus* MAKINO f. *concolor* MAKINO　内外ともに黄色の花蕾を感冒に用いる．種子に calycanthine を含む．

- **ニオイロウバイ** *Calycanthus floridus* L.　北アメリカの南東部の原産．落葉低木．花と樹皮に芳香があり，アメリカ先住民は香辛料とする．

g) クスノキ科 Lauraceae

世界の熱帯，亜熱帯を中心に分布し，とくに東アジアと南米の熱帯に多い．32属2,500種，日本には9属22種．常緑の高木または低木，まれに落葉低木．一般に芳香あり．葉は

互生，単葉，全縁まれに浅裂，托葉はない．花は3数性，まれに2数性，輪生，両性または単性，放射相称，花被片は分化しない．花床は杯状または皿状，雄ずいは3〜4輪，しばしば仮雄ずいになり，やくは弁開する．心皮は3（癒合），果実は種子が1個の液果または石果，種子は無胚乳，胚は大きい．

Laurus ♂
クスノキ科
$P_{4-6}A_{3-30}G_1$

(1) クスノキ亜科 Lauroideae

高木または低木，円錐花序または多散形花序．

- **クスノキ** *Cinnamomum camphora* SIEBOLD　樟（中国名）．関東地方以南の四国，九州から中国南部，インドシナに分布．常緑の高木．庭園，神社，街路樹に植栽される．材，葉に精油 (camphor, pinene, camphene, cineole, limonene) が含まれ，**樟脳**（ショウノウ）camphor, 香料，医薬品原料，防臭防虫剤，打撲傷に用いる．

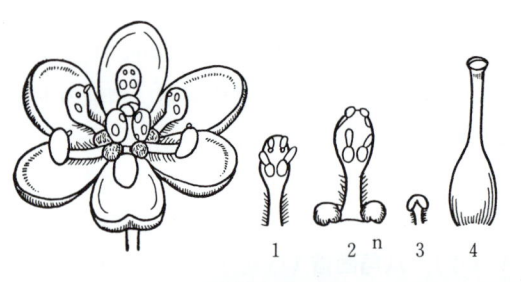

クスノキの花
1, 2：雄ずい (n：蜜腺)，3：仮雄ずい，4：雌ずい．
（井波一雄 原図）

ホウショウ *C. camphora* SIEBOLD var. *glaucescens* HAYATA (*C. camphora* var. *nominale* HAYATA subvar. *hosyo* HATUS.)　芳樟（中国名）．中国南部から台湾南東部に分布．camphor は少なく，主成分は linalool．

ギュウショウ *C. kanehirai* HAYATA　台湾．精油の主成分は terpineol．

オオバクスノキ *C. micranthum* HAYATA　台湾．精油の主成分は safrole．

カシア，ケイ *C. cassia* BLUME　肉桂（中国名）．中国南部からインドシナ半島に自生．栽培も多い．常緑の小高木．幹皮を**肉桂**（ニッケイ），**桂皮**（ケイヒ），枝を**桂枝**（ケイシ）と呼ぶ．芳香性健胃薬，解熱薬，鎮痛薬，狭心症や心筋梗塞の治療補助薬，芳香料．漢方で降気薬．菓子などにも用いる．シナモンの代用とされることもあるが，辛味が強い．

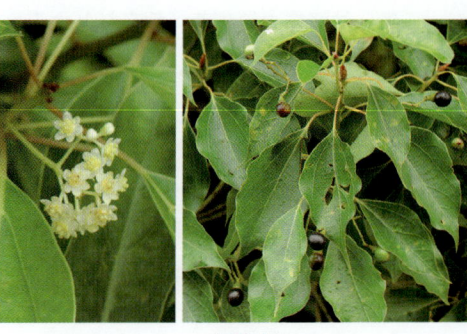

クスノキ
花♂｜果実

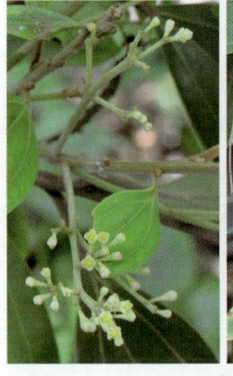

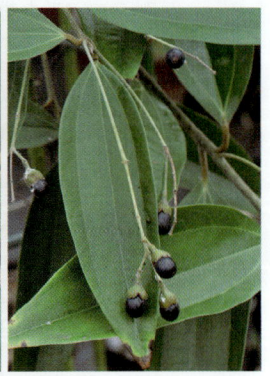

カシア
花｜果実

C. burmanni BLUME　インドネシアに自生．スマトラとジャワにもっとも広く栽培．常緑の高木．幹皮を**ジャワ桂皮**，**バタビア桂皮**，中国で**陰香皮**（インコウヒ），樹皮の外皮を除いたものを**シナモン**と呼ぶ．

C. obtusifolium NEES　ベトナムからネパールにかけて分布．幹皮を**安南桂皮**（アンナンケイヒ），中国では**山肉桂**（サンニッケイ），**土肉桂**（ドニッケイ）と呼ぶ．

C. obtusifolium var. *loureirii* PERROT et EBERHARDI　ベトナム産．

シントクスノキ *C. sintoc* BLUME　西マレー地域に分布．常緑の小高木．インドネシアで解毒，下痢止め，駆虫，潰瘍に用いる．

C. culilawan BLUME　ニュージーランド産．

セイロンニッケイ，シナモン *C. verum* PRESL (*C. zeylanicum* BLUME)　常緑の小高木．葉は長さ 15〜24 cm，卵形で光沢あって，3本の太い葉脈が特徴．樹皮をはぎ，外皮を除いてよく乾燥させたものを**セイロン桂皮**と呼ぶ．香味ともに最高品．成分は cinannmic aldehyde, eugenol, safrole など．

ニッケイ *C. sieboldii* MEISN　中国南部，インドシナ原産．日本の和歌山，高知，熊本，鹿児島県などの暖地で栽培．根皮を**肉桂皮**（ニッケイ），**日本桂皮**（ニホンケイヒ）と呼び，桂皮の代用とされる．成分は cinnamic aldehyde, タンニンである．

ヤブニッケイ *C. japonicum* SIEBOLD ex NAKAI　日本（関東以西），中国南部の暖地に分布．常緑高木．芳香に乏しい．種子中の油はカカオ油の代用となる．

- **ゲッケイジュ** *Laurus nobilis* L.　地中海沿岸原産．常緑，雌雄異株．葉を**月桂葉**（ゲッケイヨウ） laurel と呼び，香味料とする．果実は**月桂実**（ゲッケイジツ）といい，苦味健胃薬，リウマチに用いる．精油 cineole, eugenol, geraniol を含む．

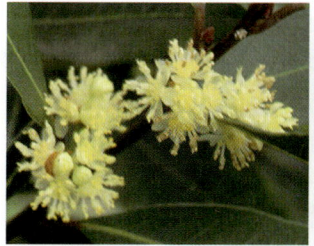

ゲッケイジュ
花♂｜果実

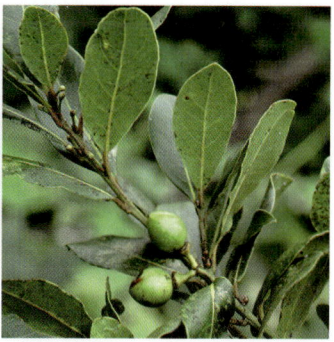

- **テンダイウヤク** *Lindera strychnifolia* F. VILL.　中国中部原産．日本には享保年間（1716〜1736年）に渡来，暖地に野生化．根を**烏薬**（ウヤク），**天台烏薬**（テンダイウヤク）といい，漢方で芳香健胃整腸薬，月経時の止痛に用いる．成分は lindrane, linderene, linderol, linderic acid など．

クロモジ *L. umbellata* THUNB.　北海道の渡島半島，本州，四国，九州，および中国大陸の温帯から暖帯の山地に分布．落葉低木．枝葉の精油（クロモジ油）は phellandrene, linalool, terpineol, geraniol, nerolidol を含む．芳香料，皮膚病に用いる．中国では根，根皮を**釣樟根皮**（チョウショウコンピ）と呼び，下腹の気が胸につきあがって腹部が絞るように痛む症状に用いる．日本の民間では，浴剤に用いる．

ケクロモジ *L. sericea* BLUME，**オオバクロモジ** *L. umbellat* var. *membranacea*

- *Litsea odorifera* VALETON　葉の精油の主成分は methylnonylketone．葉は食欲増進，催乳，胆汁分泌促進に用いる．
- *Nectandra coto* RUSBY　南米ボリビア産．樹皮に苦味配糖体 cotoin，アルカロイド parosteminine, parostemine，精油を含み，苦味健胃薬，強壮薬，鎮咳薬とする．

　アメリカシナモン *N. cinnamomoides* NEES　赤道アンデスの東斜面に分布．樹皮と花を香辛料とする．

　N. rodioei HOOK.　ブラジル，ギアナ産．矢毒とする．
- アボカド *Persea americana* MILL.　中央アメリカ原産．常緑高木．果実をワニナシともいい，食用．果物ではあるが，甘みはない．果実，種子，葉に殺菌作用のある persin を含み，家畜にとっては有害．インドネシアで葉を利尿薬とする．

　タブノキ *P. thunbergii* KOSTERMANS　日本，中国に分布．樹皮，葉は線香の粘着料．中国では根皮，樹皮を**紅楠皮**（コウナンピ）と呼び，捻挫に外用する．
- サッサフラスノキ *Sassafras albidum* (NUTT.) NEES (*S. variifolium* NEES)　北米東部に分布．落葉高木．根皮を**サッサフラス皮**と呼び，発汗薬，利尿薬とする．精油は safrole を含み，香料原料とする．

　サツボク *S. tzumu* HEMSL.　中国に分布．根と茎葉は半身不随，関節炎，胃病などに用いる．精油は safrole, eugenol である．

(2)　スナヅル亜科 Cassythoideae

熱帯に分布．1属約30種．日本には1種分布．無葉緑素の寄生植物．
- スナヅル *Cassytha filiformis* L.　熱帯に分布．つる性寄生植物．日本では屋久島，沖縄県に分布．花期は通年．東アフリカで褐色染料．

h)　ヤマグルマ科 Trochodendraceae

常緑の高木．木部は道管がなく仮道管のみからなる．1属1種．
- ヤマグルマ，トリモチノキ *Trochodendron aralioides* SIEBOLD et ZUCC.　日本と台湾に分布．樹皮にはトリテルペンアルコール，脂肪酸を含み，鳥もちの原料とする．

11)　キンポウゲ目 Ranunculales

7科からなり，そのうちキンポウゲ科 Ranunculaceae，メギ科 Berberidaceae，ツヅラフジ科 Menispermaceae，スイレン科 Nymphaeaceae は，薬用資源として重要である．草本または木本．花の器官はらせん状配列であるが，進化したものでは，輪状配列に移行したものもある．諸器官はすべて離生，雄ずいと雌ずいは不定多数，原始的とみなされる多くの特質がある．一般にベンジルイソキノリン，ビスベンジルイソキノリンとアポルヒン，アルカロイドを含むものが多い．

a) キンポウゲ科 Ranunculaceae

世界に広く分布するが，熱帯および南半球には少ない．64属約3,000種．日本には22属約145種．多くは草本，まれに木本（つる性または低木）．単葉または複葉，互生または対性，花は両性ときに単性，花弁状の等花被または異花被，花被片は離生放射相称ときに左右相称，蜜槽があるものが多い．雄ずいは先熟花が多く，多数で離生，らせん状配列まれに輪状配列．雌ずいは多数から1まで減数する．多くは離生，心皮は1～多数の胚珠がある．子房上位，虫媒花．果実は多種子の袋果，1種子の痩果，まれに液果．

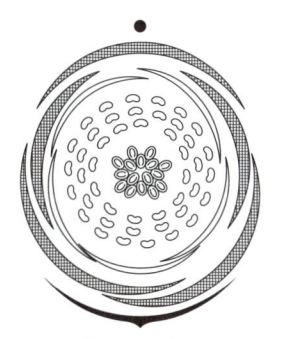

Ranunculus
キンポウゲ科
$K_5C_5A_∞G_∞$

(1) ヒドラスチス亜科 Hydrastoideae

花弁はなく，がく片は大形で4，蜜槽を欠く．単頂花序．果実は袋果．

- **ヒドラスチス** *Hydrastis canadensis* L.　北アメリカ東部に分布．地下茎を有し，夏緑多年草．根茎を**ヒドラスチス根**と呼び，子宮などの消炎止血薬とする．成分はアルカロイドの hydrastine, berberine などを含む．**ヒドラスチン塩酸塩**の製造原料．

(2) オダマキ亜科 Helleboroideae

花弁は蜜槽に変化，らせん状配列が多いがまれに輪状配列，仮雄ずいをもつものもある．胚珠は2列，果実は袋果または液果アルカロイドを含む植物が多い．トリカブト属 *Aconitum* とヒエンソウ属 *Delphinium* にはジテルペンアルカロイドを含む．トリカブト属植物のアルカロイドはアチシン系とアコニチン系に大別される．アコニチン系は毒性が強い．オウレン属 *Coptis* はベルベリン系アルカロイドを含み，ヘレボルス属 *Helleborus* は強心配糖体を含む．

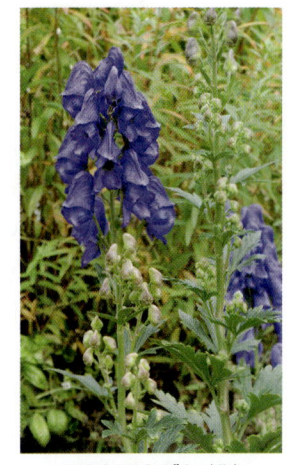

- **ハナトリカブト，カラトリカブト** *Aconitum carmichaeli* Debeaux　中国原産．塊根を**烏頭**（ウズ），**附子**（ブシ）と呼び，強壮，興奮，強心，利尿の目的で用いる．塊根は猛毒性のアコニチン系アルカロイドを含有するので，塊根に加熱加工などを行い，有毒成分を分解して用いる．成分は aconitine, mesaconitine, higenamine など．

  A. chinense Pax　*A. carmichaeli* によく似ていて混同されているが，花柄の毛が開出する点で区別する．烏頭，附子と同様に用いる．

  キバナトリカブト *A. coreanum* Raipaic　朝鮮半島の北部から中国東北地方に分布．塊根を**白附子**（ハクブシ，朝鮮名）と呼び，去痰薬，鎮痙薬，鎮痛薬，または外用薬（にきびや疥癬）とする．成分は hypaconitine を含み，他の附子より毒性が著しく弱い．中国では片頭痛，破傷風，半身不随に用いる．

  オクトリカブト *A. japonicum* Thunb.　本州の山地に広く分布．塊根は烏頭，附子

ハナトリカブト（花）

の代用とするが種内変異が多いので，成分組成，効能，毒性がまちまちで使いにくい．

近縁種には，イブキトリカブト *A. ibukiense* NAKAI，キタヤマブシ *A. japonicum* var. *eizanense* TAMURA，タンナトリカブト *A. japonicum* subsp. *napiforme* LÉV. et VAN，ヤマトリカブト *A. japonicum* var. *montanum* NAKAI，サンヨウブシ *A. sanyoense* NAKAI などがある．

A. napellus L. ヨーロッパ原産．塊根を aconite root と呼び，チンキ剤を鎮痛薬，鎮痙薬として外用する．成分は aconitine, mesaconitine, hypaconitine などを含む．

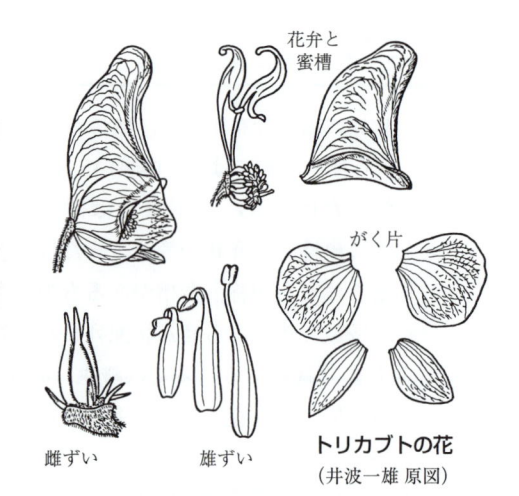

A. palmatum DON インド原産．塊根は強壮薬，成分は atisine である．

トリカブトの花
（井波一雄 原図）

- セイヨウオダマキ *Aquilegia vulgaris* L. ヨーロッパ原産．多年草．根，種子，全草を利尿，月経困難などに用いる．

- サラシナショウマ *Cimicifuga simplex* (DC.) TURCZ. 日本，朝鮮半島，中国，シベリア東部に分布．多年草．根茎を**升麻**（ショウマ）と呼び，発汗薬，解毒薬，解熱薬，補脾胃薬とする．成分は cimicifugoside, methylcimicifugoside など．

C. foetida L. 中国の四川，青海省産．多年草．根茎を**川升麻**（センショウマ），**西升麻**（セイショウマ）と呼び，升麻と同様に用いる．

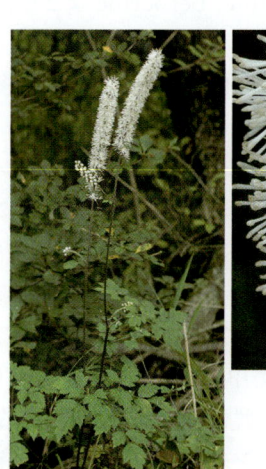

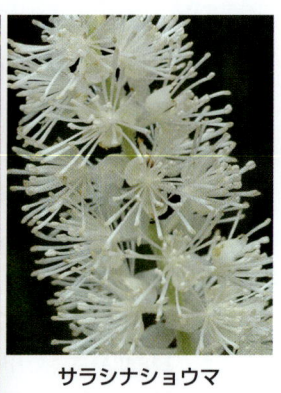

サラシナショウマ
全形｜花

C. heracleifolia KOMAR. 中国東北部産．根茎を**大葉升麻**（オオバショウマ）と呼び升麻と同様に用いる．

ブラックコホッシュ *C. racemosa* (L.) NUTT. black cohosh. 北アメリカに分布する多年草．先住民の伝承薬．神経痛の治療に用いる．更年期障害における諸症状に経口摂取で有効性が示唆される一方で，肝障害の可能性が報告されている．

- オウレン *Coptis japonica* MAKINO "黄連"と書くが，真の黄連はシナオウレン *C. chinensis* FRANCH. で，日本産の場合は"和黄連"である．根生葉をつけ，それぞれ1回，2回，3〜4回の三出複葉をつける．それぞれキクバオウレン *C. japonica* MAKINO var. *japonica*，セリバオウレン *C. japonica* var. *dissecta* NAKAI，コセリバオウレン *C. japonica* var. *major* SATAKE と分類する．根茎は**和黄連**（ワオウレン），根は**毛黄連**（モウオウレン）と呼び，苦味健胃薬，漢方では消炎，止血，解毒に用いる．栽培されるの

8. 被子植物門　135

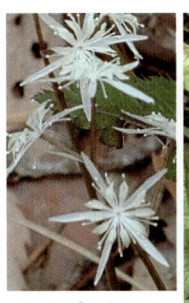

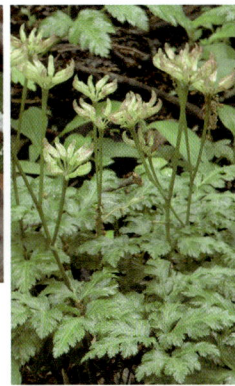

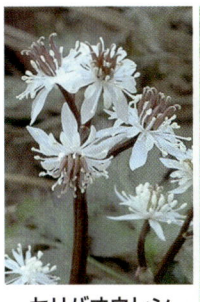

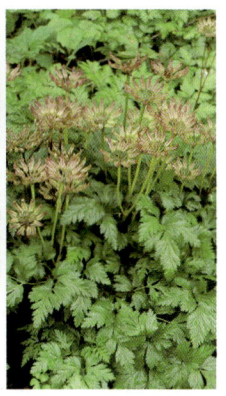

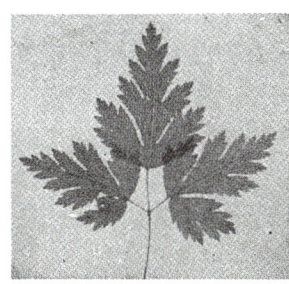

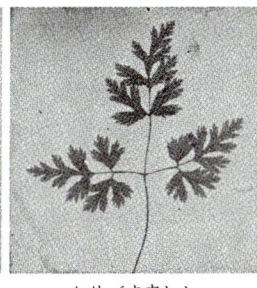

キクバオウレン　花♂｜果実　　セリバオウレン　花｜果実

キクバオウレン　セリバオウレン　コセリバオウレン

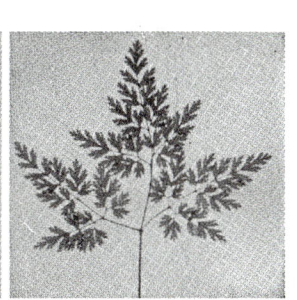

オウレンの葉型 3 種

はセリバオウレン．成分はアルカロイド berberine, palmatine, coptisine, worenine など．

　中国産の *C. chinensis* FRANCH. （中部），*C. teetoides* C. Y. CHENG （四川省），*C. omeiensis* C. Y. CHENG （四川省）の根茎は，**黄連**（オウレン）として同様に用いる．中国産黄連の根茎は epiberberine を含むため，和黄連に比べてオレンジ色が強い．**インドオウレン** *C. teeta* WALL. も同様に用いる．**ミツバオウレン** *C. trifolia* SALISB. の全草を，北アメリカの民間では coptis または golden thread と呼び，苦味健胃薬とする．日本では薬用に用いない．

● **ヒエンソウ** *Delphinium ajacis* L.　ヨーロッパから地中海沿岸原産．多年草．日本では観賞用に栽培．種子は皮膚寄生虫駆除薬として外用される．成分はアルカロイド ajacine, ajaconine．

　D. staphisagria L.　種子は前種と同様に用いる．成分はアルカロイド delphinine．

● **クリスマスローズ** *Helleborus niger* L.　ヨーロッパ原産．多年草．根茎を**ヘレボルス根**と呼ぶ．強心薬としたが，毒性が強く，現在は用いない．成分は強心配糖体 helleborin, helleborein など．

● **クロタネソウ** *Nigella damascena* L.　南ヨーロッパ，中東，南西アジアに自生する一年草．園芸植物として古くから栽培される．ニゲラと呼ばれる．

　ニオイクロタネソウ *N. sativa* L.　クロタネソウより少し小型．種子は black cumin と呼ばれ，消化剤，駆虫薬，利尿薬，皮膚用剤などに幅広く利用されるほか，南アジアか

キンポウゲ目

ら中東にかけて香辛料に用いる．ディオスコリデスの『薬物誌』で，種子は頭痛，歯痛，鼻カタルや虫下しに用いると記載されている．

- **ヒメウズ** *Semiaquilegia adoxoides* MAKINO　日本の中部以南，朝鮮半島南部，中国大陸の暖帯に分布．多年草．中国では，全草を**天葵**（テンキ），地下部を**天葵子**（テンキシ）と呼び，解毒薬，利尿薬とする．

(3) **キンポウゲ亜科** Ranunculoideae

蜜槽がある．瘦果，種子は1．成分は，フクジュソウ属 *Adonis* は強心配糖体を含み，キンポウゲ属 *Ranunculus*，オキナグサ属 *Pulsatilla* には，強い刺激性をもつ揮発性の protoanemonin を含むものが多い．カラマツソウ属 *Thalictrum* は花弁がなく，他の属とはやや離れた1群で，アルカロイド magnoflorine を含む．

- **フクジュソウ** *Adonis amurensis* REGEL　日本の中部地方以北か北海道のほか，ロシアの沿海地方や中国の東北部に分布．多年草．花弁は黄金色．根および根茎を**福寿草根**（フクジュソウコン）と呼び，民間で強心利尿薬とするが，服用量などがむずかしく中毒におちいることがあるので注意．成分は強心配糖体 cymarin, adonitoxin.

　セイヨウフクジュソウ *A. vernalis* L.　ヨーロッパからシベリアにかけて分布．多年草．地上部全草を**アドニス草**と呼び，ヨーロッパの民間で強心利尿薬とされた．成分はフクジュソウと同じで，強心配糖体 cymarin, adonitoxin.

　ナツザキフクジュソウ *A. aestivalis* L.　ヨーロッパ中部の原産．一年草．花は赤色．観賞用に栽培される．民間で薬用とする．成分は強心配糖体 adonine を含む．

- **サキシマボタンヅル（シナセンニンソウ）** *Clematis chinensis* OSBECK　中国長江の中下流および以南に自生．つる性の多年草．根を**威霊仙**（イレイセン）と呼び，漢方で利尿薬，鎮痛薬とし，癥瘕（チョウカ），積聚（シャクジュウ）という腹部の血塊，腫物などに用いる．

　センニンソウ *C. terniflora* DC.，**フジセンニンソウ** *C. fujisanensis* HISAUCHI et HARA　両植物とも日本の山野に自生．多年草．根は威霊仙の代用とする．

- **オキナグサ** *Pulsatilla cernua* SPRENG.　本州，九州，四国の低山地に自生．絶滅危惧Ⅱ類（環境省）．多年草．根を**和白頭翁**（ワハクトウオウ）と呼び，下痢や赤痢に用いた．

　P. chinensis REGEL　中国の東北部から中部に分布．根を**白頭翁**（ハクトウオウ）と呼び，熱性下痢などの止瀉薬とする．

　P. vulgaris MILL.　ヨーロッパ産．全草を通経薬，止瀉薬，鎮痛薬とする．精油成分 anemonol, protoanemonin.

- **キンポウゲ** *Ranunculus japonicus* THUNB.　東アジアの温帯山野に自生．多年草．皮膚に対して引赤発泡作用があり，毒草．中国では全草および根をマラリア，黄疸，頭痛，関節痛などに用いる．

　同属に，**キツネノボタン** *R. glaber* MAKINO，**コキツネノボタン** *R. chinensis* BUNGE，**ケキツネノボタン** *R. cantoniensis* DC.，**タガラシ** *R. sceleratus* L. があり，いずれも刺激性精油 ranunculin, protoanemonin を含み，有毒．

- **アキカラマツ** *Thalictrum thunbergii* DC.　日本から中国にかけて広く分布．多年草．

長野県では全草を高遠草（タカトウグサ）と呼び，腹痛，胃カタルに用いる．成分はアルカロイド magnoflorine, takatonine, thalicthuberine, thalicberine など．

カラマツソウ *T. aquilegifolium* L.　日本，朝鮮半島，中国，シベリア，ヨーロッパに広く分布．中国では，根や根茎を咳や咽喉炎に用いる．

T. ramosum BOIVIN　中国産．全草を消炎解毒薬とする．

b) メギ科 Berberidaceae

北半球の温帯が分布の中心．熱帯の山地，南アメリカなどに 14 属約 575 種，日本に 7 属 17 種あり，薬用，観賞用が多い．草本または低木．葉は互生，単葉または複葉，節に葉の変態した針のあるものもある．花は 2～4 数性，3 数性が多い．輪状配列，両性，放射相称，異花被または等花被，まれに花被を欠く．花弁の基部に蜜槽のあるものが多い．雄ずいは花弁と同数か倍数で対生する．やくは弁開または縦裂，心皮は 1，胚珠は 1～多数，子房上位，果実は漿果，袋果．

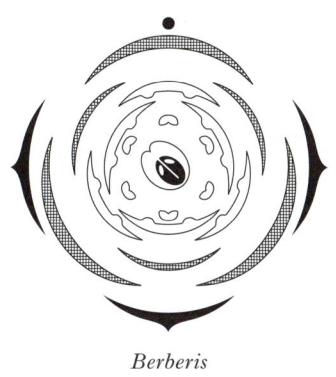

Berberis
メギ科
$K_{3+3}C_{3+3}A_6G_{\underline{1}}$

(1) メギ亜科 Berberidoideae

蜜槽がある．成分はベルベリン型アルカロイドを含むものが多い．

- **メギ** *Berberis thunbergii* DC.　本州中部以西，四国，九州に分布．落葉小低木．茎幹の材を**小蘗**（ショウバク）と呼び，苦味健胃薬，葉と茎の煎液は目の充血，炎症の洗眼薬．成分はアルカロイド berberine, jateorrhizine, oxyacanthine, berbamine, magnoflorine など．

  近縁種の **ヘビノボラズ** *B. sieboldii* MIQ.，**ヒロハヘビノボラズ** *B. amurensis* RUPR. var. *japonica* REHD.，**オオバメギ** *B. tschonoskii* REGEL も同様に用いる．樹皮や茎葉は染料に用いられる．

  B. aquifolium RUSH.　北アメリカ産．根茎および根を berberis, orange grape root と呼び，苦味健胃薬とする．成分は berberine など．

  タイワンヘビノボラズ *B. brevisepala* HAYATA　根を台湾で毒蛇咬傷に用いる．

  セイヨウメギ *B. vulgaris* L.　ヨーロッパに分布．根皮を健胃強壮薬，利胆薬とする．材と樹皮から黄色の染料をとる．

- **イカリソウ** *Epimedium grandiflorum* MORR.　日本の東北地方から近畿地方にかけての太平洋側に分布．多年草．地上部の全草を**和淫羊藿**（ワインヨウカク）と呼び，強壮薬，強精薬とする．成分は葉にフラボノイド icariin など．根および根茎にアルカロイド magnoflorine．

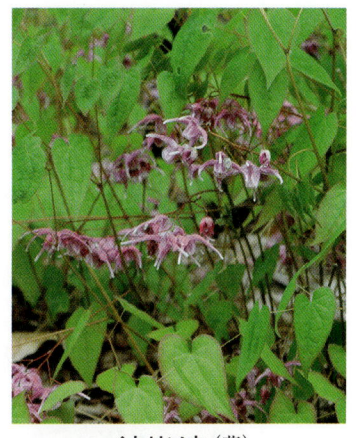

イカリソウ（花）

トキワイカリソウ *E. sempervirense* NAKAI　日本海側に分布．常緑．
ウラジロイカリソウ *E. sempervirense* var. *hypoglaucum* MAKINO　日本海側に分布．
上記2種に加え，オオバイカリソウ *E. setasum* KOIDZ.，キバナイカリソウ *E. cremeum* NAKAI et F. MAEK. なども同様に用いられている．

ホザキノイカリソウ *E. sagittatum* BAK.，*E. macranthum* MORR. et DECNE.，*E. brevicorum* MAXIM.　いずれも中国産で，全草を**淫羊藿**（インヨウカク）と呼ぶ．用途は強壮，強精薬とし，陰萎，男性不妊，脊髄炎による両足の麻痺，関節リウマチ，月経不順の治療に用いる．

チョウセンイカリソウ *E. koreanum* NAKAI　朝鮮半島，中国の東北部に分布．前種と同様に用いる．

- タツタソウ *Jeffersonia dubia* BENTH. et HOOK.
朝鮮半島北部から中国東北部の山野に分布．多年草．根と根茎を**鮮黄連**（センオウレン）と呼び，苦味健胃薬とする．中国では，根茎を解熱，健胃止瀉，結膜炎などに用いる．

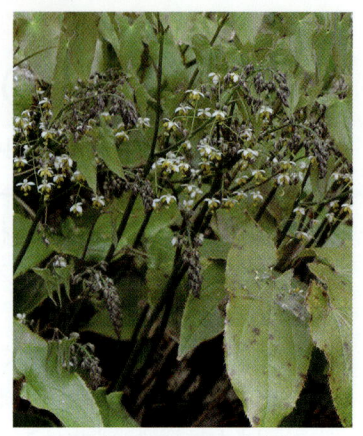

ホザキノイカリソウ（花）

- ホソバヒイラギナンテン *Mahonia fortunei* FEDDE　中国原産．根を解熱，解毒などに用いる．成分はアルカロイド berberine, palmatine, oxyacanthine, berbamine, jateorrhizine, magnoflorine.

ヒイラギナンテン *M. japonica* DC.　中国原産．ニイタカヒイラギナンテン *M. oiwakensis* HAYATA　台湾産．ともに健胃薬，消炎薬として用いる．

- ナンテン *Nandina domestica* THUNB.
中国原産．日本にも栽植．野生化．果実は**南天実**（ナンテンジツ）と呼び，喘息，百日咳などの鎮咳薬とする．成分はアルカロイド domestine, protopine など．葉には nandinine が含まれる．殺菌作用を期待して，日本では赤飯などに置く習慣がある．

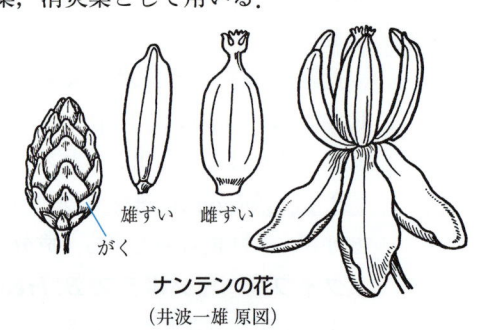

ナンテンの花
（井波一雄 原図）
がく　雄ずい　雌ずい

(2) **ミヤオソウ亜科** Podophylloideae
蜜槽がない．異花被，草本多年草．たて型の単葉．成分はリグナン化合物．

- ミヤオソウ *Dysosma pleiantha* (HANCE) WOODSON　中国南部および台湾に自生．根茎を**八角連**（ハッカクレン）と呼び，瀉下薬，痛風，毒蛇咬傷の解毒薬とする．成分は podophyllotoxin, desoxypodophyllotoxin.

キキュウ *D. versipellis* (HANCE) M. CHENG ex YING　中国南部および台湾に分布．根茎を**鬼臼**（キキュウ）と呼び，瀉下薬，虫や蛇の咬傷の解毒薬とする．

- ポドフィルム *Podophyllum peltatum* L.　北アメリカ原産．多年草．根茎を**ポドフィルム根**と呼び，瀉下薬とする．成分は podophyllotoxin, desoxypodophyllotoxin を含む．

P. emodi WALL.　インド，アフガニスタンのヒマラヤ山系に自生．根茎を Indian

podophyllum と呼び，瀉下薬とする．

c) アケビ科 Lardizabalaceae

東アジアと南アメリカに8属35種が隔離分布する．多くはつる性低木．葉は掌状複葉，互生，托葉はない．花は3数性，輪状配列，単性で雌雄同株，がく片は3～6，花弁状，花弁は欠くか蜜槽となる．果実は大型の液果．成分は，木部と根にサポニンを含む．

- **アケビ** *Akebia quinata* (THUNB. ex HOUTT.) DECNE.　日本，朝鮮半島，中国の暖地に分布．落葉のつる性木本．茎を**木通**（モクツウ）と呼び，漢方で利尿薬，鎮痛薬とする．成分は hederagenin, oleanolic acid など．

  ミツバアケビ *A. trifoliata* (THUNB.) KOIDZ., **ゴヨウアケビ** *A. pentaphylla* MAKINO　前種と同様に用いる．

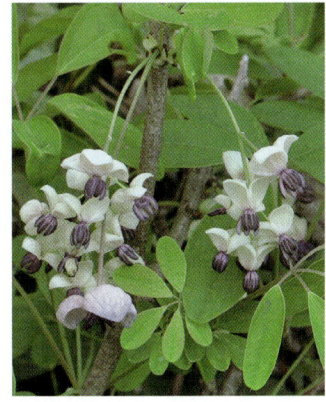

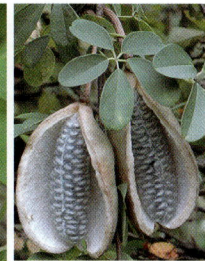

- **ムベ，トキワアケビ** *Stauntonia hexaphylla* DECNE.　日本（関東以西から沖縄），朝鮮半島南部，台湾に分布．常緑のつる性木本．果実は紅紫色に熟するが，アケビのように裂開しない．果実は食用，乾燥したものを利尿薬，茎および根は民間で強心利尿薬とする．中国では，果実や種子を駆虫薬とする．

d) ツヅラフジ科 Menispermaceae

世界の熱帯，亜熱帯を中心に67属400種．日本には6属7種が分布．多くはつる性木本，まれに直立の木本，ときにつる性の草本．葉は互生，托葉はない．花は小型で，単性，3数性または2数性で，雌雄異花・異株，輪状配列，放射相称まれに左右相称，果実は石果で，外果皮は肉質，内果皮は硬い．茎および根は異常二次生長する．

成分はベルベリン型，ビスコクラウリン型およびパパベリン型のアルカロイドを含み，精油は含まない．薬用植物が多い．

- ***Anamirta paniculata*** COLEBR.　東南アジアに自生．つる性低木．果実は cocculus, fish berry と呼び，民間で皮膚病，駆風薬，魚毒とする．成分は，種子に有毒苦味質 picrotin, picrotinin, 果皮にアルカロイド menispermine, paramenispermine を含有する．
  A. cocculus WIGHT et ARN　levant berry, fish berry．東南アジア，マレーシアでは果実を魚毒やシラミ退治に利用した．有毒成分は picrotoxin.

- ***Chondodendron tomentosum*** RUIZ. et. PAV.　pareira brava．ペルー，ブラジルに分布．つる性木本．乾燥した根は pareira root である．水性エキスは南アメリカの矢毒 tubo-curare, 成分はアルカロイド tubocurarine, berberine など．
  C. candicans SANDW., ***C. iquitanum*** DIELS, ***C. platyphyllum*** MIERS　いず

140 　各　　論

れも熱帯アメリカに分布．南アメリカ諸国では，これらから矢毒のクラーレを抽出している．

- **ミヤコジマツヅラフジ** *Cissampelos insularis* Makino　　沖縄，台湾に自生．つる性低木．根を鎮痛薬とする．成分はアルカロイド insularine, methyl isochondodendrine.

  C. pariera L.　　false pareira brava．熱帯に広く分布．つる性低木．茎は利尿，葉は蛇咬傷に使用．中国では，止血薬，鎮痛薬とする．成分はアルカロイド cissampareine, hayatine, cissamine, berberine など．

- **コウシュウヤク** *Cocculus laurifolius* DC.　　九州南部から沖縄，台湾，中国，東南アジアに分布．常緑低木．根を**衡州烏薬**（コウシュウヤク）と呼び，高血圧，頭痛，腹痛，利尿に用いられる．成分はアルカロイド cocculaurine, cocculine, laurifoline.

  ホウザンツヅラフジ *C. sarmentosus* DC.　　台湾，その他熱帯に分布．つる性低木．根を台湾で**防已**（ボウイ）と呼び，リウマチに用いる．成分はアルカロイド trilobine, isotrilobine, menisarine.

  アオツヅラフジ，カミエビ *C. trilobus* DC.　　日本，中国，フィリピンに分布．落葉性つる性木本．雌雄異株．茎幹および根を**木防已**（モクボウイ）と呼び，漢方で利尿薬，鎮痛薬，解熱薬，緩下薬とする．成分はアルカロイド trilobine, homotrilobine, magnoflorine.

- **コスキニウム** *Coscinium fenestratum* Colebr.　　インド，東南アジアに分布．黄色の材を有するつる性低木．木部は苦味健胃，黄疸，マラリア，解熱強壮薬，ベルベリンの製造原料とする．成分はアルカロイド berberine (3.5%).

- *Jateorhiza columba* Miers (*J. palmata* Miers)　　つる性木本．塊根をコロンボ calumba, Calumbae Radix と呼び，苦味健胃薬とする．成分はアルカロイド palmatine, jateorrhizine, columbamine, 苦味質 columbin.

- **コウモリカズラ** *Menispermum dauricum* DC.　　東アジアの温帯に分布．落葉性つる性木本．根を中国東北部で防已と呼び，利尿薬とする．成分はアルカロイド dauricine.

- **オオツヅラフジ，ツヅラフジ** *Sinomenium acutum* (Thunb.) Rehder et E. H. Wilson　　日本では本州関東以西，四国，九州に分布し，そのほか台湾および中国に分布する．落葉

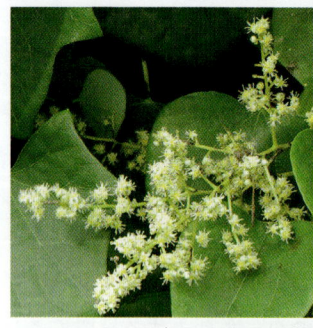

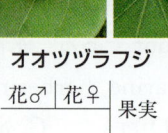

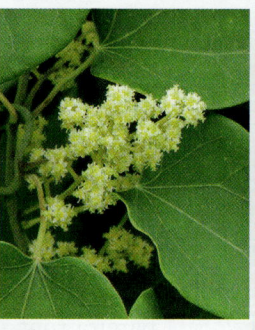

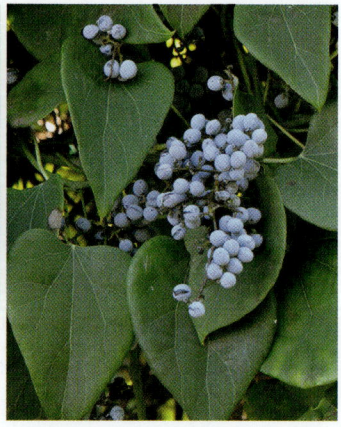

オオツヅラフジ
花♂｜花♀｜果実

性つる性木本．根，根茎，茎幹を防已，**漢防已**（カンボウイ）と呼び，利尿薬，鎮痛薬（リウマチ，神経痛など）とする．成分はアルカロイド sinomenine, disinomenine, sinactine, tupuranine, acutumine, magnoflorine, isosinomenine.

- **タマザキツヅラフジ** *Stephania cepharantha* Hayata　　南西諸島，台湾，中国南部に分布．つる性多年草．根は台湾で防已と呼ばれ，百日咳，糖尿病，胃酸過多症，胃潰瘍，円形脱毛症，抗白血球減少症，免疫増強薬として利用する．成分はアルカロイド cepharanthine．医薬品の原料．

  ハスノハカズラ *S. japonica* Miers　　東アジアの暖地に分布．常緑のつる性木本．茎幹と根を**千金藤**（センキントウ）と呼び，鎮痛薬，止瀉薬とされたことがある．成分はアルカロイド stephanine, protostephanine, hasubanonine, epistephanine, hypoepistephanine.

  S. hernandifolia Waldst.　　中国南部からインドネシア，オーストラリアに分布．つる性木本．根を利尿薬とする．成分はアルカロイド isotrilobine.

  シマハスノハカズラ *S. tetrandra* S. Moore　　台湾，中国南部に分布．根を中国では**粉防已**（フンボウイ），**土防已**（ドボウイ），漢防已と呼び，日本では**唐防已**（トウボウイ）と呼ぶ．漢方で解熱の目的で浮腫，泌尿器疾患，脚気などに用いる．成分はアルカロイド tetrandrine, dimethyltetrandrine.

- *Tinospora capillipes* Gagnep.　　中国の中南山区および西南山区に自生．つる性木本．根を**金果欖**（キンカラン）と呼び，解熱薬，鎮痛薬，解毒薬とする．成分はアルカロイド palmatine など．

  T. sagittata Gagnep.　　中国の湖南省，湖北省，広西省，四川省などに分布．根を金果欖と同様に用いる．

  イボツヅラフジ *T. tuberculata* Beumée (*T. crispa* Hook. f. et Thoms.)　　東南アジアに自生．茎を Tinosporae Herba と呼び，マラリアなどの熱病一般に解熱薬とする．成分はジテルペン苦味質 borapetoside など．

e) スイレン科 Nymphaeaceae

世界の熱帯から温帯にかけ7属約90種が分布する．水生または沼生植物．地下茎は水底の土中にあり，葉は長柄，浮葉，沈水葉および抽出葉からなる．花は単頂花序，両性，がく片は3〜6枚，花弁，雄しべは多数，子房は上位から下位までの進化段階を示す．各心皮には1〜多数の胚珠をつける．果実は痩果，さく果，ときに液果状また袋果状．

成分はアルカロイド meiferine, roemerine, normuciferine, armepavine, nupharidine などを含むものが多い．

- **ジュンサイ** *Brasenia schreiberi* J. F. Gmel.　　池や沼に生育する多年生水草．若芽は食用，新芽などは粘質物に覆われる．主成分は rhamnosan.

- **オニバス** *Euryale ferox* Salisb.　　東アジア各地の池や沼に自生．絶滅危惧Ⅱ類（環境省），一年生の水草．種子を**芡実**（ケンジツ）と呼び，強精薬，強壮薬，デンプンは食用とする．

142　各　論

- ハス *Nelumbo nucifera* G<small>AERTN</small>.　オーストラリアからアジア，ヨーロッパにかけて沼沢に自生，または栽培．多年草．果実は**蓮実**（レンジツ），**蓮子**（レンシ）と呼び，強壮薬，婦人病薬とする．内果皮の付いた種子を日本薬局方ではレンニクといい，胚を取り除く場合もある．成分はアルカロイド lotusin, liensinine, isoliensinine, neferine, pronuciferine, anonaine など．

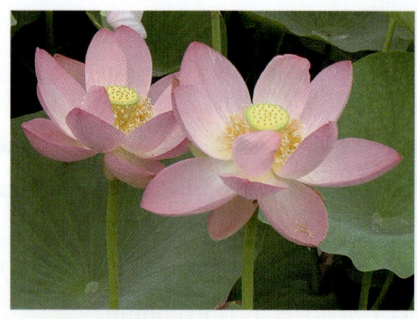

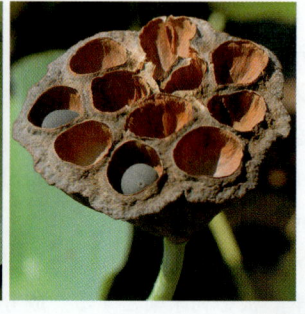

ハス
花｜果実

- コウホネ *Nuphar japonicum* DC.　池や川に野生．しばしば観賞用として庭園などに栽培．多年草．根茎は**川骨**（センコツ）と呼び，強壮薬，止血薬として婦人病に用いる．成分はアルカロイド nupharidine, deoxynupharidine, nupharamine, nuphamine, anhydronupharamine など．

ネムロコウホネ *N. pumilium* S<small>MITH</small>　北海道と東北に分布．オゼコウホネ *N. pumilium* var. *ozeense* H<small>ARA</small>　尾瀬，その他に分布．いずれも前種と同様に用いる．両種ともに絶滅危惧Ⅱ類（環境省）．

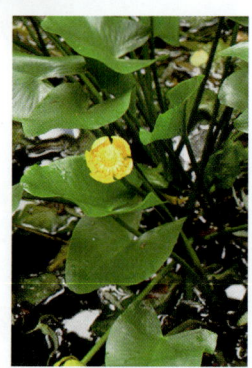

キバナバス *N. luteum* S<small>IBTH</small>. et S<small>M</small>.　ヨーロッパからユーラシア大陸に分布．根茎を止血薬，健胃薬，強壮薬．飢饉のときには，根茎や種子を食用とした．成分はアルカロイド nupharine, thiobinupharidine など．

N. advena A<small>IT</small>. f.　北アメリカに分布．アメリカ先住民は，根茎，種子，葉柄を食用とする．

コウホネ（花）

12)　コショウ目 Piperales

4科からなる草本あるいは木本．葉は単葉，托葉あり，互生が多い．花は両性ときに単性，穂状花序，無花被，雄ずい 1〜10，心皮 1〜5，離生または合生．種子には多量の胚乳がある．植物体中には油細胞がある．

a)　ドクダミ科 Saururaceae

東アジア，東南アジア，北アメリカに 5 属 7 種が分布する．多年草．単葉を互生，花は無花被，両性，穂状花序，雄ずい 3〜8，心皮 3〜5，離生または合生，子房上位まれに中位，果実はさく果または液果，種子は内胚乳と外胚乳があり，内胚乳は粉質で多量，成分は油細胞

中，精油 caprinaldehyde, laurinaldehyde, methylnonyketone など を含む．

- **ドクダミ** *Houttuynia cordata* Thunb.　日陰の土地に群生する多年草．開花期の全草を**重薬**，**十薬**（ジュウヤク），**蕺菜**（ジュウサイ）と呼び，利尿薬，解毒薬とし，生薬を民間で外傷，化膿，痔疾などに外用する．成分はフラボノイド quercitrin，精油は decanoyl-acetaldehyde, methylnonylketone, laurinaldehyde.

- **ハンゲショウ** *Saururus chinensis* Baill.　日本，中国大陸，フィリピンに分布．暖地の水辺や湿地に自生．多年草．全草を水腫や解毒，脚気，利尿に用いる．

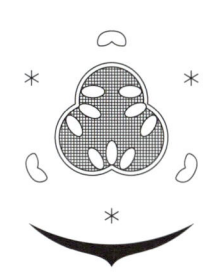

Houttuynia
ドクダミ科
$P_0A_{3+0}G_{(3)}$

b) コショウ科 Piperaceae

12 属約 3,000 種が，多くは熱帯に分布する．草本または低木，つる性のものが多い．茎には関節がある．葉は単葉を互生，対生または輪生，托葉があるか，またはない．花は無花被，両性または単性，穂状花序，雄ずい 1〜10，心皮 2〜4 で合生．室の基底に直立胚珠 1．子房上位まれに中位，果実は液果，種子 1．茎は不整中心柱型，植物全体に油細胞があり，芳香辛味成分を含む．

- **キンマ** *Piper betle* L.　マレーシア地域原産で，インドからマレーシア地域やアフリカで栽培．雌雄異株の常緑つる性植物．葉は**蒟醤**（キンマ）betel と呼び，台湾では老葉は健胃薬，去痰薬とし，東南アジアでは広く住民の嗜好料とする．成分は精油 chavibetol, chavicol.

- **クベバ** *P. cubeba* L. f.　インドネシア原産．未熟果実を**クベバ実**，**蓽澄茄**（ヒッチョウカ）と呼び，健胃，感冒，腹痛，下痢，喘息などに用いる．成分は精油 sabinene, 苦味質 cadinene.

- **インドナガコショウ** *P. longum* L.　インド原産．つる性低木．熟した果穂を**蓽撥**（ヒハツ）と呼び，芳香辛味性健胃薬とする．成分は辛味成分 piperine, piperlongmine, piperlongminine.

- **ヒハツモドキ** *P. retrofractum* Vahl (*P. hancei* Maxim.)　沖縄で栽培．熟した果穂は，前種と同様に用いる．

- **カバ，カワカワ** *P. methysticum* G. Forster　ポリネシア諸島に野生また栽培．低木．根をカワ根，kawa root と呼び，ポリネシア住民の麻酔性嗜好料．常用すると，カワカワ中毒となる．成分は，カワ樹脂 kawaic acid, kawain, yangoin, desmethoxy-yangoin, methylsticin, piperic

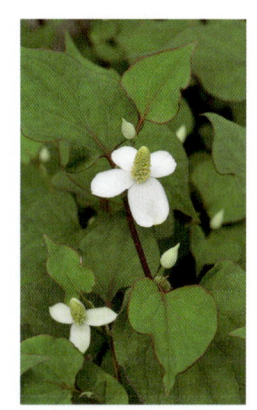

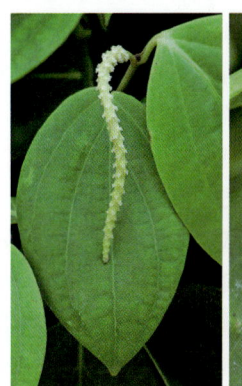

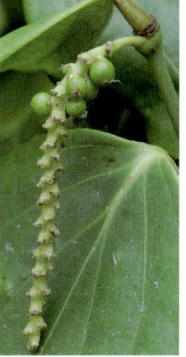

ドクダミ（花）

コショウ
花♀｜果実

acid，アルカロイド，配糖体など．

　コショウ *P. nigrum* L.　インド原産．インド，スマトラ，マレーシア，ブラジルなど広く栽培．つる性低木．雌雄異株．未熟果実を**胡椒**（コショウ）pepper，**黒胡椒**（クロコショウ）black pepper と呼び，成熟果実の果皮を除いた種子を**白胡椒**（シロコショウ）white pepper と呼ぶ．両種ともに，芳香辛味性健胃薬，食欲亢進の目的で家庭薬に，また食品，料理用の香辛料とする．成分は，酸アミド系辛味物質 piperine，精油 *l*-phellandrin などを含む．

13) ウマノスズクサ目 Aristolochiales

花が両性のウマノスズクサ科と，単性で無葉緑素の多年生草本である全寄生植物ラフレシア科，ヒドノラ科がある．

a) ウマノスズクサ科 Aristolochiaceae

温帯から熱帯に7属約600種．日本には4属約50種が自生．常緑草本，つる性草本または木本．葉は掌状脈，心臓形または腎臓形単葉で托葉はない．花は両性，放射相称または左右相称，3数性，雄ずいは6〜36，花柱に合着．子房下位（ときに上位）6〜36室，果実は通常，さく果または液果．

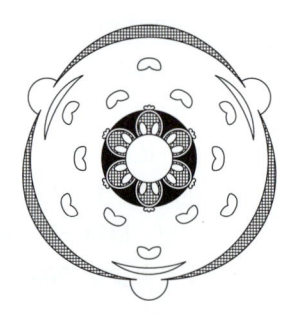

Asarum
ウマノスズクサ科
$K_{(3)}C_3A_{6+6}G_{\overline{(6)}}$

常緑草本で単葉を根生状に互生し，花が放射相称のカンアオイ亜科と，つる性の草本または木本で，単葉を互生し，花が左右相称のウマノスズクサ亜科に分ける．カンアオイ亜科は花被片（がく片）の形態により，フタバアオイ属，ウスバサイシン属，カンアオイ属に分ける．葉または根に，精油（methyleugenol, safrole など），イソキノリンアルカロイド，ニトロ基のある aristolochic acid などの存在が注目される．

　ウマノスズクサ *Aristolochia debilis* Siebold et Zucc.　中国，日本各地に野生．多年生（つる性）でものに巻き付く．根を**青木香**（セイモッコウ）と呼び，漢方で解毒薬，消腫薬とする．果実を**馬兜鈴**（バトウレイ）と呼び，鎮痛薬，去痰薬，解熱薬とする．成分は精油 aristolon，アルカロイド magnoflorine や aristolochic acid を含み，腎障害を起こす副作用が知られている．

　オオバウマノスズクサ *A. kaempferi* Willd.　日本中部以南に広く分布．つる性木本．漢方で根および果実を，前種と同様に用いる．

　マルバウマノスズクサ *A. contorta* Bunge　無毛で多年生のつる性草本．主に朝鮮半島で同様に用いる．

　A. fangchi Wu　中国南部の広東省，広西省に主に産し，根を**広防已**（コウボウイ）として中国で使われていた．aristolochic acid を含み，腎障害を起こす副作用が知られ，現在は使われていない．

　A. manshuriensis Komar.　関木通（カンモクツウ），木通馬兜鈴（中国名）．茎は水腫

を治すが，aristolochic acid による副作用が大きい．中国で木通の代用に使われ，副作用事故を起こした．

- **オウシュウサイシン** *Asarum europaeum* L.　ヨーロッパ民間薬で，根を吐剤，鎮痛薬，利尿薬とする．精油の成分は asarone など．

  A. canadense L.　北アメリカ産．根茎に精油（methyleugenol など）を含み，芳香性健胃薬，駆風薬とする．

- **ケイリンサイシン** *Asiasarum heterotropoides* F. Maek. var. *mandshuricum* F. Maek.
  中国東北部や韓国に自生．多年生草本．形状はウスバサイシンに似るが葉が厚くやや尖り花被片が反曲．根および根茎を**細辛**（サイシン）と呼び，漢方で鎮咳薬，鎮痛薬（頭痛薬），去痰薬とする．精油の成分は，methyleugenol, safrole，アルカロイドの higenamine，リグニンとして asarinin．地上部に含まれる aristolochic acid は，腎障害を起こすことが知られている．

  ウスバサイシン *A. sieboldii* F. Maek.　日本山地の樹陰に自生する．葉身は薄い．根および根茎を細辛として用いる．精油の成分は，methyleugenol, safrole など．

- **カンアオイ** *Heterotropa nipponica* F. Maek.
  日本の関東地方を中心に広く分布．根および根茎を**土細辛**（ドサイシン），**杜衡**（トコウ）と呼び，漢方で鎮静薬，去痰薬，利尿薬として，細辛の代用にされるが，細辛に比べ辛味が少ない．精油成分 methyleugenol, safrole．

  オオカンアオイ *H. hayatana* F. Maek.　中国に野生．宿根性草本．根および根茎を前種と同様に用いる．精油成分 methyleugenol など．

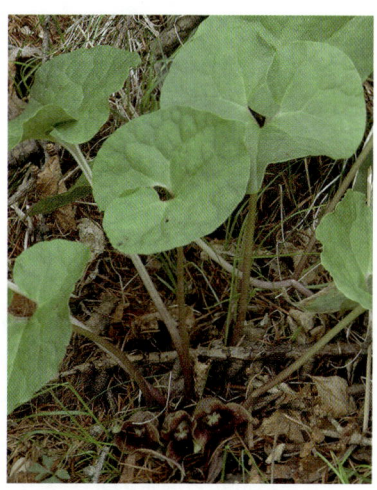

ウスバサイシン（花）

14) オトギリソウ目 Guttiferales (Hypericales)

単葉の木本が多く，まれに草本．花は両性，がくと花弁はほぼ5数性．雄ずいは多数でときに合生．雌ずいは2以上の心皮からなり，ときに各心皮が離生するものがある．子房上位のものが多く，多室で，胚珠は内角につく中軸胎座で，倒生，2珠皮．ボタン科，マタタビ科，フタバガキ科，ツバキ科，オトギリソウ科などの16科がある．

Paeonia
ボタン科
$K_{2-5}C_{7-9}A_\infty G_{3-4}$

a) ボタン科 Paeoniaceae

従来はキンポウゲ科に入れられていた．主として，ヨーロッパ，アジアの温帯に分布する．多年生草本または小低木．3出状〜羽

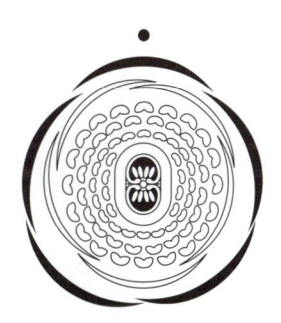

状の大型複葉を互生し，葉柄の基部は鞘となる．異花被，花床の縁が環状にふくれる．花は放射相称で，がく片 5，花弁 5〜10 の大形美花を頂生．胚珠が多数，果実は肉質の袋果，種子は大形．フェノール性化合物やモノテルペン配糖体を含む．

- **ボタン** *Paeonia suffruticosa* ANDR.　中国原産．落葉低木．観賞用や薬用に栽培する．根皮を**牡丹皮**（ボタンピ）と呼び，漢方の要薬で下腹部の鎮痛薬，鎮痙薬，通経薬，消炎性駆瘀血薬とする．フェノール類として，paeonol およびその配糖体 paeonoside, paeonolide，モノテルペン配糖体として paeoniflorin を含む．

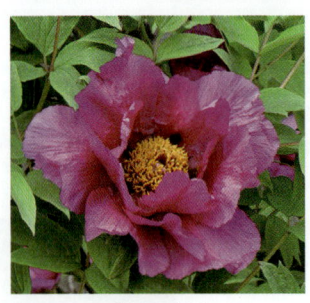

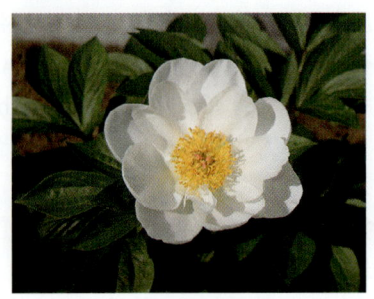

ボタン（花）　　　　シャクヤク（花）
（木村孟淳 提供）

- **シャクヤク** *P. lactiflora* PALL.　朝鮮半島，中国東北部，東シベリアに分布．多年生草本．薬用および観賞用に栽植する．根を**芍薬**（シャクヤク）と呼び，漢方で鎮痙，鎮痛などの目的で婦人病薬とする．paeoniflorin, albiflorin などを含有．

- **ヤマシャクヤク** *P. japonica* (MAKINO) MIYABE et TAKEDA　日本に野生し，落葉広葉樹林の下を好む．根を鎮痛薬とする．

b) マタタビ科 Actinidiaceae

熱帯から温帯の北アメリカおよび東アジアに分布する．つる性木本．日本には 1 属 5 種．単葉を互生し，托葉はない．花は両性または単性で 5 数性，両側仮軸性花序，子房上位．果実は，液果またはさく果，種子には仮種皮および胚乳がある．

- **マタタビ** *Actinidia polygama* MAXIM.　中国，日本山地に広く分布．落葉性つる性木本．果実は食用．果実にマタタビアブラムシが寄生してできた虫こぶを**木天蓼**（モクテンリョウ）と呼び，漢方で鎮痛薬，強壮薬，健胃薬とする．木天蓼酒原料．ネコ科の動物

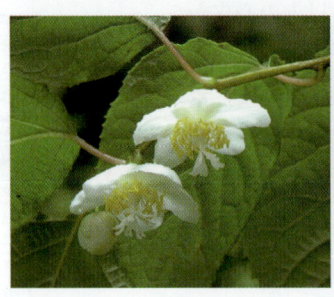

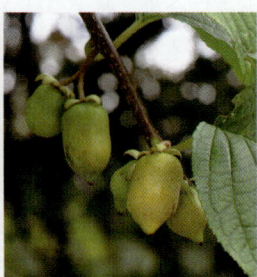

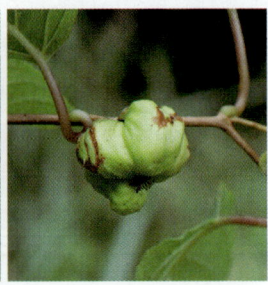

マタタビ
花　果実　木天蓼（モクテンリョウ）

はこれを好んで食べ，一種の酩酊状態になる．獣医用薬．その作用物質は，3-phenylethyl alcohol, matatabilactone, actinidine など．

- サルナシ *A. arguta* (SIEBOLD et ZUCC.) PLANCH.　葉はマタタビのように白色にならず，下面脈上に剛毛．果実を食用，民間薬とする．
- オニマタタビ *A. chinensis* PLANCH.　果実をキウイ kiwifruit と呼び，食用とする．

c) フタバガキ科 Dipterocarpaceae

主にインドからマレー半島にかけての熱帯アジアの熱帯降雨林に分布する高木で，日本には産しない．常緑の全縁革質葉を互生．花は両性，5 数性，円錐花序．果実は 1 種子性．がく片のうちいくつかが生長して翼となり，果実に付随する．木部に樹脂道を有し，樹脂を含む．樹脂はトリテルペン，精油はセスキテルペンが多い．

- *Balanocarpus heimii* KING　マレーシア原産．高木．樹脂を**ダマール** dammar と呼び，ワニス原料とする．
- *Dipterocarpus alatus* ROXB.，*D. pilosus* ROXB.，*D. tuberculatus* ROXB.　インド，マレー半島産．低木．樹幹より滲出する樹脂を**グリュンバルサム** gurjun balsam と呼び，ラッカー，ワニス原料とする．
- リュウノウジュ *Dryobalanops aromatica* GAERTN.　ボルネオ島，マレー半島，スマトラ島に産する．高木，群生．果実は砂糖漬として食す．心材から**竜脳**（リュウノウ）borneol をとる．
- *Hopea micrantha* HOOK. f.，*H. odorata* ROXB.　マレー半島，スマトラ島に自生．樹脂を**ダマール**と呼び，ワニス原料とする．材は暗赤，芳香建材．
- *Shorea aptera* BURCK，*S. hypochra* HANCE，*S. robusta* GAERTN. f.，*S. wiesneri* SCHIFFNER　東南アジア一帯に産する．同属の切株から流出し，固塊となった樹脂を**ダマール**と呼び，ワニス原料とする．材のラワンは建築材．
- *Vateria indica* L.　東南アジア原産．樹脂を**ダマール**と呼び，ワニス原料とする．

d) ツバキ科 Theaceae

主に北半球の熱帯から暖帯にかけて分布する常緑木本．35 属 600 種．日本には 7 属約 20 種．葉は常緑革質，単葉で互生，托葉なし．花は両性，まれに単性．がく片 5，花弁 5，雄ずいは多数，ときに基部で合生．子房上位，3〜5 室からなる．果実は，さく果または液果．種子は一般に大きく，胚乳は少ないか欠如．内部形態上，葉肉中の異形細胞が著しい．種子に脂肪油（良質不乾性油），種子や樹皮には，しばしばサポニンを含み，葉に caffeine および同類塩基，タンニン，ビタミン C などを含む．

- ヤブツバキ（ツバキ）*Camellia japonica* L.　日本暖地，台湾に自生，栽植．常緑小高木．種子の脂肪油を**ツバキ油**と呼び，良質でオリーブ油の代用として軟膏基剤やパスタ剤，毛髪油とする．園芸種が多い．
- ユキツバキ *C. japonica* L. var. *decumbens* SUGIMOTO　東北から北陸の低山に野生．
- サザンカ *C. sasanqua* THUNB.　種子の脂肪油を**山茶油**（サンチャユ）と呼び，ツバキ

148　各　論

油の代用とする．観賞用．花弁は落下のときに1枚ずつとれ，ツバキのように一度に抜け落ちることはない．

　チャ *C. sinensis* O. Kuntze.　中国南部の山岳地方原産．中国，日本などで盛んに栽培．葉は caffeine 製造原料（最近は主に合成），製茶用．成分として，caffeine のほかにタンニン，ビタミンC，カテキン，フラボノイドなどを含む．

　アッサムチャ *C. sinensis* var. *assamica* Kitam.　熱帯に産し，セイロン産はとくに有名．紅茶製造用．

e）オトギリソウ科 Guttiferae (Hypericaceae)

木本性のものは熱帯に，草本性のものは温帯に多く分布．全縁の単葉を対生し，托葉はない．花は両性で，がく片，花弁は各2〜6，雄ずいは多束雄ずいとなるものが多い．心皮は3〜5，子房上位で3〜5室，果実はさく果，痩果，石果または液果．無胚乳種子．

オトギリソウ属のものは，全草に離生の樹脂道または油室をもち，日光にすかすと油室の斑点がみられ，hypericin を含むものが多い．*Garcinia* 属の樹脂，樹皮は染料として利用される．

●　**Garcinia hanburyi** Hook.，***G. morella*** Desr.　インドシナ半島に自生．高木．樹皮に切傷をつけ流出する黄色の乳液を乾燥したゴム樹脂を**藤黄**（トウオウ）gamboge と呼び，黄色染料，塗料とする．峻下薬．

　G. cambogia Desr.　インド，マラバル地方で，果実を消化薬および催乳薬とされる．

　フクギ *G. spicata* Hook. f.　亜熱帯に産する．常緑性高木で根が強く，防風樹を兼ねて沖縄県では人家の周囲の生け垣に用いる．樹皮の黄色素は，染料，塗料とする．二重分子フラボン fukugetin を含有．

　G. mangostana L.　マレーシア原産．著名な熱帯果樹．果実を**マンゴスチン**と呼び，食用とする．果皮に黄色色素（染料）．

●　**オトギリソウ** *Hypericum erectum* Thunb.　日本全土，朝鮮半島，サハリンなどの山野に自生．多年生草本．全草を**小連翹**（ショウレンギョウ）と呼び，漢方で止血収れん薬，含嗽薬とする．民間では，葉の搾り汁を止血薬とする．タンニン，hypericin など．

　セイヨウオトギリソウ（セント・ジョーンズ・ワート） *H. perforatum* L.　St. John's wort．ヨーロッパ中南部産．全草を創傷治療薬，腸炎の収れん防腐薬．慢性不眠症や咳にも

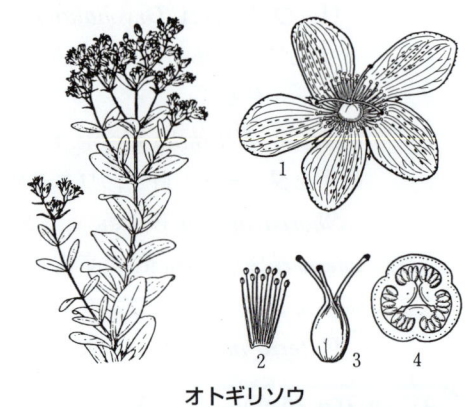

オトギリソウ
1：花，2：雄ずい，3：雌ずい，4：子房の横断面．
（井波一雄 原図）

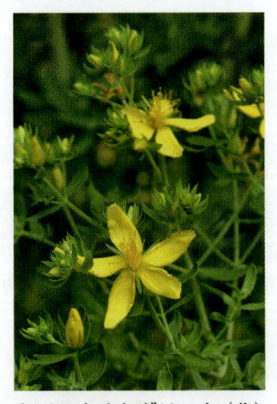

セイヨウオトギリソウ（花）

用いる．hypericin 含有．数種の医薬品と有害な相互作用がみられ，注意を要する（p. 67 参照）．

　トモエソウ *H. ascyron* L.　　日本各地に自生．全草を**大連翹**（ダイレンギョウ）と呼ぶ．漢方，民間薬ともに種々の腫れもの，できものに用い，また駆虫薬とする．全草に hypericin を含有．

15) サラセニア目 Sarraceniales

湿地や水中に生育する草本．多くは捕虫機能をもつ単葉を互生．子房上位，3〜5 心皮からなり，側膜または中軸胎座に多数の胚珠がつく．種子は細小で有胚乳．のう状葉または粘質腺毛で，虫を捕えて消化する食虫植物の一群．

a) サラセニア科 Sarraceniaceae

北アメリカ東南部の沼地に，3 属 16 種．花は両性．葉柄は中空でつぼ状となり，捕虫する食虫植物．

● *Sarracenia purpurea* L.　アルカロイド sarracenine を含む．温室によく栽培される．

b) モウセンゴケ科 Droseraceae

暖帯から熱帯の湿地，湿原に自生．主に多年草．葉の表面の腺毛から分泌する粘液中に，ペプシン作用のあるタンパク質分解酵素を含み，小虫を捕え消化．花は両性．

● モウセンゴケ *Drosera rotundifolia* L.　北半球の温帯から亜寒帯に，広く分布．日本でも，北海道から九州にかけて，日当たりのよい酸性の湿地に生える多年草．全草にヒドロキシナフトキノン誘導体を含み，去痰薬とする．

16) ケシ目 Papaverales (Rhoeadales)

キンポウゲ目に類縁があり，離がく，離弁，雄ずいが離生することは同じであるが，主に草本，まれに低木．花はおおむね輪状配列．多くは異花被まれに同花被，放射相称または左右相称．心皮は多数または 2 枚で合生．子房は 1 室で側膜胎座に多数の種子をつける．

a) ケシ科 Papaveraceae

北半球の亜寒帯から暖帯に多く分布する草本．47 属 700 種．日本には 6 属 20 種．葉は単葉で羽裂または複葉を互生．花は両性，放射相称または左右相称．がく片は早落性．花弁は 4〜6 枚まれに多数，ときに欠くこともある．雄ずいは 2〜4 ないし多数，心皮は 2〜16，子房上位．胚珠は倒生または湾生，多数か基立性の 1 胚珠，胚乳は含油性，果実は多くはさく果で，上部に穴か弁が

Papaver
ケシ科
$K_2C_{2+2}A∞G_{(2)}$

あり，多数の細かい種子を放出．連合乳管または乳細胞を有し，黄色から帯白色の乳液中にアルカロイドを含む．有毒植物が多い．

(1) ケシ亜科 Papaveroideae

- **クサノオウ** *Chelidonium majus* L. subsp. *asiaticum* HARA 　東アジアに広く分布．宿根草．全草を**白屈菜**（ハックツサイ）と呼び，アルカロイドのchelidonine, sanguinarine, protopineなどを含み，鎮痛薬とした．切り口からの液汁を皮膚病薬として塗布．有毒植物．

- **ヤマブキソウ** *Hylomecon japonica* PRANTL 　本州から九州，中国に分布．低地の樹林地に群生する多年草．有毒植物．

- **タケニグサ** *Macleaya cordata* (WILLD.) R. BR. 　日本，中国の暖地の向陽地に分布．大型の多年草．高さ2mに達し，茎は中空，花弁はない．全草を**博落廻**（ハクラクカイ）と呼び，民間で皮膚病薬や害虫駆除に用いる．成分として，アルカロイドのchelerythrine, sanguinarineなどを含む．有毒植物．

- **ケシ** *Papaver somniferum* L. 　インドから小アジア，ヨーロッパ東部原産といわれる．越年草本．高さ1.5mに達し，茎は直立し，疎に分枝．茎葉は互生し，基部抱茎，葉身は長楕円形で欠刻縁．全草緑白色．著名な麻薬植物で各国とも栽培を厳重に管理している．ケシを栽培するには，日本では厚生労働大臣の許可を受けなければならない．未熟果（さく果）の表面に切傷をつけ，滲出する乳液を乾燥したものを**阿片**（アヘン）opiumと呼び，麻薬．アヘンはmorphine, noscapine, codeine, papaverine, thebaineなど二十数種のアルカロイドを含み，鎮痛薬，鎮静薬，鎮痙薬，催眠薬，止瀉薬とするが，耽溺性のため麻薬として取り扱う．モルヒネ塩酸塩，コデインリン酸塩，ノスカピン塩酸塩，パパベリン塩酸塩などの医薬品の製造原料とする．アヘンを採取し，種子を除いたものを**罌粟殻**（オウゾクコク）と呼び，漢方で鎮咳薬，鎮静薬，去痰薬とする．種子を**罌粟子**（オウゾクシ）と呼び，止瀉薬とする．製菓用．

  P. somniferum var. *glabrum* ト

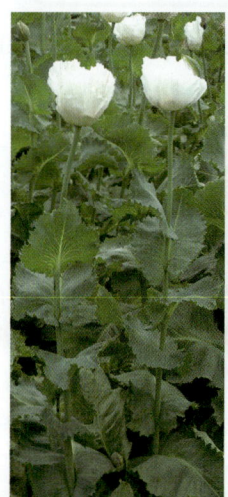

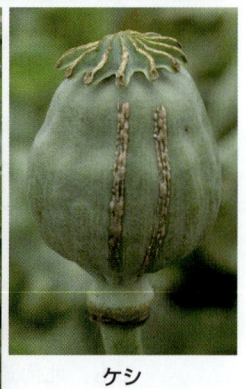

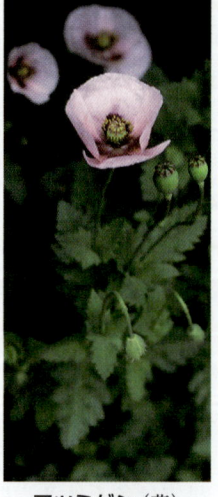

ケシ　花｜果実（乳液）

アツミゲシ（花）
（木村孟淳 提供）

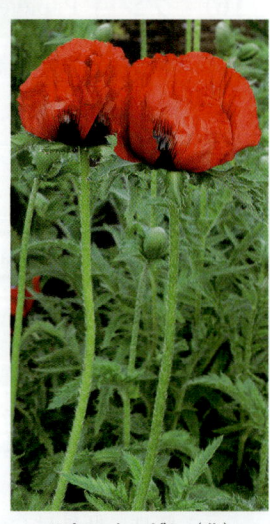

ハカマオニゲシ（花）

ルコ栽植種, *P. somniferum* var. *album* インド栽植種, *P. somniferum* var. *nigrum* ヨーロッパ栽植種などの変種を含む．

アツミゲシ *P. setigerum* DC. 南ヨーロッパ，地中海西部，北アフリカに自生．日本でも自生化している．ケシに比し茎葉に毛が多く，全体に小がらである．乳液にケシと同様のアルカロイドを含み，麻薬原料植物として規制されている．

ハカマオニゲシ *P. bracteatum* LINDL. 全草を thebaine 原料とする．麻薬および向精神薬取締法の対象．

ヒナゲシ *P. rhoeas* L. ヨーロッパ原産．観賞用に広く栽植される越年性草本．全株に粗毛．全草に，rhoeadine, rhoeagenin などのアルカロイドを含み，morphine は含まない．花を**麗春花**（レイシュンカ）と呼び，緩和な鎮咳薬とする．花の色素に mecocyanin を含む．

● *Sanguinaria canadensis* L. 根をアメリカで，去痰薬，吐剤に用いる．

(2) エンゴサク亜科 Fumarioideae

● エンゴサク *Corydalis turtschaninovii* BESS. f. *yanhusuo* Y. H. CHOU et HSU , *C. ternata* NAKAI , *C. bulbosa* DC. 中国東部，韓国に自生．宿根性草本．塊茎を**延胡索**（エンゴサク）と呼び，漢方で鎮痙薬，鎮痛薬，駆瘀血薬とし，頭痛，腹痛，生理痛に用いる．消化器潰瘍治療薬ともする．アルカロイド corydaline, protopine, bulbocapnine などを含有．

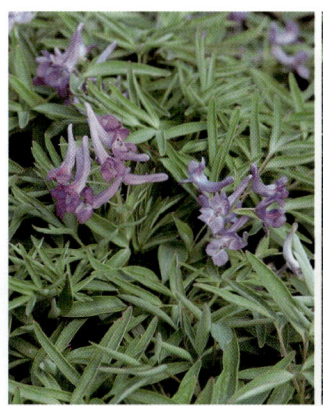

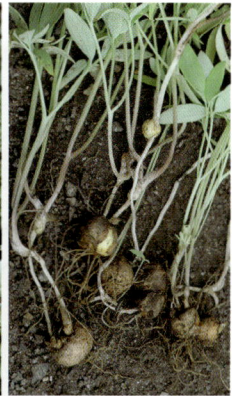

ジロボウエンゴサク *C. decumbens* (THUNB.) PERS. , ヤマエンゴサク *C. lineariloba* SIEBOLD et ZUCC. , エゾエンゴサク *C. ambigua* CHAM. et SCHLTR. 本州（関東以西）から九州，中国山野の草地に生える約 30 cm くらいの宿根性多年草．いずれも，塊茎を延胡索として同様に用いる．

キケマン *C. heterocarpa* SIEBOLD et ZUCC. var. *japonica* OHWI 有毒植物．

● コマクサ *Dicentra peregrina* (RUDOLPH) MAKINO 高山植物で，小型の無毛の多年草．日本の山岳地方で，全草を民間薬として腹痛の鎮痛薬とした．アルカロイド dicentrine, protopine, corydaline などを含有．

エンゴサク
花｜塊茎

b) アブラナ科 Cruciferae

主として北半球の寒帯から温暖帯に分布する．350 属 3,200 種．一年生または多年生の草本，まれに低木．葉は単葉で多くは羽裂しており，互生．茎葉はしばしば基部が抱茎．花は総状花序．両性で放射相称，十字形をとり，四長雄ずい．子房上位．心皮は 2 枚で合生．胚

珠は倒生または湾生で，腹縫線上と背縫線上に交互につき，中央に擬隔壁がある．果実はさく果，隔膜があって2室となる．無胚乳種子．胚の形に子葉の面が幼根と相対するものを対位，子葉が内曲して幼根を囲むものを曲位，子葉の縁が幼根と相対するものを側位といい，本科分類上の重要な特徴となる．

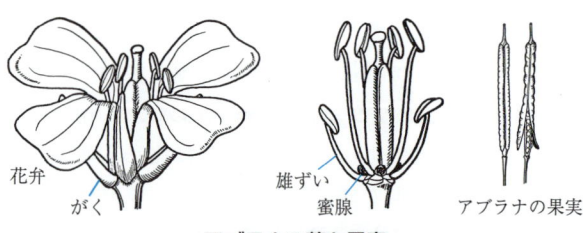

アブラナの花と果実
（井波一雄 原図）
花弁／がく／雄ずい／蜜腺／アブラナの果実

　種子や茎葉は，酵素 myrosin により分解して刺激性を示す sinigrin, sinalbin などの thioglucoside（チオ配糖体）を含み，辛味成分をもつものが多い．フラボノイド，ニトリル配糖体，アントラキノン配糖体を含むものもある．種子は油脂に富む．野菜として有用なものが多い．

- **ワサビダイコン** *Armoracia rusticana* GAERTN. et SCHERB.　　根茎を香辛料，粉ワサビ原料．
- **カラシナ** *Brassica juncea* CZERN. et COSS.　　中国原産で日本でも古くから栽培されている．種子を芥子（ガイシ）と呼び，香辛料，皮膚引赤薬とする．粉末を微温湯で練れば，酵素 myrosin により配糖体である sinigrin が加水分解され，強刺激性の allyl isothiocyanate を生ずる．

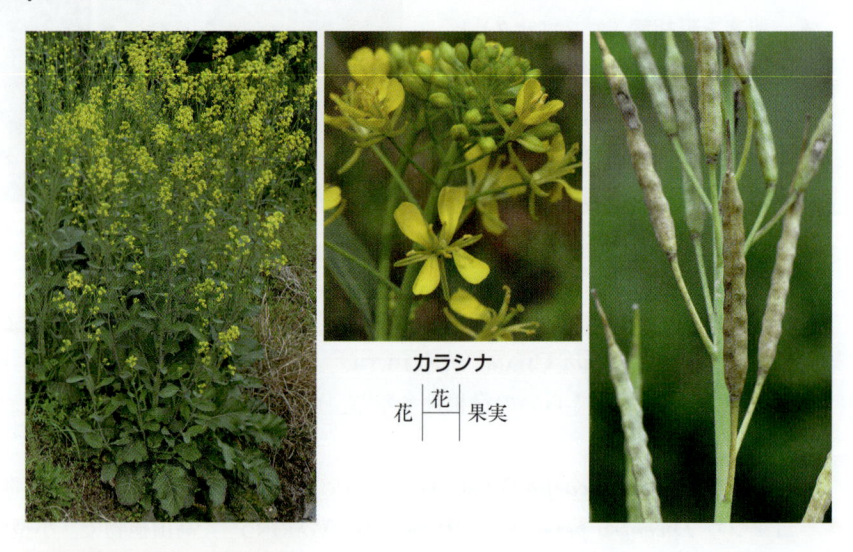

カラシナ
花／花／果実

- **クロガラシ** *B. nigra* KOCH　　black mustard．欧米で栽培．種子は黒色で sinigrin を含む．薬用芥子の原料，香辛料．
- **シロガラシ** *B. hirta* MOENCH　　white mustard．中国産．種子を**白芥子**（ハクガイシ）と呼び，チオ配糖体 sinalbin を含む．中国では，胸脇脹満，脚気治療，去痰薬，鎮嘔薬，辛味料とする．
- **アブラナ** *B. campestris* L. subsp. *napus* HOOK. f. et ANDR. var. *nippo-oleifera* MAKINO　　中国原産で，日本でも古くから各地で栽培．一年生草本．長角果は長円柱形．

種子の脂肪油を**ナタネ油**と呼び，食用のほか薬用（軟膏基剤や油性注射剤の溶媒など）とする．

ハゴロモカンラン，リョクヨウカンラン，ケール *B. oleracea* L. var. *acephala* (DC.) ALEF.　　地中海地方原産．葉を食用．青汁に用いる．

- **イヌナズナ** *Draba nemorosa* L.　　原野路傍に自生．一年生草本．成熟種子を**葶藶子**（テイレキシ）と呼び，漢方で瀉下薬，利尿薬，鎮咳薬とする．

- **キバナスズシロ** *Eruca vesicaria* (L.) CAV.　　地中海地方原産．花芽や若葉をロケット rocket，ルッコラなどと呼んで食用のハーブとして利用する．種子をスパイスとすることもある．

- **ホソバタイセイ** *Isatis tinctoria* L.　　ヨーロッパ原産．根に indican, sinigrin, 抗菌性物質を含む．

　タイセイ *I. indigotica* FORT.　　中国原産．前種と同様に，中国河北省，江蘇省，安徽省などに自生し，また栽培される．葉を**大青**（タイセイ）と呼び，藍（インジゴ）を採り，染料とした．根を**菘藍**（ショウラン）と呼び，前種と同様に，解毒薬，解熱薬，止血薬とする．

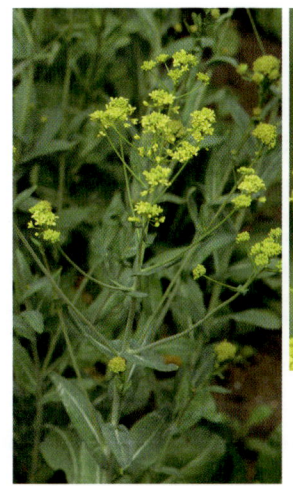

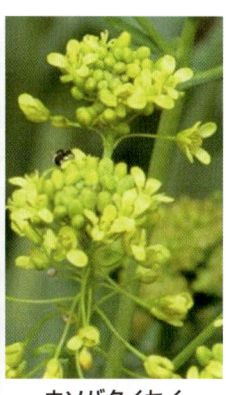

- **マカ** *Lepidium meyenii* WALP.　　南アメリカ原産．ペルーで栽培され，根の肥大部を滋養強壮薬とし，不妊治療，抗疲労などの健康補助食品として使われる．

- **オランダガラシ** *Nasturtium officinale* R. BR.　　ヨーロッパ原産，日本にも明治初年に渡来し，今は広く水辺に野生化．全草をクレソンと呼び，洋食に添えて用いる．チオ配糖体 gluconastrutiin を含む．

- **ダイコン** *Raphanus sativus* L. var. *hortensis* BACKER　　食用として栽植．種子を**萊菔子**（ライフクシ）と呼び，健胃薬，鎮咳薬，去痰薬とする．

- **ワサビ** *Wasabia japonica* (MIQ.) MATSUM.　　山間の渓流に自生，栽培．多年生草本．日本固有属である．根茎を**山葵根**（ワサビ）と呼び，sinigrin を含み，香辛料とする．食欲増進および防腐殺菌の効果がある．

ホソバタイセイ
花｜花

17) バラ目 Rosales

マンサク目，ユキノシタ目，マメ目を独立させる分類法もあるが，本書では，それらを含めた 19 科をバラ目とする分類法に従った．

a) マンサク科 Hamamelidaceae

暖帯から亜熱帯にわたって 26 属 100 余種が分布．木本性の植物群で，高木から低木まであり，落葉樹も常緑樹も含まれる．多くの種にタンニン，フラボノイドが主成分として含まれ，ときに精油成分を含む種もある．

- **イスノキ *Distylium racemosum* Siebold et Zucc.** 暖地の森林に生え，葉に大きな虫こぶをつくる．樹皮や虫こぶにタンニンを含み染色に，木灰は陶磁器の製造に利用される．

- **マンサク *Hamamelis japonica* Siebold et Zucc.** 日本各地の雑木林に普通にみられる．落葉性小高木．早春，黄色のひもがからんだような花をつけ，"まず咲く"，あるいは"枝いっぱいに満開になる"という意味の和名がつく．タンニンを含み，葉の煎液が収れん，止血の目的で用いられる．

- **アメリカマンサク（ハマメリス）*H. virginiana* L.** 北アメリカ原産．落葉小高木．秋咲きで，庭園花木として日本でも栽植される．葉は薬用茶としてアメリカ先住民によって利用された．葉や樹皮にハマメリスタンニンを含み，煎液またはエキスを下痢や痔疾の治療に利用．樹皮からハマメリス水を製し，化粧水とする．

- **フウ *Liquidambar formosana* Hance** 中国南部，台湾に自生．落葉高木で，日本では街路樹や公園樹として栽植される．果実は**路路通**（ロロツウ）で，中国では利尿薬，神経痛薬とする．樹皮は**楓香樹皮**（フウコウジュヒ），根は**楓香樹根**（フウコウジュコン），葉は**楓香樹葉**（フウコウジュヨウ），樹脂は**楓香脂**（フウコウシ）と呼び，結核や疥癬の治療薬にされる．

- ***L. orientalis* Mill.** トルコ原産．小高木．樹脂は**蘇合香**（ソゴウコウ）といい，芳香性の粘稠な液体で，化粧用香料や薬用に供される．ケイヒ酸エステル，vanillin などを含み，石けんの香料にも用いられる．

- **トキワマンサク *Loropetalum chinense* (R. Br.) Oliv.** 生長したものは高さ 10 m にも達する高木であるが，園芸種を含めて，庭園などでみられる．花を**楒花**（ケイカ）と呼び，煎液が止血薬として利用される．

b) ベンケイソウ科 Crassulaceae

多くは多年草，まれに一年草または低木．夜間に気孔を開いて炭素同化を行う代謝経路をもつ，代表的なベンケイソウ型有機代謝 crassulacean acid metabolism（CAM）植物群．7 亜科 35 属 1,300 種からなるが，タコノアシ亜科以外の 6 亜科は多肉植物．

- ***Rhodiola crenulata* H. Ohba** チベット，雲南などの標高 3,500〜5,000 m の高寒地帯に分布する多肉植物．**大花紅景天**（ダイカコウケイテン）．ソロ・マルポ（チベット語）と呼ばれ，強壮・強精，抗疲労効果や高山病予防効果があるといわれる．最近の研究では，そのエキスおよび主成分の salidroside は抗酸化活性を示し，アルツハイマー病のモデル動物で，海馬神経組織の損傷を抑制することが示された．そのほか，**高山紅景天 *R. sachalinensis* A. Bor.**（コウザンコウケイテン）など多くの種類が存在する．

- **キリンソウ** *Sedum kamtschaticum* Fisch.　中国，朝鮮半島，日本，サハリンに分布し，変種も多い．多年草．花は5～7月に咲き，黄色で集散花序に多数群がり，黄輪草の由来になっている．多肉質で若芽を食用にする．中国では，全草または根を，打身，喀血，血便の治療に用いる．

- **ベンケイソウ** *S. alboroseum* Bak. (*S. erythrosticum* Miq.)　中国原産で，日本でも山地に野生または栽培．多肉植物．茎を地に挿せば活着する性質が，弁慶にたとえられた．民間では，新鮮葉を火に焙って葉裏の表皮を剥ぎ取り，諸瘡や化膿に貼布する．

c) ユキノシタ科 Saxifragaceae

主に北半球温帯から寒帯にかけて110属1,200種が分布．草本または木本．ベンケイソウ科やバラ科に近縁で，形態的に多様である．タンニン，アルカロイド，イソクマリン，イリドイド系化合物を含む．

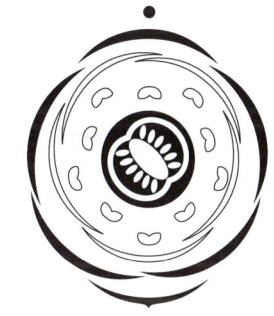

Saxifraga
ユキノシタ科
$K_5C_5A_{5+5}G_{(2)}$

- **アカショウマ** *Astilbe thunbergii* (Siebold et Zucc.) Miq.　山地に自生する多年草．本種を含むチダケサシ属 *Astilbe* (トリアシショウマ，チダケサシなど) の根茎は**赤升麻** (アカショウマ) と呼び，黒升麻 (コクショウマ：サラシナショウマの地下茎) の代用品とされたが，現在では抗肥満効果を期待する機能性食品に利用されている．タンニンとともに bergenin のような抗潰瘍効果のあるリグナン系化合物を含み，黒升麻とは違った価値が期待される．

- **ジョウザン** *Dichroa febrifuga* Lour.　熱帯から亜熱帯の山地に生える落葉低木 (熱帯では常緑)．根および茎を**常山** (ジョウザン) と呼び，中医学では解熱薬および催吐薬にする．アルカロイドの febrifugine などを含み，抗マラリア薬開発のリード化合物にされている．最近，アジサイ属 *Hydrangea* の葉や花を食べ，中毒事故が起こった．febrifugine が原因という報告もある．

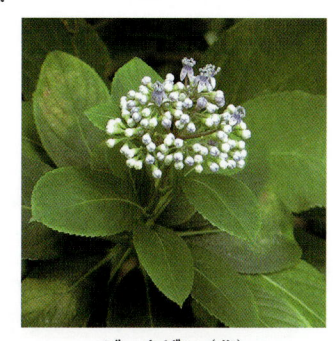

ジョウザン (花)

- **アマチャ** *Hydrangea macrophylla* Ser. var. *thunbergii* Makino　日本の山地に生えるヤマアジサイの変異種で，各地で栽培．葉を発酵処理して乾燥したものが**甘茶** (アマチャ) で，甘味薬，矯味薬とする．甘味はフィロズルシン phyllodulcin などのイソクマリン類であるが，加工調製中に配糖体が加水分解して生成される．

- **ノリウツギ** *H. paniculata* Siebold　サハリン，北海道，本州北部では低地でみられ，本州南部，四国，九州では高地でみられる．落葉低木．木部は多糖体を主成分とする粘液質を含み，和紙製造の糊料とする．

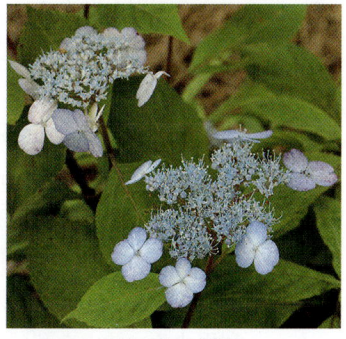

アマチャ (花)

- **クロフサスグリ** *Ribes nigrum* L. 　ヨーロッパからアジアにかけて分布．高さ 2 m ほどの落葉低木．果実は黒色球形，カシス black currant と呼ばれ，ビタミン C やアントシアニンの含量が高く，ジュースなどに利用される．果樹として，北ヨーロッパで栽培され産業化されている．また，種子油は γ-リノレン酸を豊富に含む．
- **ユキノシタ** *Saxifraga stolonifera* MEERB. 　本州，四国，九州の陰湿地に自生し，庭園にも栽植．多年生草本．和名は，雪虫に似た白い花の下に緑色の葉がみえる様子に由来する．虎耳草（コジソウ）とも呼び，民間では生の葉を火に焙って，腫れもの，火傷，冷傷などの消炎に貼る．多く含まれるタンニンが主な有効成分．
- **ズダヤクシュ** *Tiarella polyphylla* D. DON 　深山の湿った林床に生える多年草．和名は "喘息薬種" の意味で，喘息薬にされた．主成分はタンニンで，現在では使われない．

d) バラ科 Rosaceae

世界的に広く分布，115 属 3,200 種．高木，低木，多年草，一年草がある．葉は単葉か掌状複葉または羽状複葉で，多くは托葉がある．多くの花は両性で放射相称．がくと花片は 5 数性．果実は袋果，さく果，石果，液果など多様で，偽果も多い．青酸配糖体，精油，有機酸，タンニン，サポニン，まれにアルカロイドを含む．

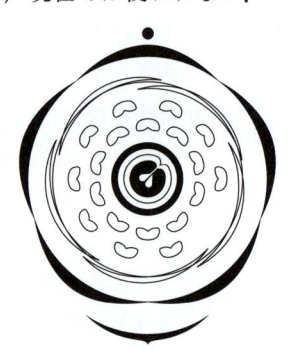

Prunus
バラ科
$K_5C_5A∞G_1$

(1) シモツケ亜科 Spiraeoideae
- **セイヨウナツユキソウ** *Filipendula ulmaria* (L.) MAXIM. (*Spiraea ulmaria* L.) 　メドウスイート meadowsweet．ヨーロッパ，地中海沿岸地域に分布．全草を鎮痛薬とする．サリチル酸，サリチルアルデヒドを含有．アスピリン（acidum spricum：サリチル酸の古名）の "スピリ" は，本種の学名に由来．
- **シャボンノキ** *Quillaja saponaria* MOLINI 　南アメリカのチリ原産．常緑高木．樹皮（キラヤ皮）はサポニン含量が高く，去痰薬，洗浄剤，起泡剤とする．

(2) バラ亜科 Rosoideae
- **キンミズヒキ** *Agrimonia pilosa* LEDEB. 　本州，四国，九州，台湾，中国大陸に分布．多年草．ミズヒキ *Polygonum filiforme*（タデ科）に似た総状花序につく花が黄色であるため，金水引の和名がついた．根を**竜芽草**（リュウゲソウ），または**仙鶴草**（センカクソウ）と呼び，止血薬，止瀉薬とする．高含量のタンニンとともに，フラボノイド，イソクマリン，ビタミン K，サポニン，有機酸などを含む．
- **ハゴロモグサ** *Alchemilla vulgaris* L. 　中部から北部ヨーロッパに分布．日本ではまれな高山植物．lady's mantle（英名）の訳として和名がついた．タンニン，苦味質を含み，地域によっては，全草を子宮緊縮，月経不順の改善，および利尿薬，強壮薬に使用する．
- **ノミノハゴロモグサ** *Aphanes arvensis* L. 　ヨーロッパに分布し，パースリーピアート parsley piert と呼ばれる．腎臓結石や膀胱結石を除去するのに，地上部を茶剤として利用する．強力な利尿効果を示す．

- **オランダイチゴ** *Fragaria grandiflora* EHRH.（*F. ananassa* DUCHESNE）　北アメリカ東部原産の野生イチゴと南北アメリカ西部原産の野生イチゴの交配種からオランダで作出され，その後，イギリスで改良され，現在に至っている．偽果は糖類，リンゴ酸，クエン酸などを含み，滋養，清涼効果があり，生食またはジャム原料にされる．
- **ダイコンソウ** *Geum japonicum* THUNB.　日本および中国の山野に普通にみられる．多年草．和名は根生葉がダイコンの葉に似ていることに由来．全草を**水楊梅**（スイヨウバイ）と呼び，利尿薬あるいは細菌性下痢，歯痛，湿疹などの民間薬として利用される．
- *Hagenia abyssinica* GMEL.　エチオピア原産．高木．乾燥した雌花をコソ花と呼び，条虫駆除薬とする．タンニン，樹脂，ゴム状物質とともに，駆虫活性のあるフロログルシン誘導体を含む．
- **オヘビイチゴ** *Potentilla sundaica* (BLUME) O. KUNTZE　日本，朝鮮半島，中国の日当たりのよい野原，路傍に生える．多年草．ヘビイチゴ *Duchesnea chrysantha* MIQ. に似るが，大形．タンニン様成分を含み，民間で全草の煎液を頭部のおできに外用．
  - **カワラサイコ** *P. chinensis* SER.　日本，朝鮮半島，台湾，中国の海辺あるいは河原に生える．多年草．全草を**翻白草**（ホンパクソウ），根を**紅柴胡**（コウサイコ）と呼び，中国では解熱通経薬とする．
  - *P. tormentilla* SCHRANK　ヨーロッパに分布．根を**トルメンチラ根**と呼び，タンニンを含み，収れん薬，止瀉薬，止血薬，含嗽薬とする．
- **セイヨウバラ** *Rosa centifolia* L.　南ヨーロッパ産．花からローズ油を採る．主成分は geraniol．
  - *R. canina* L.　北アメリカ原産で，各地で栽培され，バラの接木用台木にされる．果実は，後述するハマナス *R. rugosa* やマイカイ *R. rugosa* var. *plena* なども含めて，ローズヒップ rose hip と呼ばれる．ビタミン C を豊富に含み，ハーブティーやサプリメント原料とされる．また，ローズヒップ油はアロマセラピーのキャリアオイルなどに使用される．
  - *R. damascena* Mill.　ブルガリアで栽植．花からブルガリアローズ油を採る．主成分は citronellal と geraniol．
  - *R. alba* L.，*R. gallica* L.　フランス産．両植物ともローズ油製造の目的で栽培．
  - **ハマナス** *R. rugosa* THUNB.　アジア東部の海辺砂地に自生．日本では北海道に多く，南は茨城県（太平洋側），鳥取県（日本海側）まで分布．根はタンニンが多く，染料となる．花から**ローズ油**をとって香料とする．花弁を乾燥して**玫瑰花**（マイカイカ，次種）の代用品とする．果実にはビタミン C が多く，食用または果実酒原料．
  - **マイカイ** *R. rugosa* THUNB. var. *plena* REGEL　中国で栽培．ハマナスに似る．花弁を玫瑰花といい，健胃薬，強肝薬，通経薬，乳房炎治療薬．また，中国茶の着香料．
  - **ノイバラ** *R. multiflora* THUNB.　広く日本の原野に自生．落葉低木．秋期に紅色小球形の偽果を結ぶ．果実が**営実**（エイジツ）で，峻下薬，少量では緩下薬とする．フラボン配糖体を含有．
  - **テリハノイバラ** *R. wichuraiana* CRÉP.　全植物はノイバラに似るが，葉に強い光沢

バラ目

がある．営実として，前種と同様に利用する．

- **トックリイチゴ** *Rubus coreanus* Miq.（*R. takkuro* Siebold）　中国および朝鮮半島原産．日本でも栽植される．低木．偽果を**覆盆子**（フクボンシ）といい，清涼止渇強壮薬とする．

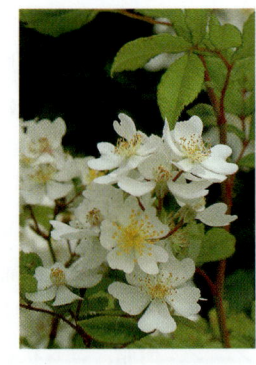

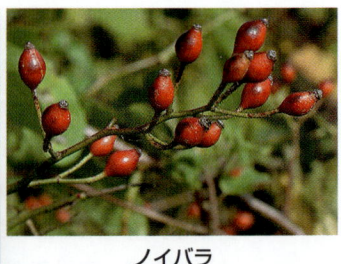

- **ヨーロッパキイチゴ** *R. idaeus* L.　果樹として広く栽培される雑種のラズベリー raspberry の原種．ヨーロッパ原産で，世界各地に広がり，多くの変種や亜種が作出された．果実は生食されるほか，ジュースやジャムなどに広く使用される．葉はタンニンを豊富に含み，収れん薬として利用される．

  R. suavissimus S. Lee は，はじめゴショイチゴ *R. chingii* Hu とされたが，主成分のジテルペン配糖体が特異的で，新種として確立された．中国名は**甜葉懸鉤**（テンヨウケンコウ）である．ジテルペン配糖体は甘味成分 stevioside 同族体で，酵素処理により優れた甘味剤が製造される．

- **ワレモコウ** *Sanguisorba officinalis* L.　アジア，ヨーロッパに広く分布．日本でも山地草原に普通にみられる．多年草．根を乾燥したものを**地楡**（チユ，ジユ）と呼び，サポニン，タンニンを含み，収れん薬，止血薬，止渇薬として利用される．

- **オランダワレモコウ** *S. minor* Scop.　地中海沿岸原産の多年草．サラダバーネット salad bernet と呼ばれ，生の葉をサラダに使うために栽培され，各地に広がり，いくつかの品種が作出されている．ワレモコウと同様に，根や根茎は止血薬として利用される．

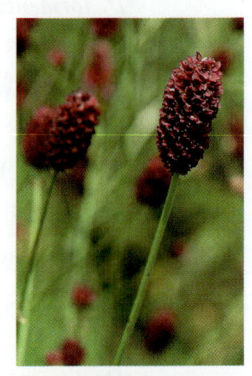

(3)　**ナシ亜科** Maloideae

- **ボケ** *Chaenomeles lagenaria* Koidz.　中国原産．日本では庭園などに栽植．果実を**木瓜**（モッカ）と呼び，鎮痙薬，鎮咳薬，利尿薬とする．サポニン，リンゴ酸，クエン酸，酒石酸などを含む．

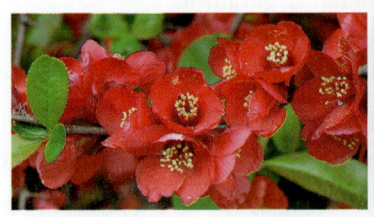

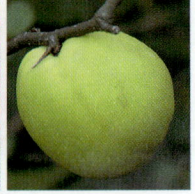

- **カリン** *C. sinensis*（Thouin） Koehne　中国原産．日本では庭園などに栽植．果実を**唐木瓜**（トウモッカ）と呼び，前種と同様に用いられ，果実酒にもされる．

- **クサボケ** *C. japonica*（Thunb.） Lindl.　本州，九州に分布し，日当たりのよい草原，山地に自生．庭園にも栽植．果実を**和木瓜**（ワモッカ）と呼び，木瓜の代用品．リンゴ酸

などを含み，果実酒原料にされる．

- **セイヨウサンザシ** *Crataegus oxyacantha* L.　ヨーロッパからアフリカ北部に分布．多くの園芸品種があり，一部が日本でも栽植される．葉と花および果実は，フラボノイドおよびプロシアニジンオリゴマーを含み，血行改善薬，強心薬，冠状血管拡張薬とする．冠血流改善効果は緩和であるが，持続的で耐性を示さない．

- **サンザシ** *C. cuneata* Siebold et Zucc.　中国原産で，庭木として栽植される落葉低木．偽果を**山楂子**（サンザシ）と呼び，民間で食中毒，二日酔いの症状改善に，あるいは健胃薬，整腸薬，消化薬に利用される．フラボノイド，トリテルペン，タンニン，カフェー酸誘導体，有機酸などを含み，活性酸素消去を中心とする薬理効果が期待される．

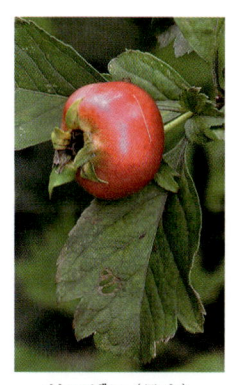

サンザシ（果実）

- **ビワ** *Eriobotrya japonica* (Thunb.) Lindl.　中国原産．四国，九州に一部自生するが，日本では，通常，果樹として栽植する．常緑高木．11月下旬から2月下旬にかけて開花し，果実は秋に成熟するので，栽培適地は冬期温暖な地域．葉を**枇杷葉**（ビワヨウ）と呼び，サポニン，アミグダリン amygdalin，ビタミン B_1，タンニンを含み，鎮咳薬，去痰薬，健胃薬，鎮吐薬とする．民間では，皮膚炎やあせもに煎汁を湿布，あるいは浴湯料とする．果実は生食．種子は**枇杷仁**（ビワニン）といい，青酸配糖体を含む．

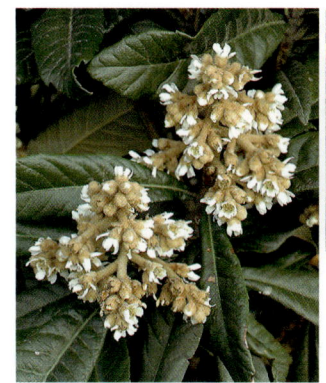

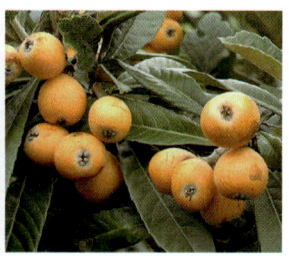

ビワ
花｜果実

- **リンゴ** *Malus pumila* Mill.　アジア西部からヨーロッパ南東部にかけて原産．現在，栽培されているリンゴは，文久年間（1861〜1864年）に欧米諸国から導入されたセイヨウリンゴで，鎌倉時代から江戸時代にかけて中国から導入・栽培されたジリンゴ（ワリンゴ）はみられない．年平均気温7〜12℃，夏季の気温18〜24℃，年降水量600 mmの地域が栽培適地．果実は偽果で，花床の発達した食用部分と子房の発達した果心部分とからなる．果実はリンゴ酸，クエン酸，糖，ペクチンなどを含み，食用に供され，一部リンゴ酸製剤原料になる．

- **オオカナメモチ** *Photinia serrulata* Lindl.　中国中部に産する．乾燥葉を**石南葉**（セキナンヨウ）と呼び，同属の *P. prunifolia* Lindl.（李葉石楠），*P. glabra* Maxim.（光葉石楠）とともに，市場でみられる．なお日本産の石南葉は，ツツジ科のシャクナゲ（アズマシャクナゲ）*Rhododendron degronianum* Carr. などの葉で，有毒成分グラヤノトキシン類を含む．

- **ナシ** *Pyrus pyrifolia* (Burm. f.) Nakai　中国の中部，北部に原生するヤマナシから

バラ目

160 　各　　論

改良された栽培品種の総称．落葉高木．赤ナシ（長十郎が代表格）と青ナシ（二十世紀）に分けられる．果実は食用，または清涼止渇薬とする．

● **セイヨウナシ** *P. communis* L.　　ヨーロッパ原産で，複雑に雑種交配され確立した種．収穫直後の果実は硬く食用に耐えられないので，保存追熟させ軟化したものを生食，缶詰，ジュース，ジャムの原料とする．

● **セイヨウナナカマド** *Sorbus aucuparia* L.　　ヨーロッパ中西部から北極圏まで分布する樹高 15〜20 m の高木．街路樹や庭園樹として栽植．果実はソルボース，ソルビン酸，ソルビタン酸，パラソルビン酸，ソルビトールなどを含み，果実酒に利用．ソルボースの甘味はショ糖に相当．

● **ナナカマド** *S. commixta* Hedl.　　日本各地に自生．落葉性高木．果実の生汁は民間で抗壊血病薬に用いる．樹皮にタンニンとともに青酸配糖体を含み，疥癬，湿疹などの患部を樹皮の煎汁で洗う．

(4)　サクラ亜科 Prunoideae

● **クヘントウ** *Prunus amygdalus* Batsch var. *amara* Focke　　地中海沿岸地域，イタリア，中国，アメリカで栽培．小高木．次のカンペントウと形態は酷似する．種子を**苦扁桃**（クヘントウ）と呼び，3〜5% のアミグダリン amygdalin（青酸配糖体）を含む．また，約 50% の脂肪油を含み，**苦扁桃油**が製造される．その圧搾粕から**苦扁桃水**が製造され，**杏仁水**同様に鎮咳薬にされたが，現在での利用は少ない．アメリカで抗悪性腫瘍薬として社会問題化したレトリルは，本種の種子（仁）である．青酸配糖体の含量が高く，死亡事故も起こった．

● **カンペントウ** *P. amygdalus* Batsch var. *dulcis* Koehne　　前種の成分変種で，形態はまったく同じである．種子を**甘扁桃**（カンペントウ）と呼び，前種と異なり青酸配糖体を含まない．菓子（アーモンド）に用いられる．

● **ホンアンズ** *P. armeniaca* L.，● **アンズ** *P. armeniaca* L. var. *ansu* Maxim.，● **モウコアンズ** *P. sibirica* L.　　3 種とも中国北部原産．落葉小高木．アンズは日本では長野県を中心に各地で果樹として栽培．種子（仁）を**杏仁**（キョウニン）と呼び，青酸配糖体を含み，鎮咳薬にするとともに，**杏仁水**（キョウニンスイ）の製造原料とする．

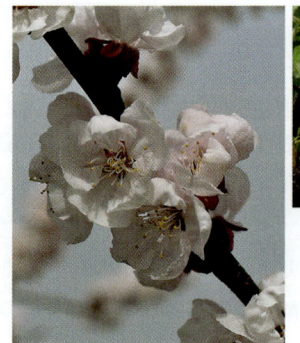

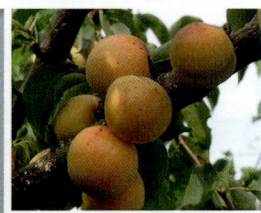

アンズ
花｜果実

● **スモモ** *P. salicina* Lindley　　英名は Japanese plum であるが，中国の長江流域原産の落葉小高木．果樹として，山梨県などを中心に広く栽培されている．薬用部位は根皮で**李根皮**（リコンピ）と呼び，消炎，鎮痛，鎮静薬とされる．

● **セイヨウスモモ** *P. domestica* L.　　アジア西部原産で *P. cerasifera* Ehrh.（ミロバランスモモ cherry plum，二倍体）と *P. spinosa* L.（スローベリー sloe，四倍体）の交雑か

8. 被子植物門　161

ら生じた六倍体と推定されている．果実を乾燥したものはプルーン prune と呼ばれる．栽培はヨーロッパ，北アメリカが中心であるが，日本にも導入され，夏季に雨の少ない東北地方や長野県で栽培されている．主として生食するが，果実酒，ジャムなどの原料にされる．

セイヨウバクチノキ *P. laurocerasus* L.　原産地はヨーロッパ東南部から近東．薬用または観賞用に栽植．青酸配糖体を含む生葉から**ラウロセラズス水**を製し，杏仁水同様に用いる．

ウメ *P. mume* SIEBOLD et ZUCC.　中国原産で広く栽培される．落葉高木．未熟果のくん製は**烏梅**（ウバイ）と呼び，清涼性収れん作用があり，解熱薬，鎮咳薬，去痰薬，鎮吐薬，止瀉薬とする．未熟果を梅干などに加工する．クエン酸，リンゴ酸，酒石酸などを含む．

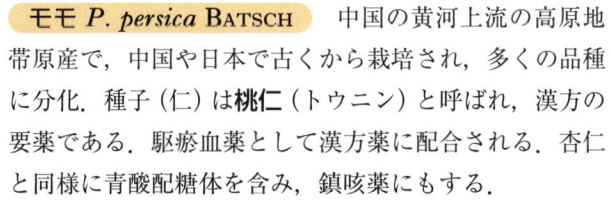

モモ *P. persica* BATSCH　中国の黄河上流の高原地帯原産で，中国や日本で古くから栽培され，多くの品種に分化．種子（仁）は**桃仁**（トウニン）と呼ばれ，漢方の要薬である．駆瘀血薬として漢方薬に配合される．杏仁と同様に青酸配糖体を含み，鎮咳薬にもする．

オオシマザクラ *P. speciosa* (KOIDZ.) NAKAI　伊豆七島，伊豆半島，三浦半島，房総半島に分布している．葉を塩漬けにし，桜餅を包むのに使われる．

ソメイヨシノ *P. yedoensis* MATSUM.　日本各地で栽植．落葉高木．樹皮はフラボノイド配糖体を含み，製薬原料（鎮咳薬）にされる．ヤマザクラ，カスミザクラなどの野生種の樹皮，**桜皮**（オウヒ）も同様に利用される．

e)　マメ科 Leguminosae（Fabaceae）

約 650 属 18,000 種を含み，キク科，ラン科に続き種子植物中 3 番目の大きな科．熱帯から寒帯まで世界中に分布し，日本には 56 属 1,500 種が野生する．落葉または常緑の直立性またはつる性の草本および木本．花序は基本的には総状で，円錐状，穂状，頭状，集散状などに分化．果実は豆果または節果．根に根瘤

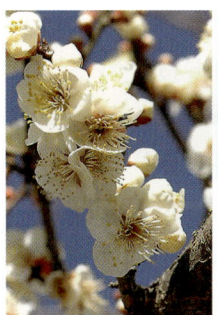

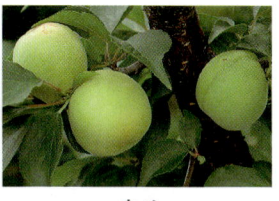

ウメ
花｜果実

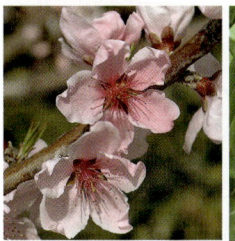

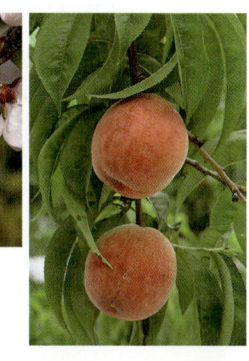

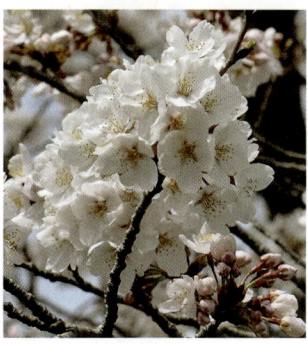

モモ
花｜果実

ソメイヨシノ（花）

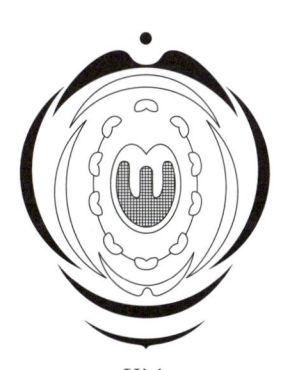

Vicia
マメ科
$K_{(2)+3}C_{(2)+3}A_{(9)+1}G_{\underline{1}}$

バラ目

バクテリア *Rhizobium leguminosarum* が共生し，空中窒素を固定する．食用，薬用，観賞用，緑肥用など有用植物が多い．

アルカロイド，配糖体，アントラキノン，ロテロイド，フラボノイドなど，生理活性成分を含み，重要な薬用植物が多い．

(1) ネムノキ亜科 Mimosoideae

約 60 属 3,000 種．熱帯から亜熱帯にかけて分布．ゴム質（アラビアゴム），タンニンを含む．

- **アセンヤクノキ *Acacia catechu* WILLD.**　　インド原産．小高木．心材の煮出し汁の濃縮物は，アカネ科のガンビールノキ *Uncaria gambir* から得られる**阿仙薬**（アセンヤク）と区別して，**ペグ阿仙薬**と呼ばれる．材にはカテキンタンニンを含み，ペグ阿仙薬は収れん薬になる．また樹脂は多糖体を含み，アラビアゴムとして利用される．

  アラビアゴムノキ *A. senegal* WILLD.　　アフリカの乾燥熱帯地帯の原産で，各地で栽培．高さ 10 m ほどの落葉高木．樹幹からの分泌ゴム質の乾燥品が**アラビアゴム** GUMMI ARABICUM で，乳化剤，結合剤，糊料とする．成分は D-galactose, D-glucuronic acid, L-arabinose, L-rhamnose で構成される多糖類の arabic acid．

- **ネムノキ *Albizia julibrissin* DURAZZ.**　　樹皮を**合歓皮**（ゴウカンヒ）と呼び，鎮咳薬，鎮痛薬，利尿薬，駆虫薬とする．成分としてはタンニンとともに，ポリアミン系のアルカロイドを含む．

(2) ジャケツイバラ亜科 Caesalpinoideae

約 150 属 3,000 種が，主としてアフリカ，アメリカの熱帯に多く分布．アントラキノンおよびその配糖体，アンスロン，色素成分，サポニンなどを含有する．

- ***Caesalpinia coriaria* L.**　　中央・南アメリカ西部，西インド諸島原産で，熱帯各地で栽培される．小高木．果実はタンニンを含み，染色用および皮なめし用のタンニン原料．

  ブラジルボク *C. echinata* LAM.　　ブラジル東部の海岸森林地帯原産．高木．材をブラジル木またはペルナンブコ木と呼び，赤色色素成分を含む．ブラジルボク pau-brasil の名は，ポルトガル語の brasa（燃えるように赤い）に由来する．国名のブラジルも，この木と関係がある．

  ジャケツイバラ *C. decapetala* (ROTH) ALST. var. *japonica* (SIEBOLD et ZUCC.) OHASHI　　日本の山地の川原，川岸，林縁など日当たりのよい湿地に生える．つる性低木．果実は**雲実**（ウンジツ）と呼ばれ，マラリアの解熱や下痢止めとする．

  スオウ *C. sappan* L.　　インドからマレー半島原産の小高木．心材に赤色色素を含み，染料にされる．媒染剤によって染色が異なる．正倉院に残る衣服や木工芸品は，現在も鮮明な色彩を保つ．心材を**蘇木**（ソボク）と呼び，月経痛などの腹痛に用いられる．駆瘀血

薬，活血薬として漢方薬に配合される．

- **アレキサンドリア・センナ（別名ホソバセンナ）** *Cassia acutifolia* DEL.　アフリカ北部産．低木．小葉を**センナ**と呼び，緩下薬にする．アントラキノン類やセンノシド類を含む．

チンネベリ・センナ *C. angustifolia* VAHL　インド南部産．低木．前種と同様の成分を含み，小葉がセンナとして緩下薬になる．

カワラケツメイ *C. nomame* HONDA　川原，土手，道端など日当たりのよい草地に生える．一年草．全草を**山扁豆**（サンペンズ）と呼び，利尿効果のある茶剤とする．

エビスグサ *C. obtusifolia* L.　南アメリカ原産，熱帯地方に分布．日本でも栽培され，一年草．種子を**決明子**（ケツメイシ）と呼び，次種の種子とともに緩下薬，利尿薬，強壮薬にされる．アントラキノン類を含む．ハブ茶は本種の種子．

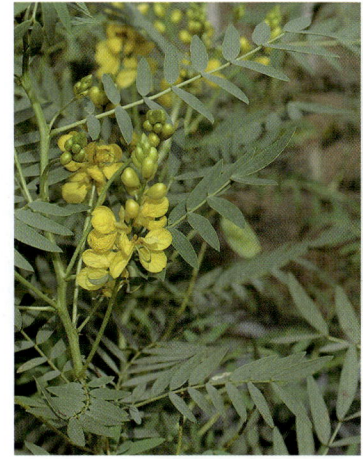

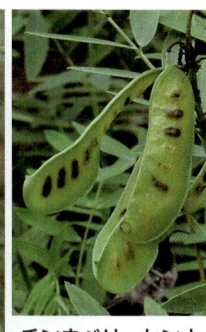

チンネベリ・センナ
花｜果実

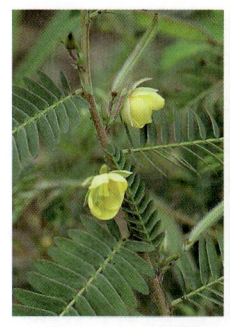

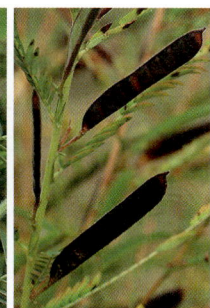

カワラケツメイ
花｜果実

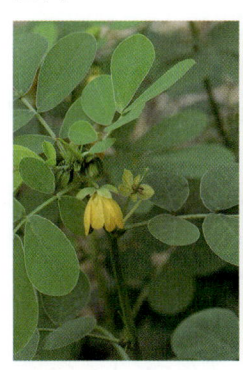

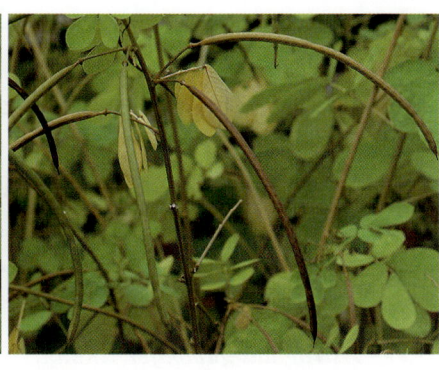

エビスグサ
花｜果実

C. tora L.　熱帯地方に広く野生状態で分布し，薬用に主に中国で栽培．種子を決明子と呼び，前種の種子とともに薬用，健康茶用にされる．

ハブソウ *C. torosa* Cav.　中国南部産．種子を**望江南**（ボウコウナン）と呼び，食傷，腹痛薬とする．

最近，上記 *Cassia* 属植物のうち，花，果実，種子の形状の特徴によって，カワラケツメイ *Chamaecrista nomame* HONDA（カワラケツメイ属）以外を *Senna* 属植物に分類することが広く受け入れられるようになってきた．

バラ目

8.　被子植物門　163

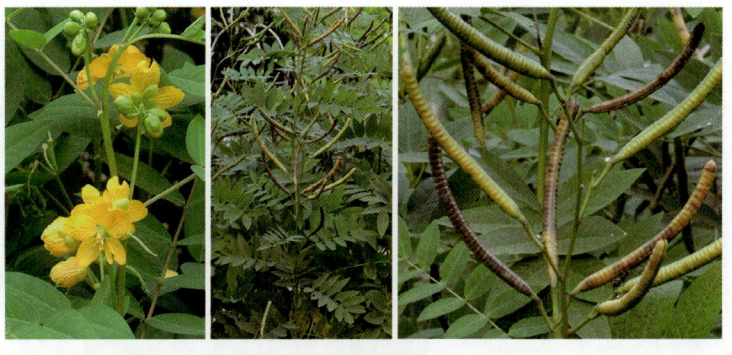

ハブソウ
花｜果実｜果実

- **コパイババルサムノキ** *Copaifera officinalis* L.　　南アメリカ原産の高木で，樹高は30 m ぐらいになる．幹を傷付け，樹脂を集める．この樹脂は β-カリオフィレンなどのセスキテルペンを含み，強い殺菌作用や抗炎症作用が報告されている．
- *Griffonia simplicifolia* (DC.) Baill.　　西〜中央アフリカ原産の低木で，高さは約3 m．種子に 5-ヒドロキシトリプトファン 5-hydroxytryptophan (5-HTP) を多く含み，サプリメント原料となる．5-HTP はセロトニン前駆物質として，多くの研究がなされ，セロトニンが関与する不安や不眠症，うつ状態などに効果が期待される．

(3) マメ亜科 Papilionoideae (Faboideae)

約 440 属，12,000 種以上が熱帯から寒帯にかけて分布．ルピンアルカロイド，クマリン配糖体などを含む．

- **トウアズキ** *Abrus precatorius* L.　　熱帯アジア原産．熱帯域で広く栽培され，野生化もみられる．つる性常緑低木．美しい種子は数珠やネックレスなどの装身具にされる．有毒アルブミンを含み，よく煮ると毒性が低下するので，食用にもされる．下痢，扁桃炎，痔疾の治療にも用いられる．
- **ナンキンマメ（ラッカセイ）** *Arachis hypogaea* L.　　南アメリカ原産．各地で栽培．種子を**落花生**（ラッカセイ）と呼び，食用，製菓原料とする．種子油は**ラッカセイ油**といい，食用油，医薬品原料とする．
- **ルイボス** *Aspalathus linearis* (Burm. f.) R. Dahlgren　　南アフリカ原産．葉や細い茎を発酵，乾燥し，茶とする．カルコン類の aspalalinin, asapalathin, フラボノイド類の rutin, isoorientin などを含む．精神安定作用や抗高血圧，アレルギー性疾患に用いるが，肝障害の発症例がある．
- **トラガントノキ** *Astragalus gummifer* Labill.　　トルコ，イラン，シリア，ギリシアなどに産する．茎の傷口からの滲出物を自然固化させたものを**トラガント**と呼び，乳化剤，粘滑剤，糊料とする．成分は多糖体．トラガントは *A. adscendens* Boiss. et Hausskn.，*A. leioclados* Boiss.，*A. brachycalyx* Fisch. など，約 10 種からも採取する．
- **キバナオウギ** *A. membranaceus* Bunge　　中国北東部，華北，青海，四川省，内モンゴル，朝鮮半島，チベットなどに分布．根を**黄耆**（オウギ）と呼び，漢方薬に配合される．サポニン，イソフラボンなどを含む．
- **ナイモウオウギ** *A. mongholicus* Bunge　　中国東北部，華北省，新疆，内モンゴルな

どに分布．前種同様，根を**黄耆**と呼び，漢方薬に配合される．サポニン，イソフラボン類を含む．

- **レンゲソウ（ゲンゲ）** *A. sinicus* L.　中国原産．緑肥，蜜源として利用．
- **ナタマメ** *Canavalia gladiate* (Jacq.) DC.　熱帯アジア原産の一年生つる性草本で，品種改良され，若莢を野菜として利用し，福神漬やかす漬，ぬか漬などにする．完熟した豆は有毒で，血液凝集作用のあるコンカナバリン A, B concanavaline A, B に代表されるタンパク質を含有する．種子は**刀豆**（トウズ）と呼び，腰痛やリウマチの治療に使用する．
- **エニシダ** *Cytisus scoparius* Link　ヨーロッパ原産．落葉低木．観賞用に広く栽培．翼弁に赤い斑点のある品種ホオベニエニシダもよく栽培される．子宮収縮薬（+）スパルテイン硫酸塩の製造原料．
- **デリス（トバ）** *Derris elliptica* Benth.　熱帯アジア原産．フジ属 *Wisteria* 植物に似たつる性．根は rotenone を 3〜8% 含み，農業用殺虫剤原料．**インドトバ** *D. ferruginea* Benth.，**タチトバ** *D. malaccensis* Prain，**ギョトウ** *D. trifoliata* Lour. なども，rotenone の抽出原料に利用．
- **ミヤマトベラ** *Euchresta japonica* Hook. f. ex Regel　茨城県以南の日本暖地，中国に分布．常緑性低木．根を**山豆根**（サンズコン）と呼び，口腔，咽喉の病気の治療に利用する．含有成分はアルカロイドの matrine．エンジュ属の *Sophora subprosarata* Chun et Chen **広豆根**（コウズコン）も山豆根と呼ばれる．
- **ダイズ** *Glycine max* Merrill　ツルマメ *G. ussuriensis* Regel et Maack を改良し栽培種ダイズが作出されたといわれている．種子（大豆）には，タンパク質（30〜40%），脂肪油約 20% が含まれ，食用，飼料用，工業原料として広く利用される．ダイズ油原料．発酵させ，納豆類や"豉（し）"類が製造される．女性ホルモン様作用を示すイソフラボン（ゲニスティン）などが含まれ，ダイズオリゴペプチドとともに，機能性食品として利用される．
- *Glycyrrhiza glabra* L.　南ヨーロッパ，中央アジア，中国に分布．次の変種がある．カンゾウ属 *Glycyrrhiza* は他家受粉しやすく，そのため多くの変種が知られている．
  - **スペインカンゾウ** *G. glabra* L.　スペイン，イタリア，バルカンからコーカサス地方に分布．
  - **ロシアカンゾウ** var. *glandulifera* Regel et Herd.　バルカン，ロシア，トルコ，

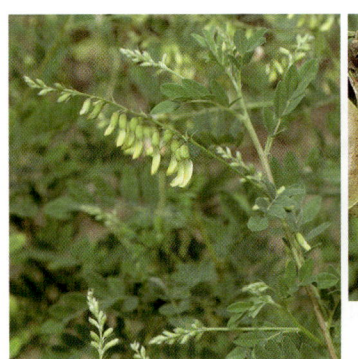

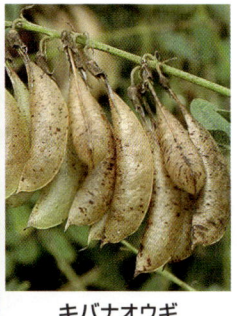

キバナオウギ　花｜果実

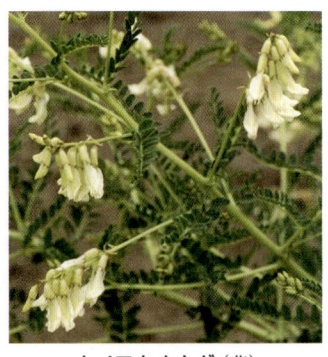

ナイモウオウギ（花）

シリア，中国西部に分布．
- ペルシャカンゾウ var. *violacea* Boiss.　イランに分布．
- ペルシャカンゾウ var. *pallida* Boiss.　イランに分布．これらの根およびストロンは**甘草**（カンゾウ）といい，甘味サポニンのグリチルリチン glycyrrhizin を含む．グリチルリチン製造原料またはエキス原料として利用する．

ウラルカンゾウ *G. uralensis* Fisch.　中国東北部，華北省，西北部，モンゴル，シベリアに分布．根およびストロンを**東北甘草**（トウホクカンゾウ），**西北甘草**（セイホクカンゾウ），**梁外甘草**（リョウガイカンゾウ）と呼び，漢方薬に配合されるとともに，鎮咳薬，去痰薬，鎮痙薬，胃潰瘍の治療，緩和，矯味，賦形剤として繁用される．トリテルペン配糖体（glycyrrhizin が主成分）や，フラボノイド，イソフラボノイド配糖体が含まれる．

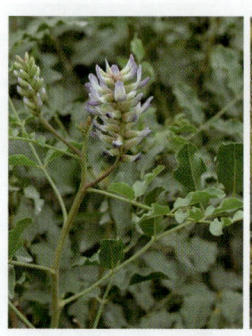

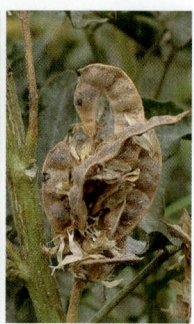

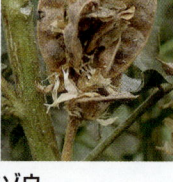

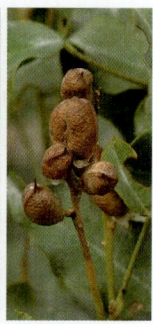

ウラルカンゾウ
花｜果実

シンキョウカンゾウ
花｜果実

シンキョウカンゾウ *G. inflata* Bat.　中国新疆ウイグル自治区に分布．根およびストロンを**新疆甘草**（シンキョウカンゾウ）と呼び，エキスおよびグリチルリチン製造原料として利用する．トリテルペン配糖体，イソフラボノイド類とともにリコカルコン類を含む．

上記 *Glycyrrhiza* 属は重要な薬用植物で，同属ではこれら以外に約40種知られている．**トゲカンゾウ（仮称）** *G. echinata* L.，**イヌカンゾウ** *G. pallidiflora* Maxim.，**マケドニアカンゾウ（仮称）** *G. macedonica* Boiss. などは日本国内の薬用植物園でみられるが，これらには glycyrrhizin は含まれていない．トルコ産の *G. flavescens* Boiss. も glycyrrhizin を含まない種であるが，glycyrflavoside A〜C，soyasaponin I, II などとともに，フラボノイドの代わりにカルコン類を含む．

- **ムラサキウマゴヤシ** *Medicago sativa* L.　ヨーロッパ，アジア，アフリカ北部の温帯に分布．日本に帰化．全草をアルファルファと呼び，牧草や緑肥とする．また種子をモヤシとして食用に供する．クマリン配糖体を含み，発酵すると血液毒 dicoumarol を生成する．イソフラボンの genistein は，骨粗鬆症に用いられるイプリフラボン ipriflavone のリード化合物．

- **シナガワハギ** *Melilotus officinalis* (L.) Pall.　ヨーロッパからアジアの温帯，アフリカ北部に分布．全草をメリロットと呼び，アルファルファと同様，牧草にする．クマリン配糖体を含み，民間でリウマチ，気管支カタル治療に利用される．発酵して血液毒（抗凝固）に変化するので，多量摂取に注意が必要．

- **ドクフジ** *Millettia taiwaniana* Hayata　　台湾原産．根を農薬 rotenone の製造原料に利用．
- **ハリモクシュク** *Ononis spinosa* L.　　地中海地方の原産で，アジアにも分布する多年草．オノニンなどのイソフラボンやサポニンを含む．根を**オノニス根**と呼び，欧米で利尿薬とされる．日本では化粧品原料などに応用されている．
- *Physostigma venenosum* Balfour　　アフリカ西岸に産する．種子を**カラバル豆**と呼び，裁判で被告の罪を試す毒として使用された．アルカロイドのフィゾスチグミン physostigmine を含み，縮瞳薬とされる．アトロピン atropine，ストリキニン strychnine の中毒拮抗薬に利用．カルバメート系農薬開発のリード化合物でもある．
- **マラバルキノカリン** *Pterocarpus marusupium* Roxb.　　インド，スリランカに分布．樹液を**キノ**または**マラバール**と呼び，**阿仙薬**（アセンヤク）の代用品．収れん薬とする．
- **クズ** *Pueraria lobata* Ohwi　　中国，日本に分布．根を**葛根**（カッコン）と呼び，漢方薬に配合．デンプン 10〜14％，イソフラボノイドのプエラリン puerarin などを含む．解熱消炎薬とされる．クズデンプンの製造原料．

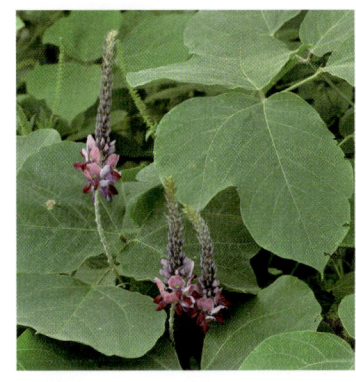

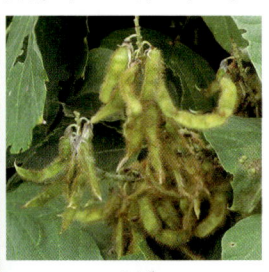

クズ　花｜果実

- *P. mirifica* Airy Shaw et Suvat.　　タイ原産の多年生つる性草本で，タイではガウクルアと呼ばれる．大きく生長した塊根には，プエラリンなどのイソフラボン類やミロエストロール miroestrol，デオキシミロエストロール deoxymiroestrol を含み，いずれも強い女性ホルモン様作用を示す．タイでは催乳薬として使われる．
- **クララ** *Sophora flavescens* Ait.　　中国，日本に分布．根を**苦参**（クジン）と呼び，健胃薬，利尿薬，収れん薬，止瀉薬とする．駆虫薬として家畜の寄生虫駆除にも利用する．アルカロイドの matrine, sophoranol などを含む．

クララ　花｜果実

- **エンジュ** *S. japonica* L.　　中国原産，日本で栽植．街路樹用．花蕾を**槐花**（カイカ），**槐米**（カイマイ）と呼び，**ルチン** rutin 抽出原料とする．止血，毛細血管強化作用がある．フラボノイドの rutin, quercetin などを含む．
- **アカツメクサ（ムラサキツメクサ）** *Trifolium pretense* L.　　ヨーロッパ原産の多年草．日本全国に帰化している．ビオカニン A biochanin A やダイゼイン daidzein などのイソ

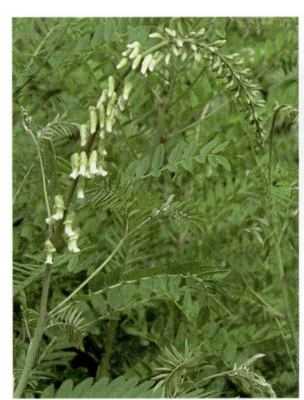

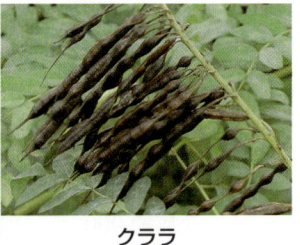

バラ目

フラボン類を多く含み，更年期障害に伴う症状の予防や改善に効果があるとされる．最近では，ビオカニンによる心疾患や悪性腫瘍の予防効果，LDL-コレステロール低下作用が報告されている．また中国では，乾燥した花序と葉は**紅車軸草**（コウシャジクソウ）と呼ばれ，解熱，鎮咳去痰薬とする．

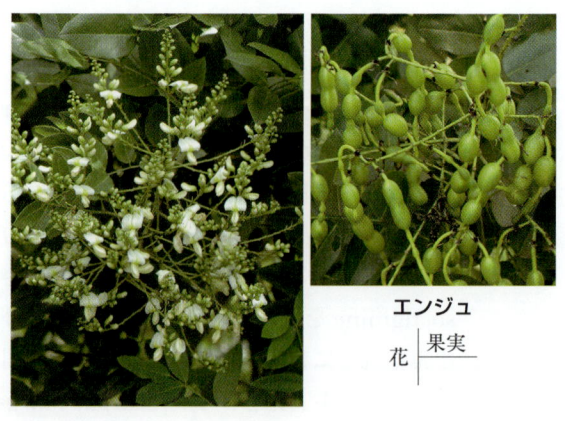

エンジュ
花　果実

- コロハ *Trigonella foenum-graecum* L.　地中海沿岸原産の一年草で，草丈は約 60 cm．莢果の中の種子は**葫蘆巴**（コロハ）と呼び，補腎薬として使用され，強壮・強精作用が期待される．英名はフェヌグリーク fenugreek で，中近東，インド，東南アジアにおいて，香辛料としてカレー粉に使用される．

18) フウロソウ目 Geraniales

花は両性，花葉は輪生，5 数性，放射相称．外輪の雄ずいは花弁と対生する（アオイ目との相違点）．子房は 2～5 室，中軸胎座，懸垂性倒生胚珠は腹側に縫合線があり（ムクロジ目との相違点），各室 2～1 個．果実は成熟後，しばしば果葉が分離する．

a) リムナンテス科 Limnanthaceae

2 属約 10 種．フウロソウ科に近いが，珠皮が 1 枚である点が異なる．北アメリカ西部の温帯に分布．1 年生草本．葉は互生，羽状に細裂し，托葉はない．花は両性，放射相称，5 数性．子房上位で 5 室，心皮は 5 個．果実は裂開せずに 5 個の分果となる．

- *Limnanthes alba* Hartw.　北アメリカ．種子には 27% の油分が含まれ，主な構成脂肪酸は炭素数が 20．製薬，化粧品原料．

b) カタバミ科 Oxalidaceae

7 属約 900 種．南アフリカや南アメリカの熱帯を中心に分布．草本，まれに大形の木本もある．通常，3 小葉からなる複葉（就眠葉）．花は両性，放射相称，5 数性．果実はさく果，まれに液果．シュウ酸を含むものが多い．

- ゴレンシ *Averrhoa carambola* L.　熱帯に広く栽培．木本．果実を**五斂子**（ゴレンシ），**羊桃**（ヨウトウ），または**楊桃**（ヨウトウ）と呼び，生食する．成分は糖，シュウ酸塩，ビタミン C．腎不全に禁忌．

  ビリンビ *A. bilimbi* L.　マレーシア，熱帯で栽培．木本．果実を食用とする．
- カタバミ *Oxalis corniculata* L.　生の全草を民間で皮膚に外用．乾燥した全草は**酢漿草**（サクショウソウ），**三塊瓦**（サンカイカ），**銅睡草**（ドウスイソウ）と呼び，中国四川省

で民間薬とする．

オカ *O. tuberosa* MOL.　oca．アンデス産．塊茎を食用．成分はデンプン，糖，シュウ酸カルシウム．

c) フウロソウ科 Geraniaceae

5属約700種．主として温帯に分布．日本にはフウロソウ属 *Geranium* だけが自生．テンジクアオイ属 *Pelargonium* は多くの種類が栽培され，オランダフウロ属 *Erodium* は数種が帰化．普通ゼラニウムと呼ばれている植物は，フウロソウ属ではなくテンジクアオイ属の仲間である．草本または低木．葉は対生または互生し，多くは掌状分裂葉で托葉がある．花は普通両性，5数性，放射相称（フウロソウ属），または左右相称（テンジクアオイ属）．子房上位，5室．胚珠は各室に1～2個ずつ．果実はさく果，分果．種子はほとんど無胚乳．

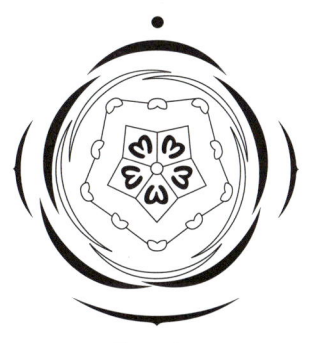

Geranium
フウロソウ科
$K_5 C_5 A_{(10)} G_{(5)}$

成分として，フウロソウ属は葉にタンニン，テンジクアオイ属は葉に精油を含み全草に香気．

- **ゲンノショウコ** *Geranium thunbergii* SIEBOLD et ZUCC.　日本全国に分布，赤花（主に西日本）と白花（主に東日本）の株がある．全草を収れん薬，止瀉薬，整腸薬とする．成分はタンニン（葉約20%，全草約5%）の geraniin で，花の色に関わりなく若葉に多く含まれ，開花期直前の含有率が最も高い．

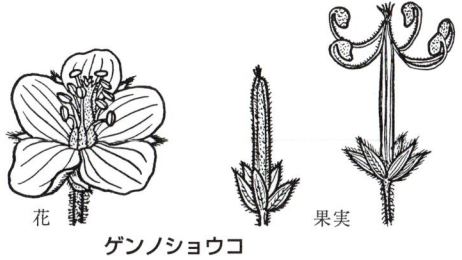

花　　　果実
ゲンノショウコ
（井波一雄 原図）

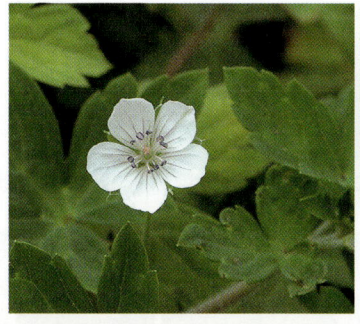

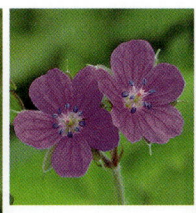

ゲンノショウコ
花　花（紅色）　果実

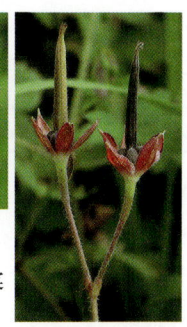

タチフウロ *G. krameri* FRIES et SAVAT．，**ヒメフウロ** *G. robertianum* L．，**イチゲフウロ** *G. sibiricum* L. も前種と同様に用いる．

アメリカフウロ *G. carolinianum* L．　日本全国に帰化．花が5深裂する．ゲンノショウコの代用とはならない．

G. nepalense SWEET　ネパール・ヒマラヤ地方．民間で下痢に使用．

- **ニオイテンジクアオイ** *Pelargonium graveolens* L'HERIT．　南アフリカ，インド．葉

から精油 geranium oil を採取．化粧品，石けん，香水原料．成分は geraniol, citronellol. 香料採取を目的として地中海沿岸諸国で栽培されているものに，*P. capitatum* (L.) L'Hérit. ex Ait.，*P. denticulatum* Jacq，*P. graveolens* L'Hérit.，*P. odoratissimum* (L.) L'Hérit. ex Ait.，*P. radens* H. E. Moore，*P. incrassatum* (Andr.) Sims などがある．

d) ノウゼンハレン科 Tropaeolaceae

1属約90種．中央・南アメリカに分布．つる性またはほふく性で多汁質の草本．葉は互生．花は両性，左右相称．果実は各室1胚珠．分果．種子は無胚乳．成分は，葉に一種の芥子油配糖体を含むものがある．

- ノウゼンハレン *Tropaeolum majus* L.　金蓮花（キンレンカ），nasturtium．ペルー，コロンビア．全草．香味料（ハーブ）．種子に glycotropaeolin を含む．
- タマノウゼンハレン *T. tuberosum* Ruiz. et Pav.　アンデス地方．根茎を食用．

e) アマ科 Linaceae

12属約290種．温帯から亜熱帯に広く分布．日本にはアマ属 *Linum* のマツバニンジン *L. stelleroides* Planch. の1種のみ自生．草本まれに低木．単葉，普通互生．花は両性，放射相称．果実はさく果，まれに石果．胞間裂開する．種子は有胚乳，脂肪に富む．

- アマ *Linum usitatissimum* L.　中央アジア．一年草．栽培．茎の靱皮繊維は高級織物リネンの原料とする．種子を**亜麻仁**（アマニン）と呼び，包摂薬，粘滑薬とする．成分は**亜麻仁油**（アマニユ）（乾性油）37〜43％．印刷インキ，防水布，リノリウム，船舶塗料など．
- シュッコンアマ *L. perenne* L.　ヨーロッパ原産．多年草．観賞用．

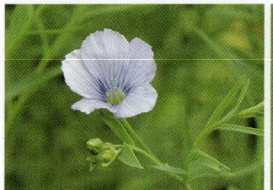

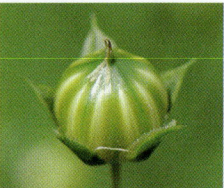

アマ
花｜果実

f) コカノキ科 Erythroxylaceae

4属250余種．多くは熱帯，亜熱帯に分布．日本にはない．低木または高木．葉は互生まれに対生，托葉あり．花は両性，放射相称，花弁内側下部に舌状の付属帯あり．種子は有胚乳．成分は，コカノキ属にコカアルカロイドを含む．

- コカノキ *Erythroxylon coca* Lam.　ペルー，ボリビア原産．低木．ペルー，ボリビア，コロンビアの各地で栽培．戦

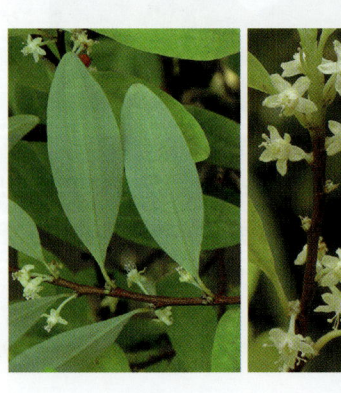

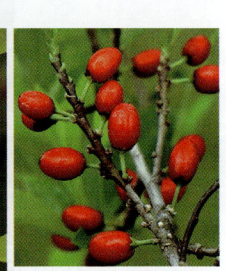

コカノキ
葉（裏）｜花｜果実

8. 被子植物門　171

前ではスリランカ（イギリス領），インドネシア（オランダ領）で，また日本もかつては台湾，沖縄，小笠原などで栽培した．栽培系統は，いろいろある．葉にcocaineなどのトロパン系アルカロイド（1〜1.5％）を含み，コカイン塩酸塩製造原料，鎮痛薬，散瞳薬，局所麻酔薬（麻薬）．通常，次の3種がある．

ボリビアコカノキ *E. coca* Lam. var. *bolivianum* Burck，ペルーコカノキ var. *spruceanum* Burck（*E. truxillense* Rusby），ジャワコカノキ var. *novogranatense* Hieron.

g) ハマビシ科 Zygophyllaceae

約25属240種．主に熱帯から暖帯の海岸および砂漠に生え，とくに地中海地域の乾燥地に多い．日本に1属1種が自生．低木が多い．葉は対生，ときに互生，偶数羽状複葉．花は両性，放射または左右相称．果実はさく果，分果，ときに石果．材に樹脂を含むものがある．

- ユソウボク *Guajacum officinale* L.　南アメリカ北部，西インド諸島．心材を**癒瘡木**（ユソウボク）と呼び，樹脂（グアヤク脂25％）に富む．グアヤク脂はリグナンのguaiaconic acid（70％），guaiacic acid（11％）などを含み，微量の血液の検出やシアン化水素の検出に使用．また，グアヤクチンキは，酸化剤，酸化酵素の検出のほか，アロマテラピーにも用いる．西インド諸島産の *G. sanctum* L. も同様に用いる．

- ハルマラ *Peganum harmala* L.　バルカン半島からチベットに分布．種子は鎮静，催眠，麻酔，幻覚作用．インドで発汗薬．中国で**駱駝蓬**（ラクダホウ）と称して，全草を咳，リウマチ，皮膚のかゆみ止めとするほか，ウイグル族はアダラスマンと称して，蚊取り線香として使う．種子（駱駝蓬子）を，四肢の麻痺，大腸下血，喀血などに用いる．種子からは赤色の染料も採れる．成分はインドールアルカロイドのharmin.

- ハマビシ *Tribulus terrestris* L.　暖帯から熱帯に分布．海浜生．果実を**蒺藜子**（シツリシ）と呼び，漢方で強壮，浄血，眼病に用いる．

- *Zygophyllum xanthoxylum*（Bunge）Maxim.　中国で根を**覇王根**（ハオウコン）と称し，腹痛に用いる．

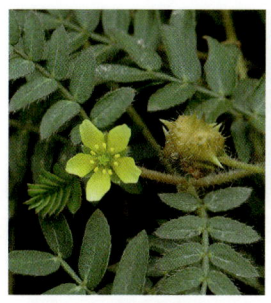

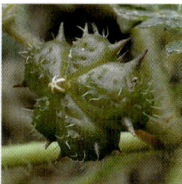

ハマビシ　花｜果実

h) トウダイグサ科 Euphorbiaceae

280属約8,000種．温帯から熱帯にかけて分布し，とくに亜熱帯から熱帯にかけての乾燥地に多い．草本または木本．茎は肥大して多肉化し，サボテン状となるものもある．葉は互生のものが多く，単葉あるいは3出複葉，普通托葉がある．花は小型，3数性を示すものが多く，単性，放射相称，雌雄異株または同株．がくと花冠の区別はしばしば不明瞭で，花弁は退化して無花被となることもある．子房上位，3〜6室．胚珠は中軸胎座，各室1〜2個．直生あるいは倒生胚珠で下垂する．果実はさく果が多いが，石果もある．花序あるいは葉に腺体があり，昆虫を誘う．種子は有胚乳，しばしばカルンクラを伴う．連合乳管が発達した

フウロソウ目

ものが多い．成分は乳液中に caoutchouc, トリテルペンアルコール, 有毒タンパク質（ricin, crotin など），ニトリル配糖体，ジテルペン類，デンプン，種々のアルカロイド，芥子油配糖体，精油，トリテルペン類などを含む．有毒植物が多く，利用には慎重さが必要．

- **キダチアミガサ** *Acalypha indica* L. 熱帯アジア．全草を cupameni（インド名）と呼ぶ．インドで去痰薬，緩下薬とする．そのほかに，止血薬，駆虫薬としても用いる．成分は全草にアルカロイドの acalyphine, 精油，ニトリル配糖体．
- **アブラギリ** *Aleurites cordata* MUELL. ARG. 日本．栽培．種子から**桐油**（トウユ）（乾性油）を採取．桐油はペイント，リノリウム，油紙，家具や漆器のつや出しに用いる．
  シナアブラギリ *A. fordii* HEMSL. 桐油樹（中国名）．
  カントンアブラギリ *A. montana* WILS. 中国南部からインドシナに分布．木油樹（中国名）．
  ククイノキ *A. moluccana* WILLD. インド，マレーシア．
  3種いずれも桐油採取のため栽培される．成分は eleostearic acid のグリセリドなど．有毒．
- **カスカリラ** *Croton eluteria* BENN. 西インド諸島バハマ．樹皮の cascarilla bark を芳香性苦味健胃薬，強壮薬，タバコ香料とする．成分は苦味質の cascarillin, 精油．
  ハズ *C. tiglium* L. 熱帯アジア．種子を**巴豆**（ハズ）と呼び，緩下薬，皮膚刺激引赤薬，巴豆油 croton oil 採取原料とする．成分は脂肪油約 40%, phorbol, diterpene ester など．これらの物質は強い刺激作用と発がん性があり，有毒．
- *Euphorbia antiquorum* L. インドからマレー半島．アーユルヴェーダで乳液を**スヌーヒ** snuhi（インド名）と呼び，Kshara sutra（クシャラ・スートラ：アルカリの糸，薬用糸）の原料とし，痔瘻の治療に用いる．*E. neriifolia* L. の乳液も同様に用いる．
  ホルトソウ *E. lathyris* L. 南ヨーロッパ．種子を**続随子**（ゾクズイシ），または**千金子**（センキンシ）と呼び，利尿薬，瀉下薬とする．euphorin を含む．有毒．
  E. kansui LIOU ex S. B. HO 中国．根を**甘遂**（カンズイ）と呼び，瀉下作用がある．有毒．
  E. fischeriana SREUD. 中国．根を**狼毒**（ロウドク）と呼ぶ．有毒．
  タカトウダイ *E. pekinensis* RUPR. 日本，朝鮮半島，中国．根を**大戟**（ダイゲキ）と呼び，利尿通経薬とする．
  サボテンタイゲキ *E. resinifera* A. BERG. モロッコ．乳液を乾固した樹脂 euphorbium を下剤とする．有毒．
  ナツトウダイ *E. sieboldiana* MORR. et DECNE. 日本．根を瀉下薬とする．有毒．
  ショウジョウボク（ポインセチア） *E. pulcherrima* WILLD. メキシコ原産．**ハナキリン** *E. milii* MOUL. var. *splendens* URSCH et LEAND. マダガスカル原産．観賞用に栽培される．
  ほかに，**ノウルシ** *E. adenochlora* MORR. et DECNE., **キダチタイゲキ** *E. formosana* HAYATA, **トウダイグサ** *E. helioscopia* L. などがある．
- **パラゴムノキ** *Hevea brasiliensis* MUELL. ARG. ブラジル原産．東南アジア各地に栽

培．樹幹に傷をつけ，乳液 latex を採取，生ゴム caoutchouc を製し，タイヤ，ゴム靴などの工業製品原料とする．ほかに，*H. guayanensis* AUBL. などからもゴムを採取．

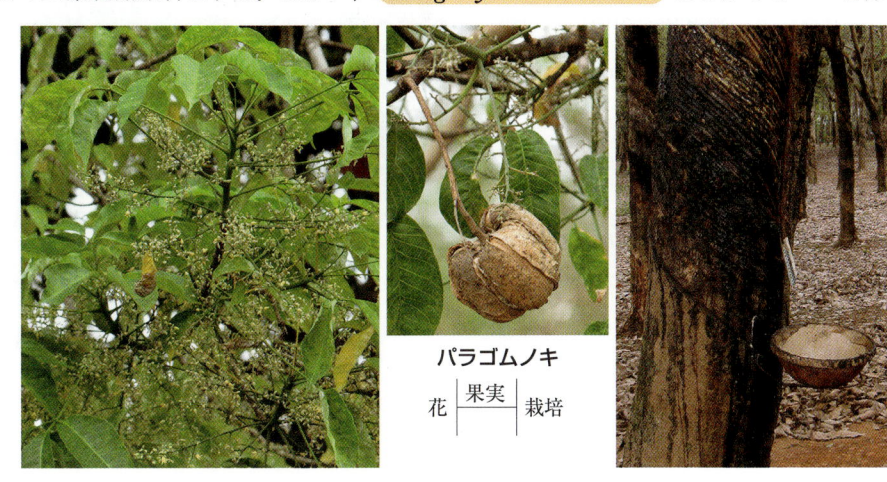

パラゴムノキ
花｜果実｜栽培

- ナンヨウアブラギリ *Jatropha curcas* L.　熱帯アメリカ原産．熱帯に広く分布．種子から curcas oil. 下剤とする．有毒．
- アカメガシワ *Mallotus japonicus* (THUNB.) MUELL. ARG.　日本，台湾，中国南部，朝鮮半島．樹皮にイソクマリン類の bergenin，フラボン類，タンニン，強心配糖体など．胃潰瘍の抑制に用いる．

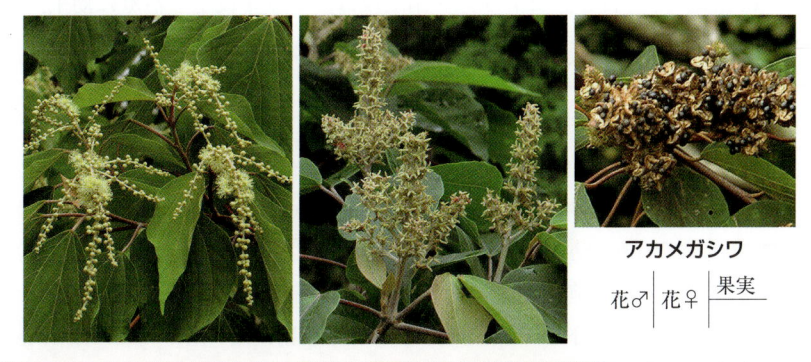

アカメガシワ
花♂｜花♀｜果実

- クスノハガシワ *M. philippinensis* (LAM.) MUELL. ARG.　沖縄，台湾，中国，オーストラリアに分布．果実の腺毛をカマラ kamala と呼び，小児の条虫駆除薬に用いた．成分は phloroglucinol 誘導体の rottlerin（赤色色素）．インドでは絹の染料．
- マニホットゴムノキ *Manihot glaziovii* MUELL. ARG.　ブラジル原産．乳液から ceara rubber 採取．パラゴムほど市場性はない．
- キャッサバ，タピオカ，イモノキ *M. esculenta* Crantz　熱帯アメリカ．熱帯各地に栽培．塊根からタピオカデンプン採取．青酸配糖体を含むので無毒化を要する．食用．
- ユカン *Phyllanthus emblica* L.　インド，東南アジア．インドでアーマラキー amalaki と呼び，アーユルヴェーダでもっとも重要な三果（トリパラ triphara）の 1 つ．強壮薬，循環改善薬．
- トウゴマ，ヒマ *Ricinus communis* L.　アフリカ原産．温帯から熱帯の各地に栽培．

8．被子植物門　173

フウロソウ目

種子を**蓖麻子**（ヒマシ）と呼び，ヒマシ油原料．ヒマシ油は下剤，ポマード，潤滑油，印肉原料．成分は主として ricinoleic acid のグリセリド，ほかにアルカロイドの ricinine, 有毒タンパクの質の ricin などを含む．

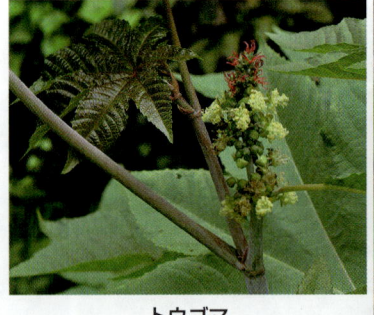

トウゴマ
花♂, ♀／果実

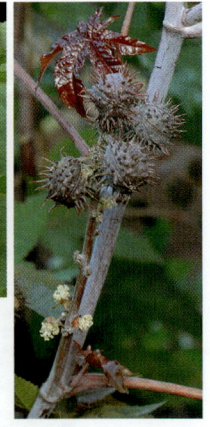

- ナンキンハゼ *Sapium sebiferum* ROXB.　中国．果実から木蠟を採取．ロウソク，石けん原料，塗料．根を**烏臼木根**（ウキュウボクコン）と呼び，中国で住血吸虫症治療薬とし，根茎は利尿薬とする．

  シラキ *S. japonicum* PAX et HOFFM.　日本．種子に脂肪油 50% 含む．食用，塗料，燈用．

- アマメシバ *Sauropus androgynus* (L.) MERR.　沖縄，東南アジア．東南アジアで，葉を腫れものやただれ目に用いる．日本では，葉の乾燥品をダイエット目的で服用し，閉塞性細気管支炎を引き起こした事故がある．

- ヒトツバハギ *Securinega suffruticosa* REHD.　日本，朝鮮半島．茎葉にアルカロイドの securinine を含む．セクリニン硝酸塩は，ポリオ後遺症治療に効果．

i）ユズリハ科 Daphniphyllaceae

1 属約 10 種．ヒマラヤ，マレーシアから東アジアにかけて分布．日本に 2 種．常緑の高木あるいは低木．従来，トウダイグサ科に入れられていたが，子房が 2 心皮，2 室性であることにより分離，独立された．有毒アルカロイドを含む．

- ユズリハ *Daphniphyllum macropodum* MIQ.　暖温帯から亜熱帯に分布．日本では本州福島県以西．葉の煎汁を民間で駆虫薬．縁起植物として正月の飾りに用いる．成分は葉，樹皮に，アルカロイドの daphnimacrine, daphniphylline, yuzurimine など．有毒．

19）ミカン目 Rutales

フウロソウ目に似るが，雄ずいの内側に子房の基部を囲む蜜盤があること，油腺や油管があること，主として木本であることなどで違う．成分では，モノテルペンの geraniol など共通のものがある．

a）ミカン科 Rutaceae

約 150 属 1,600 種．熱帯から温帯に分布する．低木または高木，まれに草本．葉は互生まれに対生，単葉ないし三出羽状複葉で，透明な油点がある．托葉はない．花は両性ときに単性で，雌雄同株または異株．普通は放射相称，4〜5 数性，子房上位，各室に 1〜2 個の胚珠．

果実は液果，石果，みかん状果，その他．普通，種子に胚乳あり，またはなし．食用果樹，薬用植物，香辛料植物として栽植されるものが多い．成分の精油（茎の皮層部，葉肉，果皮に破生油室がある）は，広く分布する．アルカロイドもミカン属 *citrus* 以外に広く分布し，モクレン科，メギ科と共通のアルカロイドをもつものもあり，成分的な類縁がみられる．ミカン属の果実にはフラボノイドの hesperidin や，苦味のある naringin，カロチノイド系色素の cryptoxanthin，苦味質の limonin のほか，クエン酸などの有機酸を含む．

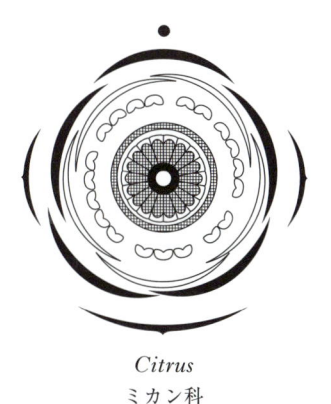

Citrus
ミカン科
$K_5C_5A_{20}G_{(\infty)}$

(1) ヘンルーダ亜科 Rutoideae
心皮は 4〜5 で花柱だけが合生．果実はさく果．

- *Barosma betulina* BART.　南アフリカ．葉は**ブッコ葉** buchu leaf と呼び，尿路防腐薬，利尿薬とする．成分は，menthone，bucco-camphor などの精油．そのほか，同属植物の *B. crenata* KUNZE，*B. crenulata* HOOK.，*B. serratifolia* WILLD. なども同様に用いる．

- **ヨウシュハクセン** *Dictamnus albus* L.　南ヨーロッパ．根にアルカロイドの dictamnine を含み，鎮痛薬，利尿薬，通経薬とする．
  ハクセン *D. albus* L. subsp. *dasycarpus* KITAGAWA　東シベリア，中国の東北部．根皮を**白蘚皮**（ハクセンピ）と呼び，中風，黄胆，皮膚病，通経に用いる．成分は前種と同じ．

- **コクサギ** *Orixa japonica* THUNB.　日本特産．葉に精油．根皮にアルカロイドの kokusagine，kokusaginine，果実に skimmianine を含む．茎葉の煎汁を，牛馬のシラミ駆除に外用．

- *Pilocarpus jaborandi* HOLMES　ブラジル原産．葉を**ヤボランジ葉**と呼び，発汗，唾液分泌促進，縮瞳薬，解毒薬とする．ピロカルピン塩酸塩製造原料．成分はアルカロイド pilocarpine，pilocarpidine など．ほかに精油．*P. microphyllus* STAPF，*P. pinnatifolius* LEM.，*P. racemosus* VAHL，*P. selloanus* ENGL.（ブラジル）なども，pilocarpine を含有する．

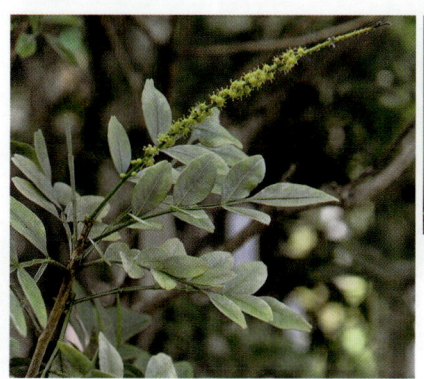

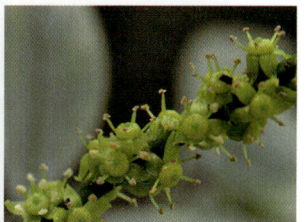

Pilocarpus microphyllus
花｜花

ミカン目

- **ヘンルーダ** *Ruta graveolens* L.　南ヨーロッパ．日本でも栽培．"graveolens" は強臭の意．漢名を**芸香**（ウンコウ）という．ヨーロッパの民間薬で，全草を通経薬，駆風薬，また抗ヒステリー薬，寄生虫薬など．成分は全草に精油 0.06 % を含み，methylnonylketone, bergapten, フラボノイドの rutin, アルカロイドの kokusaginine, skimmianine.

- **ゴシュユ** *Tetradium ruticarpum* (Juss.) Hartley (*Euodia* (*Evodia*) *rutaecarpa* Hook f. et Thoms.)　中国原産で，日本には享保年間（1720年頃）に渡来し，各地に栽培．雌雄異株だが，日本には雌株のみ．未熟果実を**呉茱萸**（ゴシュユ）と呼び，漢方では健胃薬，利尿薬として，水毒による頭痛，嘔吐，胸満に用いる．成分はインドールアルカロイドの evodiamine, rutaecarpine, 精油, 苦味質の limonin など．中国の **ホンゴシュユ** *E. officinalis* Dode や *E. bodinieri* Dode はすべてゴシュユ *T. ruticarpum* の概念に含まれる．

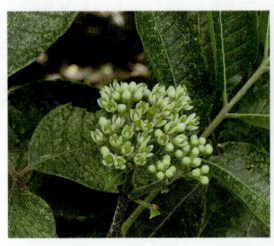

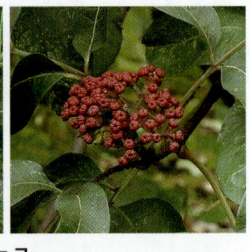

ゴシュユ
花｜果実

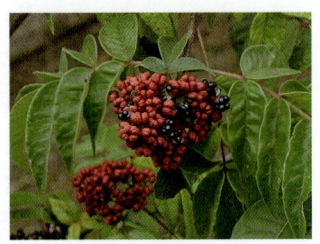

ホンゴシュユ
果実

- **サンショウ** *Zanthoxylum piperitum* (L.) DC.　日本．果実を**山椒**（サンショウ）と呼び，芳香性健胃薬，解毒，**苦味チンキ**原料などとする．若い葉は木の芽（きのめ）と称し，和食に用いられる．果皮の粉末は漬け物の着香や淡水魚料理に欠かせない香辛料．成分は果実に精油 2〜4 %，芳香は limonene, citronellal, geraniol などによる．辛味は hydroxy α-sanshool など麻痺性成分で，条虫を麻痺させる．ほかにタンニン．根および茎にアルカロイドの magnoflorine．ほかに **ヤマアサクラザンショウ f. *brevispinosum* Makino** 刺が短く少ない品種や **アサクラザンショウ f. *inerme* Makino** 無刺品

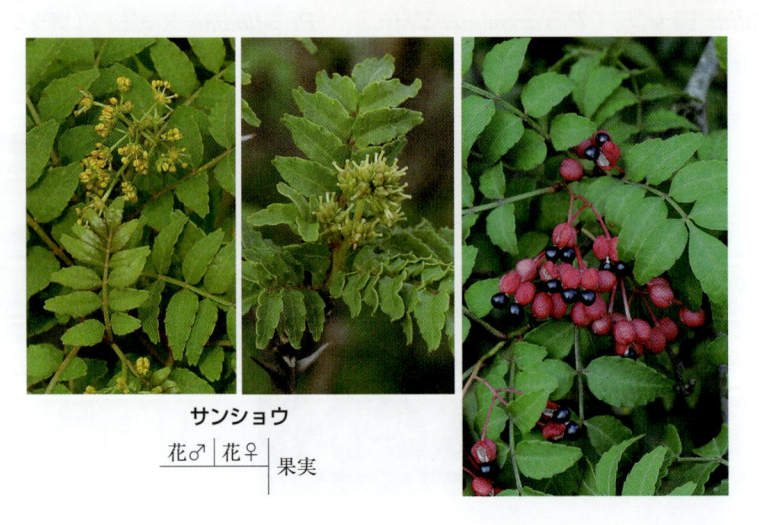

サンショウ
花♂｜花♀｜果実

種を朝倉山椒と呼び，小葉は大きく，果実も大粒の良品種がある．

　カラスザンショウ *Z. ailanthoides* SIEBOLD et ZUCC.　日本，台湾，朝鮮半島，中国．葉を駆風薬，果実を健胃薬に用いる．成分は，葉に精油の methylnonylketone，果実に isopimpinellin，樹皮にアルカロイドの skimmianine, magnoflorine, laurifoline．

　イヌザンショウ *Z. schinifolium* SIEBOLD et ZUCC.　日本，朝鮮半島，中国．果実を**青椒**（セイショウ）と呼び，鎮咳薬，消炎薬とする．成分は，果実に精油の estragol, bergapten など．香りはよくない．

　カホクサンショウ *Z. bungeanum* MAXIM.　中国．果実を**花椒**（カショウ），**蜀椒**（ショクショウ），**川椒**（センショウ）と呼び，山椒と同様に用いるが，サンショウと多少成分が異なる．

　フユザンショウ *Z. armatum* DC. var. *subtrifoliatum* (FRANCH.) KITAM.　日本，朝鮮半島，台湾，中国．葉は硬く，実は少なく，芳香，辛味ともに劣る．

(2) サルカケミカン亜科 Toddalioideae

心皮は 2～5 で完全に合生．果実は石果．

● 　キハダ *Phellodendron amurense* RUPR.　アムール地方，中国北部，朝鮮半島，日本．樹皮のコルク層を除いたものを**黄柏**（オウバク），黄檗と呼び，苦味健胃薬，整腸薬，家庭薬原料〔奈良県吉野の陀羅尼助（ダラニスケ），山陰の煉熊（ネリクマ），北陸の熊胆円（ユウタンエン），長野の百草（ヒャクソウ）は古来有名〕，そのほか，消炎薬，染料とする．成分はアルカロイドの berberine 1.5～3.5%，ほかに palmatine, magnoflorine, phellodendrine など．苦味質 obakunone, limonin, 粘液など．また　タイワンキハダ *P. wilsonii* HAYATA et KANEHIRA　台湾産，　シナキハダ *P. chinense* SCHNEID.　中国産の樹皮も同様に用いる．

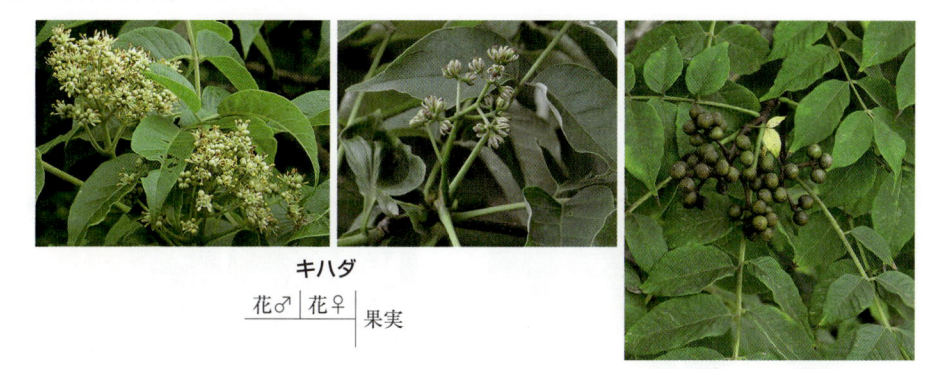

キハダ
花♂｜花♀｜果実

● 　ミヤマシキミ *Skimmia japonica* THUNB.　日本（関東以西，四国，九州），台湾．葉に配糖体 skimmin，アルカロイド skimmianine，民間で駆風薬とする．　ツルシキミ var. *intermedia* KOMATSU f. *repens* (NAKAI) HARA　葉には，アルカロイド dictamnine を含み，いずれも有毒．

● 　サルカケミカン *Toddalia asiatica* (L.) LAM.　アフリカ，インド南部，沖縄．果実はマラリアに，根は消化不良やインフルエンザに，葉は肺病，リウマチ，胃痛に用いる．葉や幹皮はアルカロイドの nitidine, dihydronitidine を含み，肺腺癌に有効．沖縄では，葉

178　各　論

を茶として利用する．

(3)　ミカン亜科 Aurantioideae

心皮は通常花弁の数より多く，合生，内果皮の毛が多汁，厚い外果皮がある．果実は液果．

- ベル *Aegle marmelos* (L.) Correa　インド．アーユルヴェーダで Bilwa と称し，整腸薬，強壮薬として使われる．
- *Citrus aurantium* L.　北インド原産．温帯各地に栽培．花を橙花（トウカ）と呼ぶ．精油は橙花油の原料．成熟した乾燥果皮を**橙皮**（トウヒ）と呼び，芳香性苦味健胃薬，**苦味チンキ**，**トウヒチンキ**の原料，橙皮油の原料とする．成分は精油の limonene, フラボノイドの hesperidin, naringin, トリテルペノイドの limonin など．中国産の**枳実**（キジツ）の一部は，本種の未熟果実の乾燥品．また，ダイダイ var. *daidai* Makino は，中国を経て日本に古く導入され，広く栽培．同じく成熟果皮を橙皮として用いる．

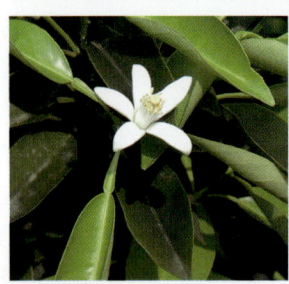

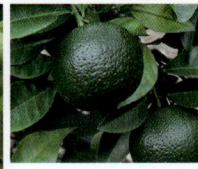

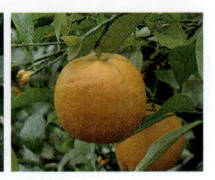

ダイダイ
花｜未熟果実｜果実

ユズ *C. junos* Siebold ex Tanaka　柚子．中国長江上流が原産．酸味強く料理用．近縁種に スダチ *C. sudachi* Hort. ex Shirai　徳島県，カボス *C. sphaerocarpa* Hort. ex Tanaka　大分県などがある．

ナツミカン *C. natsudaidai* Hayata　主として山口，愛媛などで栽培されていたが，現在は ハッサク *C. aurantium* L. subsp. *hassaku* Hiroe との種間雑種であるアマナツに変わっている．果実を食用にする．ナツミカンまたはアマナツの未熟果を二つ割にして，早く収穫した小さいものを**枳実**（キジツ），遅く収穫した大きいものを**枳殻**（キコク）とし，健胃，整腸薬などに使われる．

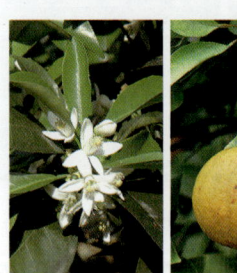

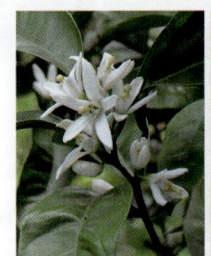

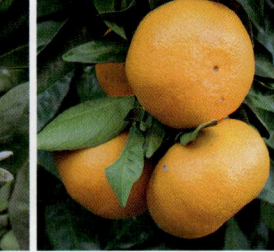

ナツミカン
花｜果実

ウンシュウミカン
花｜果実

ウンシュウミカン *C. unshiu* (Swingle) Marcow.　室町時代，東南アジアから入って薩摩長島で栽培されていたクネンボから，偶然発見された変異種と考えられ，接ぎ木による栄養繁殖によってのみ増殖がされている．ウンシュウミカンの名は日本で付けられた

もので，中国の温州とは関係がない．アメリカのフロリダや中国の広西などでも栽培されている．果実は生食され，日本を代表する果物．果皮を**陳皮**（チンピ）と呼び，芳香性健胃薬，漢方で理気薬として使われる．成分は精油の limonene，フラボノイドの hesperidin, naringin, poncirin など．色素 cryptoxanthin の含有率は，ミカン属でもっとも高いものの 1 つとされる．

ベルガモット *C. bergamia* Risso et Poit.　イタリアで栽培．果皮のベルガモット油は香水原料．

レモン *C. limon* Burm. f.　インド北東部のヒマラヤ山系原産．アメリカ，イタリアが主産地．果皮の**枸橼皮**（クエンピ）の圧搾油をレモン油と呼び，食品香料．果肉にクエン酸，糖およびビタミン C を含み，クエン酸製造原料．

シトロン *C. medica* L.　インド北部，丸仏手柑（マルブッシュカン）．果皮厚くマーマレード用，香料原料．また，**ブッシュカン** *C. medica* var. *sarcodactylis* (Hoola van Nooten) Swingle.　仏手柑．中国より渡来．厚い果皮を食用．

ライム *C. aurantifolia* Swingle　インド北東部．果肉は多汁．酸味と芳香が強く，レモンと同様に香味料とする．

ブンタン，ザボン *C. grandis* Osbeck　柚，文旦．インド北東部のアッサム地方原産．果実は大型で生食，果皮は厚く，砂糖漬とする．

グレープフルーツ *C. paradisi* Macfad.　東洋産ブンタンの実生の変種として，西インド諸島に生まれた．アメリカのフロリダが主産地．生食用またはジュース．グレープフルーツジュースは薬物代謝酵素 CYP3A4 を阻害するので，医薬品との併用の際に留意．

アマダイダイ *C. sinensis* (L.) Osbeck　中国原産，世界各地に栽培されるオレンジ．品種多数，生食，ジュース用．中国産の橙皮（トウヒ），青皮（セイヒ）の基原植物でもある．

タチバナ *C. tachibana* Tanaka　橘．日本原産．庭園樹．

イヨカン *C. iyo* Hort. ex Tanaka，

ハッサク *C. aurantium* L. subsp. *hassaku* Hiroe の未熟果実も，日本産の枳実として出回る．

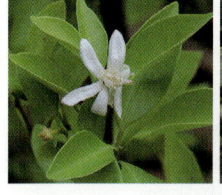

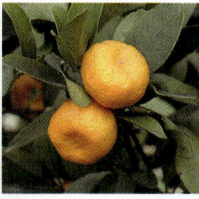

シークワシャー *C. depressa* Hayata　別名 平実檸檬（ヒラミレモン）．奄美大島以南の南西諸島．未熟果実の果汁を食酢として利用するほか，果汁を飲用する．ビタミン C およびフラボノイドの nobiletin を多く含む．

- **ナガキンカン** *Fortunella margarita* (Lour.) Swingle　中国原産．果実を**金柑**（キンカン）と呼び，食用や咳止めの薬用酒とする．

- **ゲッキツ** *Murraya paniculata* (L.) Jack　月橘．熱帯アジア，インド，オーストラリア，メラネシア．奄美大島が北限．中国名を**九里香**（キュウリコウ）といい，葉を駆虫薬とする．果実は食用，材は細工物，樹皮や根は粉末にして化粧用白粉とする．最近の中国では枝葉の煎汁を湿疹に，根を湿疹やリウマチの痛み止めに用いる．

タチバナ
花｜果実

ミカン目

- **ナンヨウザンショウ（カレーノキ）** *M. köenigii* SPRENG.　インド原産．スリランカ，ミャンマー，マレーシア，タイ．アーユルヴェーダで Kaidarya と称し，葉および樹皮を駆虫，排尿困難，嗄声（させい）に用いる．葉，樹皮，根の煎汁は強壮，健胃．葉の煎液は抗菌作用（真菌に対して抑制）．外用として，消炎，鎮瘙痒，ハーブ．
- **カラタチ** *Poncirus trifoliata* RAF.　中国揚子江上流の原産．日本各地に栽植．未熟果（枳実，枳殻）を健胃薬，駆風薬，利尿薬とするが悪心を起こすことがある．成分は，果実にフラボノイドの poncirin, naringin, hesperidin など．花に精油の limonene, linalool など．柑橘類の台木として重要．

b) ニガキ科 Simaroubaceae

20属120種．主として熱帯，亜熱帯に分布．日本に1属1種が野生．高木または低木．葉は互生，普通は羽状複葉．花は放射相称，両性または単性花，花盤を形成．果実は石果，まれに液果や翼果．種子はほとんど無胚乳．髄に樹脂道のあるものがある．ミカン科に近縁とみられているが，油室はない．苦味質を含むものが多い．

- **ニワウルシ（シンジュ）** *Ailanthus altissima* SWINGLE　中国北中部．日本に広く栽植，野生化．樹皮を駆虫に用いる．成分は苦味質，種子に脂肪酸 petroselinic acid など．
- **ナンヨウニガキ（ニガキモドキ）** *Brucea amarissima* DESV.　東南アジア，熱帯各地．果実を**鴉蛋子**（オウタンシ），**鴉胆子**（アタンシ）と呼び，苦味健胃薬，アメーバ赤痢薬とする．
  - *B. antidysenterica* LAM.　アフリカ東部．樹皮，果実を赤痢や熱病に用いる．
- **ニガキ** *Picrasma quassioides* BENN. (*P. ailanthoides* PLANCH.)　日本，台湾，朝鮮半島，中国，ヒマラヤ．材を**苦木**（クボク，ニガキ）と呼び，苦味健胃薬とする．煎汁は家畜，農用殺虫剤，殺蠅剤．成分は苦味質 quassin (nigakilactone D), nigakilactone A〜N, picrasmin A (nigakilactone G) などのほか，アルカロイド nigakinone など．ほかに，**ジャマイカニガキ** *P. excelsa* PLANCH.　ジャマイカのほか，西インド諸島に分布．心材を苦味健胃薬．成分は picrasmin A, B.

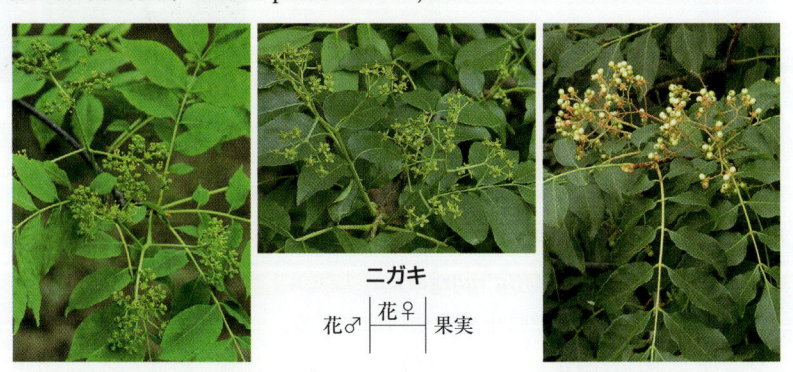

ニガキ
花♂　花♀　果実

- **スリナムニガキ** *Quassia amara* L.　南米ギアナ，ブラジル北部，西インド諸島．樹皮および材を**カシア**（木）と称し，解熱，苦味健胃薬．成分は，苦味質の quassin.

c) カンラン科 Burseraceae

16属550種．世界の熱帯に広く分布．日本に自生なし．ミカン科およびニガキ科に似ているが，本科は皮層に離生また破生樹脂道があるので区別する．木本．葉は互生，多くは羽状複葉．花は単性まれに両性，放射相称，子房上位，各室に2胚珠．果実は石果．種子は無胚乳．成分は樹脂，精油，芳香性ゴム樹脂など．

- ニュウコウジュ *Boswellia carterii* Birdwood　アフリカ東部ソマリア半島から中央アジア．樹幹から滲出する樹脂を**乳香**（ニュウコウ）と呼び，薫香料としてキリスト教やイスラム教の儀式，祭礼で使用するほか，各種香水およびアロマオイルの重要な配合原料となる．成分は樹脂，ゴム質，精油．

  ほかに，*B. bhaw-dajiana* Birdwood　ソマリランド沿岸の山地，*B. serrata* Roxb. インド，ミャンマー．**反魂樹**（ハンゴンジュ）なども，乳香の原料樹．

- カンラン *Canarium album* Raeusch.　中国南部からインドシナ半島．中国南部，台湾などで広く栽培．漢名を**橄欖**（カンラン）．果実を塩蔵し，食用．未熟果実を解毒薬（魚毒，酒毒）とする．種子を**欖仁**（ランニン）と呼び，中国料理用．

  ほかに，カナリアノキ *C. commune* L.　マレーシア東部．種子のcanary nutは製菓用．成分は樹脂nauli gumの**コパイババルサム**の代用として，軟膏用．線香の原料．風致樹．

  エレミ *C. luzonicum* Miq.　フィリピン．滲出物の乾燥樹脂をエレミelemiと称しアロマテラピー，増粘安定剤，ガムベースに用いる．成分elemol, phellandrene, terpinoleneなど．

- モツヤクジュ *Commiphora molmol* Engl.　アフリカ東北部からアラビア南部．樹脂を**ミルラ** myrrh，**没薬**（モツヤク）と呼び，紅褐色，芳香性の強いものがよい．薫香料，ミイラの防腐剤に用いた．苦味収れん薬，含嗽薬．成分は樹脂，ゴム質，精油．

  アラビアモツヤク *C. abyssinica* Engl.　オマーン，アフリカ北東部．同様にmyrrhを採取．

d) センダン科 Meliaceae

50属約1,400種．主として熱帯から亜熱帯に分布．日本に1属1種のみ野生．木本．葉は互生，多くは羽状複葉，托葉はない．花は通常5数性，両性まれに単性，放射相称．雄ずいは普通花糸が合生して筒状，花盤が発達することあり．子房上位，各室に2胚珠．果実は石果，さく果または液果．種子にはおおむね有胚乳．成分はトリテルペン系苦味質．

- センダン *Melia azedarach* L. var. *subtripinnata* Miq.　日本，伊豆半島以南に自生．樹皮を**苦楝皮**（クレンピ）と呼び，駆虫薬とする．

  トウセンダン *M. azedarach* L. var. *toosendan* Makino　中国原産．果実を**川楝子**（センレンシ）と呼び，整腸薬および鎮痛薬として，腹痛や疝痛に用いる．

  トキワセンダン *M. azedarach* L. var. *azedarach*　インド，ミャンマー，ジャワ，台湾．アーユルヴェーダで樹皮や葉をNimba, Neem（ニーム）と称し，消化器疾患や皮膚

病に用いる．

- **マホガニー** *Swietenia mahagoni* (L.) Jacq.　西インド諸島．
- **オオバマホガニー** *S. macrophylla* King　中央・南アメリカ北部．材は有用で造船材，高級家具材．
- **チャンチン** *Toona sinensis* Roem.（*Cedrela sinensis* Juss.）　中国原産．日本に栽植．漢名の香椿（シャンチュン）が訛ってチャンチンとなる．根皮を**椿根皮**（チンコンピ）と呼び，漢方で収れん薬，止血薬とする．

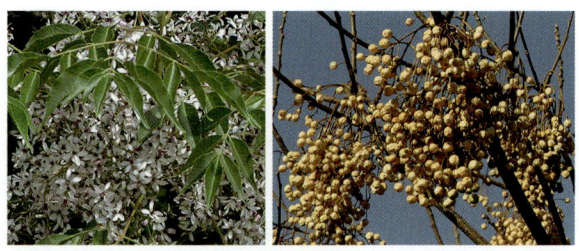

センダン
花｜果実

e) キントラノオ科 Malpighiaceae

約60属1,000種．熱帯アメリカから，マダガスカル島を含む熱帯アフリカと，東南アジアの熱帯・亜熱帯に分布．日本に3属3種．低木または小高木，とくに木本のつる性植物が多い．葉は対生，まれに互生や輪生，単葉．花は両性，左右相称または放射相称．子房上位，普通3室，各室に1胚珠．果実は翼をもつものが多く，石果．種子は無胚乳．

- *Banisteriopsis caapi* Morton　南アメリカの熱帯地域原産．チャピ cappi と称される．アルカロイドの harmin, harmaline などを含み，樹皮と *Psychotria carthagenesis*, *P. viridis* などの葉の煎液を，呪術師が用いる．
- **アセロラ** *Malpighia glabra* L.　西インド諸島原産．アセロラ Acerola はスペイン名．ウェストインディアン・チェリー West Indian cherry, Barbados cherry などとも称する．熟した果実を生食，ジュースに用いる．ビタミンCの含有量が可食部100gあたり1,300 mgと，天然果実の中でもっとも多く含まれるものの1つ．

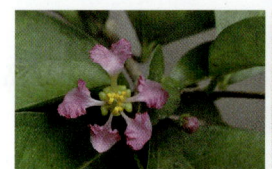

アセロラ
花｜果実

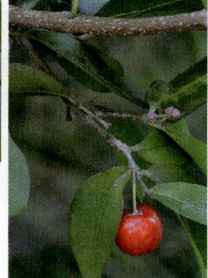

f) ヒメハギ科 Polygalaceae

13属約800種．温帯から熱帯に広く分布．日本に2属6種．草本または低木，まれに小高木．葉は互生，ときに対生あるいは輪生，単葉．花は両性，左右相称，基本的には5数性．雄ずいの花糸基部は合着し筒状．子房上位，普通2室，各室に1胚珠．果実はさく果，まれに石果．種子は有胚乳．成分はサポニン，サリチル酸メチル配糖体，脂肪油を含むものが多い．

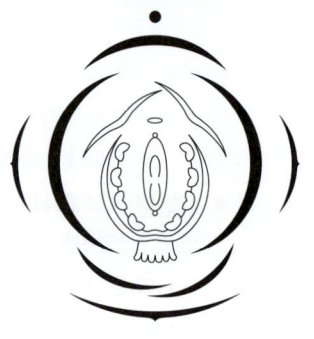

Polygala
ヒメハギ科
$K_5 C_{3+(2)} A_{(8)} G_{(2)}$

- **セネガ** *Polygala senega* L. カナダの南部からアメリカのサウスダコタ州. **ヒロハセネガ** var. *latifolia* Torr. et Gray 北アメリカの中南部に分布. 北アメリカ先住民・セネカ族の民間薬. 日本 (北海道, 兵庫県, 岩手県) で栽培. 日本産**セネガ**として輸出. いずれも根の**セネガ根**を鎮咳去痰薬とする. セネガシロップ原料. 成分はサポニンの senegin II〜IV, 精油は methyl-salicylate など.

  イトヒメハギ *P. tenuifolia* Willd. 中国北部, 朝鮮半島北部. 根を**遠志** (オンジ) と呼び, 鎮咳去痰薬, 強壮鎮静薬とする. 成分はサポニン onjisaponin A〜G, そのほかキサントン類, 3,4,5-trimethoxycinnamic acid など.

  ほかに, *P. amara* L. ヨーロッパ. 全草を催乳薬, 去痰薬.

  ヒメハギ *P. japonica* Houtt. 日本, 台湾, 中国, ヒマラヤに分布. 日本では根を**和遠志** (ワオンジ) と呼ぶが, 根は小さく商品価値はない.

  ヒロハオンジ *P. sibirica* L. 中国東北部. 根を**大遠志** (ダイオンジ) と呼ぶ.

  P. polygama Walt. アメリカ先住民は, 咳の薬とする.

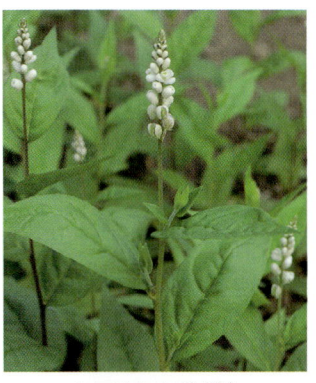

ヒロハセネガ (花)

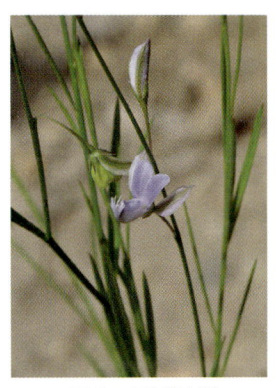

イトヒメハギ (花)

20) ムクロジ目 Sapindales

花は多くは両性, または退化により単性, しばしば左右相称, 4〜5数性, 雄ずいの多くは2輪生, 子房上位, 2〜3心皮, 蜜盤が発達するものがある. 胚珠は懸垂性で背側縫合線と珠孔上向き, または上昇性で腹側縫合線と珠孔下向き (フウロソウ目との相違点) をもつ. 胚珠に2珠皮あり. 果実には普通1種子. 普通は無胚乳.

a) ドクウツギ科 Coriariaceae

1属約10種. アジアの温帯から地中海地方, ニュージーランドに分布. またメキシコからチリに不連続に点在する. 隔離分布の好例. 日本に1種. 低木または小型の高木. 葉は対生または輪生, 3〜5本の平行脈が目立つ, 托葉を欠く. 花は小型, 放射相称, 両性または単性で雌雄同株,

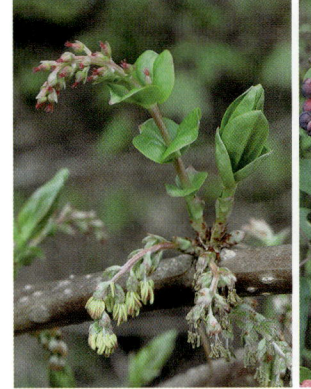

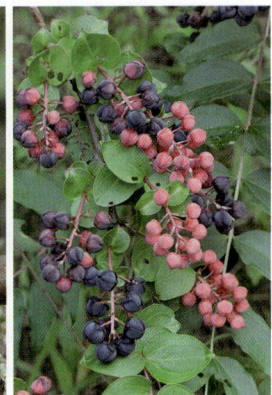

ドクウツギ
花♂, ♀ | 果実

腋生．子房上位，心皮は 5〜10 個で離生，各室 1 個の胚珠．花弁は花後に肉質化し，増大して多汁質となり，分果を包む偽石果．種子は少量の胚乳を含む．

- ドクウツギ *Coriaria japonica* A. Gray　　日本．有毒．成分は果実，種子に痙攣毒の変形セスキテルペン．セスキテルペン coriamyrtin, tutin, isocoriamyrtin, 茎葉にも coriamyrtin.
  - *C. myrtifolia* L.　　ヨーロッパ，北アフリカ．有毒成分は coriamyrtin.
  - *C. ruscifolia* L.　　オーストラリア．成分は有毒 tutin.

b)　ウルシ科 Anacardiaceae

79 属 600 種．熱帯から温帯に分布．有用樹がきわめて多い．常緑または落葉の木本で，ときにつる性．葉は互生まれに対生，単葉か 3 出葉または羽状複葉．花は単性，5 (4〜6) 数性，放射相称，多くは雌雄異株．子房上位，1, 3〜5 心皮．1, 4〜5 室，各室 1 個の下垂型胚珠．果実は多くは石果，外果皮は肉質，中果皮は樹脂または蠟物質があり，内果皮は堅い．種子は無胚乳か，または少ない．

成分は，ウルシ属 *Rhus* には樹皮内に樹脂道の存在が著しく，ときに漆汁道に変化する．漆汁には，urshiol 同族体（長鎖をもつポリフェノール）が知られており，ほかにタンニン，フラボノイド，また樹脂や果実にモノテルペン系の精油やフラボノイド，さらにオーロンも知られる．

- カシュウナットノキ *Anacardium occidentale* L.　　ブラジル原産．熱帯各地に分布．栽培．曲玉状の種子 cashew nut を炒食．菓子，カレー．果托 cashew apple も生食．樹皮から黄色染料．
- マンゴー *Mangifera indica* L.　　インド，ミャンマー原産．果実を生食．
  - *Pistacia lentiscus* L.　　トルコのキオス島．樹脂の mastix は歯科用充塡剤，薫香料，漆の代用．
  - ピスタチオ，ムメイボク *P. vera* L.　　無名木．西アジア原産．種子の pistatio nut は，漢名を**阿月渾子**（アゲツコンシ）といい，食用．
  - カイノキ *P. chinensis* Bunge　　栽植．
- ツタウルシ *Rhus ambigua* Lavall.　　日本，サハリン，朝鮮半島，中国．有毒．樹液より urushiol に似た laccol および酵素 laccase を含む．
  - ヌルデ *R. javanica* L.　　日本，朝鮮半島，中国からヒマラヤ．葉にヌルデシロアブラムシ *Schlechtendaria chinensis* Bell が寄生して虫こぶ gall をつくる．これを**五倍子**（ゴバイシ）という．タンニン 50〜60%，没食子酸，脂肪などを含み，タンニン酸原料．
  - ウルシ *R. verniciflua* Stokes　　中国原産．日本へは古く奈良時代以前に渡来，各地に栽植．とくに東北諸県では盛ん．樹液の漆汁は漆器の塗料として重要．樹液を乾燥したものを乾漆（カンシツ）と呼び，月経不通，虫積に用いる．主成分はウルシオール urushiol

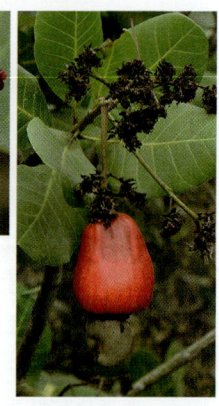

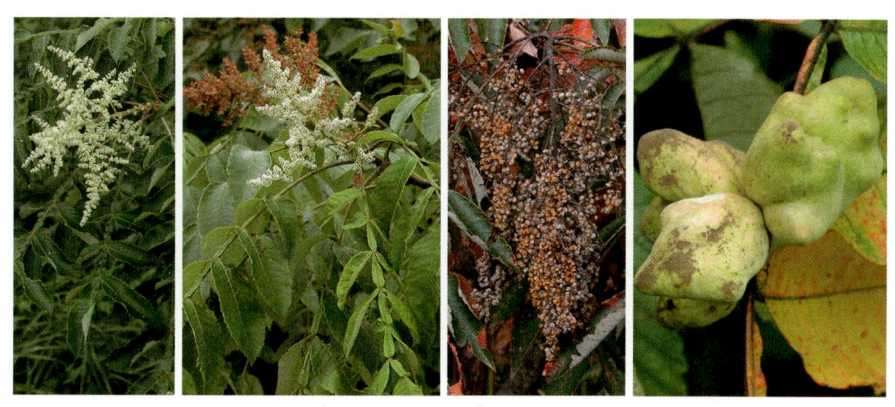

ヌルデ
花♂｜花♀｜果実｜五倍子

(70〜80%)．urushiol は 4 種のフェノール性物質の混合物で，皮膚につくとアレルギーを起こす．

ほかに，近縁の アンナンウルシ *R. succedanea* L. var. *dumortieri* Kudo et Matsum. は，ベトナム，インド，中国に分布．

また，近縁の ビルマウルシ *Melanorrhoea usitata* Wall. は，インド，ミャンマー，タイ，ラオスに分布． カンボジアウルシ *M. laccifera* Pierre は，カンボジア，ベトナム，タイなどで漆汁を採取し，漆器に用いるが上質ではない．

ハゼノキ（ロウノキ）*R. succedanea* L. 四国以南．果実を木蝋（モクロウ）の原料とする．関東南部以西，四国，九州に広く栽培．

ヤマハゼ *R. sylvestris* Siebold et Zucc.， ヤマウルシ *R. trichocarpa* Miq. の果実からも木蝋を採取．木蝋は palmitic acid, oleic acid のグリセリドで，日本ロウソクの製造や，蜜蝋の代用として軟膏基剤に用いた．

- ケブラチョ *Schinopsis lorentzii* Engl.， *S. balansae* Engl. quebracho．アルゼンチン，ボリビア，パラグアイ．材からタンニン．皮なめし．
- コショウボク *Schinus molle* L. 南アメリカ原産．果実は piperine を含む．

c) カエデ科 Aceraceae

主に北半球温帯．南半球（東南アジア）に 1 種．大部分がカエデ属 *Acer* に属し，日本に 26 種が自生．木本．雄性同株（1 つの株に雄花と両性花がつく），雄性異株（雄株と両性花の株がある），または雌雄異株．葉は対生，多くは単葉で掌状裂，托葉なし．花は単性または両性，大半が 5 数性．普通，花盤がよく発達，放射相称，子房上位，果実は 2 分裂する翼果．種子は無胚乳．葉はタンニンに富み，また樹液に糖分が多い種がある．紅葉する色素はアントシアン．庭園樹．

- チョウセンカラコギカエデ *Acer ginnala* Maxim. 中国，朝鮮半島．葉に結晶性タンニン acertannin 8% を含み，染料．

サトウカエデ *A. saccharum* Marsm. sugar maple．北米およびカナダ．早春の樹

液はショ糖 sucrose 5% に富み，メープルシロップ maple syrup を製する．

メグスリノキ，チョウジャノキ *A. nikoense* MAXIM.　宮城県以南の本州，四国，九州の山地および中国の東部地区に分布する．樹皮や葉を煎じて肝臓疾患に服用し，煎液は洗眼薬とするので，目薬の木という．

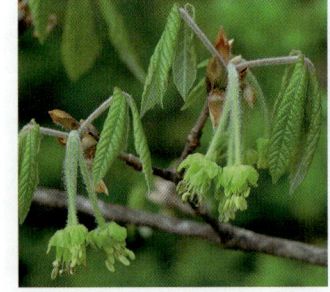

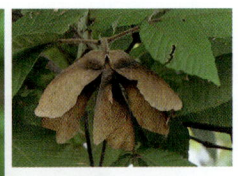

メグスリノキ
花♂｜果実

d)　ムクロジ科 Sapindaceae

約140属1,500種．熱帯および亜熱帯に分布．日本に4属4種．木本，まれにつる性の草本．葉は普通，互生，羽状から3出複葉まで，または単葉，托葉を普通欠く．花は単性，雌雄同株．放射相称または左右相称，花盤あり．子房上位，2〜3室．胚珠は各室に1〜2個．果実は多様で，さく果，液果，石果，翼果，堅果など．種子は無胚乳，しばしば仮種皮ができる．成分は仮種皮がトリテルペン系サポニンに富む．そのほかにタンニン，糖，精油，caffeine，ニトリル配糖体など．ライチやリュウガンなど，有用な熱帯果樹が多い．

- **フウセンカズラ** *Cardiospermum halicacabum* L.　北アメリカ原産．つる性草本．
- **リュウガン** *Euphoria longana* LAM.　中国南部，東南アジア．果実を**龍眼**（リュウガン）と呼ぶ．仮種皮を生食，強壮薬．民間では健忘症，不眠症に用いる．
- **レイシ，ライチ** *Litchi chinensis* SONN.　中国南部，東南アジア．果実を**茘枝**（レイシ）と呼ぶ．仮種皮をリュウガン同様に食用．強壮薬，また胃痛，下腹部痛に用いる．根，樹皮，花も薬用．
- **ランブータン** *Nephelium lappaceum* L.　マレーシア原産．果実の仮種皮を生食．
- **ガラナ** *Paullinia cupana* KUNTH　南アメリカのアマゾン川流域．つる性木本．種子の**ガラナ子**の水製エキスとタピオカデンプンを水で練り，乾燥固化したものをガラナエキスという．成分は caffeine 3〜4%，catechol，タンニン約8.5%，サポニン，油脂などを含む．興奮性飲料，片頭痛や神経強壮薬，腸疾患薬とする．
- *P. yoco* SCHULT. et KILL.　コロンビア，ペルー，エクアドル．

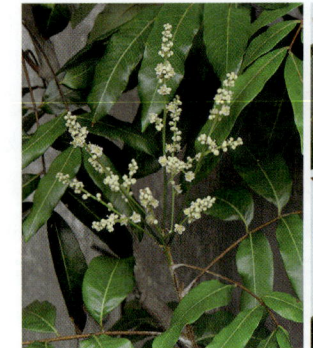

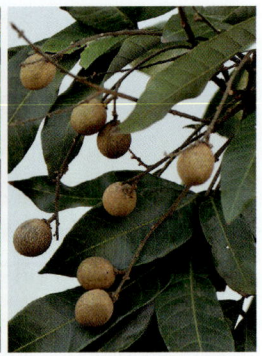

リュウガン
花｜果実
（九州保健福祉大学　渥美聡孝先生　提供）

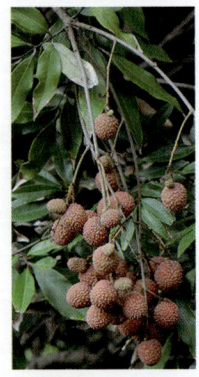

ライチ（果実）

樹皮に caffeine を含み，嗜好飲料とされる．

- ムクロジ *Sapindus mukorossi* Gaertn.　日本中南部，温帯から亜熱帯．果皮にはムクロジサポニン sapindus saponin 約 4% 含有．石けん代用，魚毒．樹皮の煎汁を強壮薬，去痰薬とする．種子は焼食，また追羽根の玉，念珠に用いる．

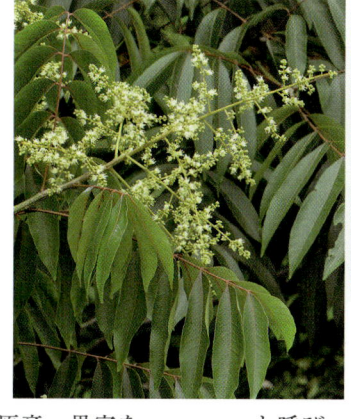

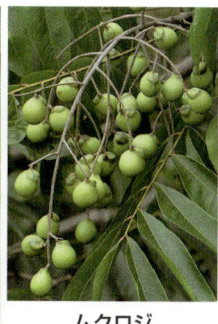

　S. saponaria L.　中央アメリカ原産．果実を soap nut と呼び，ムクロジと同様に用いられた．

e)　トチノキ科 Hippocastanaceae

　2 属約 15 種．トチノキ属 *Aesculus* 12 種が北半球の温帯に，*Billia* 属 3 種が中央・南アメリカに分布．日本にはトチノキ属 1 種のみ．木本．葉は対生，掌状複葉，托葉なし．花は両性，4〜5 数性，花盤小型，左右相称，子房上位，3 室，胚珠は各室に 2 個ずつ．果実はさく果．種子は無胚乳．成分は樹皮にクマリン配糖体の aesculin, fraxin．種子にタンニンおよびサポニン，デンプンを含むものが多い．

- トチノキ *Aesculus turbinata* Blume　樹皮は止瀉薬とする．種子は脱タンニンや脱サポニンの処理をして救荒食料，とち餅に利用．樹皮にタンニン fraxin.

　セイヨウトチノキ *A. hippocastanum* L.　maronnier（フランス名）．ギリシア，バルカン半島原産．街路樹．樹皮を収れん薬とする．aesculin, fraxin．種子に含まれるサポニンの aescin は抗炎症作用があり，セイヨウトチノキ・エキスは痔の治療薬などに配合される．

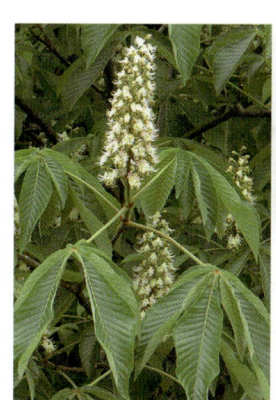

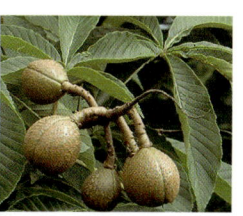

f)　ツリフネソウ科 Balsaminaceae

　2 属約 450 種．熱帯アジアやアフリカに多い．日本に 1 属 3 種．草本まれに半低木．ときに多汁，3 個のがく片の 1 個が距になる．雄ずいのやくは互いに合着して子房を囲む．子房上位．果実は肉質のさく果．5 片に胞背裂開して，種子を飛ばす．種子は無胚乳．成分はナフトキノン，ロイコアントシアン，フラボノイドの quercetin, kaempferol など．

- ホウセンカ *Impatiens balsamina* L.　インド，マレーシア，中国南部．種子を**急性子**（キュウセイシ）と呼び，魚の解毒に用いる．中国では，難産，噎膈（エッカク：胃に食物

のつかえる症状) などの治療に用いる．観賞用．

21) ニシキギ目 Celastrales

花は両性または退化により，単性，放射相称，異花被．花被は5数性または4数性．花弁は離生またはわずかに基部で合着．雄ずいは多くは一輪生，蜜盤がよく発達している．子房上位，5〜2心皮．種子は一般に胚乳あり．葉は単葉．木本．

a) モチノキ科 Aquifoliaceae

4属約450種．熱帯から温帯に分布．日本に1属23種．高木または低木．葉は多くは常緑で単葉，互生まれに対生．花は小型，単性ときに両性，多くは雌雄異株．4数性が多く，放射相称，花盤なし，4室．胚珠は各室1個まれに2個，下垂．果実は石果．種子は有胚乳．

成分は *Ilex* 属の樹皮にトリテルペン系粘質物．鳥もち(黐)を含有する．鳥もちは，amyrin, lupeol などのトリテルペンアルコールと palmitic acid, 油酸などのエステルからなる．また，*Ilex* 属の葉には caffeine を含有するものや chlorogenic acid の存在，フラボン配糖体も分布する．

- セイヨウヒイラギ *Ilex aquifolium* L.　ヨーロッパ．解熱薬，利尿薬とする．葉に配糖体 ilicin, タンニンなどを含む．紅色球形の果実には悪心，下痢を起こす毒成分を含有．クリスマスの装飾に用いる．

モチノキ *I. integra* THUNB.　日本暖地，台湾，中国．樹皮から鳥もちをつくる．粘液質を約12％含有．蠅取り紙，絆創膏，ペンキに用いる．

イヌツゲ *I. crenata* THUNB.，タラヨウ *I. latifolia* THUNB.，クロガネモチ *I. rotunda* THUNB. など，同属植物からも鳥もちが得られるが，収量は少ない．

マテチャ *I. paraguariensis* A. ST.-HIL.　ブラジル，パラグアイ．葉をマテ茶 mate として嗜好飲料．利尿．caffeine 0.2〜1.5％ を含む．

I. cassine MICHX.　北米南部．葉に caffeine 0.1〜1.6％ を含有するが，ほかに催吐作用を有する成分がある．

I. kaushue S. Y. Hu　中国．葉を苦丁茶 (クテイチャ) として飲料．

b) ニシキギ科 Celastraceae

約50属800種．熱帯および亜熱帯を中心に分布，温帯には少ない．日本には5属27種．木本，ときにつる性木本．葉は対生まれに互生，単葉，托葉は小さく普通早落生．花は両性または単性，放射相称，4〜5数性，花盤発達，子房上位ないし半下位，2〜5室．胚珠は各室2個のもの多し．果実はさく果，翼果，液果または石果．種子は，多くは美しい色の仮種皮に包まれ，多くは有胚乳．成分は，強心配糖体のトリテルペン類，アルカロイド，ナフトキノンなど．

- *Catha edulis* FORSSK.　アフリカ東部山地，エチオピア．現地名を khat．葉を茶として飲用，興奮，疲労回復，覚醒などの作用がある．成分はアルカロイドの cathine (norisoephedrine) 0.27％ を含む．習慣性がある．

- マサキ *Euonymus japonicus* Thunb. 　樹皮を**和杜仲**（ワトチュウ）と呼び，利尿薬，強壮薬として用いられたことがある．成分は chlorophyllan, xanthoxyllidrin.
  - *E. europaeus* L. 　ヨーロッパ．種子に強心配糖体の evonoside, evomonoside など．
  - *E. atropurpureus* Jacq. 　北アメリカ．種子に強心配糖体の evatromonoside など．樹皮を緩下薬，肝臓障害に用いる（米国）．
  - ニシキギ *E. alatus* Siebold 　日本，サハリン，朝鮮半島．コルク層が偏平に，翼状に発達．枝を**鬼箭羽**（キセンウ）と呼び，通経薬，駆瘀血薬とする．
- *Lophopetalum toxicum* Loher 　フィリピン．樹皮にアルカロイド lophopetaline を含有．矢毒．
- *Maytenus serrata* R. Wilczek 　東アフリカに自生する低木．根を整腸薬とする．成分はアルカロイド maytoline, maytine などを含む．高い細胞毒性を持つため，抗悪性腫瘍薬としての使用は制限される．
- サラシア *Salacia reticulata* Wight 　salacia. スリランカに自生．つる性の多年生木本．根には血糖降下作用を持つ salacinol を含有し，アーユルヴェーダでは糖尿病薬として使用．近縁種の，インド南部やスリランカに自生する *S. oblonga* Wall. や，タイに自生する *S. prinoides* DC. も，同様に用いる．
- *Tripterygium wilfordii* Hook. f. 　中国，台湾．根，葉および花を**雷公藤**（ライコウトウ）と呼び，中国で殺虫剤とする．人畜に毒性大．
  - クロヅル *T. regelii* Sprague et Takeda 　日本産．昔，行者の袈裟を織るのに，この皮を用いた．

c) ツゲ科 Buxaceae

4 属約 100 種．熱帯，亜熱帯に多く，一部は温帯に及ぶ．日本には 2 属 3 種．常緑の木本または多年生草本．葉は対生または互生，単葉，托葉なし．花は単性，雌雄同株，小型で花弁なし．子房上位，通常 3 室．胚珠は普通 2 個で下垂する．果実はさく果または石果．種子は有胚乳．成分はステロイド核のアルカロイドが特異である．

- ツゲ *Buxus microphylla* Siebold et Zucc. var. *japonica* Rehd. et Wils. 　日本暖地．材を櫛などの細工物や印材用．
  - セイヨウツゲ *B. sempervirens* L. 　ヨーロッパ．樹皮にアルカロイドの buxine, parabuxine を含み，条虫駆除薬．
- フッキソウ *Pachysandra terminalis* Siebold et Zucc. 　日本から中国にかけて分布．中国では全草を解毒薬，解熱薬，抗リウマチ薬などに用いる．アルカロイド pachysandrine A などを含む．和名の富貴草の名から好まれやすく，庭園に植えられる．

22) クロウメモドキ目 Rhamnales

花は両性または単性，放射相称，異花被，4〜5 数性．花弁は離生または基部で合着．雄ず

いは1輪生で，花弁に向かい合う．蜜盤あり．子房上位から下位に進化する傾向がある．5〜2心皮．多室で各室に1〜2個の上向性の胚珠．種子は有胚乳．ミカン目に類縁がある．

a) クロウメモドキ科 Rhamnaceae

約58属900種．世界の熱帯および温帯に広く分布．日本に栽培品も含めて8属23種．多くは木本で刺のあるものが多いが，中にはつる性のものや，まれに草本がある．葉は単葉，互生まれに対生，托葉あり．花は小型で，両性，まれに雑居性，または雌雄異株．放射相称，4〜5数性．子房は上位，半下位，下位，2〜3室．各室に1〜2個の胚珠．果実は石果まれに翼果，液果．種子は少量の胚乳があるか，またはなし．

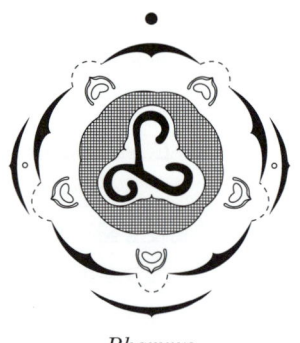

Rhamnus
クロウメモドキ科
$K_{(5)}C_5A_5G_{(3)}$

成分は，クロウメモドキ属 *Rhamnus* の樹皮および果実には，hydroxyanthraquinone 誘導体とその配糖体を含み，瀉下薬に用いる．新鮮な生薬は還元体 anthrone を含有するため，嘔吐を催すことがあり，採取後1年以上経過したもの，または加熱乾燥したものを用いる．ほかに，peptide alkaloid や coclaurine 型 alkaloid，タンニン，サポニンなどがある．

- ケンポナシ *Hovenia dulcis* Thunb. ヒマラヤから日本，朝鮮半島，中国に分布．果実を**枳椇子**（キグシ）と呼ぶ．果柄は肥厚し，肉質で，ショ糖，ブドウ糖，果糖を含み，漢方で酒毒を消し，嘔吐を止めるという．
- *Rhamnus cathartica* L. ヨーロッパ，中央アジア．果実の**ラムヌス実**は，緩下薬とする．

クロツバラ *R. davurica* Pall. var. *nipponica* Makino　クロウメモドキ *R. japonica* Maxim. var. *decipiens* Maxim. いずれも日本産で，果実を**鼠李子**（ソリシ）と呼び，緩下薬，利尿薬とする．

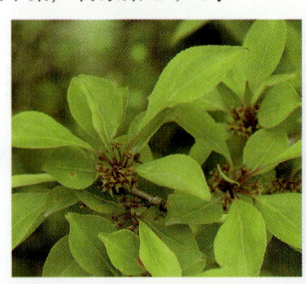

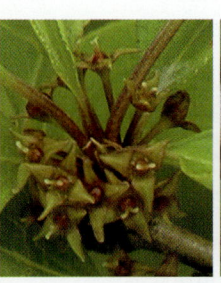

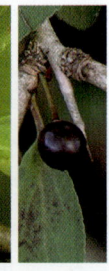

クロウメモドキ
花♀｜花♀｜果実

セイヨウイソノキ *R. frangula* L. ヨーロッパ，中央アジア．幹皮を**フラングラ皮**と呼び，瀉下薬とする．また，日本産の イソノキ *R. crenata* Siebold et Zucc. の樹皮も，同様に用いる．

R. purshiana DC. 北アメリカ南部から南アメリカ北部．幹皮を**カスカラサグラダ** cascara sagrada と呼び，瀉下薬，流エキスや糖衣錠とする．emodin，aloe-emodin，chrysophanol などを含む．

- ナツメ *Zizyphus jujuba* Mill. 中国東北部原産．日本でも栽培．果実を**大棗**（タイ

ソウ）と呼び，強壮，緩和，利尿，漢方処方用薬とする．生食，乾燥，また砂糖漬とする．成分は多量の糖類，有機酸，トリテルペノイド，サポニンなど．

サネブトナツメ *Z. jujuba* MILL. var. *spinosa* HU　　ヨーロッパ東南部，アジアに分布．日本でも栽植．托葉の変化した刺が多い．ナツメより果肉が薄く，核が大きい．種子を**酸棗仁**（サンソウニン）と呼ぶ．漢方で神経強壮，不眠または多眠症に用い，健胃薬，鎮静薬とする．脂肪油が多い．

b) ブドウ科 Vitaceae

12属約700種．熱帯から温帯に分布．つる性の木本，まれに草本．葉は互生，単葉または複葉，托葉あり．葉と対生する巻ひげをもつ．花は多くは両性，放射相称，4〜5数性，蜜盤は顕著，子房上位．通常2室，各室に胚珠は普通2個．果実は液果．種子は硬い種皮をもち，胚乳あり．

- **カガミグサ** *Ampelopsis japonica* MAK.　　中国．根を**白蘞**（ビャクレン）と呼び，漢方で赤痢，マラリア，痔などの治療，また収れん薬，鎮痛薬とする．
- **ヤブガラシ** *Cayratia japonica* GAGNEP.　　中国，朝鮮半島，日本，インド．根を**烏蘞母**（ウレンボ）と呼び，民間で利尿薬，鎮痛薬とする．
- **ブドウ** *Vitis vinifera* L.　　カスピ海沿岸からトルコにかけての地域原産．世界各地に栽培．果樹．多数の改良品種がある．果実を生食，また葡萄酒（ワイン），酒石酸製造原料．成分は果汁中に転化糖24％，酒石酸カルシウムおよび重酒石酸カリウム，ペクチン，ゴム質，イノシットなどを含む．

　このほか，近縁種に，**ヤマブドウ** *V. coignetiae* PULLIAT，**エビヅル** *V. ficifolia* BUNGE などがある．

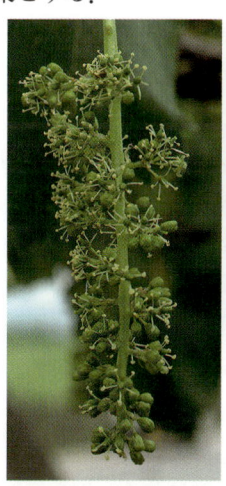

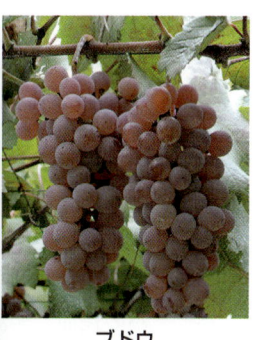

ブドウ
花｜果実

23) アオイ目 Malvales

花は両性，まれに単性，放射相称，輪生，異花被，5数性，しばしば蜜盤をもつ．雄ずいは2輪または多数，内輪は一般に花糸が合着して筒となる．子房上位，多室，各室に2珠皮をもった倒生胚珠をつける．草本または木本で，一般に葉は互生し，托葉がある．茎葉には幼時に星状毛を有し，ホルトノキ科以外は，粘液細胞および分泌道が存在．師部には，繊維と師部薄膜細胞層が交互に層をつくる．

　シナノキ科，アオイ科，パンヤ科，アオギリ科には，種子油にcyclopropane脂肪酸が分布している．

a) ホルトノキ科 Elaeocarpaceae

12属約400種．熱帯から亜熱帯に分布．日本にはホルトノキ属のみ4種．すべて木本．成分はタンニン含量の高いもの，特有のアルカロイド elaeocarpide などの存在が知られる．

- インドジュズノキ（ジュズボダイジュ）*Elaeocarpus sphaericus* SCHUM.　インド，スリランカ，ジャワ．石果の核は木質で突起が多く，磨いて数珠（じゅず）をつくる．金剛珠．

  ホルトノキ（モガシ）*E. sylvestris* POIR.　本州（千葉県南部以西），暖帯から亜熱帯にかけて広く分布．樹皮と枝葉の煎汁は，草木染の染料．

b) シナノキ科 Tiliaceae

50属450種ほどが，熱帯から温帯に分布．日本に3属8種．木本または草本．葉は互生，単葉，托葉あり．花は両性花，5〜(4)数性，放射相称．雄ずいは10以上多数で，やや束生．果実はさく果，石果，堅果，ときに分果．種子は胚乳あり．組織内に粘液細胞あり，靱皮繊維がよく発達し，繊維作物として栽培するものがある．アオイ科に似る．成分として，ツナソ属 *Corchorus* には強心配糖体がある．

- ツナソ *Corchorus capsularis* L.　黄麻，ジュート jute．インド原産．茎から靱皮繊維を採取し，織物原料とするため各地で栽培．

  タイワンツナソ，ナガミツナソ *C. olitorius* L.　前種と同様に用いる．若い葉は健康野菜（モロヘイヤ melokhia）とする．

- フユボダイジュ *Tilia cordata* MILL.　ヨーロッパ，トルコ．

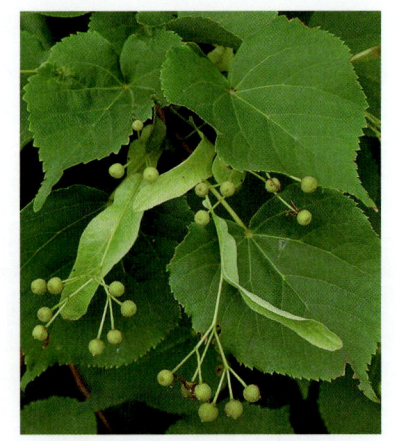

  ヨーロッパボダイジュ *T. platyphyllos* SCOP.　ヨーロッパ東南部原産．これら両種の花序を乾燥したものを**菩提樹花**（ボダイジュカ）と呼び，ヨーロッパの民間で発汗薬，鎮痙薬，また浴湯料，含嗽料とする．精油の farnesol，粘液，糖，タンニン，その他を含む．

  シナノキ *T. japonica* SIMONK.　北海道，本州，九州．樹皮の繊維は強く，綱や織物，製紙に用いられる．花は蜜源．街路樹．

  ボダイジュ *T. miqueliana* MAXIM.　中国原産．花，樹皮，根皮は鎮静薬，発汗薬，鎮痙薬とする．

  オオバボダイジュ *T. maximowicziana* SHIRAS.　北海道，本州．樹皮の繊維を利用．花は薬用．

ヨーロッパボダイジュ（果実）

c) アオイ科 Malvaceae

75属1,500種．温帯から熱帯に分布．日本に自生するものはきわめて少なく，帰化または栽培種からの逸出品が多い．4属10種が自生．草本または木本．茎葉には星状毛またりん片毛を生ずる．葉は互生，単葉，普通掌状脈があり，托葉がある．花は両性まれに単性，放射

相称，5数性．花糸は合着して雄ずい筒をつくる．やくは1室．花粉は大きく有刺．子房下位，多室．果実は分果あるいはさく果．種子は有胚乳．皮部や髄部に粘液細胞があり，多糖類よりなる粘液を薬用，工業用に利用する．また，よく発達した靱皮繊維を利用するもの，食用となるもの，また大形の美しい花をつけるものが多く，花卉園芸面での利用が多い．

成分は粘液の存在が著しいが，アルカロイドを含むものも知られ，脂肪酸は三員環をもつものがある．フラボノイドは gossypetin, hibiscetin, malvidin などが知られる．精油（セスキテルペン系）は，*Pavonia* 属に知られる．

- トロロアオイ *Abelmoschus manihot* MEDIK. 中国原産．日本各地に栽培．根を黄蜀葵根（オウショクキコン）と呼び，煎剤は粘滑薬，鎮咳薬とし，粉末は賦形剤，和紙製造用糊料"ねり"とする．成分は粘液質 16％（主として多糖類），araban, galactan, rhamnosan など．

  オクラ *A. esculentus* MOENCH 熱帯アジア原産．未熟果を食用．

  ノリアサ *A. glutinotextilis* 日本で作出．果実は食用．根は糊料．

  トロロアオイモドキ（ニオイトロロアオイ）*A. moschatus* MOENCH インド，スリランカ原産．種子は麝香様芳香．香料，除虫．根の粘液は製紙用糊料．

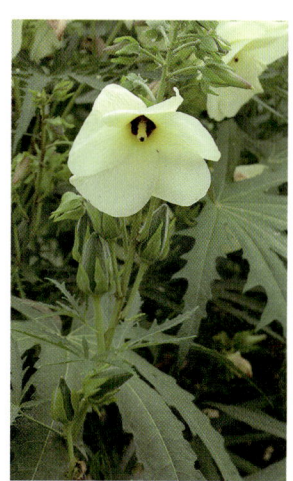

- イチビ *Abutilon theophrasti* Medik. (*A. avicennae* GAERTN.) 中国各地に産する．全草または葉を苘麻（ケイマ），根を苘麻根（ケイマコン）と呼び，解毒薬とする．靱皮繊維はロープ用．

- ビロウドアオイ，ウスベニタチアオイ *Althaea officinalis* L. 東ヨーロッパ原産．根をアルテア根 marsh mallow root と呼び，トロロアオイと同様に粘滑薬，また含嗽料とする．粘液質 35％（主として pentosan, galactan）．

- タチアオイ *Althaea rosea* L. 西アジアから中央アジアの原産．根を蜀葵根（ショクキコン）と呼び，前種より粘液は乏しい．観賞用．

- ワタ属（*Gossypium* L.）は，世界各地に約 32 種が分布する．草本または木本で，繊維用として栽培される．ワタは旧大陸起原のアジアメン（二倍体）と，新大陸起原のワタ（四倍体）に大別される．日本で昔栽培されたワタは，前者に属す．後者は陸地綿，ペルーワタ，その他に分類される．毛の長い四倍体種は織物に向き，毛の短い二倍体種のアジアメンに代わって旧大陸に導入され，急速に普及した．

  新大陸ワタには，次の 2 系統がある．

  - リクチメン，ケブカワタ *Gossypium hirsutum* L. 陸地綿．中央アメリカ原産．晩生種．世界のワタの作付面積の 70％ を占め，栽培上もっとも重要．中番手繊維，紡績用，脱脂綿原料．

  - カイトウメン，ペルーワタ *G. barbadense* L. (*G. pervianum* CAV.) 海島綿．ペルー原産．もっとも長繊維種．エジプトメンもカイトウメンの一系統．

トロロアオイ（花）

アオイ目

アジアメンには，次の2系統がある．

- アジアメン，キダチワタ *G. arboreum* L. 木立綿．インドおよび熱帯アジア原産．短繊維，強度大，布団綿用．種子は含油量が多い．南京綿もこの系統．
- シロバナワタ *G. herbaceum* L. 中近東からインドにかけて栽培．早生種．アフリカにも多くの品種が分化．日本の在来種．短繊維，強度大，脱脂綿，布団綿用．

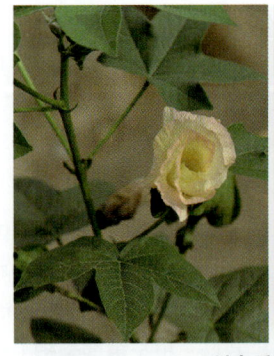

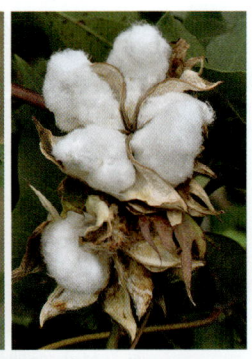

リクチメン
花｜果実

綿毛はセルロースを主成分とし，少量の脂肪，蝋，灰分，水分などからなる．種子を**綿実**（メンジツ）と呼び，35〜40％の綿実油（半乾性油：パルミチン酸，リノール酸などのグリセリド）を含み，タンパク質やビタミンに富むほか，有毒成分の gossypol 約0.6％含む．gossypol を除いて食用油．マーガリン，ロウソク，石けんの原料とする．種子は催乳薬．綿根皮は，通経薬，陣痛促進薬とする．

- ローゼル *Hibiscus sabdariffa* L. roselle. 西アフリカ原産．がくおよびがく状総苞は多肉多汁．酸味．生食，醗酵飲料，ゼリー，シロップ．花冠とがくを，茶（ハイビスカスティ）とする．

  ケナフ *H. cannabinus* L. kenaf. 熱帯アフリカ原産．一年草．茎の靱皮繊維はジュートの代用として，麻袋やロープ，魚網．

  ヤママフー *H. elatus* Sw. 西インド諸島．樹皮から優良繊維を採取，非木材パルプ紙原料として注目．

  ムクゲ *H. syriacus* L. トルコ原産．花蕾を**木槿花**（モッキンカ）と呼び，粘滑止瀉薬とする．樹皮も抗菌性があり，水虫，疥癬に用いる．

  ブツソウゲ *H. rosa-sinensis* L.，フヨウ *H. mutabilis* L.，モミジアオイ *H. coccineus* WALT. いずれも観賞用に栽培され，多数の園芸品種がつくられている．

- ゼニアオイ *Malva sylvestris* L. var. *mauritiana* BOISS. ヨーロッパ原産．花を**錦葵花**（キンキカ）と呼ぶ．

  フユアオイ *M. verticillata* L. アジアの温帯から亜熱帯の産．種子を**冬葵子**（トウキシ）と呼び，漢方で利尿薬，緩下薬とする．

  オカノリ *M. verticillata* var. *crispa* L. 日本暖地（栽培）．葉を食用．海苔に似た風味．

  ジャコウアオイ *M. moschata* L. マスクマロウ musk mallow. ヨーロッパ原産．花に麝香のようなほのかな香りがある．

  ウスベニアオイ *M. sylvestris* L. マロウ mallow. 乾燥した葉や花を緩和，抗炎症，緩下薬とする．

- キンゴジカ *Sida rhombifolia* L. 熱帯アジア原産．繊維として利用．アルカロイド

を含有する．

d) パンヤ科 Bombacaceae

30属225種．熱帯，とくに南アメリカに分布が限られる．日本には産しない．すべて木本．花は両性，放射相称，5数性．アオイ科に近いが，やくは1〜2以上多室．花粉は平滑．仮雄ずい．果実はさく果，または液果で大形のものが多い．有用樹が多い．

- バオバブノキ，アフリカバオバブ *Adansonia digitata* L.　アフリカのサバンナ地帯に分布．直立落葉高木．酸味のある果肉を生食．若葉は野菜，樹皮繊維を縄や布に利用．植物体各部の煎汁を民間薬．
- インドワタノキ（キワタ，ワタノキ）*Bombax ceiba* L.　インドからオーストラリアに分布．落葉高木．種子の長毛の繊維を，カポックと同様に詰め物として利用．花芽は食用．樹脂は薬用．
- カポックノキ，パンヤノキ *Ceiba pentandra* Gaertn.　kapok．熱帯アメリカ原産．直立落葉高木．成熟した果実は種子とともに長毛の繊維のカポック（マレーシア語で繊維）を露出し，枕やクッションの詰め物に利用．若芽は野菜．樹脂はタンニンを含み止瀉薬，利尿薬．
- ドリアン *Durio zibethinus* Murr.　durian．西マレーシア原産．熱帯アジア各地で栽培．常緑高木．人頭大の成熟果実は，特異の強臭を発散．種子を包むクリーム状の仮種皮を生食．強甘味．果皮は皮膚病薬．
- *Pachira aquatica* Aubl.　メキシコから南アメリカにかけて分布．現在，グリーンインテリアとして需要大．

e) アオギリ科 Sterculiaceae

68属1,100種．熱帯から亜熱帯を中心に分布．日本には5属5種．多くは木本，一部草本やつる性もある．葉は互生まれに対生．単葉または掌状複葉．托葉は早落性．花は多くは両性まれに単性，放射相称，5数性．花糸は基部で合着し，雄ずい筒となる．子房上位．2〜5〜(12)室．倒生胚珠．果実は乾果まれに液果，しばしば分果となる．種子は肉質，胚乳があるか，またはない．アオイ科やパンヤ科に近縁．種子にアルカロイドの theobromine や caffeine を含むものがある．

- コラノキ *Cola nitida* A. Chev.　熱帯西アフリカ原産．常緑高木．種子を**コラ子** kola nut と呼び，caffeine 2〜2.5%，theobromine 0.02% を含み，生で噛むと興奮と活気を与えるので，古くからアフリカ人が用いた．
- ヒメコラノキ *C. acuminata* Schott et Endl.　本種のほか，同属の熱帯西アフリカ産数種の種子も同様に使われる．かつてはコーラ飲料の原料としたが，現在は商品名に使用されるのみで，成分には含まれていない．
- アオギリ *Firmiana simplex* W. F. Wight　日本，台湾，中国，インドシナに分布．落葉高木．種子を**梧桐子**（ゴトウシ）と呼び，コーヒーの代用にしたことがある．公園樹，街路樹．

- *Scaphium scaphigerum* Guib. (*Sterculia scaphigera* Wall.)　東南アジアから西マレーシア地域に分布．種皮には粘液質 bassorin を，果皮には糖を含有し，甘く，吸水により寒天質のゼリーをつくり，食用．中国より**胖大海**（ハンタイカイ），あるいは**莫大海**（バクダイカイ）の名で輸入し，食用とした．中国では，種子を鎮咳去痰，喉痛，歯痛，解毒などに用いる．
- ピンポンノキ *Sterculia nobilis* Smith　中国南部原産．常緑高木．種子はクリに似た風味で食用．中国では，種子を**鳳眼果**（ホウガンカ）の名で，寄生虫による腹痛，嘔吐，疝痛などに用いる．
- カカオノキ *Theobroma cacao* L.　熱帯アメリカ原産．カカオ豆の生産地はアフリカ，南米がほとんどを占める．種子を**カカオ子** cacao beans と呼び，カカオ脂 50% が含まれ，チョコレート，ココア，マーガリン，ポマード，坐薬などの原料とする．種皮，子葉中にアルカロイドの theobromine 約 3%，caffeine 約 0.08% が含まれ，製剤原料として強心利尿薬などに利用する．

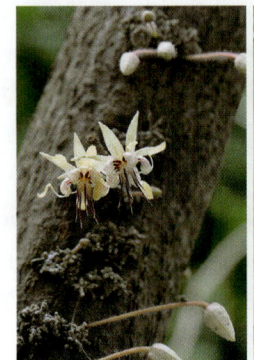

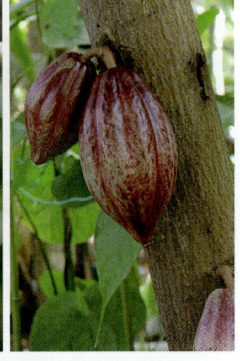

カカオノキ
花｜果実

24) ジンチョウゲ目 Thymelaeales

花は両性または雌雄異株．

a) ジンチョウゲ科 Thymelaeaceae

温帯から熱帯にかけて分布．低木まれに高木あるいは草本．靱皮繊維がよく発達し，木部内に師部組織をもつものがある．毒性が強く，発癌プロモータとなる mezerein, daphnetoxin, odoracin などのダフナン型ジテルペノイド類を含有するものが多い．また，クマリン配糖体の daphnin が広く分布しており，二重分子，三重分子クマリンや二重分子フラボノイドを含有する植物が比較的多いのも特徴．

- *Aquillaria agallocha* Roxb.　東インド原産．高木．*A. sinensis* Gilg　中国原産．樹脂を含む材を**沈香**（ジンコウ）と呼び，高級薫香料とする．鎮静薬，鎮痛収れん薬とする．
- フジモドキ *Daphne genkwa* Siebold et Zucc.　中国原産．落葉低木．蕾を**芫花**（ゲンカ）と呼び，利尿薬，消炎薬，去痰薬とする．根を**芫花根**（ゲンカコン）と呼び，利尿薬，消炎薬，疥癬治療薬とする．二重分子フラボノイド genkwanol 類を含む．
- セイヨウオニシバリ *D. mezereum* L.　アジア西部原産．落葉小低木．樹皮を**白瑞香皮**（ハクズイコウヒ）と呼び，daphnin, mezerein などを含み，刺激発泡薬とする．
- ジンチョウゲ *D. odora* Thunb.　花を**瑞香花**（ズイコウカ）と呼び，咽喉腫痛治療薬，歯痛治療薬，リウマチ治療薬とする．根を**瑞香根**（ズイコウコン）と呼び，胃痛治療薬，毒蛇咬傷治療薬，打撲傷治療薬とする．抗ヒト免疫不全ウイルス human immunodeficiency

virus (HIV) 作用，抗潰瘍作用，キマーゼ阻害作用をもつ．二重分子フラボノイド daphnodorin 類を含む．

- **ミツマタ** *Edgeworthia chrysantha* LINDL.　中国原産．落葉低木．蕾を**夢花**（ムカ）と呼び，角膜白斑，多涙の治療．靱皮繊維が発達し，和紙の原料とする．二重分子，三重分子クマリン配糖体を含む．
- **ガンピ** *Wikstroemia sikokiana* FRIES et SAVAT.　日本に自生．雁皮紙の原料とする．二重分子フラボノイド wikstrol A, B を含む．

b) グミ科 Elaeagnaceae

暖帯から温帯にかけて分布．木本．若い枝や葉に，りん毛または星状毛を密生する．果実は肉質のがく筒に覆われた液果様，あるいは石果様の偽果．タンニンを含むものが多い．

- **ナワシログミ** *Elaeagnus pungens* THUNB.　偽果の**胡頽子**（コタイシ）を止瀉薬とする．
  アキグミ *E. umbellata* THUNB.　偽果を**牛奶子**（ギュウダイシ）と呼び，胡頽子と同様に用いる．
- *Hippophae rhamnoides* L. subsp. *sinensis* ROUSI　中国原産．中国名を沙棘（シャキョク）と呼ぶ．落葉低木か高木．太くて強いとげをもつ．果実を**醋柳果**（サクリュウカ）と呼び，打撲傷，鎮咳去痰，健胃，強壮に用いる．フラボノイド配糖体のイソラムネチンオリゴシド類のほか，多量のビタミン C を含有．

25) スミレ目 Violales

熱帯から亜熱帯に広く分布．多くは草本．両性または単性花．さく果か液果．種子には胚乳がある．托葉が存在する．

a) イイギリ科 Flacourtiaceae

亜熱帯から熱帯にかけて分布．木本．常緑革質の単葉を互生し，托葉は小さく早落性．花は両性または単性で，単性のときは雌雄同株のものと，異株のものがある．成分はヒドノカルプス酸，カウルムグラ酸などの五員環不飽和脂肪酸のグリセリドを含有する．

- *Hydnocarpus anthelmintica* PIERRE　タイ産．*H. alpina* WIGHT　ミャンマー産．*H. wightiana* BLUME　ミャンマー産．*H. kurzii* WRBG.　インド産．種子を**大風子**（ダイフウシ）と呼ぶ．種子油の**大風子油**（ダイフウシユ）をハンセン病治療薬とする．

b) スミレ科 Violaceae

温帯から熱帯にかけて広く分布．すべてが草本．葉は互生，托葉をもつ．花は両性，左右相称で多くは閉鎖花をつける．

- **ニオイスミレ** *Viola odorata* L.　ヨーロッパ原産．花に

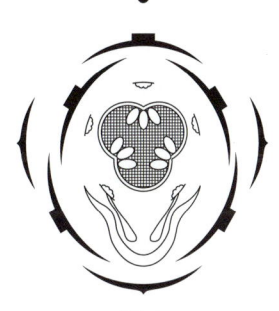

Viola
スミレ科
$K_5 C_1 A_5 G_{(3)}$

芳香がある．全草を民間で浄血薬，鎮咳薬とする．

c) トケイソウ科 Passifloraceae

熱帯，とくに熱帯アメリカに多く分布．巻きひげでよじ登るつる性の草本あるいは木本．
- クダモノトケイソウ *Passiflora edulis* SIMS，オオミノトケイソウ *P. quadrangularis* L.　いずれも食用にする．果実をパッションフルーツという．全草を植物性抗不安薬として，鎮静作用を目的に処方される．

d) ベニノキ科 Bixaceae

熱帯アメリカに分布．低木．葉は常緑で掌状脈をもつ．
- ベニノキ *Bixa orellana* L.　ブラジル原産．仮種皮を Orleans annatto といい，食品の着色料（黄色）とする．黄色色素はカロチノイドの bixin である．

e) パパイア科（カリカ科）Caricaceae

熱帯アメリカに多く分布．木本状草本で乳管組織が発達している．葉は大形の掌状で茎頂に叢生し托葉はない．
- パパイア *Carica papaya* L.　熱帯アメリカ原産．果実を蕃木瓜（バンモッカ）と呼び，食用とする．乳液からタンパク分解酵素 papain を採る．葉には心臓毒作用のあるアルカロイド carpaine が含まれる．

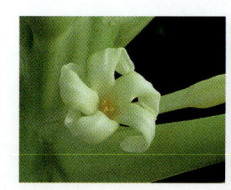

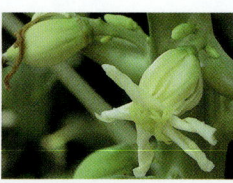

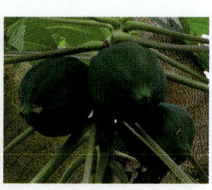

パパイア
花♂｜花♀｜果実

f) シュウカイドウ科 Begoniaceae

南アメリカに多く分布．草本．全草にシュウ酸塩結晶を含むものが多い．

日本では観賞用が多く薬用にするものはないが，中国では，*Begonia evansiana* ANDR. 根は秋海棠根（シュウカイドウコン），*B. yunnanensis* LEV. 根は山海棠（サンカイドウ），*B. wilsonii* GAGNEP. 根茎は一点血（イッテンケツ），の3種を活血薬とする．*B. aptera* BLUME 根は野海棠根（ヤカイドウコン），*B. cathayana* HEMSL. 全草を花酸苔（カサンタイ）と呼び，清熱薬とする．

26) ウリ目 Cucurbitales

単性花，まれに両性花で放射相称．果実は肉質，漿果様．種子には胚乳なし．一般に巻きひげのある，つる性の草本．

a) ウリ科 Cucurbitaceae

暖帯から熱帯にかけて分布．巻きひげをもつ，つる性の草本まれに木本．掌状脈の葉は長い柄をもつ．茎は両立維管束で，外側の師部と木部の間に形成層がある．瀉下成分として，トリテルペン苦味質 cucurbitacin 類を含む．

Ecballium
ウリ科
♂ $K_5C_{(5)}A_5G_0$

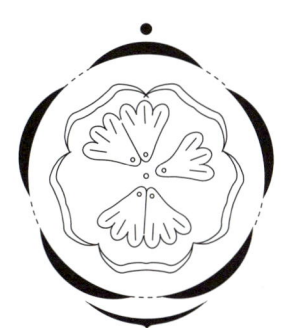

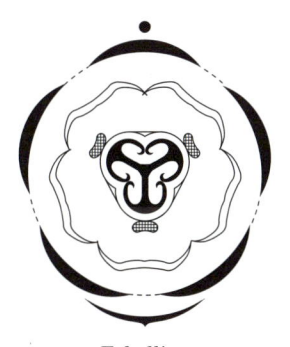

Ecballium
ウリ科
♀ $K_5C_{(5)}A_0G_{(3)}$

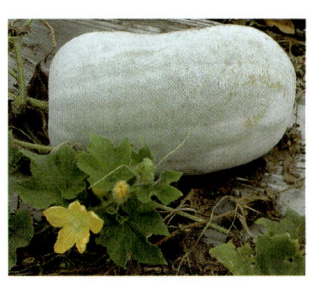

- **トウガン（カモウリ）** *Benincasa cerifera* Savi　熱帯アジア原産．食用として栽培．種子を**冬瓜子**（トウガシ）と呼び，解熱薬，消炎薬，利尿薬，鎮咳薬，緩下薬とする．

- *Bryonia alba* L.，*B. dioica* Jacq.　ヨーロッパ原産．根を峻下薬，利尿薬とする．

- **スイカ** *Citrullus vulgaris* Schrad.　アフリカ原産，食用として栽培．果汁を利尿薬とする．

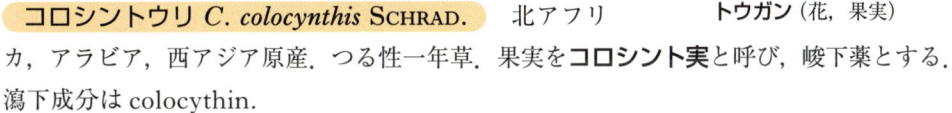

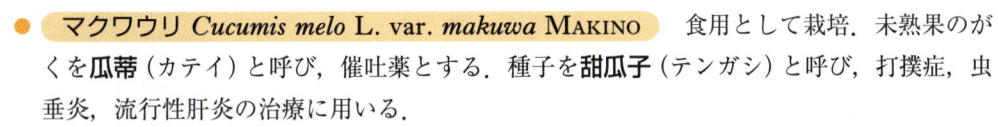

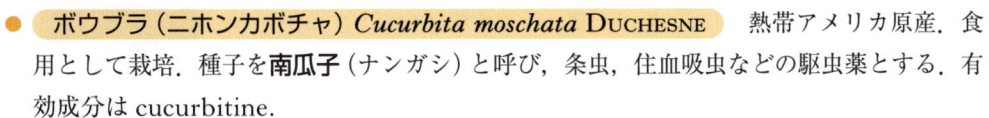

- **コロシントウリ** *C. colocynthis* Schrad.　北アフリカ，アラビア，西アジア原産．つる性一年草．果実を**コロシント実**と呼び，峻下薬とする．瀉下成分は colocythin．

トウガン（花，果実）

- **マクワウリ** *Cucumis melo* L. var. *makuwa* Makino　食用として栽培．未熟果のがくを**瓜蒂**（カテイ）と呼び，催吐薬とする．種子を**甜瓜子**（テンガシ）と呼び，打撲症，虫垂炎，流行性肝炎の治療に用いる．

- **ボウブラ（ニホンカボチャ）** *Cucurbita moschata* Duchesne　熱帯アメリカ原産．食用として栽培．種子を**南瓜子**（ナンガシ）と呼び，条虫，住血吸虫などの駆虫薬とする．有効成分は cucurbitine．

- **カザリカボチャ（トンキン）** *C. pepo* L.　北アメリカ西南部原産．種子を駆虫薬とする．

- **アマチャヅル** *Ginostemma pentaphyllum* Makino　日本各地の山野に自生．つる性多年草．葉は互生で3～7小葉の鳥足状複葉．オタネニンジンと類似のサポニン類を多量に含有し，茎葉を民間で健康茶とする．利尿作用，強壮作用がある．

- **ヘチマ** *Luffa cylindrica* Roem.　熱帯アジア原産．果実の木質部だけを残したものを**絲瓜絡**（シカラク）と呼び，止血薬，利尿薬，消腫薬，解毒薬とする．茎から採った液汁をヘチマ水といい，民間で鎮咳薬，利尿薬，化粧水とする．

- **ツルレイシ，ニガウリ** *Momordica charantia* L.　熱帯アジア原産．葉を胃腸薬，駆虫薬，根を催淫薬とする．未熟果は苦味があり食用．果実，種子のスライス乾燥，高炉焙煎したものをゴーヤ茶として，糖尿病，高血圧症の改善に用いている．

- **ナンバンカラスウリ** *M. cochinchinensis* Spreng.　熱帯アジア原産．種子を**木鼈子**

(モクベッシ)と呼び，消炎薬，消腫薬とする．

- カラスウリ *Trichosanthes cucumeroides* Maxim. 種子を**王瓜仁**(オウガニン)，根を**王瓜根**(オウガコン)と呼び，利尿薬，浄血薬，催乳薬とする．
- キカラスウリ，トウカラスウリ *T. kirilowii* Maxim. var. *japonica* Kitam.，オオカラスウリ *T. bracteata* Voigt 中国原産．種子を**栝楼仁**(カロニン)と呼び，鎮咳薬，去痰薬，解熱薬，消炎薬とする．根を**栝楼根**(カロコン)，中国では**天花粉**(テンカフン)と呼び，強壮薬，解熱薬，去痰薬とする．根の粉末，根のデンプンを日本で天花粉といい，かつては湿疹，皮膚病に外用したが，現在は用いていない．

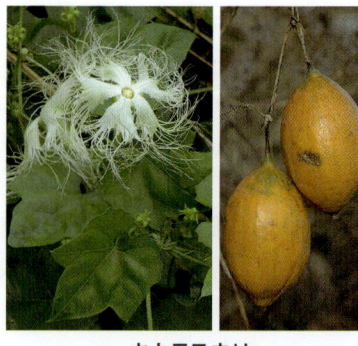

キカラスウリ
花♂｜果実

27) フトモモ目 Myrtales

両性，単性，輪性花で放射相称，まれに左右相称．果実はさく果または液果．ときに，茎に材内師部がある．

a) ミソハギ科 Lythraceae

温帯から熱帯にかけて分布．草本あるいは木本．葉は全縁の単葉で，対生し，托葉はない．花は両性．果実はさく果．タンニン含量の多いものがある．

- バナバ，オオバナサルスベリ *Lagerstroemia speciosa* Pers. フィリピン原産．葉の汁液を糖尿病薬とする．
- シコウカ *Lawsonia inermis* L. エジプト原産．熱帯各地で栽培．葉を henna といい，染髪料とする．ナフトキノン系色素 lawsone を含有．
- エゾミソハギ *Lythrum salicaria* L.，ミソハギ *L. anceps* Makino 全草を**千屈菜**(センクツサイ)と呼び，収れん止瀉薬とする．

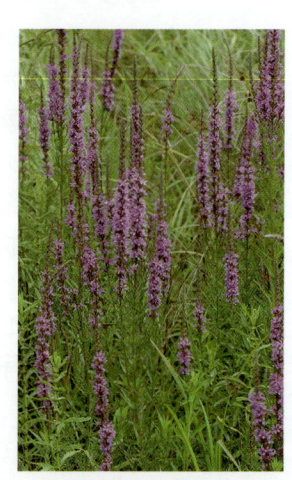

エゾミソハギ(花)

b) ヒシ科 Trapaceae

ユーラシア，アフリカに分布．水生の一年草．

- ヒシ *Trapa bispinosa* Roxb. var. *iinumai* Nakano (*T. japonica* Frerov.)，オニビシ *T. natans* L. var. *japonica* Nakai 果実を

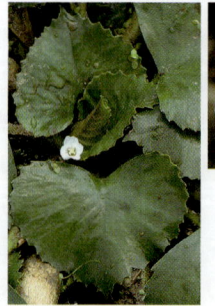

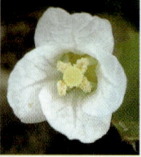

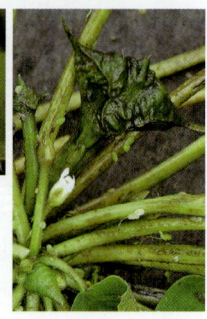

ヒシ
花｜花｜果実

菱角（リョウカク），菱実（リョウジツ）と呼び，強壮薬，解熱薬，食用とする．

c) フトモモ科 Myrtaceae

主として熱帯に分布．木本．全株に破生油室があり，髄内に師部組織をもつ．全縁革質の単葉を互生または対生し，托葉はない．果実は液果状，石果状またはさく果．樹皮はタンニンの含量が多い．成分中に精油成分としてモノテルペン，セスキテルペン，フェニルプロパノイドなどを含み，香料植物として重要なものが多い．

- ユーカリノキ *Eucalyptus globulus* LABILL. 主としてオーストラリアに分布．葉の精油の**ユーカリ油**を，消炎薬，去痰薬，防腐剤，防虫液原料，香料とする．cineole が主成分．コアラの餌としても有名．
- カユプテ *Melaleuca leucadendron* L. 熱帯アジアに分布．葉の精油の**カユプテ油**を外用鎮痛薬とする．cineole が主成分．
- カムカム *Myrciaria dubia* (H. B. K.) MCVAUGH ペルーのアマゾン川流域の熱帯雨林原産．常緑低木で camu camu と呼ぶ．花は白く光沢があり，芳香がある．果実は赤紫色で，甘酸っぱい．清涼飲料や菓子とするほか，サプリメントとしても用いる．
- *Myrtus communis* L. 地中海沿岸原産．花からの精油を気管支炎治療薬とした．
- *Pimenta acris* WIGHT 西インド原産．枝葉の精油の bay oil をベイラムの原料とする．eugenol が主成分．
- *P. officinalis* LINDL. 西インド原産．果実の piment, allspice を香料とする．精油の piment oil をベイラムの原料とする．
- バンジロウ *Psidium guajava* L. 熱帯地方で栽培．葉を茶の代用．果実を食用，樹皮を収れん薬とする．
- チョウジノキ *Syzygium aromaticum* (L.) MERR. et L. M. PERRY (*Eugenia caryophyllata* THUNB.) モルッカ諸島，マレー半島，マダガスカルで栽培．常緑高木．蕾の**丁子**（チョウジ）clove を，芳香健胃薬，香辛料，合成バニリン原料とする．蕾の精油（丁子油）も同様に用いる．eugenol が主成分．

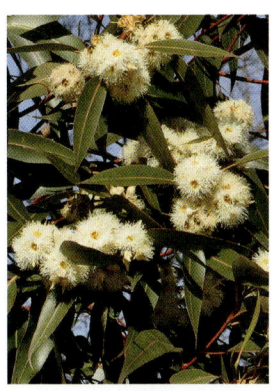

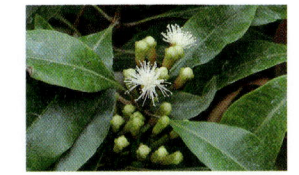

ユーカリノキの一種（花）

Syzygium aromaticum 花

d) キノモリア科 Cynomoriaceae

- サヨウ *Cynomorium songaricum* RUPR. 内モンゴル自治区原産．肉質の寄生する多年生草本．大部分が砂に埋もれ，基部が太く，鱗片状の葉を持つ．全草を**鎖陽**（サヨウ）と呼び，強壮，老年便秘，消化不良などに用いる．アントシアニジン，トリテルペン系サポニンを含有．

e) ザクロ科 Punicaceae

西アジア，ヒマラヤ原産．小高木．果実は花床の肥厚による液果状の偽果で，偽果皮の内面に，外種皮が肉質多汁の種子を多数つける．熟すると不規則に裂開．タンニンを多量に含有する．

- ザクロ *Punica granatum* L.　樹皮，根皮，果皮を**石榴皮**（ザクロヒ）と呼び，条虫駆除薬とする．アルカロイド pelletierine およびタンニンを含有．

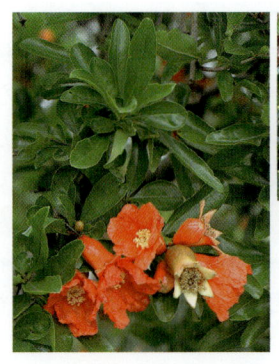

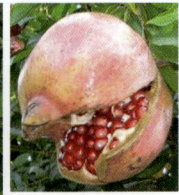

ザクロ
花｜果実

f) サガリバナ科 Lecythidaceae

亜熱帯から熱帯にかけて分布．木本．花は両性で大きく蜜盤が発達する．

- *Bertholletia excelsa* HUMB.　南アメリカのアマゾン川流域の重要な産物．果実のブラジルナッツを食用．

g) ヒルギ科 Rhizophoraceae

亜熱帯から熱帯にかけて分布．木本で熱帯海浜の泥土にマングローブ（紅樹林）を形成する．種子は果実中で母植物についたまま発芽し，主根の伸長後，泥土中に落下して生長する．タンニンを多量に含有する．

- オオバヒルギ *Rhizophora mucronata* LAM.　樹皮の水性エキスをカッチ cutch といい，漁網の染色，強化などに用いる．タンニンを含有．

h) シクンシ科 Combretaceae

熱帯に分布．木本でつる性のものもあり．果実は偽果で革状，石果状または翼果状．タンニンを多量に含むものが多い．

- シクンシ *Quisqualis indica* L. var. *villosa* CLARKE　東南熱帯アジア原産．果実を**使君子**（シクンシ）と呼び駆虫薬とする．有効成分の quisqualic acid，タンニン，trigonelline を含む．
- インドシクンシ *Q. indica* L.　インド原産．観賞用のほか，シクンシと同様に用いる．
- *Terminalia chebula* RETZ.　インド原産．果実を**訶子**（カシ），**訶黎勒**（カリロク），myrobalan と呼び，鎮咳薬，止瀉薬とする．タンニンの chebulinic acid などを多量に含有．

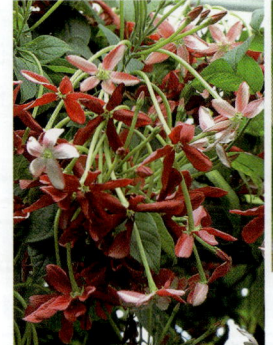

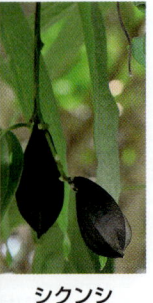

シクンシ
花｜果実

i) アカバナ科 Oenotheraceae

温帯から亜熱帯に分布．大部分が草本．子房と花床が癒合し，がく筒を形成する．

- アカバナ *Epilobium pyrricholophum* Franch. et Savat.　全草を民間で，収れん止血薬とする．
- マツヨイグサ *Oenothera odorata* Jacq.，オオマツヨイグサ *O. lamarckiana* Ser.　根を民間で，解熱薬とする．メマツヨイグサ（イブニングプリムローズ）*O. biennis* L.　種子油にリノレン酸を豊富に含む．月経前症候群，皮膚炎などに用いる．

28) セリ目 Apiales (Umbelliflorae)

一般に，散形花序で果実は石果または液果（ミズキ科，ウコギ科），双懸果（セリ科）など．分泌組織が発達しているものが多い．種子中に胚乳が多い．

a) ニッサ科（ヌマミズキ科）Nyssaceae

北アメリカ，中国，ヒマラヤから東南アジアに分布．木本．

- カンレンボク（キジュ）*Camptotheca acuminata* Decne.　中国の中南部．果実あるいは根を**喜樹**（キジュ）と呼び，慢性白血病治療薬，抗悪性腫瘍薬とする．有効成分であるアルカロイドの camptothecine とタンニンを含有．

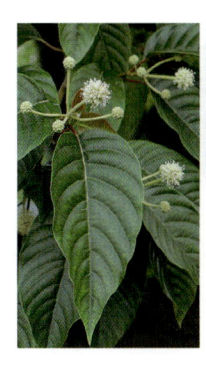

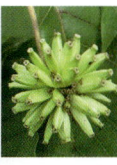

カンレンボク
花｜果実

b) ミズキ科 Cornaceae

主として北半球に分布．主に木本．果実は一般に石果で，まれに液果．フラボノイド，イリドイドの存在が知られる．

- アオキ *Aucuba japonica* Thunb.　日本原産．常緑低木．葉は火傷，創傷薬とする．イリドイド配糖体の aucubin を含有．庭園樹．
- サンシュユ *Cornus officinalis* Siebold et Zucc.　中国，韓国，日本などで栽培．果実を**山茱萸**（サンシュユ）と呼び，滋養強壮薬，収れん薬，止血薬とする．イリドイド配糖体を含有．
- アメリカヤマボウシ（ハナミズキ）*C. florida* L.　北アメリカ原産．日本などで栽植．根皮 dogwood bark を収れん薬，強壮薬とする．

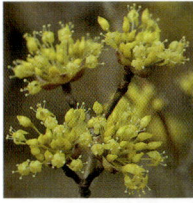

サンシュユ
花｜果実

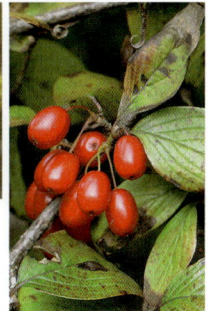

c) ウコギ科 Araliaceae

広く分布し，東南アジア，熱帯アメリカに多い．一般に木本，まれに草本．葉は互生，と

きに輪生で，掌状が多く，まれに羽状複葉のものがある．花は小形で，散形花序を総状につけるものが多い．果実は液果．サポニンを比較的多量に含有するものが多い．

- ヤマウコギ *Acanthopanax spinosus* Miq.，ウコギ（ヒメウコギ）*A. sieboldianus* Makino 根皮を**五加皮**（ゴカヒ）と呼び，強壮薬，五加皮酒の原料とする．ほかに，中国では，*A. gracilistylus* W. W. Smith 五加，マンシュウウコギ *A. sessiliflorus* Rupr. et Maxim. 無梗五加の2種を，五加皮の基原植物とする．

  エゾウコギ，シベリアニンジン *A. senticosus* Harms（*Eleutherococcus senticosus* Maxim.）刺五加（中国名）．日本の北海道，中国の北部，ロシアの東北部．根，根皮を**刺五加**（シゴカ）と呼び，強壮薬，補精薬，鎮静薬，食欲増進薬に．eleutheroside A, B などの配糖体を含有する．

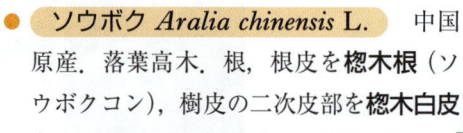

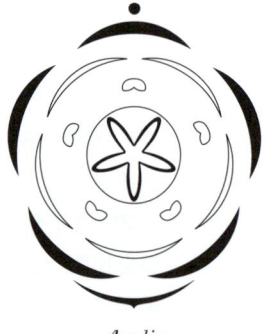

Aralia
ウコギ科
$K_5C_5A_5G_{(5)}$

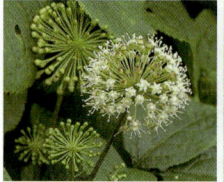

エゾウコギ
花｜果実

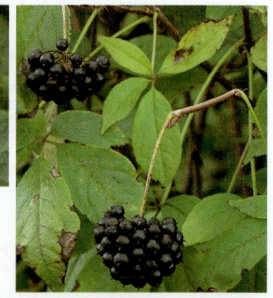

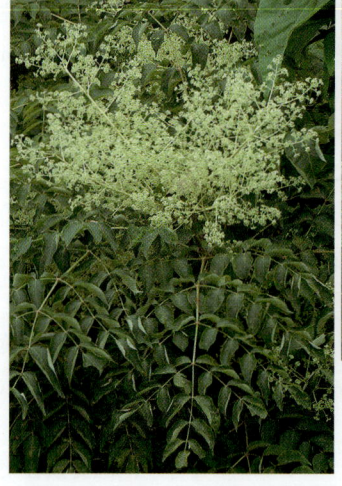

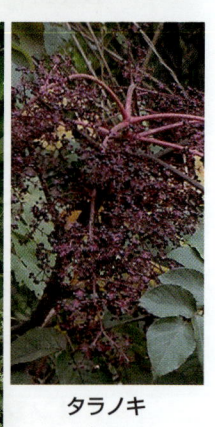

- ソウボク *Aralia chinensis* L. 中国原産．落葉高木．根，根皮を**楤木根**（ソウボクコン），樹皮の二次皮部を**楤木白皮**（ソウボクハクヒ）と呼ぶ．健胃，収れん，利尿作用がある．トリテルペノイド系サポニン，タンニンを含有．

- タラノキ *A. elata* Seem.，メダラ *A. elata* Seem. var. *subinermis* Ohwi 樹皮，根皮のタラノキ皮は民間薬として，神経痛治療薬，糖尿病治療薬とする．若芽を食用．

  ウド *A. cordata* Thunb. 根茎を**独活**（ドクカツ），**九眼独活**（キュウガンドクカツ），根を**和羌活**（ワキョウカツ）と呼び，解熱薬，鎮痛薬とする．若い茎を食用のため栽培．中国で根，根茎を**土当帰**（ドトウキ）と呼ぶ．多種のジテルペン酸を含有．

  A. henryi Harms 中国の安徽省，湖北省，陝西省，四川省に分布．根を**九眼独活**と呼び，解熱薬，鎮痛薬とする．

タラノキ
花｜果実

- ヤツデ *Fatsia japonica* Decne. et Planch. 葉および根皮を去痰薬とする．庭園樹．
- セイヨウキヅタ *Hedera helix* L. ヨーロッパ原産．葉を慢性カタル，黄疸，結石の治療薬とする．サポニンを含有．

8. 被子植物門　205

- キヅタ *H. rhombea* Siebold et Zucc.　茎葉（生）は，民間で鼻血などの止血薬とする．サポニンを含有．
- ハリギリ *Kalopanax pictus* Nakai　根皮を**海桐皮**（カイトウヒ）と呼び，去痰薬とする．
- ハリブキ *Oplopanax japonicus* Nakai　茎葉は解熱薬，鎮咳薬とする．精油を含む．
- オタネニンジン *Panax ginseng* C. A. Meyer（*P. schinseng* Nees）　朝鮮半島，中国東北部．中国，韓国，日本などで栽培．根を**人参**（ニンジン）〔**白参**（ハクジン），**紅参**（コウジン）〕と呼び，強壮薬，強精薬，興奮薬とする．サポニン類（ginsenoside Rb₁, Rg₁ など），ポリアセチレン類〔panaxynol（falcarinol）など〕を含有．ポリアセチレン類に抗悪性腫瘍作用がある．さらにタンパク質合成促進因子 prostisol を含む．

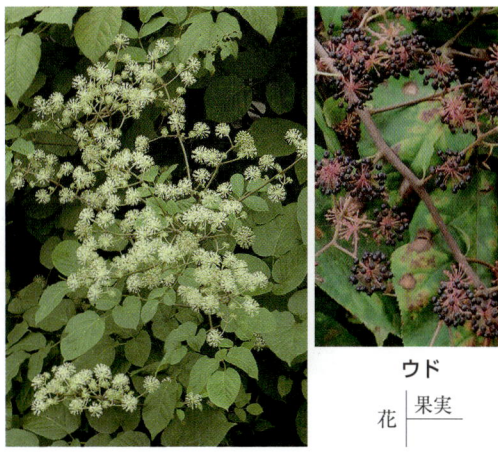

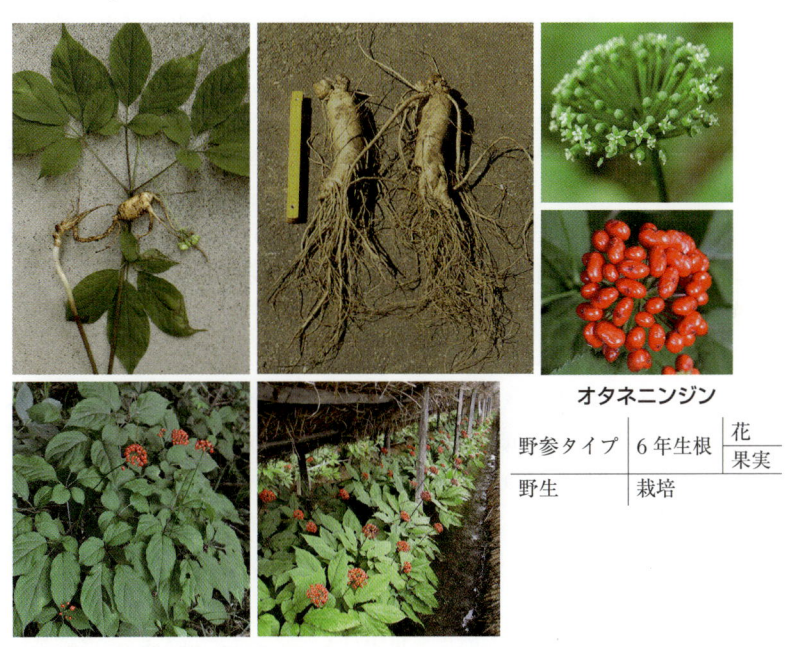

ウド
花｜果実

オタネニンジン

野参タイプ	6年生根	花
		果実
野生	栽培	

- トチバニンジン *P. japonicus* C. A. Meyer　根茎を**竹節人参**（チクセツニンジン）と呼び，健胃薬，鎮咳去痰薬とする．チクセツサポニン類を含有．
- アメリカニンジン *P. quinquefolium* L.　北アメリカ東部，中国などで栽培．根を**広東人参**（カントンニンジン）と呼び，強壮薬，強精薬とする．人参類似のサポニン類を含有．
- サンシチニンジン *P. notoginseng* F. H. Chen　中国の広西省，雲南省．根を**三七**（サ

トチバニンジン

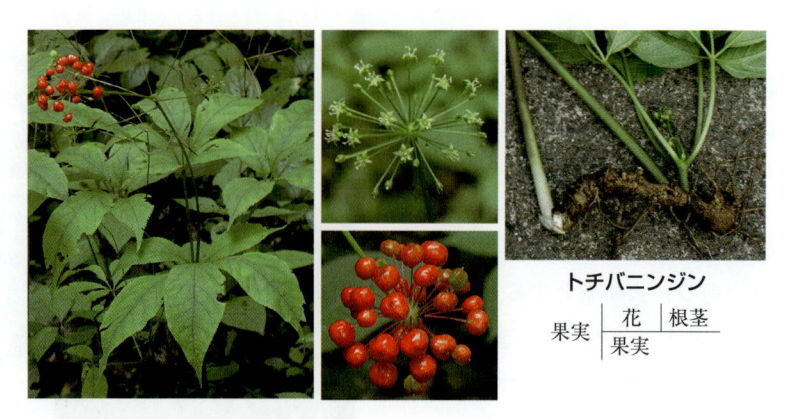

果実 ｜ 花 ｜ 根茎
果実

ンシチ），**田七**（デンシチ），**人参三七**（ニンジンサンシチ）と呼び，補血薬，強壮薬，強心薬，止血薬，治傷薬，消腫薬とする．人参類似のサポニン類（ジンセノシド類，ノトジンセノシド類），およびポリアセチレン類を含有．中成薬の雲南白薬，片仔廣の主成分．日本では健康食品として扱われている．

ヒマラヤニンジン *P. pseudoginseng* WALL.　ネパール，ヒマラヤ山脈の3000 m付近に分布．多年生草本．根茎が数珠状に連なる．根，根茎にサポニンのチクセツサポニン類，ジンセノシド類を含有．止血，鎮痛，解熱，去痰作用のほか，糖尿病，肝疾患などに有効とされる．

d） セリ科 Umbelliferae

汎世界的に分布するが，北半球の温帯から暖帯に多く分布．約300属3,000種．草本，まれに木本．ほとんどのものが，葉，茎，根，果実に明瞭な離生油道をもつ．葉は互生，羽状複葉あるいは掌状．花は小さく，散形または複散形花序につく．果実は双懸果で熟すると2つの分果になる．

本科は大きな科であり，チドメグサ亜科 Hydrocotyloideae，ウマノミツバ亜科 Saniculoideae，セリ亜科 Apioideae の3亜科に分けられる．ほとんどのものが多量の精油を含有する．また，falcarindiol などのポリアセチレン類が広く分布することや，シキミ酸経路，あるいはシキミ酸経路＋メバロン酸経路で生合成される多数のクマリン類が，広く分布するのが特徴．

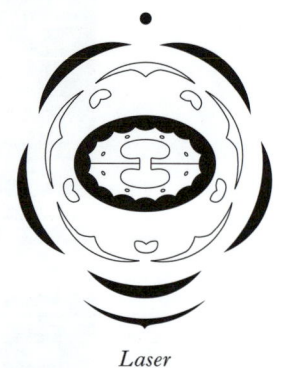

Laser
セリ科
$K_5C_5A_5G_{(2)}$

- *Ammi majus* L.　地中海沿岸．果実は bergapten, xanthotoxin, imperatorin などのフロクマリン類を多量に含む．光感作促進作用があり，古くから白斑病の治療薬とされる．
  A. visnaga LAM.　地中海沿岸，カナリア諸島．果実を**ケラ実**，**アンミ** ammi seeds という．クロモンの khellin などを含有し，冠状血管拡張作用があるため，狭心症治療薬とされた．また，利尿薬，百日咳や喘息の治療薬としても用いられた．
- **イノンド** *Anethum graveolens* L.　インドからアフリカ東北部．果実を**イノンド**，**蒔蘿子**（ジラシ），dill と呼び，芳香薬，駆風薬とする．香辛料．キサントン配糖体のほか，

精油 carvone, limonene, phellandrene を多量に含有する.

- トウキ *Angelica acutiloba* KITAGAWA (*Ligusticum acutilobum* SIEBOLD et ZUCC.) 根を**当帰**(トウキ), **和当帰**(ワトウキ) と呼び, 通経薬, 鎮静薬, 強壮薬とする. フタリド類 butylidene phthalide, butyl phthalide, ligustilide などを多量に含有し, ほかにポリアセチレン類 falcarindiol, falcarinol も含有する.

ホッカイトウキ *A. acutiloba* KITAGAWA var. *sugiyamae* HIKINO 前種と同様に用いる.

A. sinensis DIELS 中国. 根を, 当帰, **唐当帰**(カラトウキ) と呼び, 通経薬, 鎮静薬, 強壮薬とする.

ノダケ *A. decursiva* MAXIM. 根を**前胡**(ゼンコ) と呼び, 解熱薬, 鎮痛薬, 鎮咳去痰薬とする. クマリン類 nodakenin, decursin, decursinol などを含有する. 前胡として用いられる植物には, ノダケのほかに 白花前胡 *Peucedanum praeruptorum* DUNN があり (中国), ノダケの場合と同様にクマリン類 praeruptorin A, B などを含む.

ヨロイグサ *A. dahurica* (HOFFM.) BENTH. et HOOK. f. ex FRANCH. et SAV. 根を**白芷**(ビャクシ) と呼び, 鎮痛薬, 鎮静薬, 通経薬, 浄血薬とする. クマリン類 byakangelicol, byakangelicin, phellopterin, imperatorin などを多量に含有する. 本生薬独特の香りは, (*S*)-2-hydroxy-3,4-dimethyl-2-buten-4-olide である. この白芷は, 日本産, 中国産, 韓国産があり, 多少の変異がみられる.

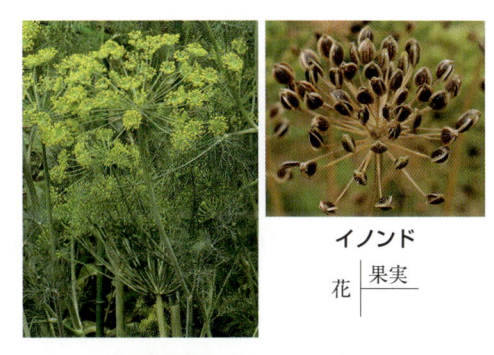

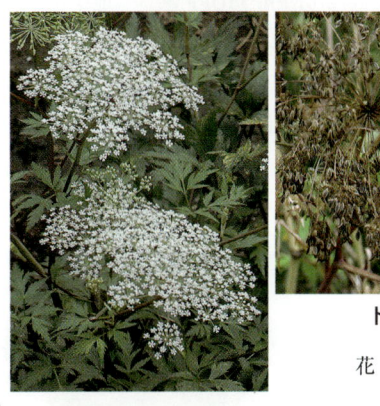

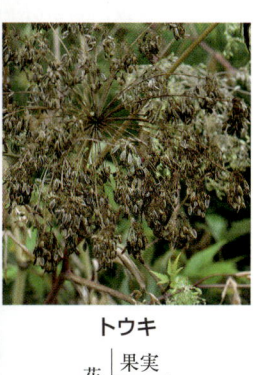

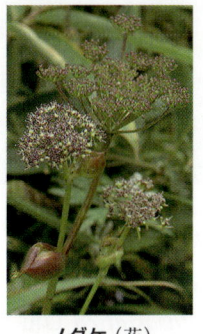

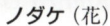

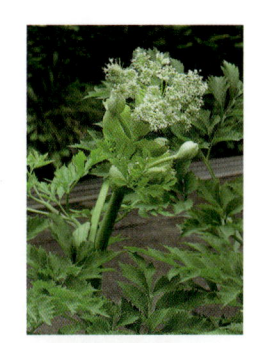

A. archangelica L. ヨーロッパ. 根を**アンゲリカ根**と呼び, 鎮痛薬, 鎮静薬, 強壮薬とする. クマリン類 angelicin, archangelicin, osthol などを多量に含有する.

シシウド *A. pubescens* MAXIM. 日本原産. 根が**独活**(ドクカツ), **羌活**(キョウカツ) として用いられたことがあるが, 現在市場性はない. アルキルクマリン類, アンゲロール類を多量に含む. 鎮痛作用, 解熱作用がある.

A. biserrata YUAN et SHAN 重歯毛当帰 (中国名). 根を**独活**と呼び, 解熱薬, 鎮痛

薬，駆風薬，通経薬とする．クマリン類 osthol, columbianadin, angelol A～G などを多量に含有する．成分的には，毛当帰と非常に近い．

　アシタバ *A. keiskei* KOIDZ.　　地上部を食用．全草に黄汁を含むのが特徴であるが，この黄色物質はカルコン誘導体の xanthoangelol, 4-hydroxyderricin である．胃酸分泌抑制作用，抗菌作用，抗悪性腫瘍作用などがある．

- シャク *Anthriscus sylvestris* HOFFM. subsp. *aemula* KITAM.　　根の**峨参**（ガサン，中国名）は強壮薬とする．リグナン類 deoxypodophyllotoxin を含有する．かつて朝鮮産の前胡に本植物が用いられたことがある．

　A. cerefolium HOFFM.　　地中海沿岸．チャービルは香味料．
- オランダミツバ *Apium graveolens* L.　　葉柄のセロリは食用．
- ミシマサイコ *Bupleurum falcatum* L.　　日本，朝鮮半島．中国では，ホクサイコと呼ぶ．根を**柴胡**（サイコ）と呼び，解熱鎮痛薬，消炎薬とする．サポニン saikosaponin a～f を含有する．中国産柴胡は，*B. chinense* DC., *B. dahuricum* FISCH. et MEYEN を用いる．

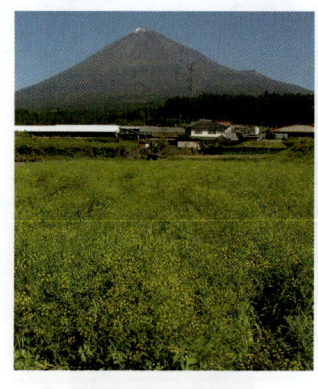

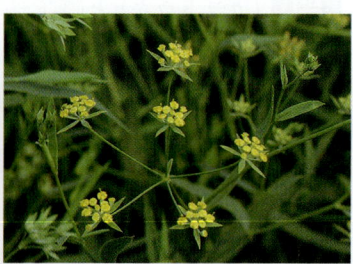

ミシマサイコ
栽培｜花

- ヒメウイキョウ *Carum carvi* L.　　ヨーロッパ東部，アジア西部．果実のキャラウェイは芳香薬，香味料とする．carvone が主成分．
- ツボクサ *Centella asiatica* URBAN　　熱帯，亜熱帯地域を中心に世界各地に分布．和名は，"庭に生える草：坪草"に由来する．多年生草本．食用のほか，インドで brahmi と呼び，全草がアーユルヴェーダで代表的な強壮薬．中国で積雪草と呼び，解毒，止血，利尿に内服．gotu-kola の名で化粧品，健康食品になっている．トリテルペン，サポニンなどを含有．
- ドクゼリ *Cicuta virosa* L.　　有毒植物．毒成分はポリアセチレン系化合物 cicutoxin．
- オカゼリ *Cnidium monnieri* CUSSON　　中国の中部・北部．果実を**蛇床子**（ジャショウシ）と呼び，疥癬などの皮膚病薬とする．クマリン類 osthol, auraptenol, imperatorin, isogosferol などを多量に含有する．osthol には抗白癬菌作用がある．

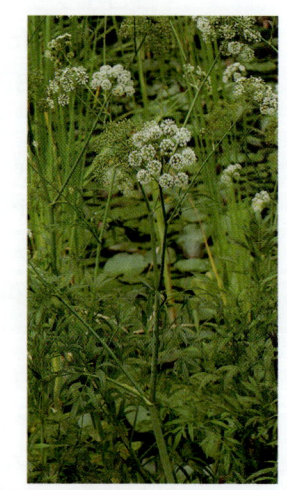

ドクゼリ（花）

8. 被子植物門　209

> タイワンオカゼリ *C. formosanum* Yabe　蛇床子（ジャショウシ）とするが，osthol を含まない．

- ドクニンジン *Conium maculatum* L.　ヨーロッパ原産．有毒植物．毒成分はアルカロイドの coniine．

- コエンドロ *Coriandrum sativum* L.　ヨーロッパ原産．果実を**胡荽子**（コズイシ）と呼び，健胃薬，駆風薬，香味料とする．イソクマリン類を含む．カメムシ様の香りが特徴．

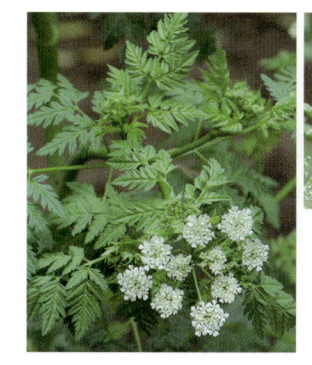

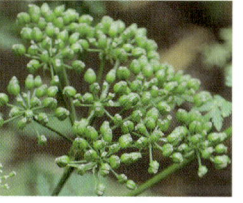

ドクニンジン　花｜果実

- ミツバ *Cryptotaenia canadensis* DC. subsp. *japonica* Hand.-Mazz.　葉を食用．
- *Cuminum cyminum* L.　地中海の東部沿岸原産．果実を**クミン実**と呼び，芳香健胃薬，駆風薬，香味料とする．
- ニンジン *Daucus carota* L.　根を食用．カロチノイド色素に富む．
- *Dorema ammoniacum* Don　イラン北部．樹脂のアンモニアクムは硬膏基剤．
- *Ferula assa-foetida* L.，　*F. foetida* Regel，　*F. nartex* Boiss.　イラン東部，アフガニスタン，中国の新疆ウイグル自治区．樹脂を**阿魏**（アギ）と呼び，駆虫薬，ヒステリーの鎮静薬とする．強いニンニク様臭の二硫化物（2-butylpropenyl disulfide）を含む．
F. galbaniflua Boiss. et Buhse.　イラン北部．樹脂を**ガルバヌム**と呼び，興奮薬，去痰薬とする．

- ウイキョウ *Foeniculum vulgare* Mill.　南ヨーロッパ原産．果実を**茴香**（ウイキョウ）fennel seeds と呼び，芳香性健胃薬，駆風薬，去痰薬，香味料とする．anethole を多量に含有する．

> フローレンスフェンネル *F. vulgare* var. *azoricum* Dulce　地中海原産の一年生草本．株元が球根状に肥大する．セロリ様の食感があり，生でサラダに，茎はスープなどに用いる．全草に精油成分のアネトール，エストラゴールを含有．

ウイキョウ　花｜果実

- ハマボウフウ *Glehnia littoralis* F. Schmidt ex Miq.　根，根茎を**浜防風**（ハマボウフウ）と呼び，日本で**防風**（ボウフウ）と同様に，発汗薬，解熱薬，鎮痛薬，鎮痙薬とする．中国では，**北沙参**（ホクシャジン）といい，陰虚，肺疾患の治療薬とする．成分のクマリンとポリアセチレン類の含有比率が，地域により異なることが知られている．

- ラビッジ *Levisticum officinale* W.D.J. Koch　イタリア

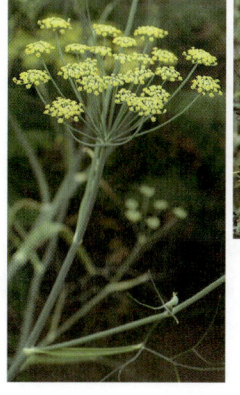

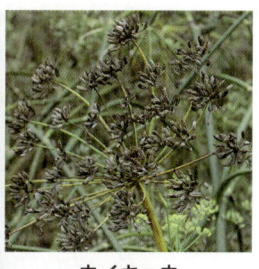

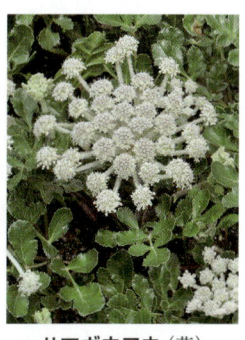

ハマボウフウ（花）

セリ目

原産．大型多年草．1属1種．花は黄色～緑黄色で，葉はハーブ（ラビッジ茶）として用いる．消化促進作用がある．またサラダやスープの材料とする．フラボノイドの quercetin を含有．

- **センキュウ** *Ligusticum officinale* KITAGAWA (*Cnidium officinale* MAKINO)　中国原産．根茎を**川芎**（センキュウ）と呼び，鎮静薬，鎮痛薬，強壮薬とする．フタリド類 cnidilide, ligustilide, senkyunolide, butylidene phthalide を多量に含有する．中国産は *L. chuanxiong* HORT. で，形態，成分とも日本産とよく似ている．

  L. sinense OLIV., *L. jeholense* NAKAI et KITAGAWA　中国原産．根茎を**藁本**（コウホン）と呼び，鎮痛薬，鎮痙薬とする．フタリド類 butyl phthalide, cnidilide など，フェニルプロパノイド myristicin, 3-methoxy-4, 5-methylenedioxycinnamic acid, ferulic acid などを含有する．

- *Notopterygium incisum* TING, *N. forbesii* BOISS.　中国原産．根茎，根を**羌活**（キョウカツ）と呼ぶ．祛風湿薬として，感冒，浮腫，関節炎の治療薬とする．ポリアセチレン類 falcarindiol, クマリン類 notoptol, notopterol などを含有する．notopterol に抗炎症，鎮痛作用，薬物代謝酵素チトクロム P450 阻害作用がある．

- **セリ** *Oenanthe javanica* DC.　葉を食用．

- **ヤブニンジン** *Osmorhiza aristata* MAK. et YABE　根茎を**和藁本**（ワコウホン）と呼び，鎮痛薬，鎮痙薬とする．

- **オランダゼリ** *Petroselinum crispum* NYM.　地中海沿岸原産．葉，葉柄を食用．パセリ parsley．

- **ボタンボウフウ** *Peucedanum japonicum* THUNB.　根を**植防風**（ショクボウフウ，韓国名）と呼び，発汗薬，解熱薬，鎮痛薬とする．ジヒドロピラノクマリン類を含む．

  P. ostruthium L. (*Imperatoria ostruthium* L.)　ヨーロッパ原産．根，根茎を**インペラトリア根**と呼び，発汗薬，利尿薬，強壮薬とする．クマリン類 imperatorin, osthol, ostruthin などを含有する．

  P. praeruptorum DUNN　中国原産．根を**前胡**（ゼンコ）と呼び，解熱薬，鎮痛薬，鎮咳去痰薬（p. 207 のノダケ *Angelica decursiva* 参照）とする．クマリンの praeruptorin 類を含有する．

- *Pimpinella anisum* L.　ヨーロッパ東部からアジア西部原産．果実を**アニス実**と呼び，芳香薬，駆風薬とする．

- **トウスケボウフウ** *Saposhnikovia divaricata* SCHISCHK. (*Ledebouriella seseloides* WOLF)　中国北部原産．根を**防風**（ボウフウ）と呼び，発汗薬，解熱薬，鎮痛薬とする．クマリン類 deltoin など，クロモン類 5-*O*-methylvisamminol, cimifugin, hamaudol など，ポリアセチレン類 panaxynol, falcarindiol

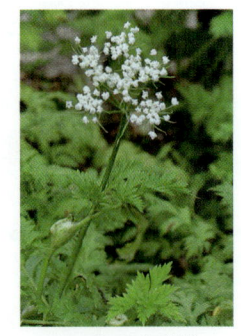

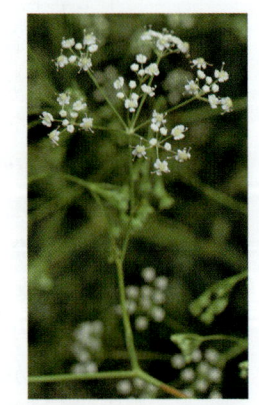

センキュウ（花）

トウスケボウフウ（花）

などを含有する．

- **イブキボウフウ** *Seseli ugoensis* Koidz.　　根，根茎を**和防風**（ワボウフウ）の名で，防風の代用にした．
- *Torachyspermum copticum* L.（*Carum ajowan* Benth. et Hook.）　　インド原産．果実を**アヨワン実**と呼び，香味料とする．

b. 合弁花植物亜綱 Sympetalae（Metachlamydeae）

離弁花植物亜綱のいくつかの目から平行的に進化したもので，花の諸器官は輪状に配列．主に5数性．雄ずいや心皮の数は，普通花弁と同数かそれより少ない．多くは1珠皮．

1) ツツジ目 Ericales

温帯から寒帯に分布．主に低木または草本．葉は互生．花は普通両性，雄ずいは1～2輪生で花弁から離生．子房は3～7室，各室に多数の胚珠がある．

a) イチヤクソウ科 Pyrolaceae

北半球の温帯から寒帯に，16属約75種．日本には6属14種が産する．常緑多年草または腐生の白色および黄褐色の多年草．葉は単葉で，互生ないし輪生状．腐生のものではりん片状．花は両性で4～5数生，子房上位．果実はさく果，まれに液果．成分として，arbutinなどのフェノール配糖体およびナフトキノン類を含むものがある．

- **オオウメガサソウ** *Chimaphila umbellata* W. Barton　　北半球の温帯から亜寒帯産．欧米では，葉を尿路防腐薬，収れん薬，利尿薬として用いる．成分は，フェノール配糖体 arbutin，ナフトキノン chimaphilin，タンニンなど．
- **イチヤクソウ** *Pyrola japonica* Klenze　　日本，朝鮮半島，中国（東北，華北），台湾に分布．花期の全草を**鹿蹄草**（ロクテイソウ）と呼び，日本の民間で利尿薬とする．中国では，同属の植物を**鹿銜草**（ロクガンソウ）と呼び，調経薬などとする．成分は，フェノール配糖体 arbutin，ナフトキノン chimaphilin，タンニンなど．

b) ツツジ科 Ericaceae

亜熱帯から寒帯の広い地域に，82属2,500種以上がある．日本には，23属約100種が自生する．小低木から小高木または高木．葉は単葉で互生または輪生，全縁または鋸歯縁，花は両性で3～5数性．がくは3～5裂し，宿存性．花冠は皿形，鐘形，つぼ形など，さまざまな形で合弁，ときに離弁がある．子房は上位または下位．果実はさく果または液果，まれに石果．種子は小さく胚乳が多い．日当たりのよい岩地や酸性土壌に生育するものが多い．アセビ，ハナヒリノキ，レンゲツ

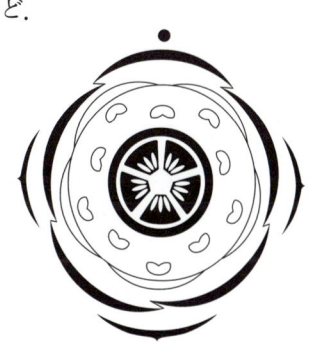

Vaccinium
ツツジ科
$K_5C_{(5)}A_{5+5}G_{(5)}$

212 　各　論

ツジ，シャクナゲなど．成分に有毒ジテルペン類を含み，有毒植物とされるものが比較的多い．またウワウルシやコケモモには，近縁のイチヤクソウ科にも含まれるフェノール配糖体（arbutin など）が含まれている．

- ウワウルシ（クマコケモモ）*Arctostaphylos uva-ursi* Spreng.　ヨーロッパ，アジア，北アメリカなどの寒冷地，高山に自生．葉を**ウワウルシ**と呼び，尿路防腐薬，利尿薬として用いる．フェノール配糖体 arbutin，タンニンなどを含む．arbutin は近年，美白を目的に化粧品に配合．

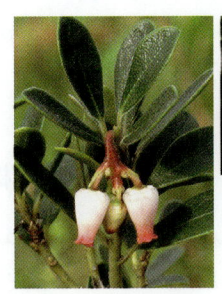

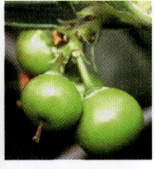

　ウワウルシ　花　果実

- ヒメコウジ *Gaultheria procumbens* L.　wintergreen．北アメリカ産．葉から**冬緑油**（トウリョクユ：サリチル酸メチルを主成分とする精油，鎮痛消炎薬，歯みがきなどの香料）を採取．

- シラタマノキ *G. miqueliana* Takeda　日本の中部以北産．前種同様，冬緑油を含む．

- ハナヒリノキ *Leucothoe grayana* Maxim.　日本の近畿以北産．葉にはグラヤナン grayanane 型の有毒ジテルペン，grayanotoxin 類が含まれる．葉，茎を牛馬の皮膚寄生虫，便所のウジ，水田のユリミミズの駆除などに用いる．

- アセビ *Pieris japonica* D. Don　馬酔木．日本の本州，四国，九州の暖帯の山地など．葉は grayanotoxin 類をはじめ，pieristoxin 類，asebotoxin 類などの有毒ジテルペンを含んでいる．茎，葉を牛馬の寄生虫，ウジ，農作物の害虫駆除に用いる．庭園樹として植栽される．

- *Rhododendron arboreum* Series　紅花杜鵑（中国名）．常緑木本．インドや中国では，花や葉を解毒，解熱，止血，月経不順に効果があるとされる．

- エゾムラサキツツジ *R. dauricum* L.　北海道，東アジアからシベリアにかけて分布．半常緑低木．毒性はあるが，葉を**満山紅**（マンザンコウ）と呼び，鎮咳薬，去痰薬，慢性気管支炎の治療薬に用いる．根は細菌性の下痢止めに用いる．

- レンゲツツジ *R. japonicum* Suring.　日本の温帯の高原など．民間で花や根を痛風やリウマチの痛み止めに用いたことがあるが有毒植物．花には，グラヤナン型の有毒ジテルペンの rhodojaponin I〜VII などを含む．

- シャクナゲ（アズマシャクナゲ）*R. degronianum* Carr.　日本の中部以北産．ツクシシャクナゲ，ホンシャクナゲなどの亜種，変種がある．葉に grayanotoxin I などの有毒ジテルペンを含む．ツツジ属 *Rhododendron* の植物は，花の美麗な種が多く，ツツジ，シャクナゲ類として広く観賞用に栽培され，多くの品種が育成されている．

- ローブッシュ・ブルーベリー *Vaccinium angustifolium* Ait.，ラビットアイ・ブルーベリー *V. ashei* Reade.，ハイブッシュ・ブルーベリー *V. corymbosum* L.　これらの種の藍色から淡青色の果実はブルーベリーと称され，多くの栽培品種がつくられている．北アメリカの先住民が採集利用していた．生食，製菓，ジャム，ヨーグルトなど．果実の色素アントシアニン類が眼精疲労回復に有効．

- クランベリー *V. macrocarpon* Ait.　北アメリカの北部湿地産．つる状低木．赤色球

形果を利用．大規模栽培，クランベリーソース，ジュース，ジャムなど．ジュースは尿路感染における細菌の増殖を抑制．

- ビルベリー *V. myrtillus* L.　ヨーロッパ産．黒紫色の果実は，ジャム，果実酒，染料などに使われ，ブルーベリーと呼ばれることもあり同様に用いる．

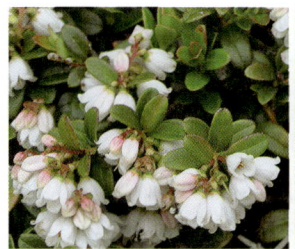

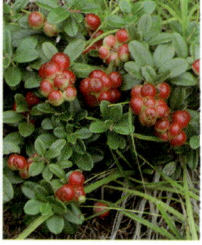

コケモモ
花｜果実

- コケモモ *V. vitis-idaea* L.　日本の高山，北海道の湿地，および北半球の寒冷地域に広く分布．葉にはフェノール配糖体 arbutin およびタンニンを含み，ウワウルシの代用薬としたことがある．果実は生食のほか，ジャム，果実酒とする．

2) サクラソウ目 Primulales

花は両性，放射相称，5数性．子房は上位または中位，1室．独立中央胎座に，数個から多数の胚珠をつける．珠皮は2枚．イソマツ目と近縁で，ともに離弁花植物のナデシコ目と関係が深い．

a) ヤブコウジ科 Myrsinaceae

主に熱帯から亜熱帯に33属1,000種が分布．常緑低木または小高木．組織内にタンニン細胞が多く，離生樹脂道がある．葉は互生，托葉がなく，全縁または鋸歯縁．葉縁や葉肉内に腺細胞がある．花序は，枝先または葉腋に，総状散房状あるいは束生状につく．花冠は，皿形または筒形で4～6裂，肉質の組織内に腺細胞がある．雄ずいは4～6本で，花筒に合着する．果実の外果皮は肉質で，内果皮が堅い石果で1個から数個の種子があり，多量の胚乳と胚がある．成分としては，果実や樹皮にベンゾキノン系化合物を含有することが多い．

- ヤブコウジ *Ardisia japonica* BLUME　日本，中国（台湾を含む），朝鮮半島産．全草を**紫金牛**（シキンギュウ）と呼び，中国で鎮咳薬，利尿薬，解毒薬などに用いる．
- *Embelia ribes* BURM. f.　インドからマレーシアにかけて分布．果実を**エンベリア実** embelia berry と呼び，ベンゾキノン系化合物 embelin を含む．インドで，条虫駆除薬，染料とする．
- イズセンリョウ *Maesa japonica* MORITZI　日本の関東南部以西，中国，インドシナ半島など．果実はベンゾキノン系化合物を含む．根や葉を中国，ベトナムで鎮痛薬などに用いる．
- *Myrsine africana* L.　アフリカ東部から中国．中国では全草や根をリウマチの痛み，下痢，喀血の治療に用いる．
- タイミンタチバナ *M. seguinii* LEV.　日本の関東南部以西の産．樹皮はベンゾキノン系化合物 rapanone を含み，家畜の腸内寄生虫駆除に用いる．

b) サクラソウ科 Primulaceae

全世界に 28 属 800 種が分布．草本または小低木．葉は互生，対生または輪生で，托葉がなく単葉．がくは下部が合着し宿存性．花は葉腋に単生あるいは総状，散形花序につき，両性．花冠は合弁で，下部が細い筒となり，上部が 5 裂し広く開くが，ときに深裂して筒が短いか，シクラメンのように裂片が反り返る．雄ずいは 5 本で花筒に合着することが多い．子房は 1 室で多数の胚珠がある．果実はさく果で多数の小さな種子があり，種子は多量の胚乳と小さな胚をもつ．成分としては，トリテルペンサポニンを含むものが多い．

- **ルリハコベ** *Anagallis arvensis* L.　全世界の温帯から熱帯に分布．ヨーロッパ民間で全草を肝臓や腎臓疾患に用いる．トリテルペン配糖体を含有．
- **シクラメン** *Cyclamen purpurascens* Mill.，*C. persicum* Mill.　根茎にトリテルペンサポニン cyclamin を含む．cyclamin は，もっとも強い溶血活性を示す．観賞用．
- **オカトラノオ** *Lysimachia clethroides* Duby　日本から中国にかけて分布．中国では全草を利尿薬，月経不順の治療に用いる．若芽を食用．
- **セイヨウサクラソウ** *Primula veris* L.　小アジア，ヨーロッパに分布．根の**セイヨウサクラソウ根**はトリテルペンサポニンのほか，primulaverin などのフェノール配糖体を含み，去痰薬とする．
- **サクラソウ** *P. sieboldi* E. Morr.，**クリンソウ** *P. japonica* A. Gray　両植物ともに日本産．観賞用に栽培．サクラソウは根に sakuraso-saponin などのトリテルペンサポニンを含む．クリンソウは民間で生葉を切り傷，腫れものなどに外用．
- **トキワザクラ** *P. obconica* Hance　中国原産．ヨーロッパで品種改良．腺毛からの分泌物 primine にかぶれる人がいる．

3) イソマツ目 Plumbaginales

花は両性，5 数性で放射相称．がくは筒状で宿存性．子房上位で 1 室．直立する 1 個の胚珠がある．珠皮は 2 枚，花柱は 5 裂し，基部で合着するか，または離れている．果実は胞果またはさく果．サクラソウ目と近縁．

a) イソマツ科 Plumbaginaceae

全世界に分布するが，とくに海岸や乾燥地に多い．草本または小低木．葉は互生，まれに対生，単葉で普通全縁，ときに羽裂．花序は総状，穂状または頭状で，しばしば花が花序の一方に偏ってつく．苞葉やがくは乾膜質のものが多い．

- **イソマツ** *Limonium wrightii* O. Kuntze　日本の南部から台湾の海岸近くに産する．茎や葉を関節炎に用いる．中国では，同属のものを止血薬とする．
- **セイロンマツリ** *Plumbago zeylanica* L.　インド原産の多年草．根はナフトキノン類 plumbagin などを含み，中国で関節リウマチ，無月経などの治療に用いる．

4) カキノキ目 Ebenales

木本，主に高木．葉は単葉．花冠は合弁で4〜5裂，放射相称．子房は2〜12室で，各室には1〜少数の胚珠がある．

a) アカテツ科 Sapotaceae

約50属800種が熱帯に広く分布．日本では沖縄，小笠原諸島にアカテツ属 *Planchonella* 2種が自生する．常緑高木または低木．葉や茎には乳液分泌組織がある．葉は革質単葉，全縁で托葉はなく，互生．花は両性，花冠は4〜8裂．雄ずいは花弁の2〜4倍．子房は上位で基部に花盤がある．各室1個の胚珠は，中軸胎座の下部から斜上する．果実は主に液果，まれにさく果．種子はカキに似て光沢のある種皮をもち，へそが目立つが，胚乳がほとんどなく，2枚の子葉と小さな胚軸とからなる大きな胚をもつ．成分としては，乳液にグッタペルカ（熱可塑性ゴム状樹脂）を含むものが多い．

- サポジラ（チューインガムノキ）*Achras zapota* L. (*A. sapota* L., *Manilkara zapota* Royen)　sapodilla．西インド諸島，メキシコ，南アメリカ原産．樹皮に傷をつけて得た乳液チクル chicle (gum) は，チューインガムの基礎剤とする．果実は食用．広く栽培．
- アルガン *Argania spinosa* Skeels　モロッコ南西部原産．種子（仁）から絞った油（アルガンオイル）は，脂肪酸（オレイン酸，リノール酸，パルミチン酸，リノレン酸），ビタミンEを豊富に含む．食用，化粧品用．
- *Butyrospermum parkii* Kotschy　熱帯アフリカ原産．各地で栽培．種子の油脂 shea butter は，重要な食用油，人造バター，工業油などの原料となる．
- *Calocarpum sapota* Merr.　sapote, mamey sapote．中央アメリカ，西インド諸島原産．広く熱帯で栽培．果実は生食，ジャム．種子は青酸配糖体 lucumin を含む．
- *Chrysophyllum cainito* L.　star apple, cainito．熱帯アメリカ原産．広く栽培，果実は生食．
- *Madhuca indica* Gmel., *M. longifolia* Macbr.　いずれもインド原産．インドで種子油の mahua butter は，料理，石けん，ろうそくなどに用い，花からは精油をとり，食用．材は船材などとして，インドでもっとも重要な樹木．種子はトリテルペンサポニンを含む．
- *Manilkara bidentata* A. Chev.　balata．南アメリカ北東部産．この樹皮を傷つけて得られる乳液の凝固した樹脂を**バラタ** balata と呼び，グッタペルカに類似，代用または混用する．
- *M. hexandra* Dubard　インド産．果実は生食または乾燥して食用．種子はオリーブ油に似た食用油．材は器具，建築材．
- グッタペルカノキ *Palaquium gutta* Burck, *P. oblongifolium* Burck　東南アジア原産．常緑高木．樹皮や葉を傷つけて得られる乳液の凝固したゴム状の樹脂のグッタペルカ gutta-percha は，外科用の副木，歯科用仮封剤，歯型製作用，包帯液などの医療材料，電気の絶縁材料，ゴルフボールの外皮．

- *Pouteria caimito* Radlk.　南アメリカ原産．樹皮は下痢止め，解熱薬に用いる．果実は強壮，肺結核に使用し，食用にもする．
- *P. campechiana* Baehni（*Lucuma nervosa* A. DC.）　canistel, egg-fruit．中央・南アメリカ北部原産．庭園樹として栽培．中果皮が肉質，卵黄色で生食，料理，菓子の原料．
- ミラクルフルーツノキ *Synsepalum dulcificum* Daniell　西アフリカ原産．果肉には，ミラクリンというタンパク質が含まれ，酸味を甘味と感じさせる．

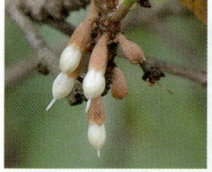

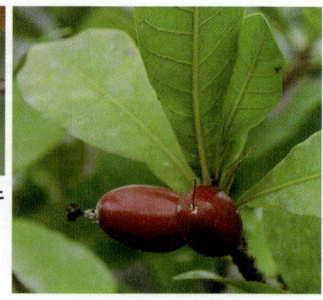

ミラクルフルーツノキ
花｜果実

b) カキノキ科 Ebenaceae

　主に熱帯から亜熱帯に分布．日本にはカキノキ属数種が自生．高木または低木．組織中に乳管はない．葉は単葉で互生まれに対生，全縁で托葉はない．花は多くは単性．がくは宿存性，花冠は合弁で3～7裂，雌花は子房上位で4～8室，下垂する胚珠があり，珠皮は2枚．雄花には花弁の2～4倍または同数の雄ずいがある．果実は液果で多肉質，種子は堅いつやのある種皮と胚乳がある．

- カキ *Diospyros kaki* Thunb.　日本，朝鮮半島，中国で植栽される果樹．宿存がく（へた）を**柿蔕**（シテイ）と呼び，漢方でしゃっくり止めに用いる．果実は食用．干柿の表面の白い粉を**柿霜餅**（シソウベイ）と呼び，鎮咳，去痰，滋養に用いる．

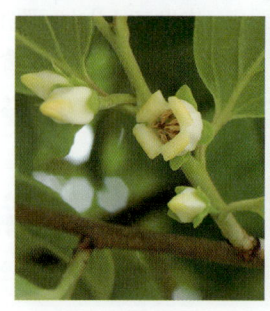

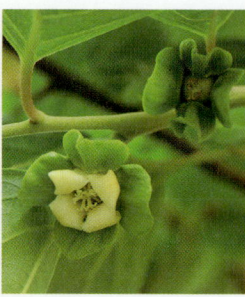

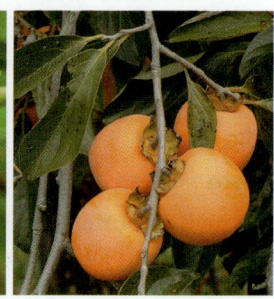

カキ
花♂｜花♀｜果実

- マメガキ *D. lotus* L.　前種とともに未熟果からとる柿渋は，防水，防腐に利用．若葉は，民間で高血圧の予防などにも用いる．
- セイロンコクタン *D. ebenum* Koen.　本種をはじめとする多くの本属植物の心材を，黒檀（コクタン）ebony と呼び，高級家具，器具材とする．果実は食用となるものが多い．
- *D. virginiana* L.　北アメリカ東部産．中心付近の材は強靱で，ゴルフクラブのヘッド用材．

c) エゴノキ科 Styracaceae

　主にアジア，中央・南アメリカの熱帯から温帯地域に分布．また，地中海沿岸および西ア

フリカに少数が分布する．高木または低木．乳管はなく全体に星状毛がある．葉は単葉で互生，托葉はなく，全縁または鋸歯縁．花は両性，がくは筒状，花冠は大部分合弁で，5裂まれに4裂する．雄ずいは花弁の2〜4倍または同数で，花糸の下部は合着して筒となっている．子房は上位または中位で，3〜5室，各室1個から数個の胚珠．種子は大きく堅い殻（種皮）があり，胚乳がある．

- *Styrax benzoin* DRYAND．， *S. sumatranus* J. J. SMITH， *S. tonkinensis* CRAIB ex HARTWICH， *S. benzoides* CRAIB 前2種はスマトラ産で，樹幹に付けた傷から分泌する樹脂を，**スマトラ安息香**（アンソッコウ）と呼ぶ．後2種はタイ，ベトナム，ラオス産で，樹脂を**シャム安息香**と呼ぶ．スマトラ安息香は樹脂アルコールのケイヒ酸および安息香酸エステル，シャム安息香は樹脂アルコールの安息香酸エステル，バニリンを多く含む．安息香は香料，芳香防腐剤などに使用．後者が良品とされるが，日本には輸入されていない．

  エゴノキ *S. japonica* SIEBOLD et ZUCC． 日本，朝鮮半島，中国に自生．果皮はトリテルペンサポニンを含み，洗濯，魚とりに用いた．

  S. officinalis L． 小アジア原産．樹脂を**蘇合香**（ソゴウコウ）storax と呼び，香料とした．*Liquidambar orientalis* MILL．（マンサク科）などからも蘇合香は採られる．

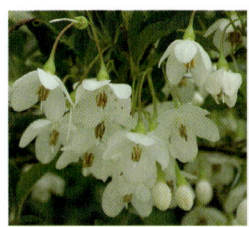

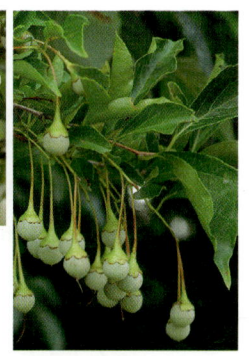

エゴノキ 花｜果実

5) モクセイ目 Oleales

花は両性または単性，普通4数生．雄ずいは2本または4本で花冠と合着し，裂片と互生する．子房は上位で2室，各室には1〜10個の胚珠がある．珠皮は1枚．モクセイ科のみからなる．

a) モクセイ科 Oleaceae

熱帯から温帯各地に分布．高木から低木またはつる性．葉は托葉がなく対生まれに互生．果実はさく果，石果，翼果など．

- **レンギョウ** *Forsythia suspensa* VAHL， **シナレンギョウ** *F. viridissima* LINDL． 中国原産．果実を**連翹**（レンギョウ）と呼び，消炎薬，利尿薬，排膿解毒薬として，漢方処方に配合．トリテルペン oleanolic acid など，多数のリグナン化合物およびその配糖体，フラボノール配糖体 rutin などを含む．

  レンギョウは，長花柱花株と短花柱花株の2型があり，生薬生産，果実採取の目的には両方を混植する．花木として観賞用に栽培する場合は，結実すると翌年の花つきが見苦しくなるので，どちらか一方のみが植栽される．

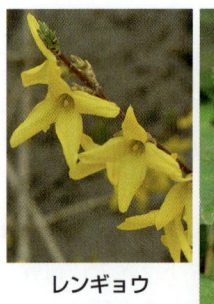

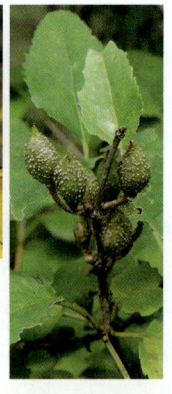

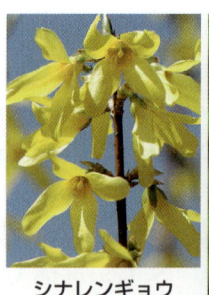

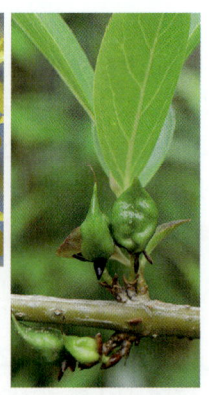

レンギョウ 花｜果実　　　シナレンギョウ 花｜果実

- トネリコ *Fraxinus japonica* BLUME，　アオダモ *F. lanuginosa* KOIDZ. f. *serrata* MURATA，ヒメトネリコ *F. bungeana* DC.，チョウセントネリコ *F. rhynchophylla* HANCE　前2種は日本に，ヒメトネリコは中国に，チョウセントネリコは朝鮮半島，中国，ベトナムに産する．前2種の樹皮は，クマリン aesculetin およびその配糖体 aesculin, 糖 mannitol などを含む．後2種の樹皮を**秦皮**（シンピ）と呼び，消炎薬，収れん薬，利尿薬，解熱薬，鎮痛薬とする．
アメリカトネリコ *F. americana* L.　white ash，セイヨウトネリコ *F. excelsior* L.　European ash．これらの樹皮にはクマリン類，mannitol などを含む．本2種などのトネリコ属植物の材は軽くて弾力性に富み，家具用材やラケット，スキー板などに広く用いられる．
マンナノキ *F. ornus* L.　南ヨーロッパ産．樹液の凝固物を**マンナ** manna と呼び，多量の糖 mannitol を含み，mannitol 製造原料．民間で小児緩下薬とする．

- ソケイ（オオバナソケイ，タイワンソケイ）*Jasminum grandiflorum* L.　インド，アラビア原産．南フランス，イタリア，モロッコなどで栽培．花から精油の**ジャスミン油**を採取，香水原料．
マツリカ *J. sambac* AIT.　インド，アラビア原産．香料植物として世界各地で栽培．花から精油の**ジャスミン油**（パルミチン酸などのエチルエステル，モノテルペンの linalool などを含有）を採取．中国では，花を**茉莉花**（マツリカ）と呼び，賦香料として茶に混ぜて飲用する．

- トウネズミモチ *Ligustrum lucidum* AIT.　中国原産．日本各地で栽培．果実を**女貞子**（ジョテイシ）と呼び，トリテルペン oleanolic acid など，糖 mannitol，フェニルエタン配糖体などの成分を含む．漢方で，滋養強壮薬，強心薬，利尿薬とする．

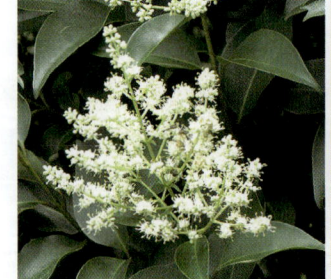

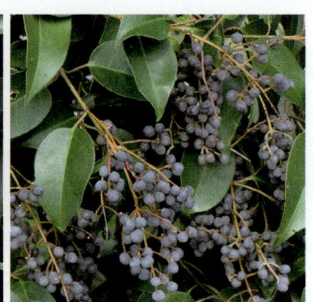

トウネズミモチ 花｜果実

ネズミモチ *L. japonicum* Thunb.　本州以南各地，朝鮮半島，中国産．果実を**和女貞子**（ワジョテイシ）と呼び，女貞子と同様の成分を含み，代用とする．

イボタノキ *L. obtusifolium* Siebold et Zucc.　幹や枝にイボタロウカイガラムシ *Ericerus pela* Chavanues の雄虫が寄生する．分泌する蝋（**イボタロウ**）を，民間で強壮薬（内服）や止血薬（外用）とする．ほかに，家具などのつや出し剤．

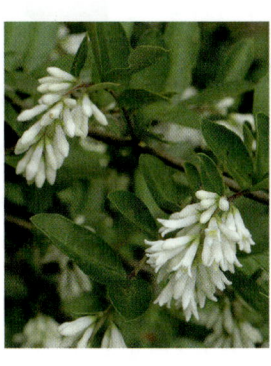

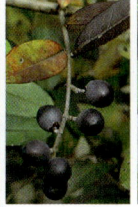

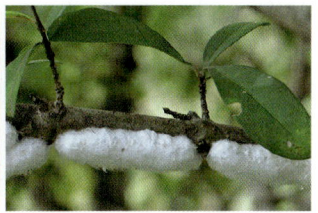

イボタノキ
花｜果実｜イボタロウ

- オリーブノキ *Olea europaea* L.　地中海沿岸地方原産．果肉の脂肪油を**オリーブ油**という．良質で，薬用（軟膏，硬膏，リニメント剤などの基剤），化粧用（石けんなど），食用などとして用途が広い．
- キンモクセイ *Osmanthus fragrans* Lour. var. *aurantiacus* Makino　中国原産．花を**桂花**（ケイカ）と呼び，芳香精油成分（モノテルペン linalool など）を含む．庭園樹．
- ライラック（ムラサキハシドイ）*Syringa vulgaris* L.　ヨーロッパ東南部，バルカン半島原産．葉は苦味強く，民間で健胃薬とする．花から香料．庭園樹．

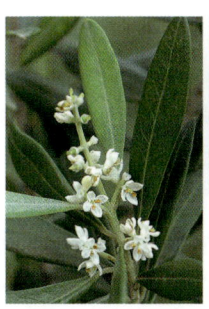

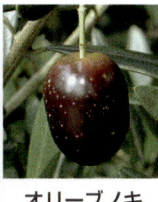

オリーブノキ
花｜果実

6) リンドウ目 Gentianales

花は両性，主に放射相称．花冠は合弁で普通 4～5 数性，子房は上位または下位，普通 2～3 室からなり，各室には 2 から多数の胚珠がある．雄ずいは通常 1 輪生，花弁と同数で互生の位置につく．

a) マチン科 Loganiaceae

主に亜熱帯，熱帯に分布する．多くは木本．外師両立維管束．葉は単葉で対生，葉柄の基部にしばしば托葉状の突起がある．花は小形で 4～5 数性，花冠は筒形，雄ずいは花筒につく．子房は上位で 2 室，果実はさく果，液果または石果．種子にはまっすぐな胚と胚乳がある．成分はアルカロイドを含有する植物が多く，とくにマチン属 *Strychnos* の植物は，インドール骨格を有するストリキニーネ型アルカロイドやクラーレ作用を示すアルカロイドを含んでいて，毒性の強いものが多い．

- ***Gelsemium elegans* BENTH.**　胡蔓藤（中国名）．中国，スマトラ産．アルカロイドkoumineなどを含み劇毒．

　***G. sempervirens* AIT.**　北アメリカ南東部産．根および根茎を**ゲルセミウム根**と呼び，インドール型アルカロイド gelsemine, gelsemicine などを含み，劇薬．アメリカ，ヨーロッパで神経痛，リウマチなどの鎮痛薬とする．

- ***Strychnos nux-vomica* L.**　インド，東南アジア，北オーストラリア産．種子を**ホミカ**，または**馬銭子**（マチンシ）と呼び，インドール型アルカロイド strychnine, brucine などを含む．中枢神経興奮薬のストリキニーネ硝酸塩の製造原料とし，ホミカエキス，ホミカチンキは，苦味健胃薬，強壮薬とする．

　***S. ignatii* BERG.**　フィリピン産．種子を**イグナチウス子**と呼び，ホミカと同様 strychnine, brucine を含み，苦味健胃薬，強壮興奮薬とする．

　***S. toxifera* SCHOMB.**　南アメリカ，とくにアマゾン川流域産．樹皮からの水性エキスを**マチン科クラーレ**（**ひょうたんクラーレ**，gourd-curare, calabash-curare）と呼び，C-curarine, toxiferine I などのビスインドールアルカロイドを含み，筋肉麻痺作用がある．外科での筋弛緩薬や，薬理学実験に用いられる．

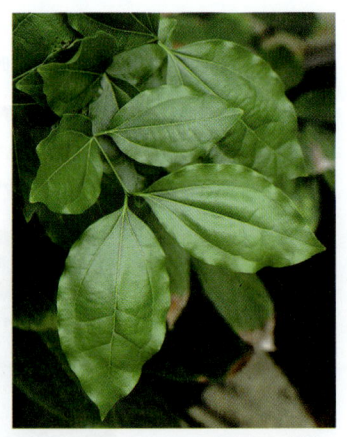

Strychnos nux-vomica（葉）

b) リンドウ科 Gentianaceae

　温帯から寒帯に広く約70属1,100種以上．日本には10属30数種が自生．草本まれに低木．葉は対生で托葉はなく，両立維管束，花は単生あるいは二出集散花序，花冠は筒形または鐘形で4〜5裂，花冠内面に副花冠のあるものや蜜腺のあるものがある．子房は多くは，1室．果実はさく果または液果．種子は多数で小さい．

　成分として，gentiopicroside (gentiopicrin)（ゲンチアナ，リュウタン，センブリ）や，とくに苦味の強い amarogentin（ゲンチアナ，センブリ）および swertiamarin（センブリ，ゲンチアナ）などの苦味配糖体（モノテルペン配糖体の一種であるイリドイド配糖体またはセコイリドイド配糖体と称するグループに属し，苦味を示すものの総称）を含むものが多く，これらは苦味健胃薬として重要である．

- ***Centaurium minus* MOENCH**　ヨーロッパ産．全草を**センタリウム草**と呼び，苦味配糖体 gentiopicroside, centapicrin を含む．ヨーロッパで苦味健胃薬とする．

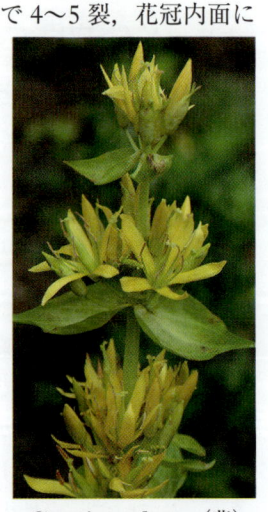

Gentiana
リンドウ科
$K_5C_{(5)}A_5G_{(2)}$

Gentiana lutea（花）

リンドウの花
（井波一雄 原図）

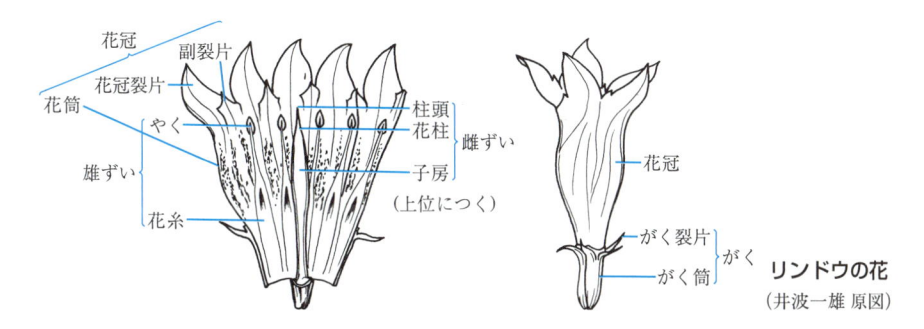

- *Gentiana lutea* L.　ヨーロッパから小アジアに分布．多年生草本．根および根茎を**ゲンチアナ**と呼び，苦味配糖体 gentiopicroside, amarogentin, swertiamarin およびキサントン系色素 gentisin などを含み，重要な苦味健胃薬である．
  トウリンドウ *G. scabra* Bunge　中国，朝鮮半島に分布．根および根茎を**竜（龍）胆**（リュウタン）と呼び，苦味配糖体 gentiopicroside, キサントン系色素 gentisin を含み，苦味健胃薬とする．中国産竜胆の主な基原植物．
  リンドウ *G. scabra* Bunge var. *buergeri* Maxim.　日本各地産．根および根茎を苦味健胃薬とする．**日本産竜（龍）胆**．
  G. macrophylla Pall.　秦艽（中国名），*G. dahurica* Fisch.　小秦艽（中国名）．中国北部から西部産．これらの根を**秦艽**（ジンギョウ）と呼び，漢方で解熱薬，鎮痛薬，利尿薬とする．

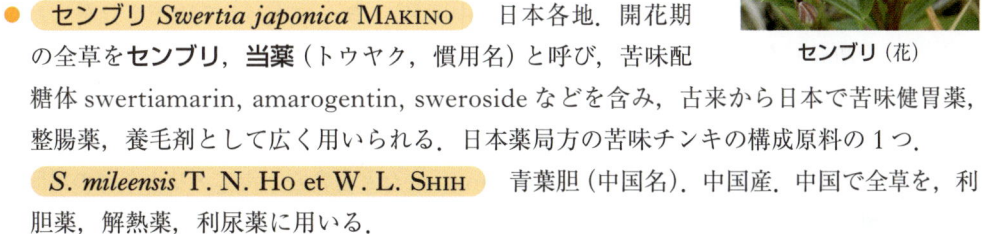

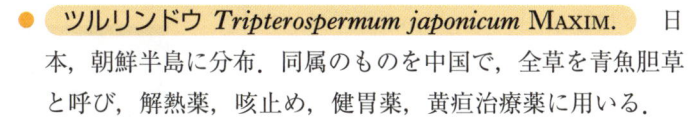

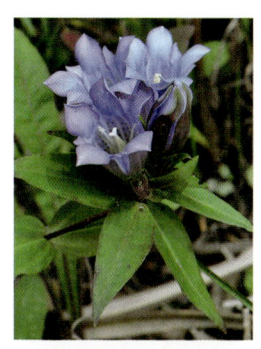

リンドウ（花）

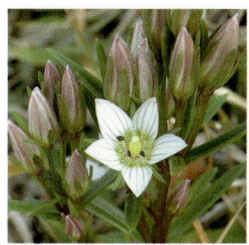

- **センブリ** *Swertia japonica* Makino　日本各地．開花期の全草を**センブリ**，**当薬**（トウヤク，慣用名）と呼び，苦味配糖体 swertiamarin, amarogentin, sweroside などを含み，古来から日本で苦味健胃薬，整腸薬，養毛剤として広く用いられる．日本薬局方の苦味チンキの構成原料の１つ．
  S. mileensis T. N. Ho et W. L. Shih　青葉胆（中国名）．中国産．中国で全草を，利胆薬，解熱薬，利尿薬に用いる．

センブリ（花）

- **ツルリンドウ** *Tripterospermum japonicum* Maxim.　日本，朝鮮半島に分布．同属のものを中国で，全草を青魚胆草と呼び，解熱薬，咳止め，健胃薬，黄疸治療薬に用いる．

c) ミツガシワ科 Menyanthaceae

湿生または水生多年草．葉は互生，単葉または三出複葉．花は総状花序もしくは葉のわきに束生する．子房は中位または上位で１室．果実はさく果．多数の種子がある．成分はリンドウ科と同様に苦味配糖体を含む．

- **ミツガシワ** *Menyanthes trifoliata* L.　北半球，主に温

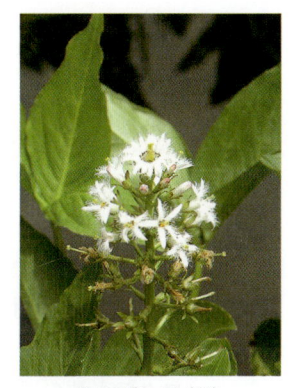

ミツガシワ（花）

帯の湿地に分布．乾燥した葉を**睡菜葉**（スイサイヨウ）と呼び，苦味配糖体 loganin（イリドイド配糖体），secologanin（セコイリドイド配糖体）などを含み，ヨーロッパおよび中国で苦味健胃薬とする．

d) キョウチクトウ科 Apocynaceae

主に熱帯から亜熱帯に分布し，約 200 属 2,000 種以上があり，日本には 4 属 6 種が自生．多くは常緑木本．両立維管束をもつ．茎や葉に乳管がある．葉は対生，輪生まれに互生，托葉はなく全縁．花は葉腋に単生または集散花序を出す．がくは鐘形，花冠は長い筒があり，高つき形または漏斗形，子房は上位，2 室まれに 1 室．数個から多数の胚珠がある．果実は袋果で 2 個に分かれるものが多い．まれに液果．種子は胚乳があり，しばしば長毛や翼がある．

強心配糖体（強心ステロイド配糖体）やアルカロイドなどの成分を含む有毒植物が多い．*Strophanthus, Acokanthera*，キバナキョウチクトウ属 *Thevetia, Apocynum*，キョウチクトウ属 *Nerium* などの各属の植物には種々の強心配糖体が含まれ，G-strophanthin（ウアバイン ouabain）は医薬として用いられる．本科植物に含まれるアルカロイドはインドール骨格をもつものが多く，インドジャボクから得られるレセルピン reserpine，アジマリン ajmaline などは医薬として重要であり，ニチニチソウに含まれるビンクリスチン vincristine，ビンブラスチン vinblastine などは抗白血病作用がある．

- *Acokanthera ouabaio* CATH., *A. schimperi* SCHWEINF.　アフリカ東部産．材から強心配糖体 G-strophanthin (ouabain)（強心薬）を採取．
- チョウジソウ *Amsonia elliptica* ROEM. et SCHULT.　日本各地，中国，朝鮮半島産．多年草．全草にインドール型アルカロイドを含み，毒草．
- *Apocynum venetum* L.　羅布麻（中国名）．ヨーロッパから中国に分布．強心配糖体 cymarin などを含み，強心，利尿，降圧作用をもつ．繊維植物．
- *Aspidosperma quebracho-blanco* SCHLTR.　アルゼンチン，チリなど南アメリカ産．樹皮を**クェブラチョー皮**（ケブラコ皮）Cortex Quebracho と呼び，インドール型アルカロイド aspidospermine, aspidospermatine などを含む．南アメリカなどの民間で，呼吸興奮薬，鎮咳薬，解熱薬，強壮薬とする．
- *Carissa grandiflora* A. DC.　natal plum．南アフリカ（ナタール）産．カリッサ *C. carandas* L.　インド原産．果実は食用，ジャムやゼリーをつくる．生垣に用いる．
- ニチニチソウ *Catharanthus roseus* G. DON　マダガスカル，インド原産．全草に 60 種以上のアルカロイドを含み，そのうちインドール型の二量体 vincristine, vinblastine は抗悪性腫瘍作用があり，白血病，悪性リンパ腫，小児腫瘍の治療に用いる．
- ミフクラギ（オキナワキョウチクトウ）*Cerbera manghas* L.　熱帯アジア原産．全株有毒，とくに種子の核仁は毒性が強い．ミフクラギ油の原料，灯用または殺鼠剤．防風林などに用いる．

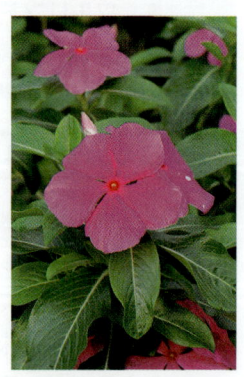

ニチニチソウ（花）

- *Funtumia elastica* STAPF　熱帯アフリカ産．アフリカで弾性ゴムの原料植物とされる．
- キョウチクトウ *Nerium indicum* MILL.　インド原産．常緑低木．葉は強心配糖体 oleandrin などを含む．全株および樹液は有毒．

  セイヨウキョウチクトウ *N. oleander* L.　地中海沿岸地方原産．アラビア医学で重視された薬用植物．葉には adynerin, oleandrin などの強心配糖体を含有し，強心利尿薬．庭園樹とする．全株および樹液は有毒．

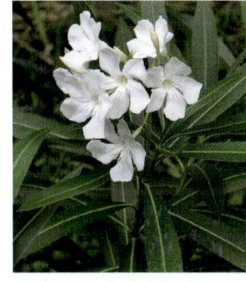

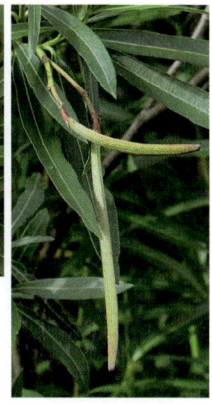

  キョウチクトウ　花｜果実

- インドソケイ（プルメリア）*Plumeria rubra* L.　中央アメリカ原産．熱帯各地で庭園樹として広く栽培．根にイリドイドラクトン plumericin などを含み，有毒植物とされる

- インドジャボク *Rauvolfia serpentina* BENTH. ex KURZ　印度蛇木．インド，インドシナ半島，マレーなどの熱帯アジア産．低木．根をラウオルフィアと呼び，インドール型アルカロイド reserpine（血圧降下薬，精神安定薬，鎮静薬），ajmaline（抗不整脈薬）などを含む．reserpine および ajmaline の抽出原料として重要．

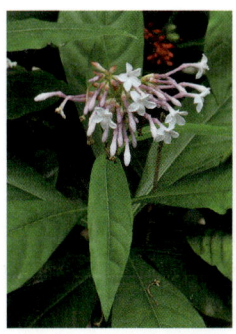

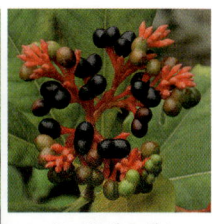

  インドジャボク　花｜果実

  R. heterophylla WILLD. ex ROEM. et SCHULT.　カリブ海沿岸地方産．*R. tetraphylla* L. (*R. canescens* L.)　熱帯アメリカ産．*R. vomitoria* AFZEL.　熱帯アフリカ産．これら3種もインドジャボク同様 reserpine を含み，抽出原料として用いられる．

  ホウライアオキ *R. verticillata* BAILL.　中国，台湾，インドシナ半島産．reserpine を含有．中国では，全株を高血圧治療に用いる．

- *Strophanthus gratus* FRANCH.　アフリカ西部産．つる性低木．種子を**ストロファンツス子（グラーツス子）**と呼び，強心配糖体 G-strophanthin (ouabain)（強心薬）を含み，その製造原料とする．

  S. kombé OLIV.　アフリカ東部産．種子を**ストロファンツス子（コンベ子）**と呼び，強心配糖体 K-strophanthin などが含まれる．矢毒として用いられた．アフリカに産する同属の *S. hispidus* DC.，*S. sarmentosus* DC.，熱帯アジア産の *S. caudatus* KURZ (*S. dichotomus* DC.) も，強心配糖体を含有．

- キバナキョウチクトウ *Thevetia peruviana* K. SCHUM.　南アメリカ原産．熱帯各地で観賞用に栽植．樹皮は駆風剤，下剤，催吐剤とし，中国の民間で果実を強心薬，利尿薬とする．強心配糖体 peruvoside を含み，有毒植物．

- タイワンテイカカズラ *Trachelospermum jasminoides* LEM.　中国，台湾産．茎および葉を**絡石藤**（ラクセキトウ）と呼び，中国で鎮痛薬，消炎薬，止血薬とする．有毒．

8．被子植物門　223

リンドウ目

- **ツルニチニチソウ** *Vinca major* L. 地中海地方原産．ヨーロッパの民間で降圧薬，収れん薬，催吐薬などとして用いられる．葉は，インドールアルカロイド vincamine などを含む．
- **ヒメツルニチニチソウ** *V. minor* L. ペリウィンクル periwinkle．ヨーロッパ原産．各地で緑化などに栽培．インドールアルカロイド vincamine を含むが，個体によって含量にばらつきがある．

e) ガガイモ科 Asclepiadaceae

熱帯から温帯に，約 200 属 2,000 種以上が広く分布し，日本には 6 属 27 種が自生する．草本または低木．つる性のものが多い．多肉質でサボテン状のものもある．両立維管束．葉，茎に乳管がある．葉は対生または輪生，花は散形花序または二出集散花序．花冠は皿状で 5 裂．雄ずいの花糸は基部で 2 裂して外側の裂片は副花冠となり，内側の裂片は花柱と合着してずい柱をつくる．花柱の先は 5 角に肥大し，角ごとに 2 個の粘着性の腺体をつくる．腺体には，2 個ときに 4 個の花粉塊が連結糸でつながる．子房は上位，2 室，2 裂するが花柱で合着し，1 本の花柱となる．果実は袋果で 2 個に分かれることもある．種子は先端に長毛があり，大きな胚と少量の胚乳がある．

本科植物には，強心配糖体を含むものやステロイド配糖体の一種プレグナン pregnane 配糖体を含むもの（イケマ，ガガイモ，コンズランゴなど）がある．

- **トウワタ** *Asclepias curassavica* L. 南アメリカ原産．広く熱帯から暖帯で栽培．葉は駆虫薬，発汗薬，去痰薬に，根は催吐作用を示し，**吐根**（トコン）の代用とする．乳液は強心配糖体 asclepin, calactin などを含むといわれ，有毒である．
- **ヤナギトウワタ** *A. tuberosa* L. 北アメリカ産．根を pleurisy root といい，発汗薬，解熱薬，利尿薬，去痰薬とする．
- *Calotropis gigantea* R. Br., *C. procera* R. Br. アジア南部，アフリカ産．葉，根を疥癬に用いる．乳液からはグッタペルカ様の弾性ゴムを，樹皮からは繊維を採取．種子の毛はカポックの代用．
- *Cryptostegia grandiflora* R. Br., *C. madagascariensis* Bojer 前者はアフリカ原産，後者はマダガスカル原産．乳液は弾性ゴム製造原料．葉から繊維をとる．
- **フナバラソウ** *Cynanchum atratum* Bunge 日本，朝鮮半島，中国の温帯産．根茎を含む根を**白薇**（ビャクビ）

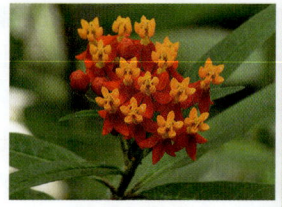

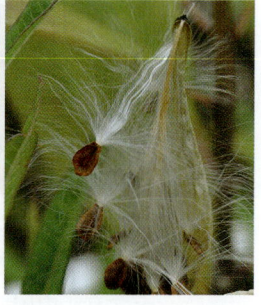

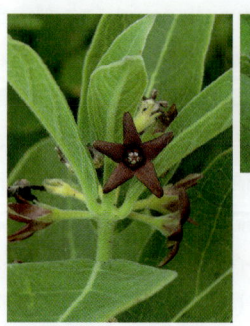

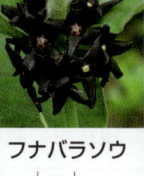

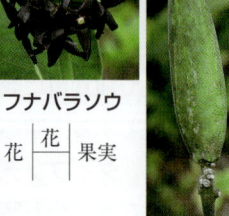

と呼び，プレグナン配糖体の cynatratoside 類を含み，中国で解熱薬，利尿薬とする．

イケマ *C. caudatum* MAXIM.　日本各地，中国などの山野に分布．根を**牛皮消根**（ゴヒショウコン）と呼び，cynanchoside 類など多種のプレグナン配糖体を含み，強心利尿薬とする．

C. stauntonii* SCHLTR. ex LÉV.**　柳葉白前（中国名）．C. glaucescens* HAND.-MAZZ.**　芫花葉白前（中国名）．両種ともに中国産．これらの根および根茎を**白前**（ビャクゼン）と呼び，中国で鎮咳薬，去痰薬とする．**芫花葉白前**（ゲンカヨウビャクゼン）は，変形ステロイドの配糖体 glaucoside 類を含む．

- ***Gymnema sylvestre* SCHULT.**　アフリカ，アジアの熱帯産．つる性木本．葉を**ギムネマ葉**と呼び，甘味および苦味を麻痺させる作用があり，矯味薬．葉にトリテルペンサポニンを含む．インドでは蛇咬傷，胃薬，鎮咳に，中国では全株を関節痛の治療，解熱などに用いる．

- ***Hemidesmus indicus* R. BR.**　インド産．根をインディアンサルサパリラ Indian sarsaparilla といい，解熱，利尿，皮膚病に使用．抗酸化活性が報告されている．

- ***Marsdenia cundurango* REICHB. f.**　南アメリカのエクアドル，ペルーなどに産する．つる性木本．樹皮を**コンズランゴ**と呼び，芳香性苦味健胃薬とする．プレグナン配糖体の condurango glycoside 類などを含んでいる．

- **ガガイモ *Metaplexis japonica* MAKINO**　日本，朝鮮半島，中国産．全草および根を**蘿藦**（ラマ），果実を**蘿藦子**（ラマシ）と呼び，ともに中国で強壮薬，強精薬とする．地上部にプレグナン配糖体を含有．

- **クロバナカズラ *Periploca sepium* BUNGE**　中国中部，北部産．中国で，根皮を**香五加**（コウゴカ），**五加皮**（ゴカヒ）と呼び，強心，鎮静作用がある．ウコギ科の五加皮とまちがえて使用し，中毒を起こすことがある．

- **コカモメヅル *Tylophora floribunda* MIQ.**　日本，中国産．中国では，根を鎮咳・去痰，鎮痛に用いる．

f) アカネ科　Rubiaceae

450〜500 属約 6,000〜7,000 種．熱帯から亜熱帯に広く分布し，少数は寒帯まで広がる．草本または木本，ときにつる性．葉は単葉で対生，托葉があり，ときに托葉が葉状となり葉が輪生状にみえる．花はほとんど二出集散花序，ときに葉腋に単生または数個束生．花冠は漏斗状，高つき状，筒状など．雄ずいは花冠裂片と同数，またはそれ以下で花筒に付着．子房下位で 2 室，まれに 1 室または多室で，各室に 1 から多数の胚珠が主に中軸胎座につく．果実はさく果，液果または石果など，さまざまである．成分はアルカロイドを含む植物が多く，また，アントラキノン系，その他の色素類を含むものもあり，薬用植物として重要なものが多い．

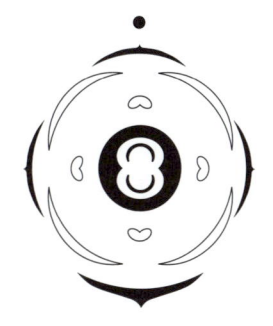

Asperula
アカネ科
$K_4 C_4 A_4 G_{\overline{(2)}}$

- **クルマバソウ *Asperula odorata* L.**　ヨーロッパ，アフリカ北部，アジアに分布．全

草にクマリン配糖体を含み，芳香があり，不眠症の鎮静薬，香料とする．

- *Cephaelis ipecacuanha* A. RICH.　ブラジル，ボリビア原産．根を**吐根**（トコン）と呼び，emetine, cephaeline などのイソキノリン型アルカロイドを含む．去痰薬，催吐薬，アメーバ赤痢の化学療法薬とする．

    C. acuminata KARST.　コロンビア，ニカラグア産．根を**カルタゲナ吐根**と呼び，emetine, cephaeline を含むが，吐根に比べ cephaeline 含量が高いとされる．

- アカキナノキ *Cinchona succirubra* PAV. (*C. pubescens* VAHL)，*C. officinalis* L.，ボリビアキナノキ *C. calysaya* WEDD.，*C. ledgeriana* MOENS　ボリビア，ペルーなどのアンデス山脈原産．樹皮を**キナ**，**キナ皮**と呼び，quinine, quinidine などを主としたキノリン型アルカロイドを含む．アカキナノキは red bark といいアルカロイド含量が一定しており，後3種は yellow bark といい quinine 含量が高い．キナ皮は煎剤として用いるほか，主にキニーネの硫酸塩，エチル炭酸エステルおよび塩酸塩（マラリア治療薬など），およびキニジン硫酸塩（抗不整脈薬）の製造原料とする．

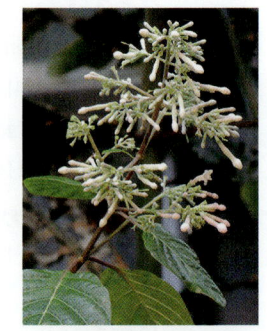

    アカキナノキ（花）

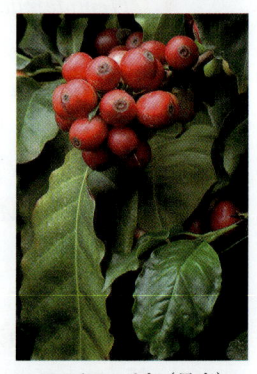

- コーヒーノキ *Coffea arabica* L.，*C. liberica* BULLOCK ex HIERN，*C. canephora* PIERRE ex FROEHN.　エチオピアなどのアフリカ西部原産．種子の**コーヒー豆**はプリン塩基 caffeine を含み，興奮薬，利尿薬とする．現在，嗜好飲料として多量に消費される．*C. arabica* およびその変種が，コーヒー市場の 90% を占める．

    コーヒーノキ（果実）

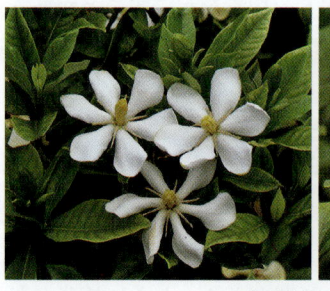

- クチナシ *Gardenia jasminoides* J. ELLIS　日本，中国産．果実を**山梔子**（サンシシ），または**梔子**（シシ）と呼び，カロチノイド色素 crocin，イリドイド配糖体 geniposide などを含む．漢方処方用薬で，解熱，消炎，止血，鎮

クチナシ
花｜果実

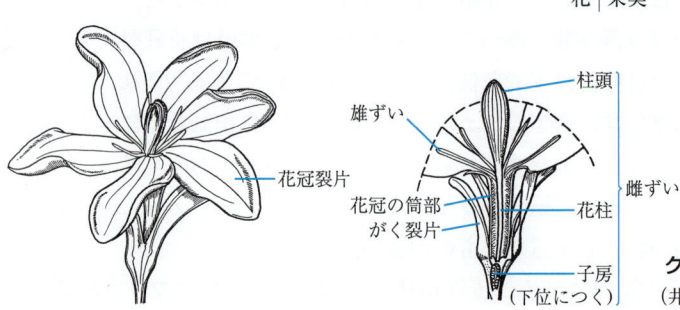

クチナシの花
（井波一雄 原図）

静などの目的で用いられる．黄色食用色素，染料にも用いる．花に芳香があり，庭園樹，観賞用に栽植され，園芸品種が多い．八重咲品種は結実しない．

- フタバムグラ *Hedyotis diffusa* WILLD.　日本（本州以南），朝鮮半島，中国，熱帯アジア産．全草を**白花蛇舌草**（ハクカジャゼツソウ，ビャクカジャゼツソウ）と呼ぶ．中国で，解熱薬，利尿薬，解毒薬として，尿道炎，虫垂炎，黄疸などの治療に用いられ，抗癌作用も知られている．イリドイド配糖体を含む．

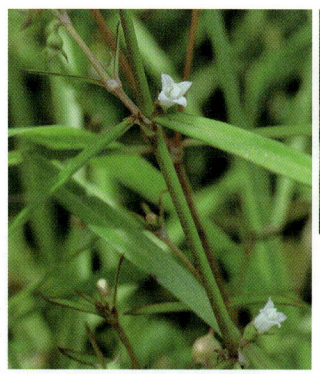

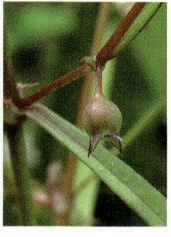

フタバムグラ
花｜果実

- サンタンカ *Ixora chinensis* LAM.　中国南部からマレーシアにかけて分布．中国では，花を高血圧，月経不順に用いる．

- *Mitchella repens* L.　北アメリカ産．アメリカの民間で，全草を利尿薬，収れん薬，強壮薬とする．

- ヤエヤマアオキ *Morinda citrifolia* L.　沖縄，熱帯アジア産．根，根茎を黄色，赤色，褐色などの染料．民間で葉と果実を解熱薬，強壮薬とする．果実からつくったノニジュースが，多数の栄養素をもつ．

- *M. officinalis* How　巴戟天（中国名）．中国産．根を**巴戟天**（ハゲキテン）と呼び，中国で強壮，強精，鎮痛などの目的で用いる．

- ヘクソカズラ *Paederia scandens* MERR.　日本，中国，東南アジア産．中国では全草を**白鶏屎藤**（ビャッケイシトウ）と呼び，黄疸，下痢，消化不良に対して用いる．茎や葉には悪臭がある．

- ヨヒンベノキ *Pausinystalia yohimba* PIERRE　アフリカ西部産．幹皮を**ヨヒンベ皮**と呼ぶ．yohimbine を主とするインドール型アルカロイドを含み，催淫薬とする．

- *Remijia pedunculata* TRIANA　南アメリカ産．樹皮を China cuprea，**銅色キナ皮**といい，quinine などのキナアルカロイドを含む．

- アカネ *Rubia argyi* HARA　日本を含む東アジアの暖帯産．根を**茜草根**（セイソウコン）と呼び，アントラキノン色素 purpurin を含み，漢方で止血薬，浄血薬，通経薬，強壮薬とする．緋色染料としても用いられる．

- セイヨウアカネ *R. tinctorum* L.　ヨーロッパ原産．根にアントラキノン色素 alizarin, purpurin などを含み，染料とする．また，ヨーロッパでは利尿薬として腎臓および膀胱結石などに用いるほか，強壮薬，緩下薬としても使用される．

- ハクチョウゲ *Serissa japonica* THUNB.，*S. serissoides* DRUCE　前者を六月雪（リクゲッセツ，中国名），後者を**白馬骨**（ハクバコツ，中国名）といい，両種の全体を中国で，水腫，下痢，咽喉，歯，腰の痛みに用いる．

- *Uncaria gambir* ROXB.　インドネシア，マレー産．枝先および葉の水性エキスを**阿仙薬**（アセンヤク）といい，カテキン類，タンニン（縮合型）を多く含み，収れん薬として口

リンドウ目

8. 被子植物門　227

腔清涼薬の原料，止瀉整腸薬，皮なめし，染料とする．

カギカズラ *U. rhynchophylla* MIQ.，*U. sinensis* HAVIL. 華鉤藤（中国名），*U. macrophylla* WALLICH 東アジア暖帯産．鉤刺をつけた茎枝を**鉤藤**（コウトウ），または**釣藤鉤**（チョウトウコウ）と呼び，漢方で高熱による小児のひきつけ，高血圧，目まいや鎮痙，消炎などに用いる．インドール型アルカロイド rhynchophylline などを含む．

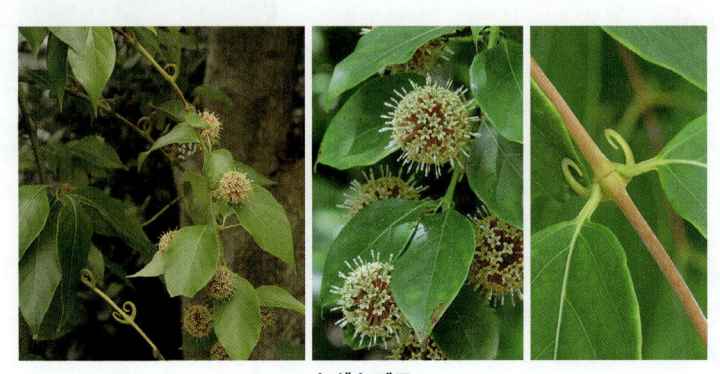

カギカズラ
花・鉤（邑田裕子 提供） | 花 | 鉤

U. tomentosa DC.，*U. guianensis* GMELIN ペルーなど中央・南アメリカ産．樹皮や幹を**キャッツクロウ** cat's claw，または**ウナデガト**（unha-de-gato）と呼び，免疫賦活，抗腫瘍，血圧降下，月経不順などに対して用いる．インドール型アルカロイドなどを含む．

7）シソ目 Tubiflorae (Lamiales)

草本または木本，花は両性で4輪，5数性．花弁とがく片は合生し，5個の雄ずいは花冠裂片と互生し，花筒下部に合生する．進化したものでは，雄ずいの1個あるいは3個が退化して，4個あるいは2個となる．子房上位で2～5室．

a）ハナシノブ科 Polemoniaceae

アメリカ大陸に多い．日本に1属3種．草本．葉は羽状複葉で互生する．雌しべは3心皮．
- **ハナシノブ** *Polemonium kiusianum* KITAM.

b）ヒルガオ科 Convolvulaceae

熱帯，亜熱帯に多い．51属1,600種．つる性草本または低木．葉は互生し，花冠は漏斗状，がく片は覆瓦状で宿存する．乳液をもち，さく果，中軸胎座．樹脂配糖体を含むものがあり，瀉下薬とする．
- **ヒルガオ** *Calystegia japonica* CHOIS. 日本，朝鮮半島，中国に分布．全草を**旋花**（センカ）と呼び，利尿薬，

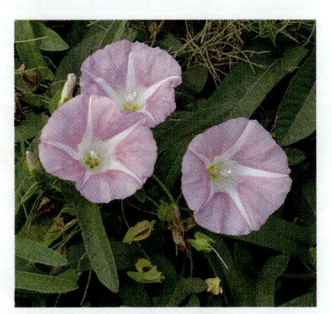

ヒルガオ（花）

糖尿病に用いる．

- シロバナヒロハヒルガオ *C. sepium* R. Br.　ヨーロッパ産．利尿薬，瀉下薬とする．
- *Convolvulus scammonia* L.　地中海地方産．根を**スカンモニア根**と呼び，下剤とする．
- マメダオシ *Cuscuta australis* R. Br.　東アジア，オーストラリア産．種子を**菟糸子**（トシシ）と呼び，強壮薬，強精薬とする．
- ネナシカズラ *C. japonica* Chois.　東アジア産．種子を前種と同様に用いる．
- ハマネナシカズラ *C. chinensis* Lam.　アジア，オーストラリア，アフリカ産．日本では，関東以西の海岸に産する．
- サツマイモ *Ipomoea batatas* Poir.　中央アメリカ原産．塊根を食用，**甘藷**（カンショ）sweet potato という．貯蔵根（塊根）にデンプン含有，カロチノイド色素，紫色色素に富む品種がある．食用，カンショデンプン採取，アルコール発酵原料．
- ヤラパ *I. purga* Wender.　メキシコ産．塊根を jalapa といい，樹脂配糖体を含み，峻下薬とする．
- *I. orizabensis* Ledenois　メキシコ産．塊根を**オリツァバ根**といい，下剤とする．
- *I. turpethum* R. Br.　インド産．塊根を**ツルペツム根**といい，下剤とする．
- ヨウサイ *I. aquatica* Forsk. (*I. repens* Poir.)　蕹菜．熱帯アジア原産．奄美，沖縄で栽培．茎葉を食用とする．
- アサガオ *Pharbitis nil* Chois.　熱帯アジア原産．観賞用，種子を**牽牛子**（ケンゴシ）と呼び，利尿薬，瀉下薬とする．インドで kalandana という．樹脂を**ケンゴシ脂**という．
- アメリカアサガオ *P. hederacea* Chois.　熱帯アメリカ原産．観賞用．
- ルコウソウ *Quamoclit vulgaris* Chois.　本属は *Ipomoea* 属に含める場合がある．熱帯アメリカなど原産．観賞用．
- *Rivea corymbosa* H. G. Hallier (*Turbina corymbosa* Raf.)　メキシコ産．アメリカ先住民は，種子の煎液を麻酔に用いる．ololiuqui という．

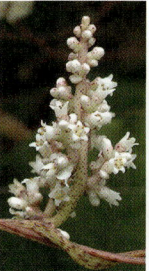

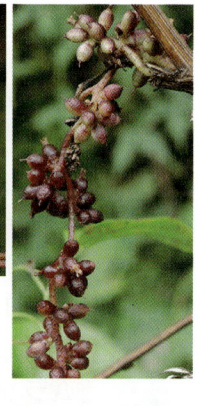

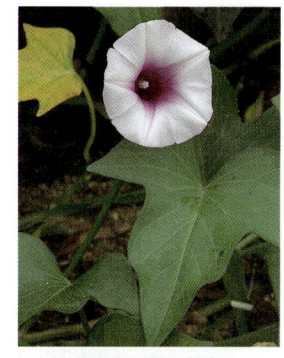

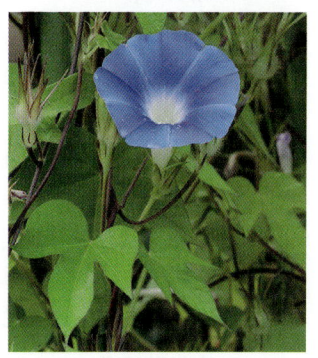

c) ムラサキ科 Boraginaceae

地中海地方と北アメリカ西部に多い．100属2,000種．草本または木本．葉は単一で互生

し粗毛を生じ，花序は渦巻き状（巻散花序）（p. 50，図 II–51 参照）で，花は上部から咲く．根にナフトキノン系色素をもつものが多い．

- *Alkanna tinctoria* Tausch　ヨーロッパ産．根を着色，染色剤とする．
- ルリジサ，ボリジ *Borago officinalis* L.　borage. 北アフリカ，ヨーロッパ産．葉と花を胃液分泌促進薬とする．
- ヘリオトロープ，キダチルリソウ *Heliotropium peruvianum* L.　ペルー原産．花の芳香成分を香料とする．
- セイヨウムラサキ *Lithospermum officinale* L. subsp. *officinale*

  ムラサキ *L. erythrorhizon* Siebold et Zucc.　東アジア産．根を**紫根**（シコン）といい，shikonin を含み，**紫雲膏**（シウンコウ）に配合される．皮膚病，火傷，はしか（麻疹）などに用いる．また，紫色染料とする．

  L. ruderale Dougl.　北アメリカ西部産．アメリカ先住民は，全草の煎液を経口避妊薬とする．

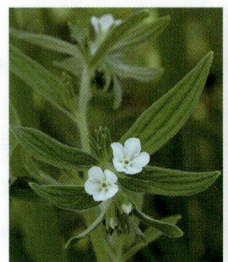

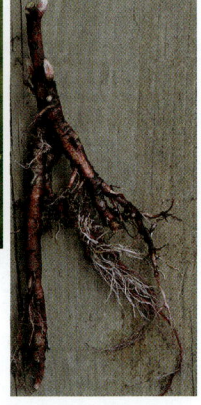

- *Macrotomia cephalotes* Boiss.　シリア，アルメニア産．根に色素．

  M. euchroma Paulsen　新疆紫草．根を**軟紫根**（ナンシコン）と呼び，紫根と同様に用いる．

- *Onosma echioides* L.　ヨーロッパ南部産．根に色素．
- ヒレハリソウ，コンフリー *Symphytum officinale* L.　common comfrey. トルコ，シベリア，ヨーロッパ原産．根と根茎にアラントイン，ロスマリン酸を含み，緩和薬，消炎薬，消腫薬，強壮薬とされた．しかし，ピロリジジンアルカロイドを含み，肝機能障害が多発し，現在，関連食品の販売が禁止されている．

  オオハリソウ *S. asperum* Lepech.　rough comfrey. 飼料用．

ムラサキ
花｜根

d）クマツヅラ科 Verbenaceae

南半球に多く，100 属 2,600 種．草本または木本．葉は対生または輪生．花は 5 数性．花冠は，しばしば長い円筒状で，やや 2 唇形，穂状，総状または集散花序．子房は果葉 2，二次隔壁を生じ 4 室性．

- ムラサキシキブ *Callicarpa japonica* Thunb., コムラサキ *C. dichotoma* K. Koch　日本，中国産．観賞用．
- クサギ *Clerodendron trichotomum* Thunb.　臭梧桐（中国名）．日本，朝鮮半島，中国産．葉を高血圧症に，

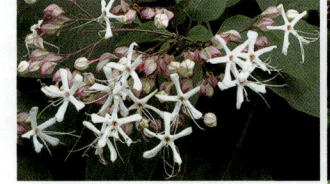

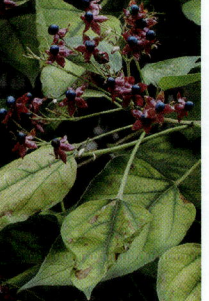

クサギ
花｜果実

果実を染色に用いる．

- **コウスイボク** *Lippia citriodra* H.B.K.（*Aloysia triphylla* Ort）
lemon verbena．南アメリカ原産，低木．葉を香水原料，飲茶料，またアロマテラピーに利用する．

　その他の *Lippia* 属各種：同様に用いる．

- *Premna arborea* Roth　フィジー島産．樹皮を tonga といい，神経痛，リウマチの治療に用いる．揮発性アルカロイド tongine，精油含有．

- **チーク** *Tectona grandis* L. f.　teek．東南アジア原産．材は，ラワン材とともに第一級の南方材．

- **クマツヅラ** *Verbena officinalis* L.　ユーラシア産．**馬鞭草**（バベンソウ）と呼び，通経薬，利尿薬，消腫薬とする．感冒にも用いる．

- *V. hastata* L.　北アメリカ産．地上部を発汗薬，強壮薬，去痰薬とする．

- **セイヨウニンジンボク** *Vitex agnus-castus* L.
地中海地方から中央アジア産．果実を感冒，リウマチに用いる．黄体形成促進作用．

- **ニンジンボク** *V. cannabifolia* Siebold et Zucc.　中国産．果実を**牡荊**（ボケイ）といい，感冒に用いる．根の液汁を**荊瀝**（ケイレキ）といい，去痰薬とする．

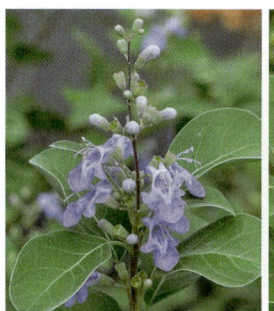

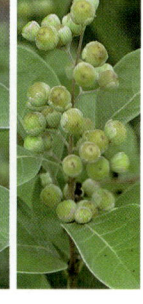

- **ハマゴウ** *V. rotundifolia* L. f.　東アジア，オーストラリアの海岸に分布．果実を**蔓荊子**（マンケイシ）といい，頭痛，感冒の治療に用いる．

クマツヅラ（花）

ハマゴウ
花｜果実

e) シソ科 Labiatae

全世界に分布，とくに地中海地方に多い．200 属 3,200 種．日本に 28 属 92 種．草本．香気のあるものが多い．茎は四稜，葉は対生または輪生，花は 2 唇形，2 長雄ずい，子房は花時に裂けている．

成分は精油を含むものが多く，薬用，香料，香辛料として利用される．苦味質，トリテルペン類，イリドイド類を含むものもあり，メハジキにはアルカロイド leonurine の含有が知られている．

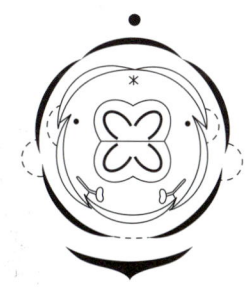

Salvia
シソ科
$K_{(5)} C_{(5)} A_{2+0} G_{(2)}$

(1)　タツナミソウ亜科 Scutellarioideae

- **コガネバナ** *Scutellaria baicalensis* Georgi　中国北部産．根を**黄芩**（オウゴン）と呼び，漢方で消炎薬，解熱薬，止瀉薬とする．baicalin などのフラボノイドを含む．

- **スカルキャップ** *S. laterifolia* L.　北アメリカ産．地上部を苦味強壮，鎮痙薬．フラボノイド，スクテラリンを含む．

(2) キランソウ亜科 Ajugoideae
- キランソウ, ジゴクノカマノフタ *Ajuga decumbens* THUNB. 東アジア産．中国民間で全草を結膜炎, るいれき, 瘡毒に用いる．
- マンネンロウ *Rosmarinus officinalis* L. rosemary. 迷迭香（メイテツコウ）（中国名）. 地中海地方産．葉と全草を筋肉リウマチ, 神経炎に外用．精油, フラボノイド, ロスマリン酸を含む．香辛料とする．
- ニガクサ *Teucrium japonicum* HOUTT. 日本, 朝鮮半島産．全草を, 民間で健胃薬, 消炎薬とする．

  T. chamaedrys L. ヨーロッパ産．地上部を gamander といい, 消化, 胆汁分泌促進薬とする．

(3) ヤマハッカ亜科 Ocimoideae
- ヒキオコシ *Isodon japonicus* (BURM.) HARA 日本, 朝鮮半島産．全草を延命草（エンメイソウ）といい, 苦味健胃薬とする．

  クロバナヒキオコシ *I. tricocarpus* KUDO 日本産．延命草．
- メボウキ, バジリコ *Ocimum basilicum* L. インド原産．花穂を羅勒（ラロク）, basil といい, 通経薬, 利尿薬, 鎮痛薬, 鎮咳薬に用いる．精油含有．種子を眼中に入れると, 寒天様物質が出て, 眼中の塵を拭うことから目箒の名がある．

  O. gratissimum L. インド産．防蚊剤, 浴湯料（リウマチに効ありとされる）とする．

  O. sanctum L. インド原産, アーユルヴェーダの薬物, 精油にオイゲノール含有．血糖値を下げる効があるという．

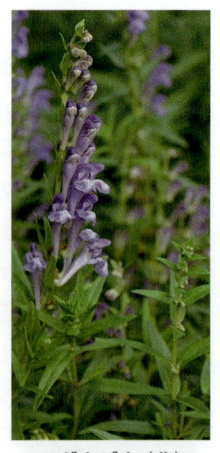

コガネバナ（花）

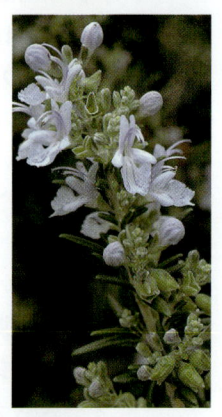

マンネンロウ（花）

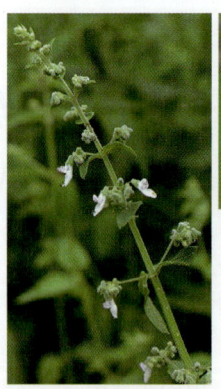

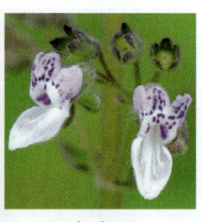

ヒキオコシ
花序｜花

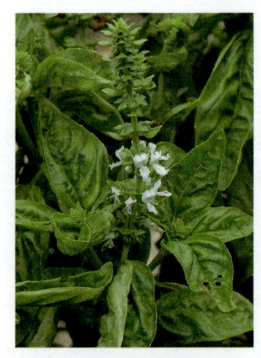

メボウキ（花）

- クミスクチン *Orthosiphon stamineus* BENTH. 東南アジア, オーストラリア産. kumiskuching（マレーシア名）. 利尿薬, 利胆薬, 飲茶料．

(4) オドリコソウ亜科 Stachyoideae
- カワミドリ *Agastache rugosa* O. KUNTZE 東アジア産．地上部を藿香（カッコウ）の代用にして, 頭痛, 感冒, 胸腹痛, 下痢の治療に用いる．

- ナギナタコウジュ *Elsholtzia ciliata* Hylander　東アジア産．地上部を**香薷**（コウジュ）といい，暑気あたり，浮腫，下痢，口臭の治療に用いる．
- *Galeopsis ochroeleuca* Lam.（*G. segetum* Keck.）　ヨーロッパ産．全草にケイ酸を含み肺結核に用いる．
- カキドオシ *Glechoma hederacea* L. subsp. *grandis* Hara　東アジア産．全草を**連銭草**（レンセンソウ），**積雪草**（セキセツソウ）といい，虚弱児，糖尿病，皮膚病，膀胱結石，胆石症に用いる．
  - *G. hederacea* L.　ユーラシア産．前種と同様に用いる．
- *Hedeoma pulegioides* Pers.　北アメリカ産．地上部を pennyroyal といい，民間で興奮薬，駆風薬，通経薬として用いる．精油（成分 pulegone）は防蚊用に用いる．

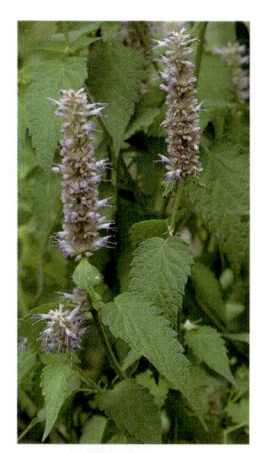

カワミドリ（花）

- ヤナギハッカ，ヒソップ *Hyssopus officinalis* L.　地中海地方産．地上部を hyssop といい，盗汗，慢性気管支炎に用いる．
- セイヨウオドリコソウ *Lamium album* L.　ヨーロッパ産．花にタンニンを含むので，民間で婦人病に用いる．
- メハジキ *Leonurus sibiricus* L.　東アジア産．全草を**茺蔚**（ジュウイ），**益母草**（ヤクモソウ）と呼び，婦人病，リウマチの治療に用いる．アルカロイド leonurine を含む．
  - *L. cardiaca* L.　ユーラシア産．北アメリカで，全草を強壮薬，興奮薬，通経薬とする．
- マヨラナソウ *Origanum majorana* L.（*Majorana hortensis* Moench）　地中海の東部地方原産．葉と花を胃液分泌促進，鎮痙薬，香辛料に用いる．
- ニガハッカ *Marrubium vurgare* L.　ヨーロッパから中央アジア産．葉と花穂を苦味薬，強壮薬，去痰薬とする．
- コウスイハッカ *Melissa officinalis* L.　lemon balm．地中海地方，アジア西部産．葉を発汗薬，鎮静薬，香辛料に用いる．

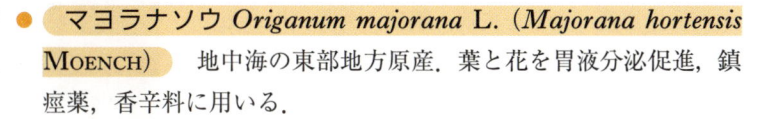

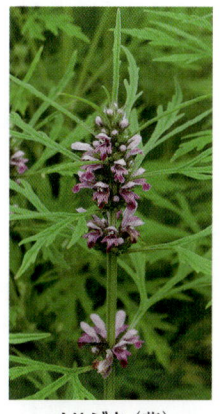

メハジキ（花）

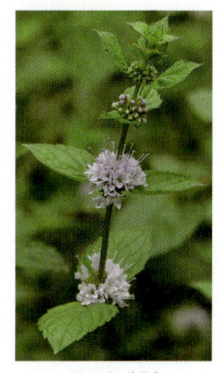

- セイヨウハッカ *Mentha piperita* Huds.　peppermint．精油を菓子，歯磨きに配合する．駆風薬，利胆薬に用いる．
  - ハッカ *M. arvensis* L. subsp. *piperascens* Hara　葉を**薄荷**（ハッカ）といい，鎮痛薬として頭痛，歯痛，毒虫刺傷に用いる．

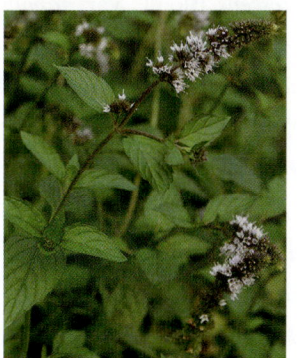

セイヨウハッカ（花）　　ハッカ（花）

シソ目

精油は menthol に富み，冷却すると結晶（薄荷脳）として析出．

ミドリハッカ *M. spicata* L.　spearmint．ヨーロッパ原産．carvone を主とする精油を芳香料，駆風薬とする．

M. pulegium L.　European pennyroyal．pulegone を主とする精油を**ポレイ油**という．

● ヤグルマカッコウ *Monarda fistulosa* L.　北アメリカ産．carvacrol を主とする精油．全草を芳香薬，健胃薬，駆風薬とする．

M. didyma L.　oswego balm．北アメリカ産．防腐剤，駆虫薬とする．thymol 含有．

M. punctata L.　horsemint．北アメリカ産．防腐剤，駆虫薬とする．thymol 含有．

● ヤマジソ *Mosla japonica* Maxim.　日本，朝鮮半島産．thymol 含有．サイム油の代用．

オオヤマジソ *M. japonica* Maxim. var. *hadai* Kitam.　日本産．carvacrol 含有．

ヒメジソ *M. dianthera* Maxim.　東アジア，インド産．thymol 原料．

● イヌハッカ，チクマハッカ *Nepeta cataria* L.　catmint．アジアに広く分布．葉と花穂を catnip といい，駆風薬，興奮薬とする．

● *Origanum vurgare* L.　pot majoram．ヨーロッパからヒマラヤ産．葉を喘息，気管支炎の鎮痙薬，家畜外用薬とする．carvacrol, cymene を含有．

● マヨラナ，マジョラム *O. majorana* L.　marjoram, sweet marjoram．地中海沿岸原産．全草を去痰，鎮痙，利胆に用いる．

● シソ *Perilla frutescens* Britt. var. *crispa* W. Deane　中国原産．**蘇**（ソ），**紫蘇**（シソ）という．葉と果実を感冒，脳貧血，皮膚病，海産物による中毒の治療に用いる．perillaldehyde 含有．葉および枝先を**蘇葉**（ソヨウ）といい，鎮咳去痰薬や芳香健胃薬として漢方処方に配合される．

エゴマ *P. frutescens* Britt. var. *japonica* Hara　荏（エ）．東南アジア産．果実から乾性油のエゴマ油をとる．

● *Pogostemon cablin* Benth.　patchouly．東南アジア産．**排香草**（ハイコウソウ），**藿香**（カッコウ）といい，頭痛，感冒，下痢などの治療に用いる．精油をパチュリー油 patchouli oil といい，patchouli alcohol を主成分として防虫剤とする．

パチョリ *P. heyneanus* Benth.　インド産．精油を dilem oil といい，patchouli oil の代用．

● ウツボグサ *Prunella vulgaris* L. subsp. *asiatica* Hara　東アジア産．セイヨウウツボグサ *P. vulgaris* L. subsp.

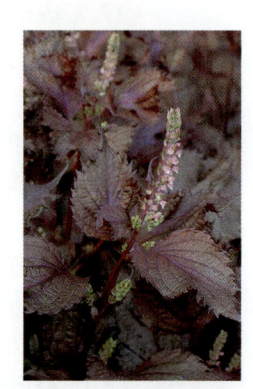

シソ（花）

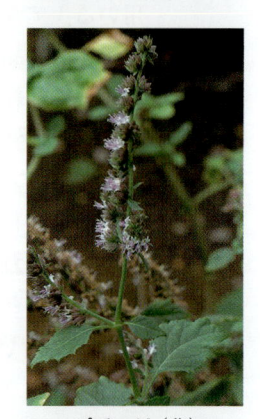

パチョリ（花）

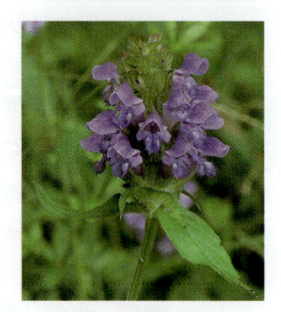

ウツボグサ（花）

vulgaris ヨーロッパ産.

花後の花穂を**夏枯草**（カゴソウ）といい，利尿薬，消腫薬として，るいれき，膀胱炎，打撲傷に用いる．

- タンジン *Salvia miltiorrhiza* Bunge 中国産．根を**丹参**（タンジン）といい，通経薬，止痛薬，消腫薬とする．

ヤクヨウサルビア，セイジ *S. officinalis* L. sage．南ヨーロッパ産．葉を含嗽薬，整腸薬とする．香辛料．

S. sclarea L. clary sage．地中海地方からコーカサス産．香辛料．

ベニバナサルビア *S. coccinea* Juss. 北アメリカ産．観賞用．

ヒゴロモソウ *S. splendens* Selloro ブラジル原産．観賞用．

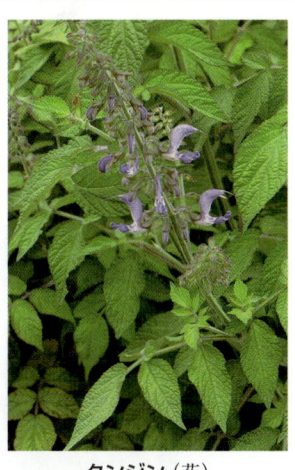

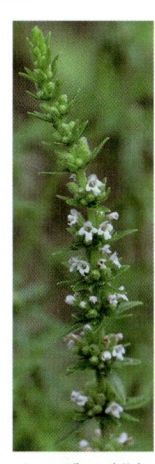

タンジン（花） ケイガイ（花） イブキジャコウソウ（花）

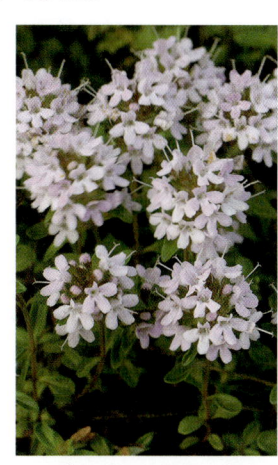

- *Satureja hortensis* L. 地中海地方からイラン産．地上部を胃液分泌促進薬とする．香辛料．

ウインターセイボリー *S. montana* L. 地中海地方からコーカサス産．前種と同様に用いる．

- ケイガイ *Schizonepeta tenuifolia* Briq. 中国産．花穂を**荊芥**（ケイガイ）という．発汗薬，解熱薬，駆風止血薬，消腫薬として，感冒，のどの腫れ，婦人病などの治療に用いる．

- チョロギ *Stachys sieboldi* Miq. 中国原産．塊茎を食用とする．4糖類のstachyose含有．

カッコウチョロギ *S. officinalis* Franch. ヨーロッパからコーカサス産．全草をbetonicaといい，万能薬とされた．とくに喘息，喀血に用いる．

- タチジャコウソウ，タイム *Thymus vulgaris* L. ヨーロッパ南部原産．地上部をthymeといい，鎮咳薬，鎮痙薬，防腐薬とする．香辛料．thymolを主とするこの精油を**チミアン油**という．

ヨウシュイブキジャコウソウ *T. serpyllum* L. ユーラシア大陸産．quendel oil はcymeneを主とし，鎮咳薬，鎮痙薬とする．

T. hiemalis Lange　スペイン産．thyme lemon oil は citral を主とする．

イブキジャコウソウ *T. quinquecostatus* Celak.　東アジア産．地上部を**百里香**（ヒャクリコウ）といい，鎮咳薬，駆風薬とする．

(5) ラベンダー亜科 Lavanduloideae

- ラベンダー（イングリッシュ・ラベンダー，**真正ラベンダー**）*Lavandula angustifolia* Mill. (*L. officinalis* Chaix, *L. spica* L.)　English lavender．地中海地方産．花から得られる**ラベンダー油**（主成分 linallyl acetate）は，矯味料，香水，石けんの香料に用いる．花穂は抗うつ薬のほか，鎮痛薬，鎮痙薬として，胃，呼吸器，胆道疾患の治療で内服し，リウマチ，神経痛，痛風に外用する．

　フレンチ・ラベンダー *L. stoechas* L.　French lavender．地中海沿岸原産．花穂を抗うつ，鎮静，鎮痛，鎮痙に用いる．

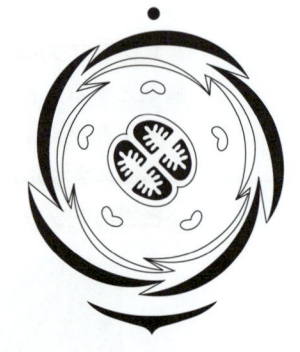

f) ナス科 Solanaceae

南アメリカ，中央アメリカにとくに多く分布する．85属2,300種．草本または低木．葉は互生．花は放射相称で花冠は5裂し，つぼみのときはたたまれている．雄ずいは5個で花冠裂片と互生，子房上位．中軸胎座．果実は液果またはさく果．茎の維管束は両立型．アルカロイドを含むものが多く，薬用，食用，観賞用にされる．

- ベラドンナ *Atropa belladonna* L.　ヨーロッパ中部産．根と葉に，アルカロイド hyoscyamine を含み，鎮痛薬，鎮痙薬とする．

　A. acuminata Lindl.　ブルキスタン，カシミール産．Indian belladonna という．

- キダチチョウセンアサガオ *Brugmansia arborea* Lagerh. (*Datura arborea* L.)　南アメリカ原産．アマゾンの諸種族が maikoa といい，麻酔薬とする．

　アカバナチョウセンアサガオ *B. sanguinea* D. Don，コダチチョウセンアサガオ *B. suaveolens* Humb. et Bonpl.　前種と同様に用いる．

- *Brunfelsia uniflora* D. Don (*B. hopeana* Benth.)　ブラジル，西インド諸島産．根を manaca といい，リウマチ，梅毒の治療に用いる．

- トウガラシ *Capsicum annuum* L.　熱帯アメリカ原産．果実を**蕃椒**（バンショウ）と呼び，辛味成分 capsaicin, カロチノイド色素 capsanthin など，ビタ

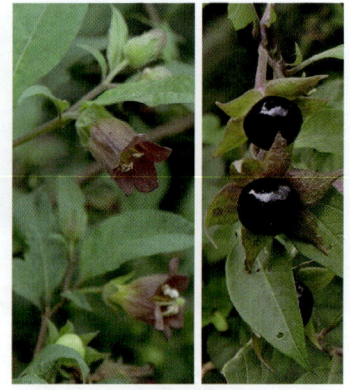

Datura
ナス科
$K_{(5)}C_{(5)}A_5G_{(2)}$

ベラドンナ
花｜果実

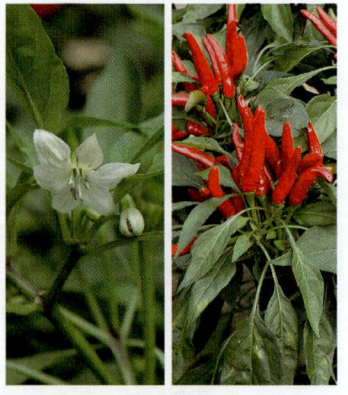

トウガラシ
花｜果実

ミンCを含む．食用，香辛料，辛味性健胃薬，引赤薬とする．

- コダチトマト *Cyphomandra betacea* Miers　　tree tomato．ペルー産．果実を食用．
- チョウセンアサガオ *Datura metel* L. (*D. alba* Nees)　　熱帯アジア原産．曼陀羅華（マンダラゲ），洋金花ともいう．scopolamine, hyoscyamine を含み，葉，種子，花冠を鎮痛薬，鎮痙薬とする．

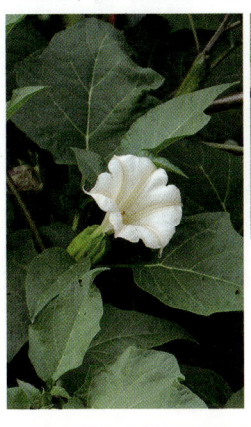

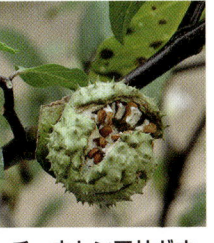

チョウセンアサガオ
花　果実

ヨウシュチョウセンアサガオ
花　果実

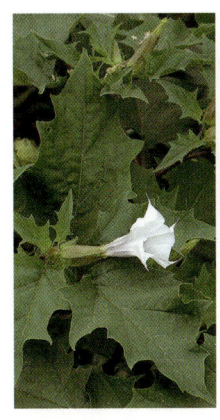

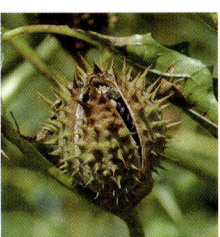

シロバナヨウシュチョウセンアサガオ *D. stramonium* L.，ヨウシュチョウセンアサガオ *D. stramonium* L. var. *tatula* Muell　　熱帯アメリカ原産．成分，用途は同上．

アメリカチョウセンアサガオ *D. meteloides* Dunal　　成分は同上のほか，meteloidine を含有．

ケチョウセンアサガオ *D. innoxia* Mill.　　メキシコ産．アメリカ先住民のアステカ族が，薬や麻酔薬として用いた．中国で栽培し，花を北洋金花といい，麻酔薬とする．

- ヅボイシア *Duboisia myoporoides* R. Br.　　葉に scopolamine 含有，その製造原料とする．
- ヒヨス *Hyoscyamus niger* L.　　henbane．ユーラシア産．葉と根に hyoscyamine を含み，鎮痛薬，鎮痙薬とする．中国産．莨菪（ロウトウ），種子を**天仙子**（テンセンシ）と呼び，同様に用いる．

H. muticus L.　　Indian henbane, Egiptian henbane．西パキスタンからエジプト産．

H. albus L.　　white henbane．地中海地方産．いずれも成分用途は前種と同じ．

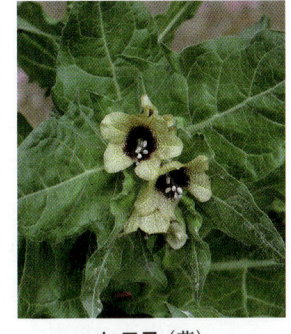

ヒヨス（花）

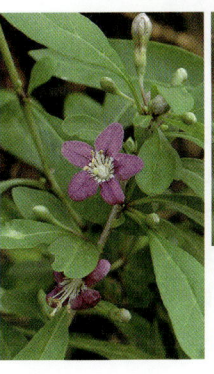

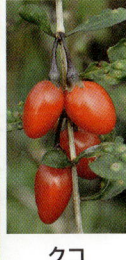

- クコ *Lycium chinense* Mill. (*L. barbarum* L.)　　アジアからヨーロッパ東南部産．果実を**枸杞子**（クコシ），根皮を**地骨皮**（ジコッピ）という．果実，葉とともに，強壮薬，解熱薬，止渇薬とする．

アメリカクコ *L. pallidum* Miers　　メキシコ，米国アリゾナ産．先住民が果実を強精薬に用いる．

クコ
花　果実

シソ目

8. 被子植物門　237

セイヨウクコ *L. vulgare* DUNAL　ヨーロッパ中南部産．*L. afrum* L．アフリカ産．
- マンドラゴーラ *Mandragora officinalum* L．　地中海沿岸原産．トロパンアルカロイド含有，麻酔鎮痛薬．
- タバコ *Nicotiana tabacum* L．　中央・南アメリカ原産．アルカロイド nicotine 含有，葉を喫煙料，農用殺虫剤とする．
  マルバタバコ *N. rustica* L．　メキシコ原産．観賞用，喫煙料．
- ホオズキ *Physalis alkekengi* L. var. *franchetii* HORT．東アジア産．**酸漿**（サンショウ）ともいう．根を民間で鎮咳薬，利尿薬，解熱薬，子宮収縮薬とする．
  セイヨウホオズキ *P. alkekengi* L. var. *alkekengi*　ヨーロッパ中部産．果実を利尿薬として，腎・膀胱炎，腎・膀胱結石，リウマチに用いる．
  ショクヨウホオズキ *P. pubescens* L．　果実をジャムにする．
- ハシリドコロ *Scopolia japonica* MAKINO　日本産．根茎を**ロートコン**，葉を**ロート葉**といい，hyoscyamine, scopolamine などを含み，鎮痛薬，鎮痙薬とする．
  チョウセンハシリドコロ *S. parviflora* NAKAI　朝鮮半島産．根茎をロートコンと同様に用いる．*S. lurida* DUNAL　ヒマラヤ，ネパール産．*S. caucasica* KOLESN．　コーカサス産．
  ヨウシュハシリドコロ *S. carniolica* JACQ．　ヨーロッパ中部産．根茎を scopola といい，ロートコンと同様に用いる．
- ナス *Solanum melongena* L．　茄（カ）．インド原産．果実を食用とし，広く栽培．民間療法で果実，へた，茎葉の液汁あるいは黒焼きを，いぼ，しもやけ，腫れものなどに用いる．
  トマト *S. lycopersicum* L．　tomato, love-apple．南アメリカのペルー，エクアドルなどの原産．果実を主に野菜（果菜）として利用．カロチノイド色素 lycopin 含有．
  ジャガイモ *S. tuberosum* L．　南アメリカ原産．塊茎を馬鈴薯（バレイショ），potato といい，食用，デンプン原料とし，広く栽培．民間療法でその黒焼きを消化器潰瘍に用い，皮をむいてすりおろし，火傷，とびひなどに用いる．
  イヌホオズキ *S. nigrum* L．　世界の熱帯，暖帯に分布．**竜葵**（リュウキ）と呼び，利尿解熱薬，強壮薬とする．民間療法で果実と全草を，たむし，ものもらいに用いる．
  ヒヨドリジョウゴ *S. lyratum* THUNB．　東アジア産．**白英**（ビャクエイ）と呼び，民

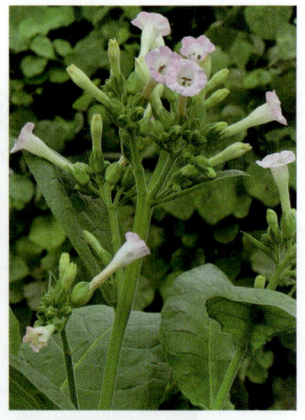

タバコ（花）

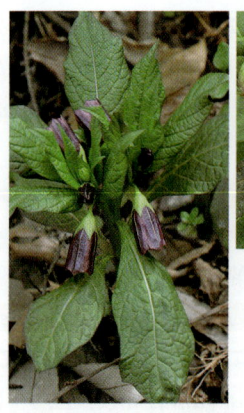

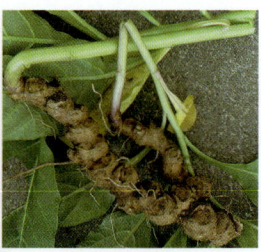

ハシリドコロ
花｜根茎

8. 被子植物門　239

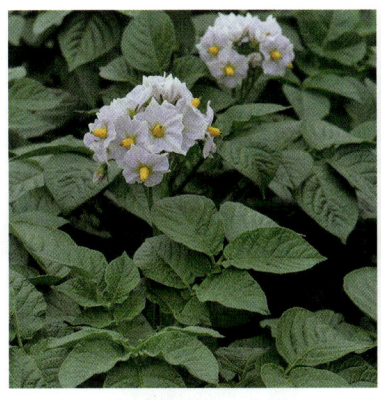

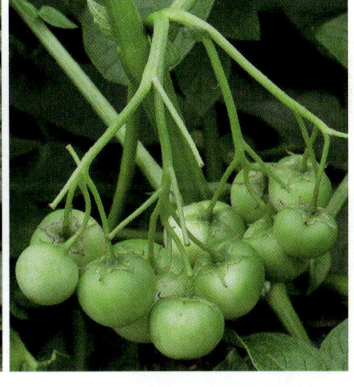

ジャガイモ
花｜果実

間療法で解熱薬，鎮痛薬とする．

- *S. quitoense* LAM.　naranjilla, lulo．南アメリカ産．果実を食用．
- ウィザニア *Withania somnifera* DUNAL　インド，中近東原産，低木，アーユルヴェーダで強壮薬，トロパンアルカロイド含有．

g) ゴマノハグサ科 Scrophulariaceae

200 属 3,000 種．草本，まれに木本（キリ属）．茎は通常直立するが，ほふくしたりつる（蔓）になるものもある．花は左右相称，花冠は 5〜4 裂し，やや 2 唇形，雄ずいは 4〜2 個，子房 2 室，中軸胎座．さく果または液果．南アフリカやイギリスには，他植物に寄生して葉緑素をもたないものがある．コゴメグサ属，ママコナ属などは半寄生である．

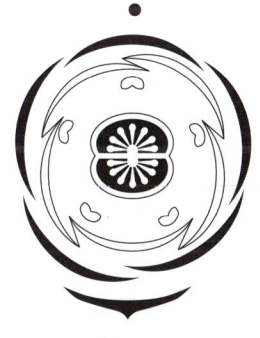

Verbascum
ゴマノハグサ科
$K_5C_{(5)}A_5G_{(2)}$

(1) シオガマギク亜科 Rhinanthoideae

- ジギタリス *Digitalis purpurea* L.　foxglove．ヨーロッパ原産．葉を強心・利尿薬とする．成分は purpurea glycoside A, B．digitoxin 原料．
- ケジギタリス *D. lanata* EHRH.　ヨーロッパ中南部産．葉を強心利尿薬とする．成分 lanatoside．ジゴキシン，ラナトシド C，デスラノシド原料．
- キバナジギタリス *D. lutea* L.　ヨーロッパ原産．葉を強心利尿薬とする．
- アイブライト *Euphrasia officinalis* L.　eyebright, drug eyebright．ヨーロッパからヒマラヤにかけて産する．葉を目薬として，あるいは，強壮用に使う．
- ママコナ属 *Melanpyrum*　半寄生植物．

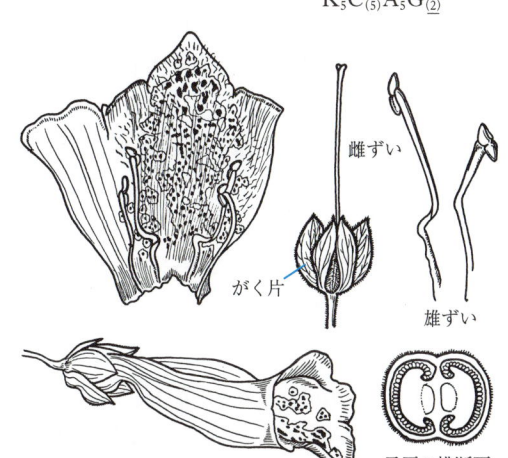

ジギタリスの花
（井波一雄 原図）

雌ずい
がく片
雄ずい
子房の横断面

シソ目

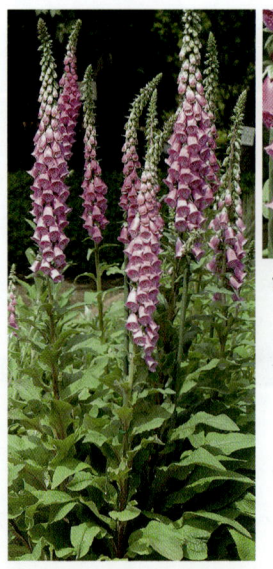

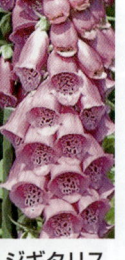

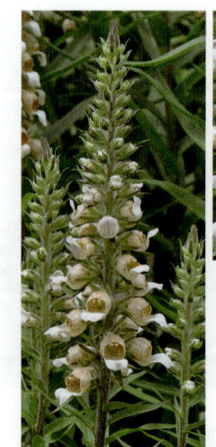

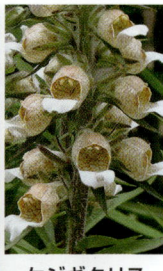

ジギタリス　花｜花　　ケジギタリス　花｜花

- シオガマギク属 *Pedicularis*　　半寄生植物.
- アカヤジオウ *Rehmannia glutinosa* LIBOSCH. var. *purpurea* MAKINO, カイケイジオウ *R. glutinosa* LIBOSCH.　中国原産. 根を**地黄**（ジオウ）といい, 補血強壮薬, 止血薬とする. イリドイド配糖体 catalpol 含有.
- ヒキヨモギ *Siphonostegia chinensis* BENTH.　東アジア産. 全草を**劉寄奴**（リュウキド）といい, 止痛薬, 止血薬, 通経薬とする.
- クガイソウ *Veronicastrum sibiricum* PENNELL var. *japonicum* HARA　日本産. 民間で根茎を利尿薬として, リウマチ, 関節炎の治療に用いる.
  V. virginicum FARWELL (*Veronica virginica* L.)　北アメリカ産. 根茎と根を leptandra といい, 利胆薬とする.

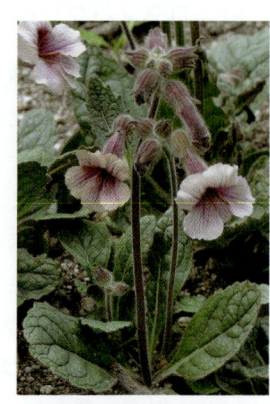

アカヤジオウ（花）

(2) モウズイカ亜科 Pseudosolanioideae
- *Verbascum thapsiforme* SCHRAD.　koenichskerze. ヨーロッパ産. 花を鎮咳薬, 緩和薬とする.
  V. phlomoides L.　ヨーロッパからコーカサス産. 前種と同様に用いる.
  ビロードモウズイカ *V. thapsus* L.　mullein. ヨーロッパからアジア西部産. 葉を鎮痛薬, 緩和薬とする.

(3) ゴマノハグサ亜科 Antirrhinoideae
- *Gratiola officinalis* L.　ユーラシア産. 全草を通経薬とする.
- ウンラン *Linaria japonica* MIQ.　東アジア産. 利尿薬とする.
- キリ *Paulownia tomentosa* STEUD.　桐, 泡桐（中国名）. 中国, および日本の九州原産. 花を**凌霄花**（リョウショウカ）と呼び, ノウゼンカズラの花と同様に用いる. 葉を止

血薬, 除虫薬とする. 材は家具用として重要.

- タイワンギリ *P. kawakamii* T. Ito, ココノエギリ *P. fortunei* Hemsl. 泡桐. 家具材.
- コオウレン *Picrorhiza kurrooa* Royle 胡黄連, rhizome of figwortflower. インド, ネパールなどに産する. 根茎, ときに茎を解熱, 解毒, 鎮静に用いる.
- ゴマノハグサ *Scrophularia buergeriana* Miq. 日本, 朝鮮半島, 中国産. 根を**玄参**（ゲンジン）といい, 消炎薬, 解熱薬, 鎮痛薬とし, るいれき, のどの腫れなどの治療に用いる.
- ヒナノウスツボ *S. duplicatoserrta* Makino 日本産. 民間でるいれき, 腫れもの, 皮膚病に用いる.

h) ノウゼンカズラ科 Bignoniaceae

熱帯に多く, 日本に自生はない. 120属800種. 木本で, しばしばよじ登る. 葉は通常複葉で十字対生. 花は左右相称, 花冠は鐘状または漏斗状, 2長雄ずいのほか1個の仮雄ずいがある. 子房上位, 中軸胎座に多数の卵子をつける. 種子に翼趐がある.

- ノウゼンカズラ *Campsis grandiflora* K. Schum. 中国原産. 凌霄花（リョウショウカ）, **紫葳**（シイ）と呼び, 花と茎葉を利尿薬, 通経薬とする.
- キササゲ *Catalpa ovata* Don 梓（シ）. 中国南部原産. 果実を**キササゲ**, **梓実**（シジツ）と称し, 利尿薬とする. 樹皮を胃病に用いる. イリドイド配糖体 catalposide 含有.
  トウキササゲ *C. bungei* C. A. Meyer 楸（シュウ）. 中国の黄河以北産. 前種と同様に用いる.
  アメリカキササゲ *C. bignonioides* Walt. 北アメリカ産. 観賞用. 成分は前種と同じ.
- カクコウ *Incarvillea sinensis* Lam. 角嵩, incarvillea. 中国東北部から西南部に産する. 全草を抗炎症, 鎮痛などに用いる.

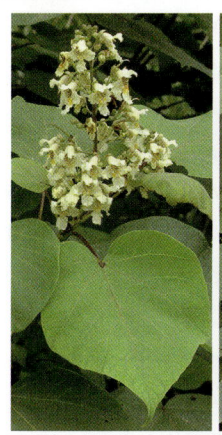

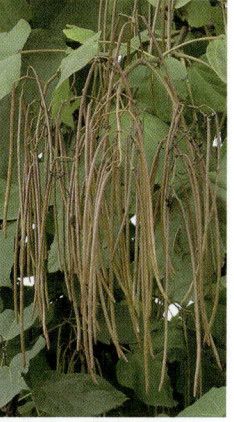

キササゲ
花｜果実

- パウダルコ, タヒボ, タベブイア・アベラネダエ *Tabebuia avellanedae* Lorentz ex Griseb. Pau d'Arco, Taheebo. 南アメリカ原産. 先住民は樹皮をお茶として飲んでいたが, 発がんプロモーション抑制, 抗悪性腫瘍作用が知られるようになり, 注目されている.
  ピンクトランペットツリー *T. heterophylla* (DC.) Britton pink trumpet tree, trumpet tree. 熱帯アメリカ原産. 鎮痛, 排尿障害に用いる.

i) キツネノマゴ科 Acanthaceae

暖帯に多い. 250属2,600種. 草本または低木. 葉は十字対生. 茎や葉の表皮と柔組織に

鍾乳体をもつものが多い．

- ハアザミ *Acanthus mollis* L.　ヨーロッパ南部原産．観賞用．全草を止瀉薬，止血薬．
  トゲハアザミ *A. spinosus* L.　ヨーロッパ産．観賞用．
- *Andrographis paniculata* NEES　インド産．全草を解熱薬，苦味健胃薬．
- キツネノマゴ *Justicia procumbens* L. var. *leucantha* HONDA　日本，朝鮮半島，中国産．民間で全草をすり潰し，痛風，リウマチ治療として外用，または浴湯料とする．
  J. adhaloda L. (*Adhatoda vasica* NEES)　インド産．葉，皮，根，花を去痰薬，鎮痛薬，解熱薬として，肺結核，喘息に用いる．
- リュウキュウアイ *Strobilanthes cusia* O. KUNTZE.　中国，ベトナム，インド原産．葉から indigo を採る．生葉を発酵または煮沸して得た液をよくかきまぜ，酸化して生じた青紫色の沈澱を**藍靛**（アイテン）といい，染料に用いる．

j)　ゴマ科 Pedaliaceae

アフリカ，マダガスカル，インド，東南アジア，熱帯オーストラリアの海岸，砂漠などの暖帯から熱帯に分布．16属55種．日本に1属1種．草本．葉は対生．花は左右相称，雄ずい4，花筒につく．花柱1，子房上位または半下位，1室または2室．さく果または堅果．

- デビルズクロー *Harpagophytum procubens* (BURCH.) DC. ex MEISN.　devil's claw. アフリカ南部に産する．根を関節炎，胃腸障害に用いる．
- ゴマ *Sesamum indicum* L.　sesame. インドからアフリカ北部原産．**胡麻**（ゴマ），**芝麻**（シマ）として種子を食用．脂肪油を40〜50%含み，ゴマ油をとる．ゴマ油は，軟膏基礎剤，食用．

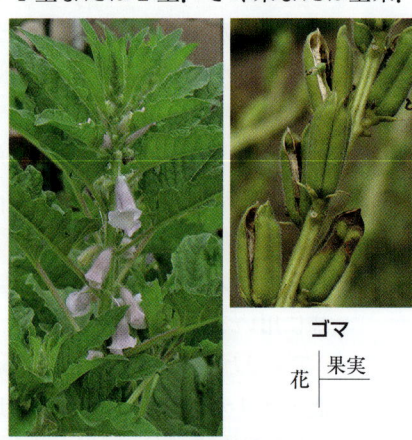

ゴマ
花｜果実

k)　イワタバコ科 Gesneriaceae

熱帯，亜熱帯に多く分布し，140属1,800種．葉は根生または茎に対生．着生または岩上に生ずるものが多い．花冠は左右相称，雄ずいは2，4または5あり，花筒につく．子房上位または下位，1室．さく果．

- イワタバコ *Conadron ramondioides* SIEBOLD et ZUCC.　日本，中国産．全草を**苦苣**（クキョ）といい，民間で健胃薬とする．

l)　ハマウツボ科 Orobanchaceae

13属150種，日本に5属6種．他植物の根に寄生し，葉はりん片状で互生し葉緑素をもたない．花は左右相称で，密な穂状花序をつくる．花冠は5裂しやや2唇形，がくは2〜5裂，2長雄ずい，さく果．種子は多くの場合，寄主の根に触れたときだけ発芽する．

- ナンバンギセル *Aeginetia indica* L. var. *gracilis* NAKAI　東アジア，インド産．ス

スキ，サトウキビ，ミョウガなどの根に寄生．民間で強壮薬，強精薬とする．

オオナンバンギセル *A. sinensis* BECK　東アジア産．ヒカゲスゲの根に寄生．

- オニク *Boschniakia rossica* FEDTSCH.　日本，カムチャツカ，シベリア東部産．ミヤマハンノキの根に寄生．**和肉蓯蓉**（ワノニクジュヨウ）という．

- ホンオニク *Cistanche salsa* (C. A. MEYER) BECK　中国北西部，内モンゴル産．全草を**蓯蓉**（ジュヨウ），**肉蓯蓉**（ニクジュヨウ），**大芸**（タイウン）といい，強壮薬，強精薬とする．

C. ambigua BECK，*C. deserticola* MA　内モンゴル産．

カンカニクジュヨウ *C. tubulosa* (SHRENK) R. WIGHT　管花肉従蓉．中国，新疆に産する．肉質茎を主に強壮に用いる．

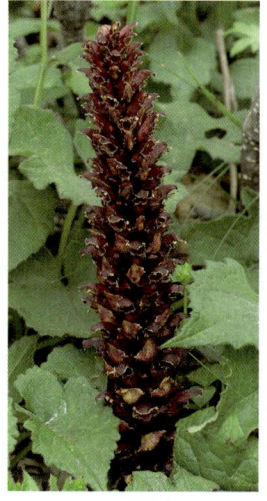

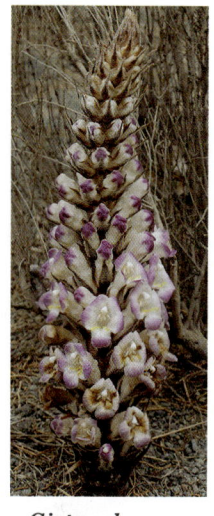

- *Orobanche ammophila* C. A. MEYER　内モンゴル産．全草を**列当**（レットウ）といい，強壮薬，強精薬とする．

ハマウツボ *O. coerulescens* STEPH.　東アジア産．民間で強壮薬，強精薬とする．

オニク（花）

Cistanche deserticola（花）

m) ハエドクソウ科 Phrymaceae

東アジアと北アメリカに隔離分布．1属1種．多年草．葉は対生．穂状花序を頂生，唇形花冠，2長雄ずい．果実はそう果，茎に逆向してつく．クマツヅラ科に近縁．

- ハエドクソウ *Phryma leptostachya* L. subsp. *asiatica* KITAM.　東アジア産．根は蠅を殺すのに用いる．成分 phrymarolin.

8) オオバコ目 Plantaginales

オオバコ科1科のみ，3属265種．一般に草本．葉は互生で幅狭く，平行脈．花は小さくて両性，放射相称，4輪，4数性，頭状または穂状花序．花冠は4裂，膜質．子房上位，2心皮，4〜1室で中軸胎座．風媒花．成分 aucubin, plantagin, plantamajoside などの配糖体，種子表層に粘質多糖 plantasan などを含む．

花が4数性で膜質の花被をもつ点で，合弁花類中の特異な群とされる．シソ目あるいはアカネ目，サクラソウ目などに近縁とみる諸説がある．シソ目の中のゴマノハグサ科あるいはハナシノブ科，キツネノマゴ科に近縁とみる諸説もある．

a) オオバコ科 Plantaginaceae

科の特徴は，目の特徴に同じ．

オオバコ *Plantago asiatica* L. 東アジア，東南アジア産．種子を**車前子**（シャゼンシ）という．利尿消炎薬として，眼病，膀胱結石，下痢，鎮咳などの治療に用いる．種子表面に粘液質 plantasan を有する．全草を**車前草**（シャゼンソウ）といい，止血薬，鎮咳去痰薬，利尿薬とし，民間で葉をあぶって腫れものの吸い出しに用いる．配糖体 aucubin, plantaginin, plantamajoside を含む．

トウオオバコ *P. japonica* Franch. et Savat. 日本産．成分応用は前種と同じ．

ムジナオオバコ *P. depressa* Willd. 中国，朝鮮半島，アムール産．成分応用は前種と同じ．

ヘラオオバコ *P. lanceolata* L. ヨーロッパ原産．世界に広がり，日本にも帰化植物として野生化．種子を鎮咳薬，止血薬，鎮痛薬として，呼吸器疾患，膀胱結石，慢性下痢，赤痢の治療に，葉を潰瘍の治療に用いる．

***P. major* L.** great plantain. ヨーロッパ，北アジア，中央アジア原産．前種と同様に用いられる．

***P. ovata* Forsk.** blonde psyllium. アジア，地中海地方産．

エダウチオオバコ，プシリウム *P. psyllium* L. Spanish psyllium. 地中海地方産．地上茎発達．両種の種皮をサイリウムハスクと称し，多量の粘液質，アラビノキシランを含み緩下薬とする．

***P. ramosa* Aschers.**（*P. arenaria* Waldst.） French psyllium. ヨーロッパ中南部，コーカサス，シベリア産．

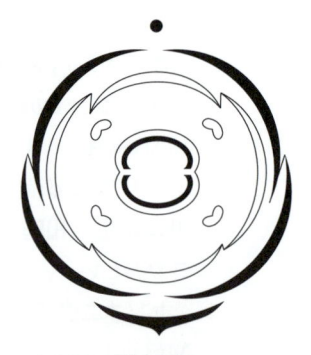

Plantago
オオバコ科
$K_{(2)?}C_{(4)}A_4G_{(2)}$

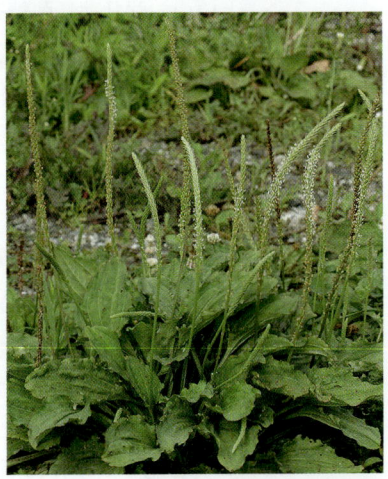

オオバコ（花）

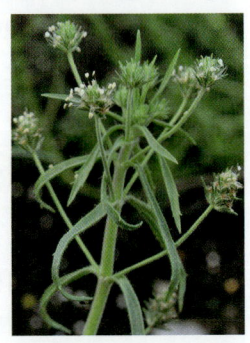

エダウチオオバコ（花）

9) マツムシソウ目 Dipsacales

雄ずいは花冠片より少数（または同数），子房下位．

a) スイカズラ科 Caprifoliaceae

北半球の温帯に多く分布し，15属400種，日本に7属55種．低木～つる性低木，まれに草本．葉は対生で托葉はないか，または小形．花は放射相称または左右相称，花冠は美しく，強い芳香をもち，密腺が発達するなど虫媒花の特徴をもつものが多い．

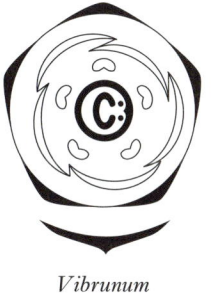

Vibrunum
スイカズラ科
$K_{(5)}C_{(5)}A_5G_{(3)}$

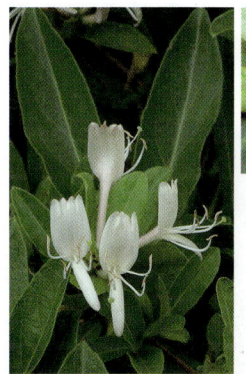

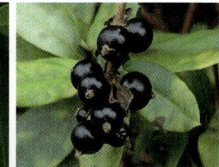

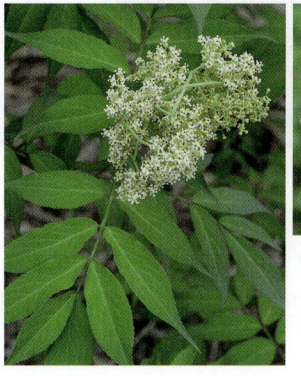

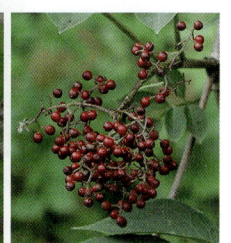

- **ハナツクバネウツギ** *Abelia grandiflora* Rehd. 庭園樹，生け垣など観賞用．
- **スイカズラ** *Lonicera japonica* Thunb. 日本，朝鮮半島，中国に分布．茎葉を**忍冬**（ニンドウ），花を**金銀花**（キンギンカ）という．解熱薬，解毒薬として，腫れもの，扁桃炎，皮膚病などの治療に用いる．
  クロミノウグイスカグラ *L. caerulea* L. var. *emphyllocalyx* Nakai 果実をハスカップといい，アントシアンを含む．食用，ジャムなどに製する．
  キンギンボク，ヒョウタンボク *L. morrowii* A. Gray 日本特産．果実は赤熟し，有毒．観賞用に栽培される．
- **ニワトコ** *Sambucus racemosa* L. subsp. *sieboldiana* H. Hara 日本，朝鮮半島，中国に分布．幹，枝を**接骨木**（セッコツボク）と呼び，消炎薬，利尿薬として，打撲，浮腫の治療に用いる．花を**接骨木花**（セッコツボクカ）と呼び，発汗薬として風邪に用いる．
  ソクズ，クサニワトコ *S. chinensis* Lindl. 日本，中国に分布．**蒴藋**（サクチョウ）といい，全草を打撲，腰痛，リウマチに浴湯料とする．
  セイヨウニワトコ *S. nigra* L. ヨーロッパから中央アジアに分布．花を発汗薬，利尿薬，興奮薬とする．
  アメリカニワトコ *S. canadensis* L. 北アメリカに分布．花を薬用．
- **サクラバカンボク** *Viburnum prunifolium* L. 北アメリカに分布．根皮を子宮鎮静薬，強壮薬とする．
  セイヨウカンボク *V. opulus* L. var. *americanum* Aiton 北アメリカ原産．幹皮を鎮痙薬，子宮鎮静薬，強壮薬とする．

スイカズラ
花｜果実

ニワトコ
花｜果実

マツムシソウ目

b) オミナエシ科 Valerianaceae

北半球の温帯とアンデス山脈に多い．草本．葉は対生し托葉はない．花は左右相称，がくは花後大きくなり，雄ずいは4〜1個，子房は3室あるが1室のみが成熟する．

- *Nardostachys chinensis* BATAL.　中国の四川省，甘粛省，青海省に分布．根茎と根を**甘松**（カンショウ），**甘松香**（カンショウコウ）と呼び，鎮痛薬とする．

  N. jatamansi DC.　ヒマラヤ原産．根茎と根を甘松香と呼び，薫香料，芳香性健胃薬とする．

  N. gracilis KITAM.　ネパールに分布．前種と同様に用いる．

- オミナエシ *Patrinia scabiosaefolia* FISCH.　黄花竜芽（中国名）．東アジアに分布．根を**敗醤**（ハイショウ）といい，漢方で消炎薬，利尿薬，排膿薬とする．

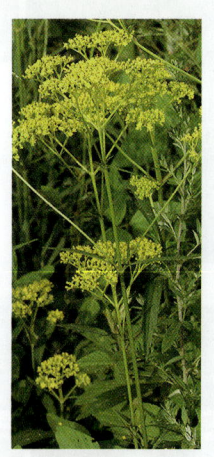

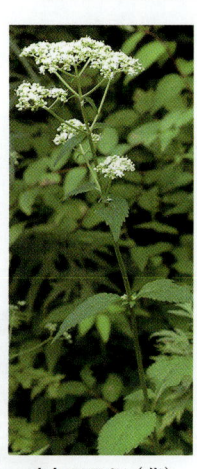

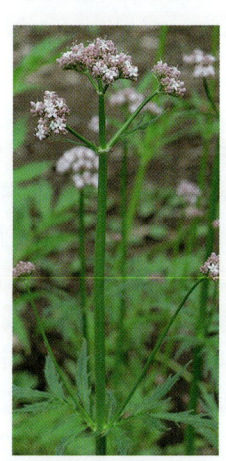

  オトコエシ *P. villosa* JUSS.　敗醤草（中国名）．日本，朝鮮半島，中国に分布．薬用にしない．

オミナエシ（花）　　　オトコエシ（花）　　　カノコソウ（花）

- カノコソウ *Valeriana fauriei* BRIQ.　日本，朝鮮半島，中国に分布．根茎と根を**吉草根**（キッソウコン），**纈草根**（ケッソウコン）といい，鎮静薬，鎮痛薬，通経薬とする．

  セイヨウカノコソウ *V. officinalis* L.　ヨーロッパから中央アジア原産．根茎と根を**ワレリアナ根**といい，応用は前種と同じ．

  V. wallichii DC.　tagar, Indian valerian．ヒマラヤに分布．薬用にする．

c) マツムシソウ科 Dipsacaceae

地中海地方に多い．10属270種．日本に2属2種．草本．葉は対生し托葉はない．花は頭状花序をなし，総包につつまれる．花冠は管状または著しく左右相称となり，5〜4裂し，雄ずいは4個．

- ナベナ *Dipsacus japonicus* MIQ.　日本，朝鮮半島，中国に分布．根を**続断**（ゾクダン）と呼ぶ．

  D. asper WALL.　中国に分布．根を続断，**川続断**（センゾクダン）と呼び，消腫薬，

止痛薬として骨折，筋肉痛，腰痛に用いる．

- *D. silvestris* HUDS.　　ヨーロッパに分布．根を発汗薬，利尿薬とする．
- ラシャカキグサ，ラシャカキソウ *D. sativus* HONCK.　　ヨーロッパ原産．果穂を乾したものを，ラシャの毛羽たてに用いる．
- マツムシソウ *Scabiosa japonica* MIQ.　　日本，朝鮮半島，中国に分布．
- セイヨウマツムシソウ *S. atropurpurea* L.　　ヨーロッパ南部原産．観賞用．
- *S. arvensis* L.　　ヨーロッパに分布．全草を浄血薬とする．

10) キキョウ目 Campanulales

花は両性，5数性，子房下位，花は茎頂に集まる．心皮は 2〜3 個で合生し，5〜1 室，各室に合生し放射相称から左右相称に進化する．花糸は 5 個で離生し花弁は合着，やくは側部で合生して管状になるか，または接近している．花粉は，やくの内側に放出され，花柱の伸長によって外に吐き出される．葉は，互生，大部分が草本で木本はまれ，連合乳管をもち，中に乳液を蓄える（キキョウ科とキク科のタンポポ亜科）．顕花植物の大部分が炭水化物を glucose からなるデンプンの形で貯蔵するのに対し，この目の植物は fructose からなるイヌリンの形で貯蔵する．

a) キキョウ科 Campanulaceae

主に熱帯，亜熱帯に分布し 70 属 2,000 種．花は総状花序につく．花の形質により 3 亜科に分ける．キキョウ亜科のものはサポニンを含むものが多く，ミズカクシ亜科のものにはアルカロイドを含むものがある．ロベリア属には木本となるものがある．

Campanula
キキョウ科
$K_5 C_{(5)} A_5 G_{\overline{(5)}}$

(1) キキョウ亜科 Campanuloideae

- サイヨウシャジン *Adenophora triphylla* A. DC.　　日本の本州，九州および中国に分布．根を**南沙参**（ナンシャジン）と呼ぶ．
- ツリガネニンジン *A. triphylla* A. DC. var. *japonica* HARA　　根を**沙参**（シャジン）といい，去痰薬，強壮薬とする．サポニンを含む．
- ソバナ *A. remotiflora* MIQ.　　根を**薺苊**（セイネイ）といい，解毒薬，去痰薬とする．
- ホタルブクロ属 *Campanula*　　花が美しく，観賞用として栽培されるものが多い．園芸品種も多くある．
- ツルニンジン *Codonopsis lanceolata* TRAUTV.　　根を食用．
- *C. tangshen* OLIV.　　根を**党参**（トウジン）と呼ぶ．中国で，人参と同じく用いる．
- *C. pilosula* NANNF.　　中国産．根を党参と呼ぶ．
- キキョウ *Platycodon grandiflorus* A. DC.　　根を**キキョウ**（桔梗根）と呼び，排膿薬，去痰薬とする．キキョウサポニンを含む．

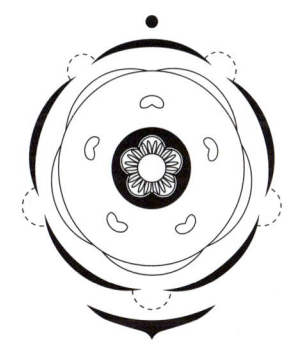

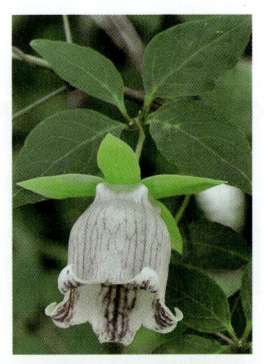

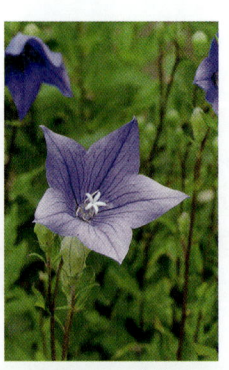

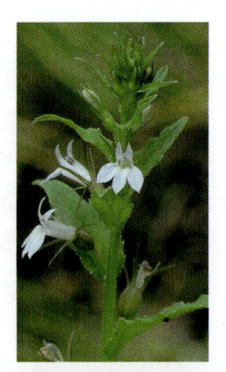

ツルニンジン（花）　　　キキョウ（花）　　　ロベリアソウ（花）

(2) ミゾカクシ亜科 Lobelioideae

29 属．

- ロベリアソウ *Lobelia infrata* L.　　北アメリカ産．鎮痙薬，鎮咳薬とする．全草に有毒アルカロイド lobeline を含む．

  L. chinensis Lour.（*L. radicans* Thunb.）　　半辺蓮（中国名）．中国，日本産．中国で毒蛇咬傷，腫れものに用いる．

  サワギキョウ *L. sessilifolia* Lamb.　　日本，東アジアに分布．全草に有毒アルカロイド lobeline を含む．

b) キク科 Compositae

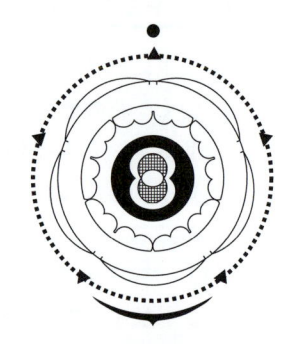

顕花植物の約 1/10 を占め，920 属 1,900 種を含む最大の科で，ほとんどは草本，まれに木本．日本には 72 属 360 種を産する．花は頭状花序をなし，その集合花があたかも 1 つの花のようにみえる．精油，脂肪油，樹脂，苦味質をもつものがあり，有用薬用植物として利用される．貯蔵栄養としてデンプンを含まず，イヌリンを含む．まれにアルカロイドを含むもの（フキ属，キオン属）もある．

Arnica
キク科
$K_\infty C_{(3)} A_{4^0-5^0} G_{\overline{(2)}}$
（舌状花）
$K_\infty C_{(5)} A_{(5)} G_{\overline{(2)}}$
（管状花）

(1) タンポポ亜科 Cichorioideae

北半球，とくに地中海沿岸に多く，北アメリカ西部，メキシコに特有な属がある．1 連（Cichoriae）65 属．頭花はすべて舌状小花からなり，連合乳管があり乳液をもつ．

- キクニガナ *Cichorium intybus* L.　　chicory．ヨーロッパ原産．葉を食用，緩和な苦味健胃薬，根をコーヒーの代用，肝臓疾患の治療，浄血薬とする．

  キクジシャ *C. endivia* L.　　endive．インド原産．葉を食用．

- フタマタタンポポ属 *Crepis*　　約 200 種が北半球とアフリカ大陸に分布．薬用にされることがある．

- ニガナ *Ixeris dentata* Nakai，オオジシバリ *I. debilis* A. Gray　　両種の全草を民間療法で副鼻腔炎，胃炎の治療に用いる．

- アキノノゲシ *Lactuca indica* L.　日本，朝鮮半島，中国，東南アジアに広く分布．葉を食用にすることがある．

 チシャ *L. sativa* L.　lettuce．葉をサラダとして食用．

 L. virosa L.　ヨーロッパ南部，アジア西部に分布．乳液を lactucarium, lettuse opium といい，鎮静薬，催眠薬，鎮咳薬とする．

- タビラコ *Lapsana apogonoides* MAXIM.　春の七草のホトケノザ．
- コウゾリナ属 *Picris*　約40種．ユーラシア大陸，北アフリカに分布．葉を食用にすることがある．
- *Scorzonera hispanica* L.　根を食用．
- ノゲシ *Sonchus oleraceus* L.　世界各地に帰化．若菜を食用にすることがある．
- セイヨウタンポポ，ダンデリオン *Taraxacum officinale* WEBER　dandelion．根を苦味健胃薬とする．葉を野菜とする．

 モウコタンポポ *T. mongolicum* HAND.-MAZZ.　中国，まれに日本に分布．全草を蒲公英（ホコウエイ）と呼び，発汗薬，解熱強壮薬，催乳薬，苦味健胃薬とする．

 カンサイタンポポ *T. japonicum* KOIDZ.　関西以西に分布，カントウタンポポ *T. platycarpum* DAHLST.　関東地方から東海地方に分布，シロバナタンポポ *T. albidum* DAHLST.　関東以西に分布，これら3種とセイヨウタンポポの根をいずれも蒲公英根と呼び，前種と同様に用いる．

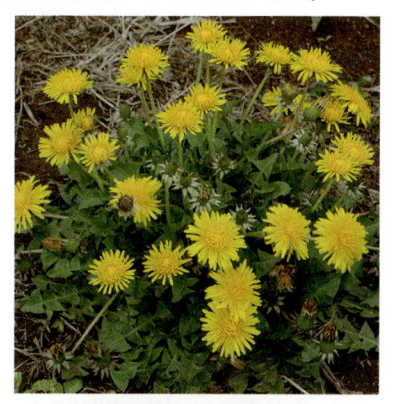

セイヨウタンポポ（花）

 ゴムタンポポ，ロシアタンポポ *T. kok-saghyz* RADIN　中央アジア，中国天山地方原産．ロシアのゴム資源．

- *Tragopogon porrifolius* L.　salsify．根を食用．

 キバナバラモンジン *T. pratensis* L.　oyster plant．ヨーロッパ原産の2年草．根を食用，食欲亢進，去痰の効があるとする．

- ヤクシソウ *Paraixeris denticulata* NAKAI（*Youngia denticulata* KITAM.）　日本，朝鮮半島，中国，インドシナに分布．若葉を食用．

(2) **キク亜科** Carduoideae

頭花はすべて管状小花からなり，舌状小花があっても周辺花のみ．精油を含むもの多く，乳管をもたない．

　(i)　Vernonieae

約50属，熱帯に多い．

- *Vernonia anthelmintica* WILLD.　インドに分布．多年草．葉および花を駆虫薬とする．またリウマチ，痛風に外用．

(ii) **ヒヨドリバナ連** Eupatoriae

約45属，アメリカ大陸に多い．

- **フジバカマ** *Eupatrium fortunei* TURCZ. 蘭草（ランソウ）．日本，朝鮮半島，中国に分布．秋の七草の1つ．利尿薬，止渇薬，通経薬，浴湯料とする．クマリン誘導体を含む．

  E. cannabinum L. ヨーロッパ原産．解毒薬，強壮薬として用いられた．

  サワヒヨドリ *E. lindleyanum* DC. アジアに分布．沢蘭（タクラン）と呼び，婦人病薬とする．

  E. glutinosum LAM. 葉を芳香性苦味収れん薬とする．matico（*Piper angustifolium* RUIZ. et PAV.）の代用品．

  ツキヌキヒヨドリ *E. perfoliatum* L. boneset. 北アメリカ原産．発汗薬とする．

- **ステビア** *Stevia rebaudiana* HEMSL. パラグアイ産．葉にステビオサイドを含み，低カロリー性食品および糖尿病患者のための甘味料．

(iii) **アザミ連** Cardueae

約50属，ユーラシアとくにアジア西部と地中海地域に多い．

- **オケラ** *Atractylodes japonica* KOIDZ. ex KITAM. 日本，朝鮮半島に分布．根茎を**白朮**（ビャクジュツ），**和白朮**（ワビャクジュツ），**韓白朮**（カンビャクジュツ）といい，止汗薬，芳香性健胃薬，利尿薬，強壮薬とする．atractylon含有．

  オオバナオケラ *A. macrocephala* KOIDZ.（*A. ovata* DC.） 中国中部原産．根茎を白朮，**唐白朮**（カラビャクジュツ）といい，前種と同様に用いる．

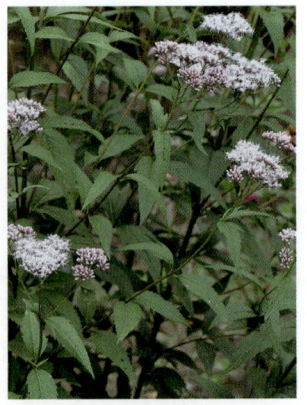

  ホソバオケラ *A. lancea* DC. 中国北部から東部に分布．**蒼朮**（ソウジュツ），**佐渡蒼朮**（サドソウジュツ）（江戸時代に中国から佐渡島に移入し栽培）と呼び，発汗薬，芳香性

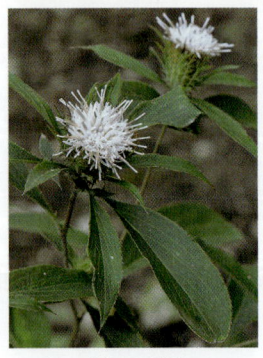

フジバカマ（花）

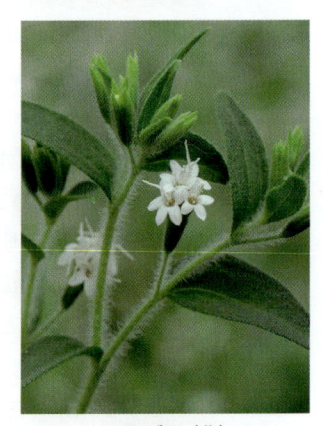

ステビア（花）

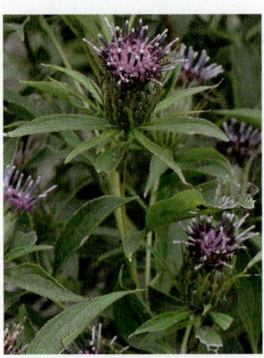

オケラ（花）　　オオバナオケラ（花）　　ホソバオケラ（花）

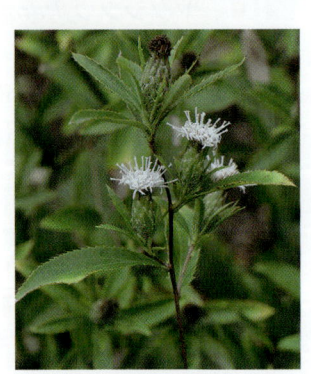

8. 被子植物門　251

健胃薬，利尿薬，解熱薬とする．hinesol, β-eudesmol を含む．

　シナオケラ *A. chinensis* KOIDZ.　北蒼朮（ホクソウジュツ），津蒼朮（シンソウジュツ）と呼び，応用は前種と同様．

　チョウセンオケラ *A. lancea* DC. var. *simplicifolia* KITAM.　北鮮蒼朮（ホクセンソウジュツ）．応用は前種と同様．

● ゴボウ *Arctium lappa* L.　ヨーロッパ原産．日本で食用として栽培．果実を**牛蒡子**（ゴボウシ），**悪実**（アクジツ）といい，浮腫，咽喉痛の治療，解毒に用い，根を食用，発汗利尿薬とする．

　A. minus BERNH.　アメリカ大陸に分布．応用は前種と同様．

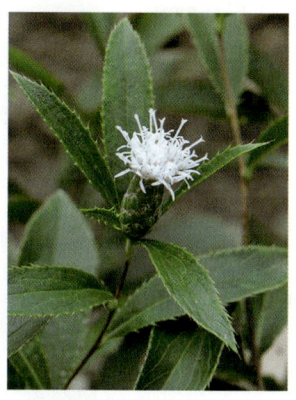

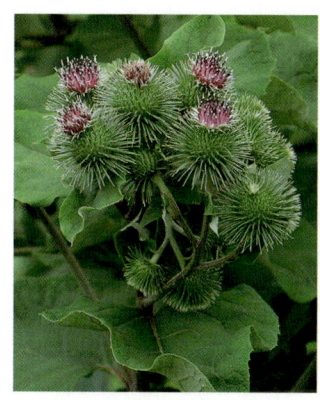

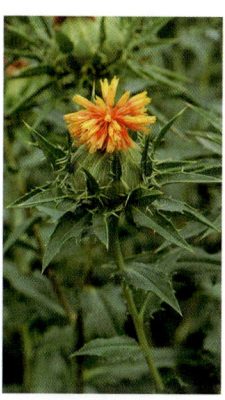

シナオケラ（花）　　　ゴボウ（花）　　　ベニバナ（花）

● ヒレアザミ *Carduus crispus* L.　刺児菜（中国名）．ノアザミ（後述）と同様に用いる．
● ベニバナ *Carthamus tinctorius* L.　紅花，safflower．地中海地域原産．花から赤色色素 carthamin を製し，食紅，口紅，染色（紅花染）に用い，種子から脂肪油 safflower oil（リノール酸に富む）を採り，食用とする．花を**紅花**（コウカ）と呼び，月経不順などに用いる．
● ヤグルマギク，ヤグルマソウ *Centaurea cyanus* L.　cornflower, blue bottle．南ヨーロッパから西アジア原産．花の浸出液を収れん，消炎薬として，口内炎や軽い傷に用いる．
● アレチアザミ *Cephalonoplos segetum* KITAM.（*Circium segetum* BUNGE）　中国産．**小薊**（ショウケイ）と呼び，強壮薬，利尿薬，止血薬とする．
● ノアザミ *Circium japonicum* DC.　中国で小薊といい，強壮薬，利尿薬，止血薬，消腫薬とする．

　フジアザミ *C. purpuratum* MATSUM.　関東地方から中部地方に分布．根を食用．
● サントリソウ *Cnicus benedictus* L.　ヨーロッパの地中海地方，北アフリカ，西アジアに分布．全草を苦味健胃薬とする．
● チョウセンアザミ *Cynara scolymus* L.　artichoke．地中海地方原産．つぼみのときの肥大した総包片を食用とし，また観賞用．葉を強壮薬，利尿薬とする．

　C. cardunculus L.　カルドン cardoon．

キキョウ目

- オクルリヒゴタイ *Echinops latifolius* Tausch 中国東部，北部，東シベリアに分布．**禹州漏盧**（ウシュウロロ）と呼び，消腫排膿薬とする．

    E. sphaerocephalus L. ヨーロッパ，西アジアに分布．養蜂用植物．

- キツネアザミ *Hemistepta lyrata* Bunge アジア，オーストラリアに分布．葉をヨモギの代わりに草餅にする．

    Saussurea lappa C. B. Clarke. カシミール地方原産．根を**木香**（モッコウ）といい，芳香性健胃整腸薬，薫香料とする（ワシントン条約における保護植物）．中国雲南省で栽培されている．

    Serratula tinctoria L. ヨーロッパに分布．黄色染料とする．

- オオアザミ，マリアアザミ *Silybum marianum* (L.) Gaertn. (*Carduus marianus* L.) ヨーロッパ南部原産．果実を内臓諸疾患に用いる．

(iv) **メナモミ連** Heliantheae

約170属，アメリカ大陸に多い．

- センダングサ *Bidens biternata* Merr. et Sherff 日本の民間薬．外傷，毒虫刺傷などに用いる．

    タウコギ *B. tripartita* L. 狼把草（ロハソウ）と呼び，鎮咳薬，健胃薬，強壮薬とする．

- ハルシャギク *Coreopsis tinctoria* Nutt. 北アメリカ原産．観賞用，逸出して野生化．

- コスモス，オオハルシャギク *Cosmos bipinnatus* Cav. メキシコ原産．観賞用．

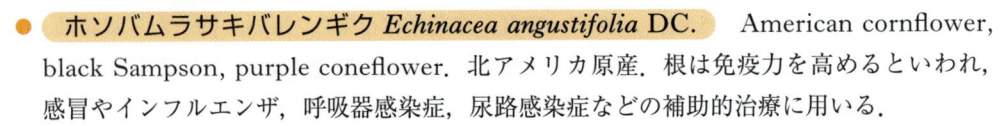

- ホソバムラサキバレンギク *Echinacea angustifolia* DC. American cornflower, black Sampson, purple coneflower. 北アメリカ原産．根は免疫力を高めるといわれ，感冒やインフルエンザ，呼吸器感染症，尿路感染症などの補助的治療に用いる．

    E. pallida (Nutt.) Nutt. pale coneflower, pale purple coneflower. 北アメリカ原産．根を前種と同様に用いる．

    ムラサキバレンギク *E. purpurea* (L.) Moench purple coneflower, red sunflower. 北アメリカ原産．地上部を前種と同様に用いるほか，外用で，傷や皮膚の炎症の治癒を促進する．

- *Guizotia abyssinica* Cass. アフリカ，インドで，油 niger-oil を採るために栽培．

- ヒマワリ *Helianthus annuus* L. sunflower. 北アメリカ原産．種子を食用，また良質の食用油 sunflower oil を採る．

    キクイモ *H. tuberosus* L. 根茎にイヌリンを多量に含み，糖尿病患者の食用．またイヌリンから果糖を製造．

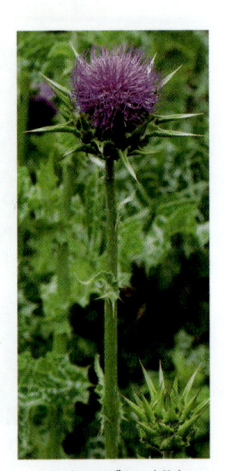

オオアザミ（花）

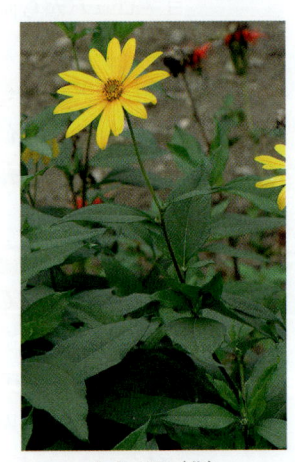

キクイモ（花）

8. 被子植物門　253

- *Parthenium argentatum* A. Gray　　guayule. メキシコ高地原産. グアユールゴムの原料.
- ヤーコン *Polymnia sonchifolia* Poepp. et Endl. (*Smallanthus sonchifolius* (Poepp.) H. Rob.)　　yacon, yacon strawberry. 南アメリカ原産. アンデス地方で塊根を食用として栽培.
- オオハンゴンソウ *Rudbeckia laciniata* L.　　北アメリカ原産.
- メナモミ *Siegesbeckia pubescens* Makino　　東アジア温帯に分布. **豨薟**(キレン)と呼び, 腫瘍, 中風に用いる.
- オランダセンニチ *Spilanthes acmella* Murr.　　インド原産. 花に辛味成分スピラントールを含み香辛料, リウマチ, 痛風薬とする. 観賞用.
- キバナオランダセンニチ *S. oleracea* L.　　熱帯アメリカ原産. 歯肉炎の民間薬とする.
- ヒャクニチソウ *Zinnia elegans* L.　　メキシコ原産. 観賞用.

(v)　ダンゴギク連 Heleniae

約 60 属, メキシコ, 北アメリカ西岸に多い.

- ダンゴギク *Helenium autunmale* L.　　北アメリカ原産.
- マリーゴールド *Tagetes patula* L., *T. erecta* L.　　marigold. 観賞用. また, 殺線虫作用物質 terthienyl を含む.

(vi)　オナモミ連 Ambrosieae

4 属, 北半球とくにアメリカ大陸に多い.

- ブタクサ *Ambrosia artemisiifolia* L.　　ragweed. 花粉は花粉症の原因となる.
- ブタクサモドキ *A. psilostachya* DC.　　western ragweed. 前種と同じ.
- オナモミ *Xanthium strumarium* L.　　果実を**蒼耳子**(ソウジシ)と呼び, 漢方で発汗薬, 解熱薬, 頭痛薬, 鼻病の治療に用いる.
- トゲオナモミ *X. spinosum* L.

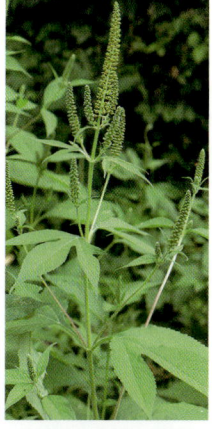

ブタクサ(花)　　ブタクサモドキ(花)

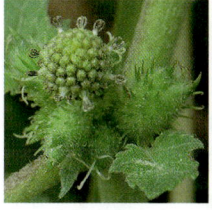

オナモミ
花♂, ♀｜果実

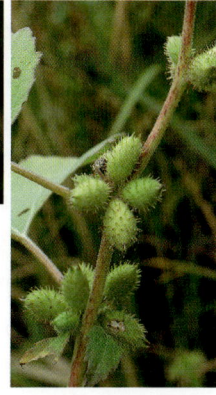

(vii)　サワギク連 Senecioninae

約 60 属, 全世界に分布. 南アフリカ, マダガスカルに産するキオン属 *Senecio* には, 多肉化あるいは木本で大形の種がある.

- アルニカ, ヤマウサギギク *Arnica montana* L.　　ヨーロッパ原産. 花, 根を神経痛, 外傷, 循環系の興奮薬として用いる.

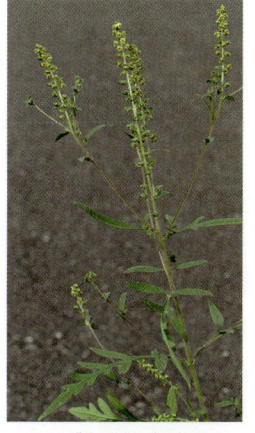

キキョウ目

- モミジガサ *Cacalia delphiniifolia* SIEBOLD et ZUCC.　東北地方で，若い茎葉を山菜シドケとして食用．
- ツワブキ *Farfugium japonicum* KITAM.　日本，朝鮮半島，中国に分布．橐吾（タクゴ）と呼び，葉と茎を腫れもの，打撲，火傷，毒虫刺傷，食中毒の治療に用いる．
- フキ *Petasites japonicus* MAXIM.　日本，朝鮮半島，中国に分布．若芽を鎮咳薬，解毒薬，健胃薬とし，葉柄を食用とする．花に，発がん性物質ピロリジンアルカロイドを微量含む．
- セイヨウフキ，バターバー *P. hybridus* (L.) G. GAERTN., B. MEY. et SCHERB.　butterbur．ヨーロッパおよびアジア北部に分布．主に地下部を，尿路の急な痙攣性の痛みや片頭痛などに用いてきたが，ピロリジンアルカロイドによる重篤な肝障害の恐れや肝毒性の疑いのため，2012年2月に厚生労働省より摂取を控えるように注意喚起が出された．
- ウィンターヘリオトロープ *P. fragrans* C. PRESL.　地中海地方原産．花に芳香があり観賞用．
- ノボロギク *Senecio vurgaris* L.　ヨーロッパ原産．アルカロイドを含み，民間で月経痛に用いる．
- アメリカセネキオ *S. aureus* L.　北アメリカに分布．民間で月経促進薬．
- フキタンポポ *Tussilago farfara* L.　北半球に広く分布．花を款冬花（カントウカ），葉を款冬葉（カントウヨウ），ファルファラ葉と呼び，鎮咳去痰薬とする．

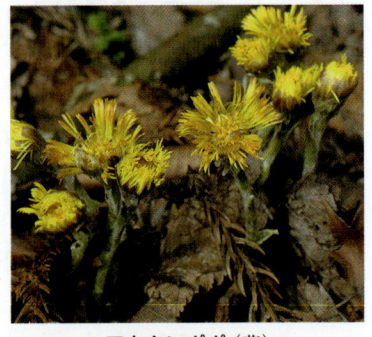

フキタンポポ（花）

(viii)　キンセンカ連 Calenduleae

約9属，旧大陸とくに南アフリカと地中海地域に多い．

- ヒメキンセンカ *Calendula arvensis* L.，トウキンセンカ *C. officinalis* L.　pot marigold．地中海地域原産．金盞花（キンセンカ）と呼び，苦味質，精油を含み，利尿薬，発汗薬，通経薬とする．

(ix)　オグルマ連 Inulae

約160属．

- ヤマハハコ属 *Anaphalis*　北半球の温帯から寒地に多い．
- タカサゴギク *Blumea balsamifera* DC.　東南アジアに分布．nagi-camphor，あるいは blumea-camphor，葉に精油成分を含む．艾片（ガイヘン），艾納香（ガイノウコウ）と呼び，発汗薬，解熱薬，去痰薬，鎮痛薬とする．
- ヤブタバコ *Carpesium abrotanoides* L.　葉を天命精（テンメイセイ），果実を鶴虱（カクシツ）と呼び，駆虫薬とする．
- ハハコグサ，ホウコグサ *Gnaphalium affine* D. DON　東南アジアから中国，日本に分布．鼠麹草（ソキクソウ）と呼び，民間でたむし，咳の治療に用いる．ゴギョウ，オギョウともいわれ，春の七草の1つ．
- ムギワラギク *Helichrysum bracteatum* ANDB.　オーストラリア原産．観賞用．

8. 被子植物門　255

- オオグルマ *Inula helenium* L.　elecampane．ヨーロッパから中央アジアに分布．根を**土木香**（ドモッコウ）といい，発汗薬，利尿薬，去痰薬とする．
  　セスキテルペン成分アラントラクトン，多糖類のイヌリンを含む．イヌリンは，本種の属名 *Inula* から命名された．
  　オグルマ *I. japonica* Thunb.　花を**旋覆花**（センプクカ）といい，利尿薬，健胃薬，鎮嘔薬とする．
  　I. racemosa Hook. f.　中国産．根を**川木香**（センモッコウ）といい，健胃薬とする．
- エーデルワイス *Leontopodium alpinum* Cass.　Edelweiss．ヨーロッパ中南部の高地に分布．

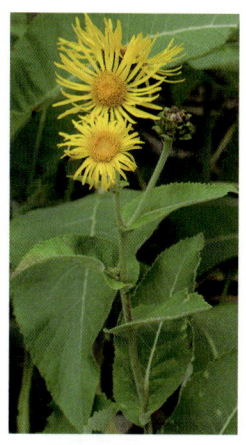

オオグルマ（花）

(x)　コンギク連 Asterae

約110属．

- シオン属 *Aster*　北アメリカ大陸，ユーラシア大陸を中心に多種が分布．
  　シオン *A. tataricus* L. f.　シベリア原産．根を**紫苑**（シオン）といい，漢方で鎮咳去痰薬とする．観賞用．
- *Bellis perennis* L.　daisy．ヨーロッパ，西アジア原産．全草を止血薬とする．
- ヒメムカシヨモギ属 *Erigeron*　約250種．
  　ヒメジョオン *E. annus* Pers.　北アメリカ原産．民間で利尿薬，結石病の治療薬として用いる．
  　ヒメムカシヨモギ *E. canadennsis* L.　北アメリカ原産．民間で外傷，浮腫，下痢の治療に用いる．
  　オオアレチノギク *E. sumatrensis* Retz.　南アメリカ原産，日本に帰化．
- ヨメナ *Kalimeris yomena* Kitam.　若苗を食用．
- アキノキリンソウ *Solidago virgaurea* L. subsp. *asiatica* Kitam.　日本，朝鮮半島．民間で健胃薬，利尿薬とする．

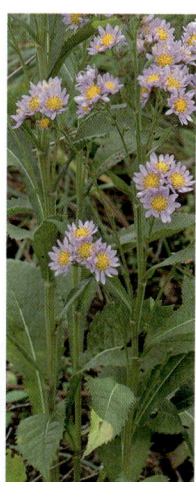

シオン（花）

(xi)　キク連 Anthemideae

約60属，旧大陸の熱帯以外に分布，地中海地域と南アフリカに多い．

- セイヨウノコギリソウ *Achillea millefolium* L.　葉と花を健胃薬，発汗薬，通経薬とする．精油を含む．
  　ノコギリソウ *A. sibirica* Ledeb.　全草を健胃薬，強壮薬とする．
- *Anacyclus pyrethrum* Link　北アフリカに分布．根を**ピレトルム根**と呼び，止痛薬，口中薬に用いる．
  　A. officinarum　ヨーロッパに分布．前種と同様に用いる．

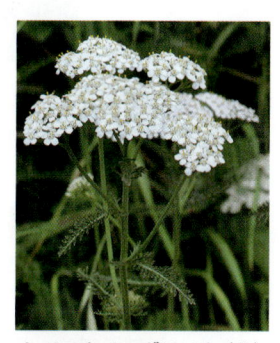

セイヨウノコギリソウ（花）

キキョウ目

- ローマカミツレ *Anthemis nobilis* L.　chamomile．西ヨーロッパ原産．頭花を感冒，リウマチの治療に用いる．
- コウヤカミツレ，ダイヤーズカモミル *A. tinctoria* L.　dyer's chamomile．ヨーロッパから西アジア原産．頭花は黄色染料の原料とする．
- ヨモギ属 *Artemisia*　世界中に分布．
- *A. cina* WILLKOMM　トルキスタン地方原産．つぼみの時期の頭花を**シナ花**といい，サントニン，精油を含み駆虫薬とする．サントニン製造原料．
- ミブヨモギ *A. maritima* L.　ヨーロッパ原産．サントニン製造原料．
- クラムヨモギ *A. kuramensis* QAZ.　パキスタン，アフガニスタン原産．サントニン製造原料．
- ヨモギ *A. princeps* PAMPAN.　葉を**艾葉**（ガイヨウ）といい，漢方で腹痛，吐瀉，出血の治療に用いる．もぐさの原料．
- オウシュウヨモギ *A. vurgaris* L.　北半球，とくにユーラシア大陸に分布．ヨーロッパでは，花穂と地下部を薬味に用いる．胃液と胆汁の分泌促進．
- カワラヨモギ *A. capillaris* THUNB.　日本，朝鮮半島，中国，ネパールなどに分布．頭花または頭花をつけた枝先を**茵陳蒿**（インチンコウ），若芽を**綿茵陳**（メンインチン）といい，黄疸，肝炎，蕁麻疹，浮腫の治療に用いる．

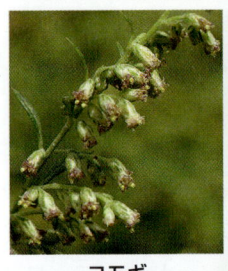

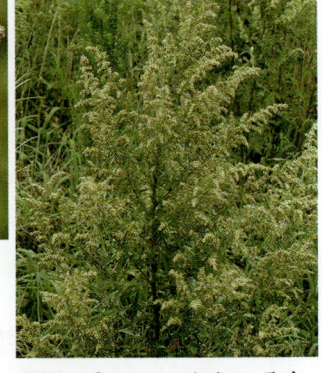

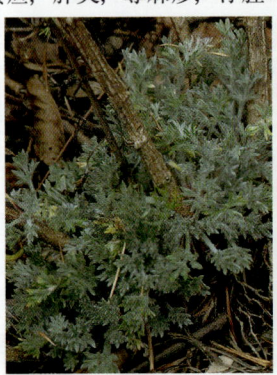

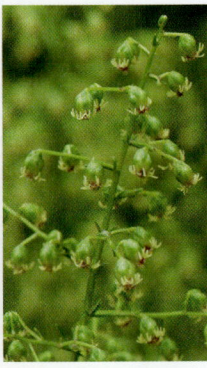

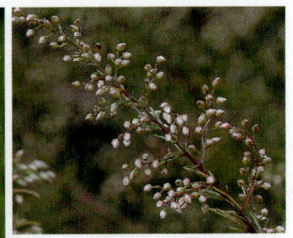

ヨモギ
花｜花

カワラヨモギ
葉｜花｜果実

- カワラニンジン *A. apiacea* HANCE　日本，朝鮮半島，中国に分布．**青蒿**（セイコウ）といい，胃腸病，歯痛，外傷に用いる．生薬．青蒿は，本種のほかクソニンジンおよび近縁種を基原とするものがある．
- クソニンジン *A. annua* L.　温帯アジア原産．黄花蒿（中国名）．全草に強い臭気がある．中国で発熱治療薬，皮膚病薬とする．セスキテルペン成分 artemisinin は抗マラリア薬とする．
- タラゴン，エストラゴン *A. dracunculus* L.　tarragon, estragon．中央アジアから

シベリアに分布．葉をフランス料理の香辛料に，また食欲増進，利尿，駆虫，通経薬とする．

ニガヨモギ *A. absinthium* L.　wormwood．苦艾（クガイ），アブシント．ヨーロッパ原産．精油，苦味質を含み，芳香性健胃薬，強壮薬，解熱薬，駆虫薬，アブサン酒の原料とする．過量は毒性．

A. abrotanum L.　南ヨーロッパから西アジアに分布．結核，腺病質の治療に用いる．

- キク属 *Chrysanthemum*

キクタニギク *C. boreale* Makino　日本，朝鮮半島，中国に分布．花の**菊花**（キクカ）を，打撲，るいれき，腫れもの，頭痛，眼病に用いる．

シマカンギク *C. indicum* L.　前種と同様に用いる．中国では野菊花．

キク *C. morifolium* Ramat.　中国原産．観賞用．菊花．

シロバナムシヨケギク *C. cinerariaefolium* Vis.　クロアチアのダルマチア地方原産．頭花を**除虫菊花**（ジョチュウギクカ）と呼び，殺虫剤とする．茎葉は蚊取線香原料．成分は pyrethrin, sinerin.

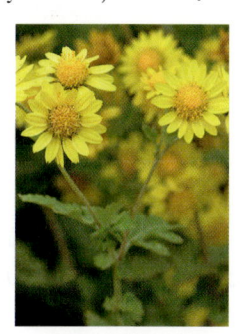

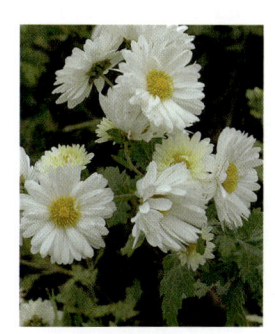

ニガヨモギ（花）

シマカンギク（花）　キク（抗白菊）（花）　シロバナムシヨケギク（花）

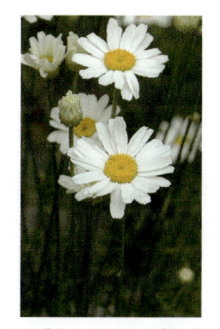

C. marschallii Asch. ex O. Hoffm.　アルメニア，コーカサス，北イラン産．殺虫剤．

- カミツレ属 *Matricaria*　地中海地方を中心に約50種が分布．

M. chamomilla L.　German chamomile．ヨーロッパ原産．頭花をカミツレと呼び，発汗薬，駆風薬，鎮痛薬，鎮痙薬，消腫薬，消炎薬，浴湯料とする．

- ワタスギギク，サントリナ，ラベンダー・コットン *Santolina chamaecyparissus* L.　santolina, common lavender cotton．南ヨーロッパ原産．精油成分 santolina oil を含み，全草を防虫剤として用いる．

- ヨモギギク *Tanacetum vulgare* L.　ユーラシア大陸に広く分布．発汗薬，利尿薬，興奮薬，駆虫薬とする．

ナツシロギク *T. parthenium* (L.) Sch. Bip.　ヨーロッパ原産．精油，ヨーロッパの伝承薬，偏頭痛，などの治療に．関節炎などの治療に用いる．

(**xii**)　**アフリカギク連** Arctotideae

約15属．ユーラシア大陸，とくに南アフリカに多い．

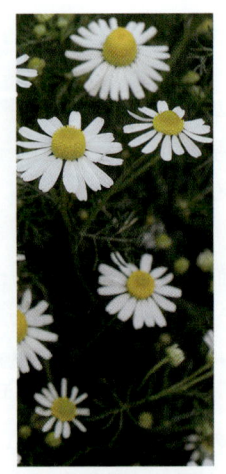

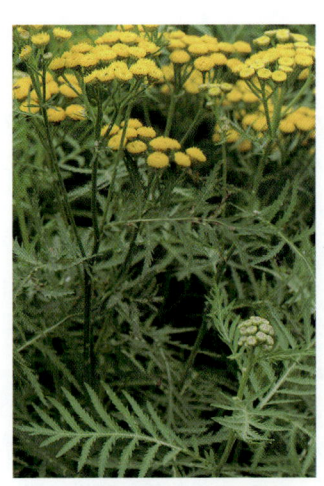

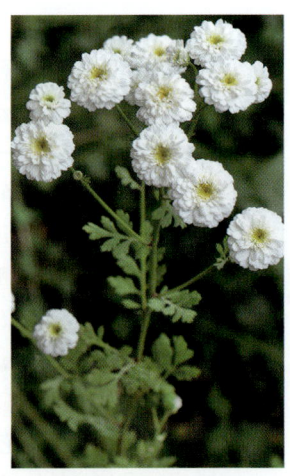

Matricaria chamomilla（花）　　ヨモギギク（花）　　ナツシロギク（花）

(xiii) コウヤボウキ連 Mutisieae

約70属，主に南半球に分布し，アンデス山系にとくに多い．
- ガーベラ *Gerbera jamesoni* Cass.　南アフリカ・トランスバール原産．観賞用．

B. 単子葉植物綱 Monocotyledoneae

種子の胚には子葉が1個．葉脈は通常平行脈で，花は3数性のものが多く，総苞が仏炎苞となるものが多い．維管束は形成層のない閉鎖維管束で，通常，小型の並立維管束が多数散在し，不整中心柱を形成する．根は放射維管束．サポニンを含むものはステロイドサポニンが多く，トリテルペンサポニンは少ない．

1) オモダカ目 Helobiae (Alismatales)

a) オモダカ科 Alismataceae

温帯から熱帯にかけて分布する多年生の沼沢生草本．茎は直立し，花序は輪生状の分枝が多く，総状または円錐状．花は通常両性で3数性，放射整正，外花被はがく（萼）片状，内花被は花弁状．子房は1室で上位．果実は通常閉果．
- *Alisma orientale* Juzepc.　シベリアから中国全土に分布．四川省，

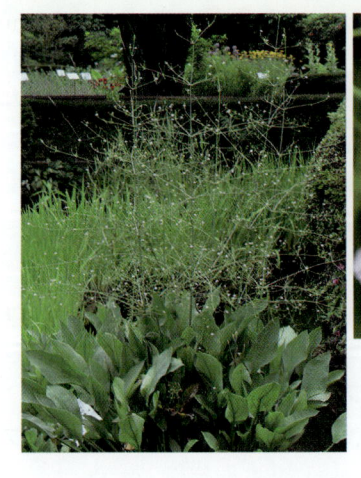

サジオモダカ
地上部　花

福建省で栽培される．球茎を**沢瀉**（タクシャ）と呼び，漢方で除湿薬，利水薬とする．成分はトリテルペンの alisol A monoacetate など．

- サジオモダカ *A. plantago-aquatica* L.　日本で沢瀉として同様に用いる．
- ヘラオモダカ *A. canaliculatum* A. Br. et Bouche　中国の長江流域以南に野生．全草を**大箭**（タイセン）と呼び，中国の民間で解毒薬とする．
- *Echinodorus macrophyllus* Michell　ブラジル．葉をシャペウ・デ・コウロと称し利尿や肝炎，リウマチに用いる．ジテルペノイドの echinophyllin A〜F, echinodolides A, B などを含む．

2) ユリ目 Liliflorae

一般に多年生の草本で地下茎をもつものが多い．植物の種類が多く，単子葉植物のなかで中心的．この目から，風媒花群のイネ目，虫媒花群のショウガ目，ラン目などが派生したと考えられる．

a) ユリ科 Liliaceae

220属約3,500種あり，りん（鱗）茎，球茎，根茎など地下茎をもつものが多く，木本は少ない．花は等花被で，子房はおおむね上位で3室．成分としてサポニン，あるいはアルカロイドを含むものなどがある．

- ニンニク *Allium sativum* L.　西アジア原産．りん茎を**大蒜**（タイサン）と呼び，健胃薬，整腸薬，強壮薬，利尿薬，駆虫薬などに用いる．成分の alliin は無臭だが，分解して allicin になり独特の匂いを発する．辛味，甘味，うま味があり，食用にされる．allicin には，殺菌作用，ビタミン B_1 の増強作用などがある．
- エゾネギ *A. schoenoprasum* L.　chives. 北アメリカおよびヨーロッパに野生し，世界的に栽培．新鮮葉や乾燥葉を薬味，防腐，利尿．含硫物質 isoalliin, dipropyl disulfide, allicin などを含む．
- ニラ *A. tuberosum* Rottl.　中国あるいはインド原産．日本でも古くから栽培し，葉を食用にしている．種子を**韮子**（キュウシ）と呼び，頻尿，遺精などに強壮薬として用いる．葉を**韮白**（キュウハク）と呼び，消化器の衰弱，出血などの治療に用いる．
- ラッキョウ *A. chinense* Don.　りん茎を食用にするため栽培される．りん茎を湯通しして乾燥したものを**薤白**（ガイハク）と呼び，漢方で狭心症などの心臓疾患に用いる．
- チョウセンノビル *A. macrostemon* Bunge　りん茎を食用，健胃整腸薬，あるいは薤

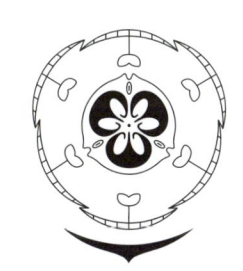

Polygonatum
ユリ科
$P_{(3+3)}A_{3+3}G_{(3)}$

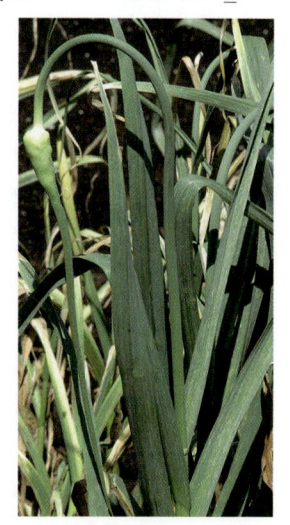

ニンニク（つぼみ，写真左）

白の代用とする．

- タマネギ *A. cepa* L.，ネギ *A. fistulosum* L.　りん茎および葉を食用，発汗薬，駆風薬，浄血薬とする．
- *Aloe africana* MILL.，*A. ferox* MILL.，*A. spicata* L. f.　いずれも南アフリカ原産．これらの種間雑種とともに栽培される．葉の汁液を乾燥したものを**アロエ**（ロカイ，蘆薈）といい，瀉下薬，健胃強壮薬とする．
- キュラソウアロエ（アロエ・ベラ）*A. barbadensis* MILL.（*A. vera* L.）　南アフリカから西インド諸島のキュラソウ島，バルバドス島に導入して栽培されているもの．
- キダチアロエ *A. arborescens* MILL.　南アフリカ原産．日本でも民間薬として使われる．葉の汁を健胃整腸，抗潰瘍，火傷などに外用消炎薬とする．
- ハナスゲ *Anemarrhena asphodeloides* BUNGE　中国原産．根茎を**知母**（チモ）と呼び，漢方で消炎解熱薬とする．
- *Asagraea officinalis* LINDL.　中央・南アメリカ原産．多年草．種子を**サバジルラ子**と呼び，体外寄生虫駆除薬，刺激興奮薬とする．
- クサスギカズラ *Asparagus cochinchinensis* MERR.　中国，日本南部自生．根を**天門冬**（テンモンドウ）と呼び，漢方で鎮咳薬，去痰薬，強壮薬とする．
- マツバウド *A. officinalis* L. var. *altilis* L.　ヨーロッパ原産．若い茎は食用のアスパラガス．根を利尿薬とする．
- ハラン *Aspidistra elatior* BLUME　中国原産．根茎を活血薬，利尿薬，去痰薬，鎮痛薬とする．
- イヌサフラン *Colchicum autumnale* L.　ヨーロッパ原産．種子を**コルヒクム子**，球茎を**コルヒクム根**と呼び，痛風鎮痛薬，および植物染色体倍加ホルモンとする colchicine

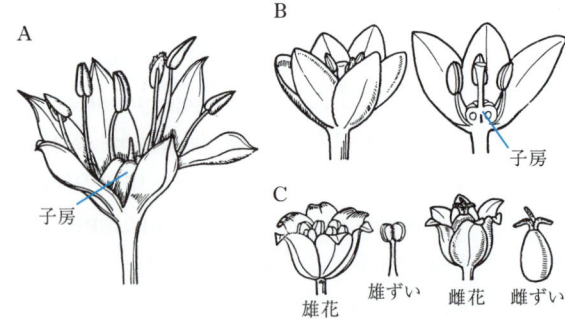

ニラ（A），ヤブラン（B）とサルトリイバラ（C）の花
（井波一雄 原図）

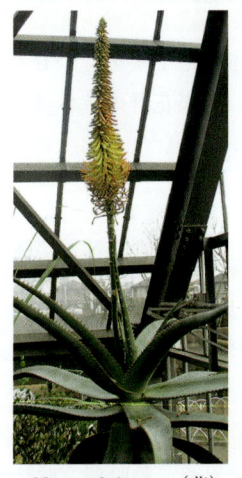

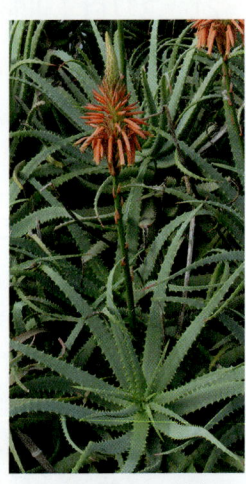

Aloe africana（花）　　キダチアロエ（花）

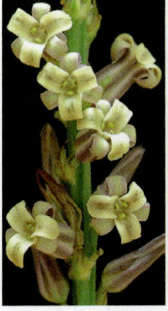

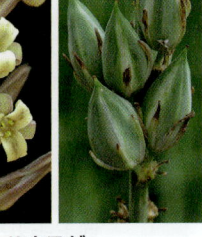

ハナスゲ
花｜果実

の製造原料とする．

- スズラン *Convallaria keiskei* Miq．，ドイツスズラン *C. majalis* L．根と根茎に強心配糖体を含み，強心利尿薬とする．
- カタクリ *Erythronium japonicum* Decne．日本各地に自生．りん茎のデンプンのカタクリ粉を食用，滋養強壮薬，緩和薬，皮膚撒布薬とする．
- アミガサユリ *Fritillaria thunbergii* Miq．，*F. unibracteata* Hsiao et K. C. Hsia，*F. cirrhosa* D. Don　中国原産．日本でも栽培される．りん茎を**貝母**（バイモ）と呼び，漢方で鎮咳薬，去痰薬，排膿薬とする．
- ユリグルマ *Gloriosa superba* L．東南アジア原産．イヌサフランと同様，colchicine 製造原料とする．近年，花卉，観賞用目的の栽培が増えた．
- ホンカンゾウ *Hemerocallis fulva* L．中国原産．栽培される．根の肥大した塊根を**萱草根**（カンゾウコン）と呼び，利尿薬，消炎薬，止血薬とする．花を**金針菜**（キンシンサイ）と呼び，塩蔵品を食用にするほか消炎薬，止血薬とする．
  ヤブカンゾウ *H. fulva* L. var. *kwanso* Regel　日本に野生．前種の代用にする．
- *Lilium brownii* F. E. Brown var. *colchestri* Wils．中国に広く分布し，栽培される．りん茎を**百合**（ビャクゴウ）と呼び，鎮咳薬，鎮静薬，滋養強壮薬，利尿薬とする．中国でも類似植物を同様に用いる．日本でも，ヤマユリ *L. auratum* Lindl．，オニユリ *L. lancifolium* Thunb．，ササユリ *L. makinoi* Koidz．，コオニユリ *L. pseudotigrinum* Carr．などが用いられる．
- ヤブラン *Liriope platyphylla* Wang et Tang，リュウキュウヤブラン *L. spicata* Lour．中国，日本に野生．園芸植物として栽培される．根の肥大した塊根を**大葉麦門冬**（ダイヨウバクモンドウ）と呼び，セッコウリュウノヒゲに代わり，麦門冬の代用にされる．

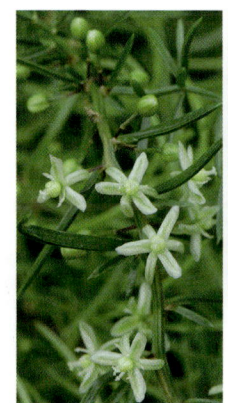

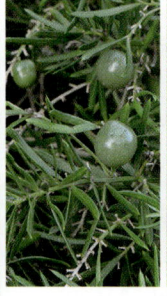

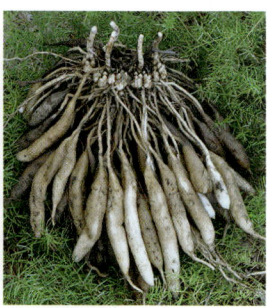

クサスギカズラ
花♀｜果実｜塊根

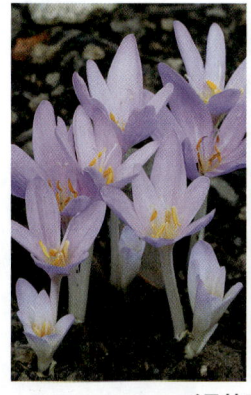

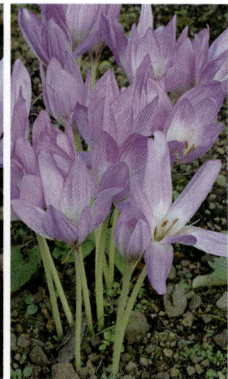

イヌサフラン
花(小型)｜花

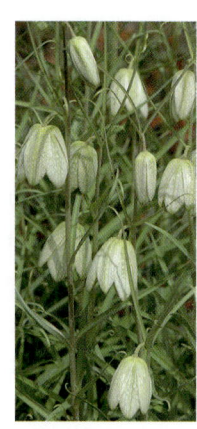

アミガサユリ（花）

- **ノギラン** *Metanarthecium luteo-viride* MAXIM. 日本各地に自生．民間で全草を脚気，糖尿病などの水腫に，利尿薬として用いる．
- **セッコウリュウノヒゲ** *Ophiopogon chekiangensis* K. KIMURA et MIGO 中国各地に自生．浙江省，四川省などで栽培される．根の一部が肥大した塊根を**麦門冬**（バクモンドウ）と呼び，漢方で去痰薬，強壮薬，鎮咳薬とする．成分は粘液と多種類のサポニン．
- **ジャノヒゲ** *O. japonicus* KER-GAWL. 日本各地に自生．園芸用に栽培される．麦門冬として用いられる．

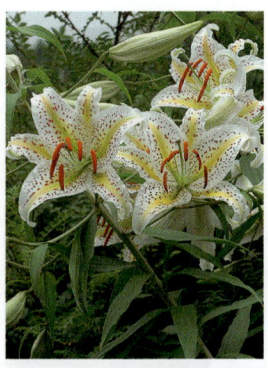

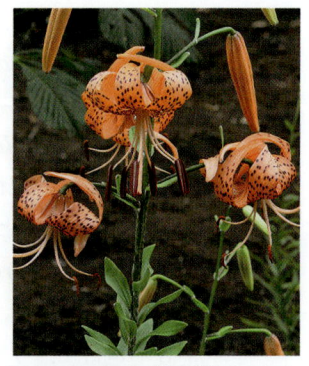

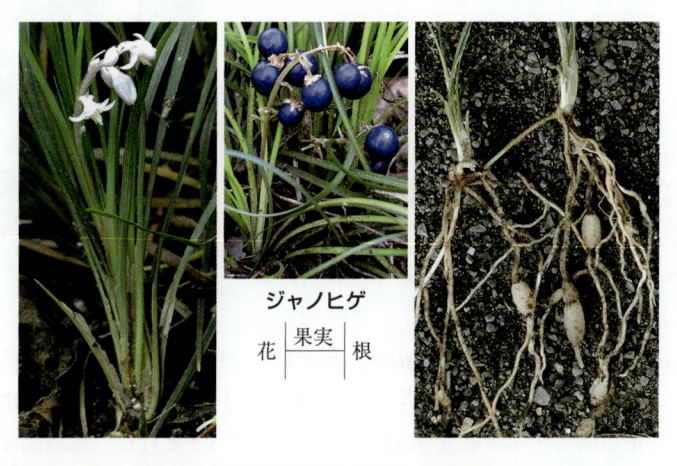

ヤマユリ（花）　　　オニユリ（花）

ジャノヒゲ　花｜果実｜根

- **カギクルマバナルコユリ** *Polygonatum sibiricum* REDOUT. 中国各地に自生．栽培される．根茎を**黄精**（オウセイ）と呼び，漢方で強壮薬とする．類似植物で同様に用いられるものが多い．
- **ナルコユリ** *P. falcatum* A. GRAY. 日本各地．日本で黄精として前種同様に用いる．
- **アマドコロ** *P. odoratum* DRUCE var. *pluriflorum* OHWI 中国，日本の山地に自生．根茎を**玉竹**（ギョクチク），または**萎蕤**（イズイ）と呼び，漢方で滋養強壮薬，止渇薬とする．
- **オモト** *Rhodea japonica* ROTH 中国および日本の暖地に自生．根茎を**万年青根**（マンネンセイコン）と呼ぶ．葉，花などを強心利尿薬とする．
- **ナギイカダ** *Ruscus aculeatus* L. butcher's broom．ヨーロッパおよびアフリカに分布．根茎や若芽，葉を解熱，利尿，痔疾，痛風に用いる．若芽は生食．根茎にサポゲニン neoruscogenin のほか，果実の pelargonidin の配糖体類は食品用天然色素として期待されている．

8. 被子植物門　263

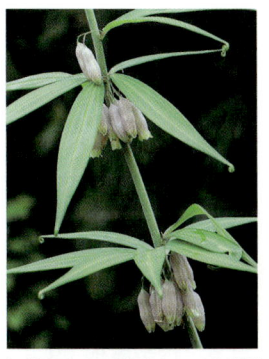

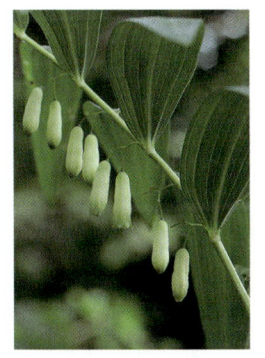

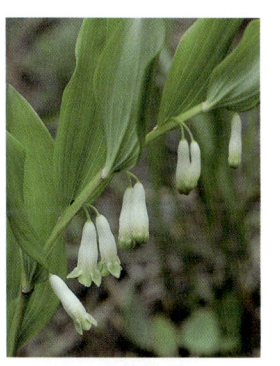

ユリ目

カギクルマバナルコユリ（花）　　ナルコユリ（花）　　アマドコロ（花）

- **ケナシサルトリイバラ** *Smilax glabra* Roxb.　　中国各地に自生．つる性低木．根茎を**山帰来**（サンキライ），または**土茯苓**（ドブクリョウ）と呼び，排膿薬，解毒薬とする．
- **サルトリイバラ** *S. china* L.　　日本，中国に自生．**菝葜**（バッカツ）として，前種と同様に用いる．
- *S. medica* Schltr. et Cham.，*S. officinalis* Kunth，*S. ornata* Hook. f.　　中央アメリカに自生．根を**サルサ根**と呼び，皮膚病，梅毒，リウマチなどの治療に用いる．
- **エンレイソウ** *Trillium smallii* Maxim.　　日本各地に自生．根茎を**延齢草根**（エンレイソウコン）と呼び，胃腸薬，催吐薬にする．
- *T. erectum* L.　　北アメリカ東部に自生．根茎を収れん薬，刺激薬，通経薬，去痰薬などに用いる．
- **アマナ** *Tulipa edulis* Bak.，**ヒロハアマナ** *T. latifolia* Mak.　　日本各地に自生．りん茎を**山慈姑**（サンジコ）と呼び，滋養強壮薬とする．中国では，ラン科の *Cremastra variabilis* Nakai などの球茎を山慈姑とする．
- **カイソウ** *Urginia maritima* Bak.　　地中海沿岸地方原産．りん茎を**海葱**（カイソウ）と呼び，強心利尿薬とする．強心配糖体を含む．

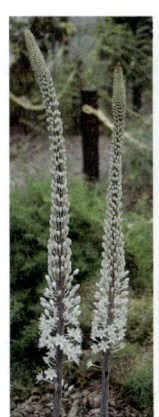

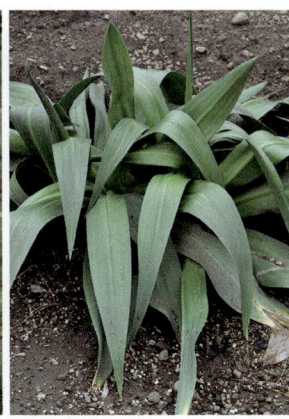

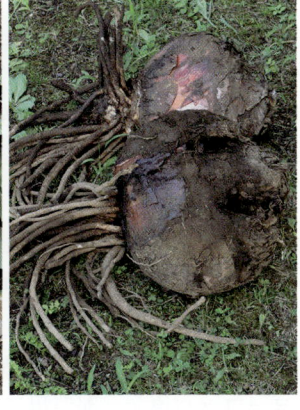

カイソウ
花｜葉｜りん茎

- *Veratrum album* L.　　ヨーロッパからアジア北部に分布．根茎を**白藜蘆根**（ハクリロコン）と呼び，家畜の皮膚殺虫薬や催吐薬などとする．総アルカロイドに血圧降下作用が

あるが，催吐などの副作用がある．

バイケイソウ *V. grandiflorum* Loes. f.，　**コバイケイソウ** *V. stamineum* Maxim.
日本に自生．白藜蘆根の代用とする．春先の新芽は山菜のコバノギボウシ *Hosta sieboldii* Ingram と見誤られ，植物中毒の原因になりやすい．

V. nigrum L.　ヨーロッパから中国東北部にかけて分布．根茎を**黒藜蘆根**（コクリロコン）と呼び，前種と同様に用いる．

シュロソウ *V. maackii* Regel var. *reymondianum* Hara　日本に自生．黒藜蘆根の代用とする．

V. viride Ait.　北アメリカ，ヨーロッパに自生．根茎を**緑藜蘆根**（リョクリロコン）と呼び，前種と同様に用いる．

b) ビャクブ科 Stemonaceae

茎は直立または，つる性．根茎または球茎がある．果実はさく果．花は等花被花，2数性．アルカロイドを含む．

- **ビャクブ** *Stemona japonica* Miq.，　**タチビャクブ** *S. sessilifolia* Miq.，　**トウビャクブ** *S. ovata* Nakai
中国原産．日本でも栽培される．根を**百部根**（ビャクブコン）と呼び，皮膚寄生虫駆除薬，駆虫薬，殺菌薬などに用いる．

- **タマビャクブ** *S. tuberosa* Lour.　台湾原産．**百部**（ビャクブ）として，前種と同様に用いる．

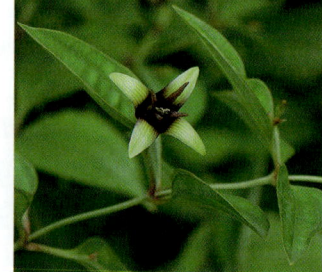

ビャクブ（花）

c) リュウゼツラン科 Agavaceae

熱帯，亜熱帯に多く，子房上位ないし下位．サポニンを含む．

- **リュウゼツラン** *Agave americana* L.　中央・南アメリカ原産．民間薬として，利尿薬，あるいは梅毒，淋病に用いる．

d) ヒガンバナ科 Amaryllidaceae

世界で86属約1,000種．多くはりん茎をもつ多年生草本．葉は根生し，狭長で全縁．花は単生または散形花序，子房下位．アルカロイドを含むものが多い．

- **キンバイザサ** *Curculigo orchioides* Gaertn.　日本の暖地，中国に自生．根茎を**仙茅**（センボウ）と呼び，漢方で強壮薬とする．

- **マツユキソウ，ユキノハナ** *Galanthus nivalis* L.　snow drop．東ヨーロッパ原産．園芸用に栽培される．りん茎に含まれるアルカロイド，galanthamine は小児麻痺後遺症などの運動機能回復に使われる．ガランタミン臭化水素酸塩

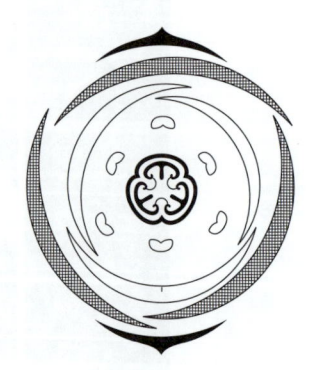

Galanthus
ヒガンバナ科
$K_3C_3A_{3+3}G_{\overline{(5)}}$

は，アルツハイマー型認知症治療薬として使われている．

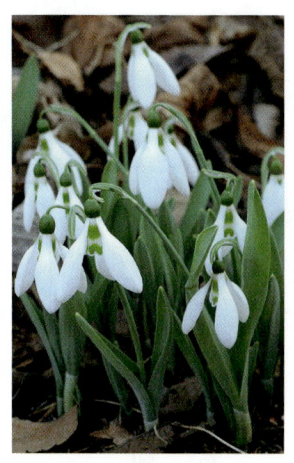

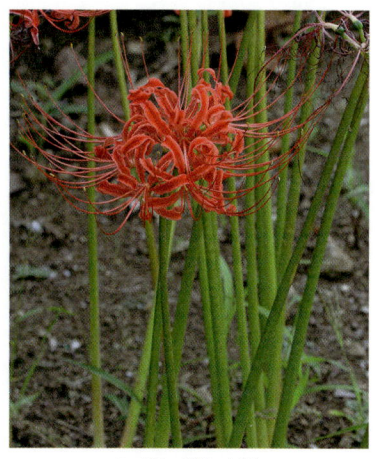

マツユキソウ（花）　　　　　ヒガンバナ（花）

- **ヒガンバナ** *Lycoris radiata* HERB.　日本，中国の暖地に自生．栽培される．りん茎を**石蒜**（セキサン）と呼び，催吐薬，去痰薬とするが，アルカロイド lycorine の毒性が強い．

  キツネノカミソリ *L. sanguinea* MAXIM.，　**ナツズイセン** *L. squamigera* MAXIM.　いずれも日本に自生．前種と同様に用いられる．

- **スイセン** *Narcissus tazetta* L. var. *chinensis* ROEM.　中国，日本の暖地海岸に自生．栽培される．りん茎を**水仙根**（スイセンコン）と呼び，生のまますりおろして，乳腫，その他に外用する．ニラと見誤られ，植物中毒の原因になりやすい．

e)　タシロイモ科 Taccaceae

- **タシロイモ** *Tacca pinnatifida* FORST.　根茎からデンプンを採り，アロールート・スターチの一種とする．

f)　ヤマノイモ科 Dioscoreaceae

熱帯，亜熱帯に多いつる性の多年生草本．葉は対生または互生で，葉脈は網状．根または根茎が大きく発達する．ステロイドサポニンを含むものが多く，各種のステロイドホルモンなど医薬品の合成原料になる．

- **ナガイモ** *Dioscorea batatas* DECNE.　中国原産．主として食用のため中国，日本で栽培される．つる性の茎などが紫色を帯びる．太い根茎から長い肥大根に連続する部分（担根体）を**山薬**（サンヤク），**薯蕷**（ショヨ）と呼び，漢方で強壮薬とする．

  ダイジョ *D. alata* L.　yam．熱帯で栽培．食用．台湾で山薬とする．

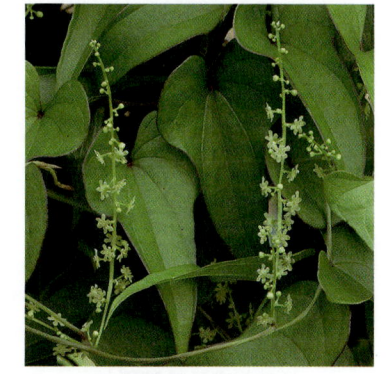

ナガイモ（花♂）

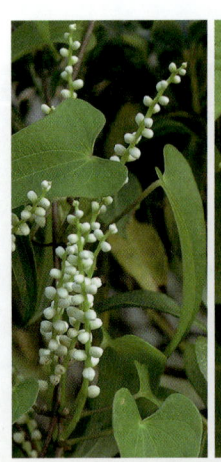

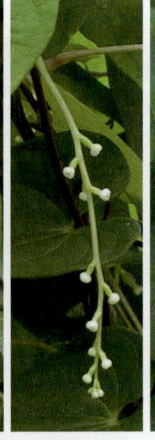

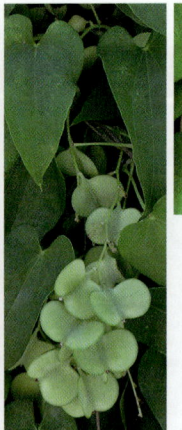

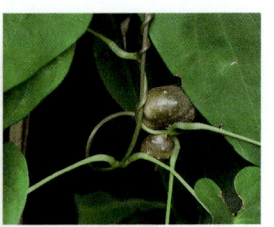

ヤマノイモ
花♂｜花♀｜果実｜むかご

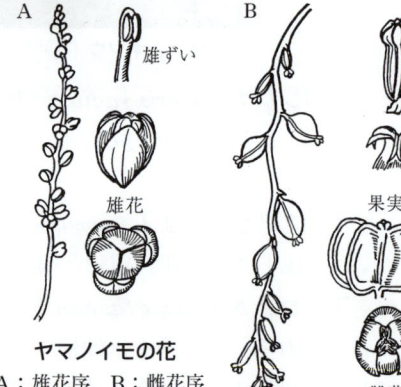

ヤマノイモの花
A：雄花序，B：雌花序.
（井波一雄 原図）

- ヤマノイモ *D. japonica* Thunb. 日本の暖地に自生．ナガイモと同様に用いられる．
- ニガカシュウ *D. bulbifera* L. f. *spontanea* Makino et Nemoto 日本南部，中国，東南アジア，インドまで分布．貯蔵根を**黄薬子**（オウヤクシ）と呼び，解毒薬，止血薬とする．
- ウチワドコロ *D. nipponica* Makino 日本中部以北，および中国東北，朝鮮半島に分布．肥大した貯蔵根を**穿山竜**（センザンリュウ）と呼び，リウマチなどに用いる．
- ソメモノイモ *D. rhipogonioides* Oliv. 沖縄，台湾，中国南部に分布．根茎を**薯榔**（ショロウ）と呼び，止血薬や染料として用いる．
- オニドコロ *D. tokoro* Makino 日本，中国に自生．根茎を**萆薢**（ヒカイ）と呼び，リウマチなどに用いる．
- ワイルドヤム *D. villosa* L. 北アメリカに分布．根茎（担根体）を利尿，去痰，リウマチ，鎮痛などに用いるほか，女性の月経前症候群，生理痛，豊胸，男性の育毛目的に内用または外用例がある．ジオスシン dioscin や protodioscin などのステロイドサポニンやフラバノール afzelechin の配糖体などを含む．
- メキシコヤム *D. mexicana* Sheidw. 中央アメリカに分布．根茎は数十 kg にも成長し，各種ステロイド剤原料の diosgenin を得る目的で栽培．

g) アヤメ科 Iridaceae

一般に根茎の発達する多年生草本で，葉は狭細，基部が互いに抱き合った跨状葉のものが多い．花は頂生し，子房下位．果実はさく果．イソフラボン，精油，サポニン，カロチノイドなど成分は特徴的．

- ヒオウギ *Belamcanda chinensis* (L.) DC.　日本，中国をはじめ，アジアに広く分布．根茎を**射干**（ヤカン）と呼び，消炎薬，鎮咳薬，去痰薬とする．
- サフラン *Crocus sativus* L.　ヨーロッパ南部原産．各地で栽培される．雌しべの柱頭の部分を**サフラン**と呼び，鎮静薬，鎮痛薬，通経薬などにし，食品の着色料あるいはスパイスとして用いる．
- ニオイイリス *Iris florentina* L.，ムラサキイリス *I. germanica* L.，シボリイリス *I. pallida* Lam.　ヨーロッパ南部原産．園芸植物アイリスとして，多くの品種がつくられ，各地で栽培される．根茎を**イリス根**と呼び，矯味矯臭薬，芳香健胃薬などにする．

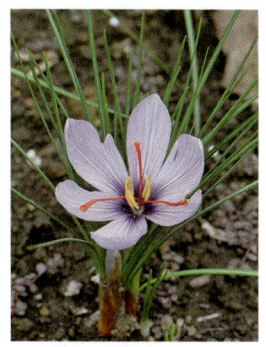

サフラン（花）

　　I. versicolor L.，*I. caroliniana* Watson　北アメリカ原産．根茎を消炎薬，利尿薬とする．
　　ネジアヤメ *I. pallasi* Fisch.　中国北部，東北，朝鮮半島に自生．種子を**馬藺子**（バリンシ）と呼び，解毒薬，止血薬，消炎薬などとする．
　　イチハツ *I. tectorum* Maxim.　中国南部原産．日本にも渡来している．根茎を**鳶尾根**（エンビコン）と呼び，催吐薬あるいは瀉下薬とする．

3) イグサ目 Juncales

a) イグサ科 Juncaceae

温帯から寒帯の湿地に自生．風媒花，果実はさく果．
- イ，フトイ *Juncus decipiens* Nakai　アジア，北アメリカに自生．茎の髄を**灯心草**（トウシンソウ）と呼び，利尿薬とする．
　　ホソイ，コヒゲ *J. decipiens* Nakai f. *utilis*　畳表に使われる．

4) ツユクサ目 Commelinales

草本．花は等花被，または異花被．3数性または2数性5輪．

a) ツユクサ科 Commelinaceae

主に熱帯から亜熱帯に分布．草本．有節茎で葉鞘をもつ互生葉がある．花は両性，異花被，子房上位，果実はさく果．
- ツユクサ *Commelina communis* L.　各地に自生．一年生草本．全草を**鴨跖草**（オウセキソウ）と呼び，利尿薬とする．
　　オオボウシバナ *C. communis* L. var. *hortensis* Makino　花弁のアントシアニン色素が水溶性で，染色の下絵用に使う．

- ムラサキオモト *Rhoeo discolor* Hance　　メキシコ原産．葉は整腸薬とする．

b) ホシクサ科 Eriocaulaceae

- ホシクサ *Eriocaulon sieboldianum* Siebold et Zucc. ex Steud.　　花のついた全草を**穀精草**（コクセイソウ）と呼び，視力の増強薬とする．

5) イネ目 Graminales

a) イネ科 Gramineae

世界に分布し，700属 8,000種．日本には約 100属 300種．通常，草本，タケ類のみが木本様となる．茎は中空で円柱状または偏平，節のある稈（かん）となる．葉は互生，葉鞘は管状にならず茎を抱いている．葉鞘と葉身の境に小舌 ligula がある．花は両性まれに単性，無花被で苞葉の変形した頴（えい）glume で覆われている．小型花は外えいの腋にあって，外えいの1個と並んで通常2個の竜骨突起のある内えいがあり，多くの場合，さらに外えいの上部におおむね基部まで2裂した小型の第2内えいが1個あり，外えいにはしばしば芒（のぎ）がある．雄ずいはおおむね3個，心皮は1個で子房は1室1胚珠．大部分は風媒花．種子はデンプンに富んだ胚乳をもつ．果実はえい果．9亜科に分けられる．

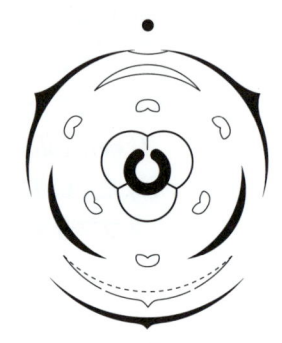

Gramineae
イネ科
$P_2A_{3+3}G_{\underline{1}}$

- カラスムギ *Avena fatua* L.　　ヨーロッパから日本に分布，栽培．脱穀したものを燕麦（オートミール）といい，粥や製菓原料とする．種子の水性エキスは抗酸化および保湿目的で香粧品原料として用いる．
- ハトムギ *Coix lacryma-jobi* L. var. *ma-yuen* Stapf　　タイなどの東南アジア各国で食用穀物として生産され，中国，日本でも畑地で栽培される．一年草．精白して種皮を除いた種子を**薏苡仁**（ヨクイニン）と呼び，漢方では消炎薬，利尿薬，鎮痛薬，鎮痙薬，健胃薬，強壮薬などに用いる．民間では，イボ，肌あれなどに用いる．

  ジュズダマ *C. lachryma-jobi* L.　熱帯アジアの原産．日本にも暖地の水辺に野生が多い．多年草．果実を**川穀**（センコク）と呼び，ハトムギの代用に用いる．

- シトロネラソウ *Cymbopogon nardus* Rendle ，レモングラス *C. citrarus* Stapf ，パルマローザ *C. martini* Stapf　　インドネシア，スリランカなど，南アジア各

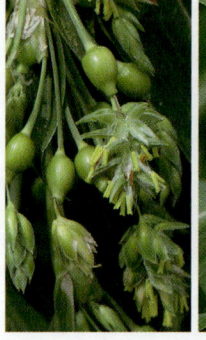

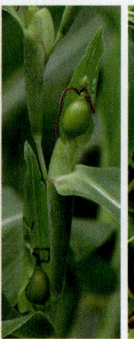

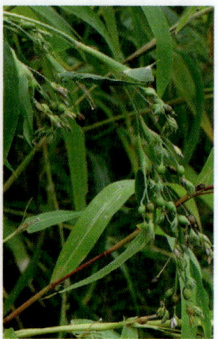

ハトムギ
花雄しべ｜花雌しべ｜果実

地で栽培．葉から精油，それぞれシトロネラ油，レモングラス油，パルマローザ油を採り，いずれも調合香料の原料とする．

- **チガヤ** *Imperata cylindrica* Beauv. var. *koenigii* Durand et Schinz　日本，中国など．路傍その他に普通に野生．多年草．根茎を**茅根**（ボウコン）と呼び，漢方で利尿薬，消炎薬，止血薬などに用いられる．

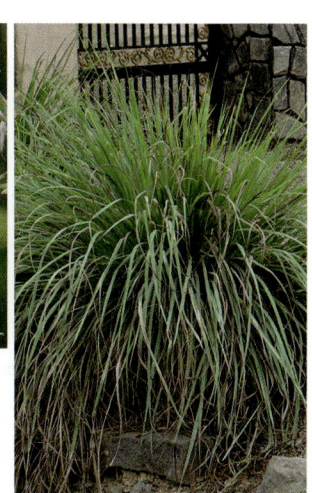

- **ドクムギ** *Lolium temulentum* L.　ヨーロッパ産．一年草．花に寄生する菌により，perlotine, temuline などの有毒アルカロイドがつくられる．飼料に混入して，家畜に中毒を起こすことがある．

- **ササクサ** *Lophatherum gracile* Brongn., **トウササクサ** *L. sinenese* Rendle　森林中などに野生．多年草．葉を**淡竹葉**（タンチクヨウ）と呼び，利尿薬とする．

- **イネ** *Oryza sativa* L.　インド原産．古代に中国を経由して日本にも渡来．世界の主要穀物の1つ．米，食用，日本酒醸造原料．種子のデンプンの**コメデンプン**は賦形剤として優れている．果皮（米糠）から採る脂肪油の米糠油は，食用および薬用（軟膏，注射薬基剤）．

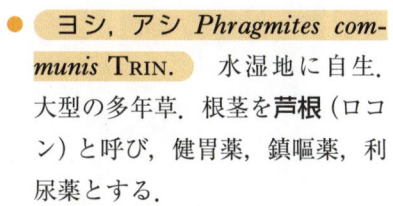

- **ヨシ，アシ** *Phragmites communis* Trin.　水湿地に自生．大型の多年草．根茎を**芦根**（ロコン）と呼び，健胃薬，鎮嘔薬，利尿薬とする．

- **ハチク** *Phyllostachys nigra* Munro var. *henonis* Stapf　中国，日本で栽培される．若い茎の表皮を去り，叩きつぶしたものを**竹茹**（チクジョ）と呼び，清熱薬，涼血薬などとする．

- **サトウキビ** *Saccharum officinarum* L.　世界各地の熱帯，亜熱帯で栽培される．茎の汁液を煮詰めた糖蜜からショ糖を採る．糖蜜はアスコルビン酸の製造原料．

レモングラス
花｜野生

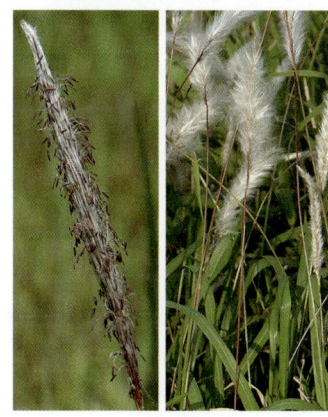

チガヤ
花｜果実

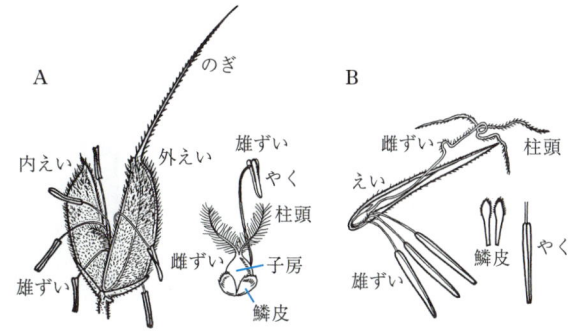

イネ科植物の花
A：イネ，B：マダケ *Phyllostachys bambusoides*.
（井波一雄 原図）

- **クマザサ** *Sasa veitchii* Rupr. 日本で栽培．**チシマザサ** *S. kurilensis* Makino et Shibata，**チマキザサ** *S. palmata* (Bean) Nakai が混同され，**隈笹**，**熊笹**と称される．乾燥葉は茶剤，水性エキスを抗疲労，食欲不振，体臭・口臭除去などに用いる．

- **ライムギ** *Secale cereale* L. 食用穀物として栽培される．果実に寄生するバッカクキン *Claviceps purpurea* Tulasne の菌核を**麦角**（バッカク）と呼び，子宮収縮薬エルゴタミン ergotamine，エルゴトキシンをつくる（p. 93 参照）．

- **コムギ** *Triticum vulgare* Vill. 西アジア原産．主要穀物として栽培される．種子のデンプンの**コムギデンプン**は賦形剤などに用いられる．種子のタンパク質からグルタミン酸ナトリウムが製造される．

- **ベチバー** *Vetiveria zizanioides* Stapf インドネシア，レユニオン島などで栽培される．多年草．根茎の精油を**ベチバー油**といい，配合香料の原料とする．

- **トウモロコシ** *Zea mays* L. 熱帯アメリカ原産．各地で穀物として栽培される．種子のデンプンの**トウモロコシデンプン**は賦形剤，脂肪油の**トウモロコシ油**は基剤として用いられ，花柱を**玉蜀黍蕊**（ギョクショクショズイ）あるいはナンバ毛と呼び，利尿薬とされる．

- **マコモ** *Zizania latifolia* Turcz. ex Stapf 担子菌の一種 *Ustilago esculenta* が寄生し肥大した新芽を，**真菰筍**（マコモダケ）と称し，食用にする．

  - *Z. aquatica* L. 北アメリカに分布．種子を wild rice と称し，食用にする．

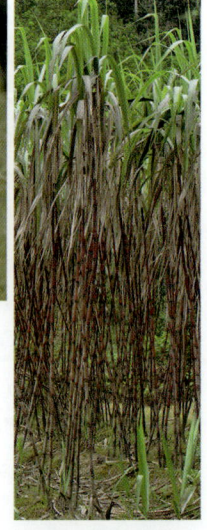

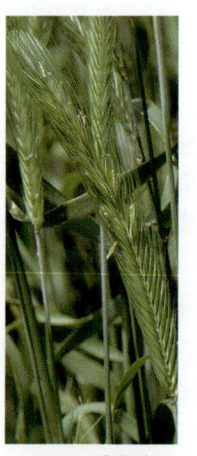

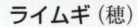

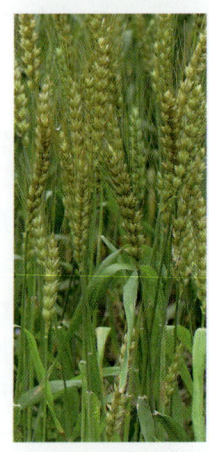

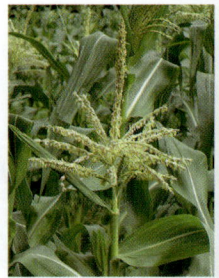

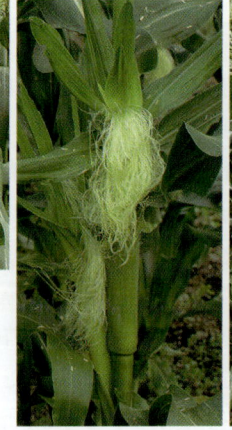

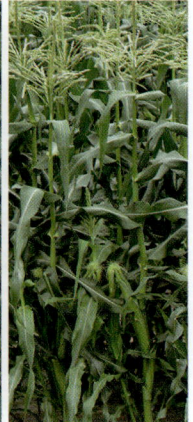

8. 被子植物門　271

6) ヤシ目 Principes

葉は掌状あるいは羽状脈で通常生長して全裂する．花は単性．小さく多数が穂状または円錐花序につき，大型の苞がある．

a) ヤシ科 Palmae

主として熱帯産．236属3,400種．おおむね高木状，多くは無分枝，幹は直立し肥大生長しない．葉は葉柄，葉身とも硬質で単葉，生長とともに折れ目が裂けて，成葉では全裂状になるものが多い．

- **ビンロウジュ** *Areca catechu* L.　マレー半島原産．インドシナ，台湾，海南島などで栽培．種子を**檳榔子**（ビンロウジ）と呼び，漢方で条虫駆除薬とする．縮瞳薬または条虫駆除薬となるアレコリン臭化水素酸塩の原料とする．

- **サトウヤシ** *Arenga saccharifera* Labill., *A. pinnate* Merr.　花柄の分泌する液からショ糖を採る．

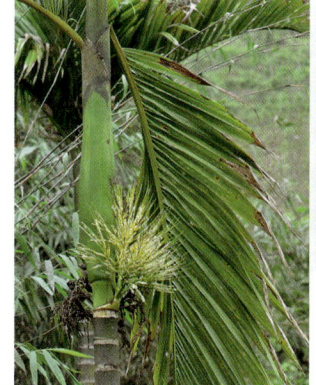

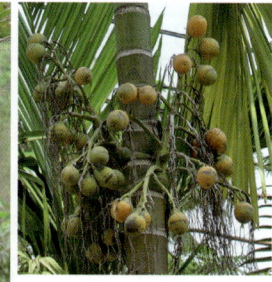

- **オウギヤシ** *Borassus flabellifer* L.　アフリカ，インド，東南アジアに分布．仏典の多羅（タラ）のこと．インドネシアで雌花を強壮薬，花序や葉の残基から得た樹液からは砂糖を得る．胚乳は食用．葉の水エキスには，抗老化およびしわ改善作用がある．

- **ココヤシ** *Cocos nucifera* L.　東南アジア原産．熱帯各地，とくに太平洋諸島で栽培．未成熟果の種子油のココナッツ油は，軟膏基剤，石けん，整髪料，食用などに使われる．成熟果の種子油の**コプラ油**は，石けん，マーガリン，ロウソクなどの原料とする．

- **カルナウバヤシ** *Coperrica cerifera* Mart.　ブラジル原産．葉の裏面にロウ皮として分泌するロウの**カルナウバロウ**は，糖衣錠のコーティング剤，カーボン紙，ワックスなどの原料に用いられる．

- **キリンケツヤシ** *Daemonoropus draco* Blume　インドネシアで栽培．果実から滲出する赤色の液が乾いたものを**麒麟竭**（キリンケツ）と呼び，止瀉薬，止血薬とする．

- **アブラヤシ** *Elaeis guinensis* Jacq.　アフリカ西部原産．熱帯各地で栽培．中果皮から脂肪油の**パーム油**を採る．石けんの原料．

- **サゴヤシ** *Metroxylon sagu* Rottb.　マレーシア，インドネシアに多く栽培．開花直

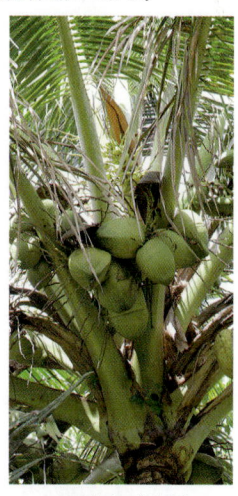

ビンロウジュ
花｜果実

ココヤシ（果実）

前の幹の髄から採るデンプンの**サゴデンプン**を，食用その他に用いる．

- モサゴヤシ *M. rhumphii* Mart.　ニューギニア原産．前種と同様にデンプン原料．
- ナツメヤシ *Phoenix dactyrifera* L.　インド西部原産．インド，イラン，サウジアラビア，イラクなどで栽培．果実を**海棗**（カイソウ）と呼び，緩和薬，栄養剤とする．食用．
- ノコギリヤシ *Serenoa repens* (W. Bartram) Small ， *S. serrulata* Hook.　saw palmetto．果実を前立腺肥大症の改善，夜間多尿症に用いる．

7) サトイモ目 Spathiflorae

a) サトイモ科 Araceae

熱帯から温帯にかけて110属1,800種．多くは多年生草本．しばしば球茎あるいは塊茎をつくる．花は両性または単性，3～2数性，雌雄同株まれに異株．多くは無花被花で，上部に雄花，下部に雌花を群生した肉穂花序を1枚の仏炎苞 spathe が包む．

成分は，薬用成分としては未解明のものが多いが，一般にえぐ味の主因であり，多量では粘膜に潰瘍を起こす homogentisic acid，3,4-dihydroxybenzaldehyde diglucoside などが共通して含まれる．

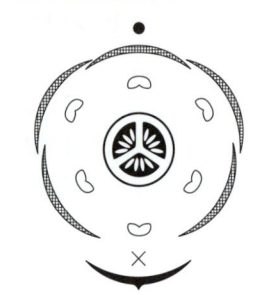

Acorus
サトイモ科
$P_{3+3}A_{3+3}G_{(3)}$

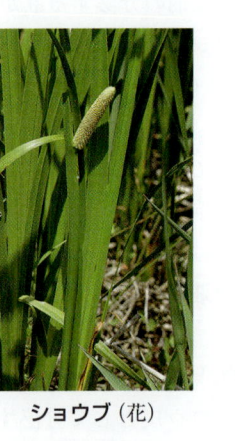

- *Acorus calamus* L.　ヨーロッパに多いが，北半球全体に分布する．根茎を芳香健胃薬とする．
  - ショウブ *A. calamus* L. var. *asiaticus* Pers.　中国，日本の沼沢地に自生．根茎を**菖蒲根**（ショウブコン）と呼び，健胃薬，香料とする．葉は浴湯に入れる．
  - セキショウ *A. gramineus* Soland.　中国，日本の渓流などに広く野生．根茎を**石菖**（セキショウ）と呼び，鎮痛薬，鎮静薬，健胃薬とする．
- コンニャク *Amorphophalus konjac* Koch　インドシナ半島原産．日本でも多く栽培される．球茎から食用のこんにゃくをつくる．マンナンを多量に含むので，糊料として用いることがある．
- マイヅルテンナンショウ *Arisaema heterophyllum* Blume， ヒロハテンナンショウ *A. robustum* Nakai， ムサシアブミ *A. ringens* Schott， マムシグサ *A. japonica* Blume　中国，日本に広く分布．根茎を**天南星**（テンナンショウ）と呼び，鎮痛薬，去痰薬とする．
- サトイモ *Colocasia antiquorum* Schott　インドシナ半島原産．根茎を食用，糊料とする．

ショウブ（花）

セキショウ（花）

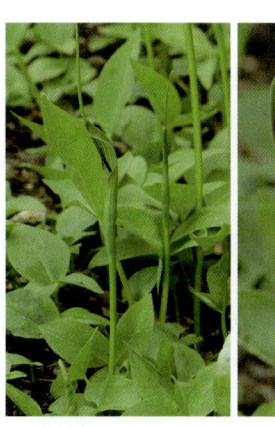

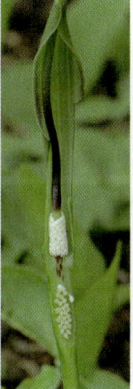

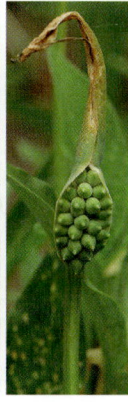

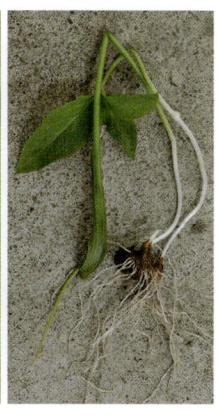

カラスビシャク
花 | 花内部 | 果実 | 全体

- カラスビシャク *Pinellia ternata* BREIT. 中国，日本に野生が多い．球茎を**半夏**（ハンゲ）と呼び，漢方で鎮嘔薬，去痰薬，強心薬，利尿薬などに広く応用される．

  オオハンゲ *P. tripartita* SCHOTT 球茎を半夏の代用にすることがある．

- ザゼンソウ *Symplocarpus renifolius* SCHOTT 北半球の寒冷地沼沢畔に自生．根茎の skunk cabbage は，アメリカで鎮嘔薬，利尿薬とする．

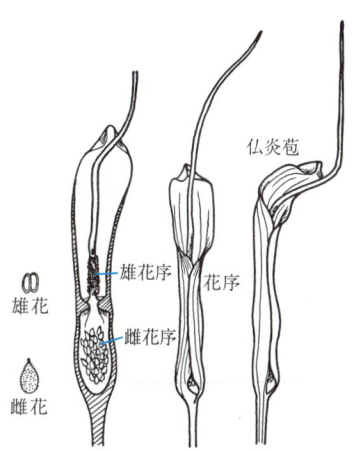

b) ウキクサ科 Lemnaceae

浮遊性の水生植物で冬期は水中に沈む．花は退化して単性，雄花は 1 雄ずい，雌花は 1 心皮．

- ウキクサ *Spirodela polyrhiza* SCHLEID. 日本，中国の沼沢，水田などに多い．全草を**浮萍**（フヒョウ）と呼び，漢方で強壮薬とする．

カラスビシャクの花序
（井波一雄 原図）

8) タコノキ目 Pandanales

沼沢生の草本または高木．葉は線形．花は退化によって単性の裸花，不明瞭な花被がある．

a) タコノキ科 Pandanaceae

熱帯，亜熱帯の海岸植物．木本または藤本．雌雄異花で無花被．雄花は短縮または延長した花床上にある．雄ずいは多数．葉は 3 列らせん状につく．気根がよく発達する．

- アダン *Pandanus odoratissimus* L. f. 東南アジアから奄美大島まで分布する海岸植物．

  タコノキ *P. boninensis* WARB. 小笠原群島に分布する．

b) ミクリ科 Sparganiaceae

温帯および寒帯に分布．沼沢生草本．線形の葉を2列に生ずる．花は単性，雌雄同株．

- ミクリ *Sparganium stoloniferum* Hamilton　日本および東南アジアに分布．根茎を**三稜**（サンリョウ）と呼び，漢方で通経薬，催乳薬とする．
  エゾミクリ *S. simplex* Huds.，ヒメミクリ *S. stenophyllum* Maxim.，*S. minimum* Hill，*S. longifolium* Turcz.　いずれも根茎を前種同様に用いる．

c) ガマ科 Typhaceae

沼沢生草本．花は単性，裸花で多数肉穂状花序につく．上部のものは雄花，下部のものは雌花．雄花は3雄ずい，下部に毛状の花被片がある．雌花は長い柄の先に子房がつき，下に毛状の花被片がある．

- ガマ *Typha latifolia* L.，ヒメガマ *T. angustifolia* L.，コガマ *T. orientalis* Presl　日本各地の沼沢，河川に分布する．花粉を**蒲黄**（ホオウ）と呼び，外用して止血薬，漢方で内用して消炎利尿薬とする．雌花の毛状の花被片は綿の代用にされた．

d) カヤツリグサ科 Cyperaceae

世界に70属3,700種．多年生草本で，茎の断面はおおむね鋭い3角形．葉は3列生，葉鞘は閉じている．おおむね精油を含有する．

- カサスゲ *Carex dispalata* Boott　東アジア各地に自生．全草を利尿薬とする．
- ハマスゲ *Cyperus rotundus* L.　日本から東南アジア全体の海浜に分布．根茎を**香附子**（コウブシ）と呼び，漢方では通経薬，鎮痛薬とする．

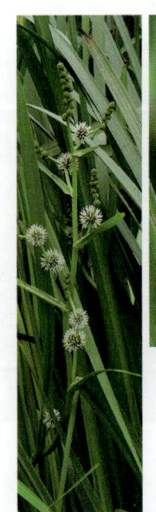

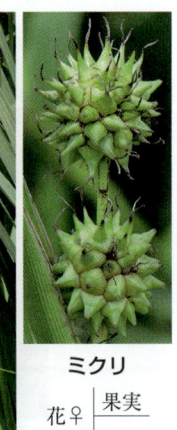

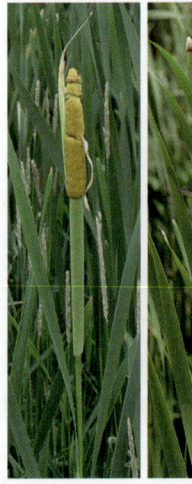

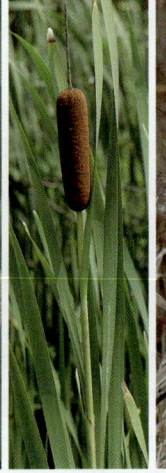

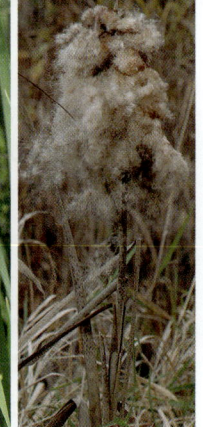

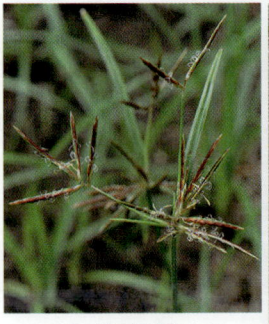

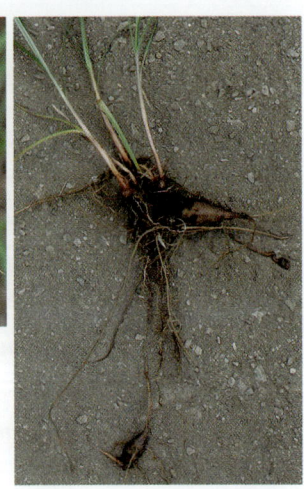

- シナクログワイ *Eleocharis dulcis* TRIN. var. *tuberosa* T. KOYAMA　東南アジア原産．中国などで栽培．地上部を**荸薺草**（ビセイソウ）と呼び，利尿薬とする．
- ウキヤガラ *Scirpus flaviatilis* A. GRAY　東アジア各地に自生．根茎を**荊三稜**（ケイサンリョウ）と呼び，**三稜**（ミクリの根茎）の代用として，漢方で通経薬，催乳薬とする．

9) ショウガ目 Zingiberales

花は輪生，3数性，本来2輪雄ずいであるが，退化して1雄ずいのことがある．左右相称まれに放射相称，子房下位．種子には仮種皮 aril がおおむねあり，内乳，外乳がある．

a) バショウ科 Musaceae

熱帯，亜熱帯に分布．大形の木本状多年生草本．葉柄の葉鞘部が重なり合って偽茎をなす．葉は大形，羽状脈．花序は大きな仏炎苞で包まれる．

- バショウ *Musa basjoo* SIEBOLD　中国暖地原産．日本でも栽培．根を感冒，胃痛，腹痛など．茎葉を利尿薬とする．
  マニラアサ *M. texitilis* NÉE　熱帯アジア原産．偽茎の繊維をマニラ麻とする．
  イトバショウ *M. liukiuensis* MAKINO　沖縄で栽培．偽茎の繊維から芭蕉布をつくる．
  バナナ *M. sapientum* L.，リョウリバナナ *M. paradisiaca* L.　熱帯アジア原産．果実を食用．

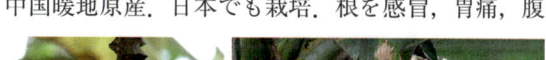

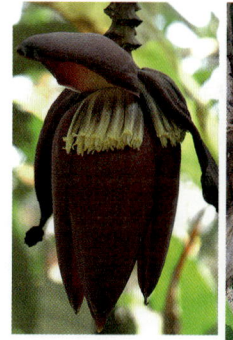

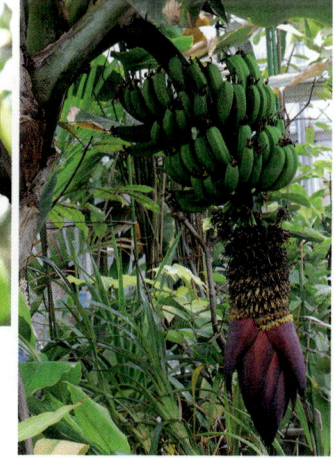

バナナ
花｜果実

b) ショウガ科 Zingiberaceae

主に熱帯性，東南アジアを中心として，49属約1,500種が分布．肥厚した塊状の根茎をもつ多年生草本．花に苞があり，異花被，両性，左右相称．

種子，根茎その他全草に油細胞が多く，精油を含む．フラボノイド，クルクミノイドなどの色素，辛味物質を含むものが多い．

- ハナミョウガ *Alpinia japonica* MIQ.　関東以西の日本暖地の林地に自生．台湾，中国にも分布．仮種皮を除いた種子を**伊豆縮砂**（イズシュクシャ）と呼び，芳香健胃薬，**縮砂**（シュクシャ）の代用，食品香料などとする．
  ゲットウ *A. speciosa* K. SCHUM.　種子を**白手伊豆縮砂**と呼ぶ．

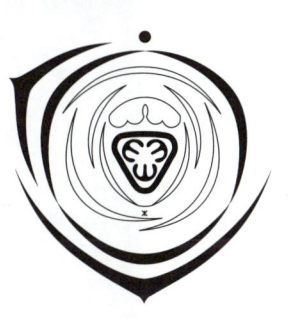

Kaempferia
ショウガ科
$K_3C_{3+3}A_{2+0}G_{\overline{(3)}}$

アオノクマタケラン *A. intermedia* GAGNEP. 種子の**黒手伊豆縮砂**は，縮砂の代用にすることがあるが品質は劣る．

A. katsumadai HAYATA 中国南部，広東省，海南省などに自生する．団塊状の種子塊を**草豆蔲**（ソウズク）と呼び，縮砂に類似，芳香健胃薬とする．

ヤクチ *A. oxyphylla* MIQ. 中国南部，広東省，海南省，東南アジア，インドにかけて産する．果実を**益智**（ヤクチ）と呼び，芳香健胃，整腸薬，食品香料などとする．

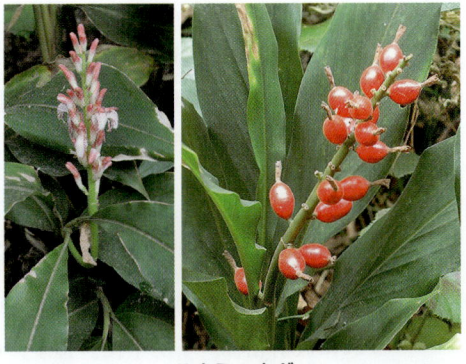

リョウキョウ *A. officinarum* HANCE 広東省，広西自治区，雲南省などに産する．根茎を**良姜**（リョウキョウ），**高良姜**と呼び，芳香健胃薬，鎮痛薬，鎮吐薬とする．

● *Amomum krevanh* PIERRE ex GAGNEP. (*A. cardamomum* L.) タイ，マレーシア，インドネシアなどに分布．果実を**白豆蔲**（ビャクズク），**円形カーダモン**と呼び，芳香健胃薬，食品香料とする．

シュクシャ *A. xanthioides* WALL. 中国南部，ベトナム，タイなどに産する．粘液性の仮種皮が乾燥して固まった種子塊を縮砂〔**砂仁**（ジャジン）〕と呼び，芳香健胃薬とする．

A. tsao-ko CREVOST et LEM. 中国南部，雲南省，広西省，貴州省などに産する．種子を**草果**（ソウカ）と呼び，芳香健胃薬とする．

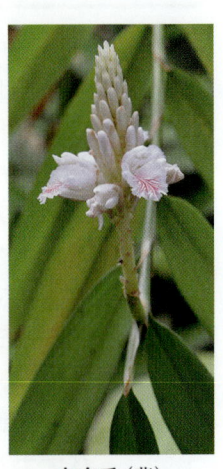

● ハルウコン *Curcuma aromatica* SALISB. 中国南部，東南アジア，インドにかけて栽培．根茎を**姜黄**（キョウオウ）と呼び，利胆，芳香健胃薬とする．

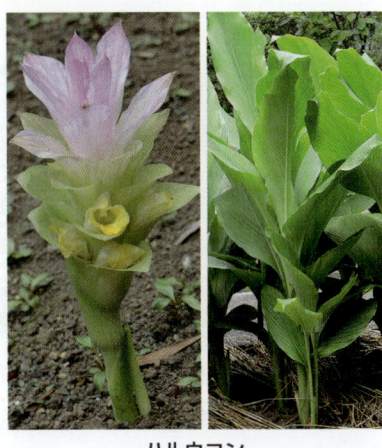

ハナミョウガ
花｜果実

ヤクチ（花）

ハルウコン
花｜草型

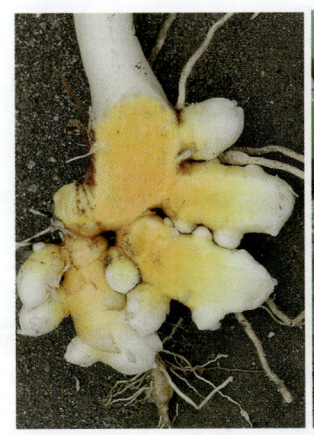

ウコン
根茎内部｜花

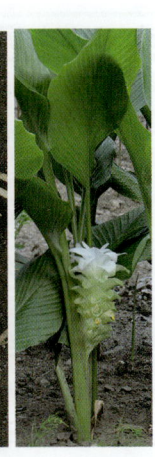

ウコン *C. longa* L.（*C. domestica* VALETON） 熱帯アジア原産．インド，マレーシア，インドネシアなどで栽培．根茎を**鬱金**（ウコン：中国では姜黄）と呼び，利胆，芳香健胃薬とする．食品色素クルクミン原料，食品香料，クルクマ試験紙．

クスリウコン *C. xanthorrhiza* D. DIETR. インドネシア産．根茎を強壮薬，利胆薬とする．

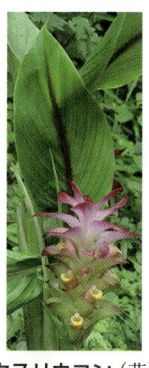

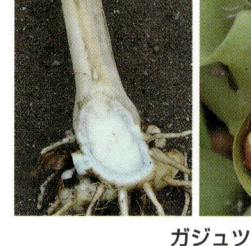

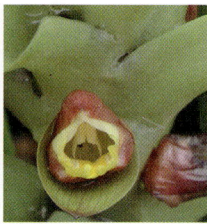

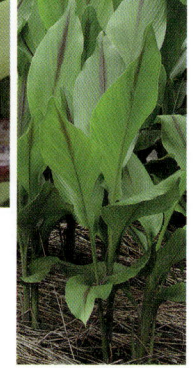

クスリウコン（花）

ガジュツ
根茎内部｜花｜草型

ガジュツ *C. zedoaria* ROSC. インド原産．東南アジア，屋久島などで栽培．根茎を**莪朮**（ガジュツ）と呼び，芳香健胃薬，駆瘀血薬とする．

- **ショウズク** *Elettaria cardamomum* MATON インドシナ各地に自生．スリランカ，インド，グアテマラなどで栽培．果実を**小豆蔻**（ショウズク），**カーダモン**と呼び，芳香健胃薬とする．食品香料．

  E. major SM. スリランカ産．果実の長形カーダモンは，前種の代用．

- **サンナ** *Hedychium spicatum* BUCH.-HAM. 東南アジア原産．観賞用に各地で栽培．

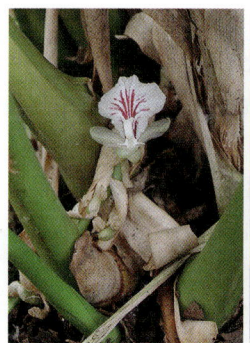

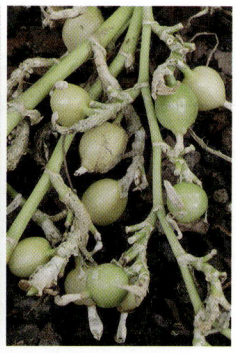

ショウズク
花｜果実

- **バンウコン** *Kaempferia galanga* L. インド原産．東南アジア各地で栽培．根茎を**山奈**（サンナ）と呼び，芳香健胃薬，食品香料とする．

- **ショウガ** *Zingiber officinale* ROSC. 東南アジア原産，世界各地で栽培．根茎を**生姜**（ショウキョウ）と呼び，芳香健胃薬，鎮嘔薬

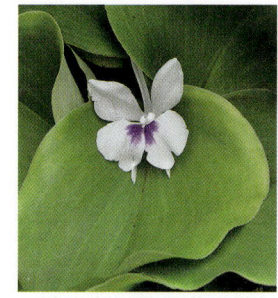

バンウコン（花）

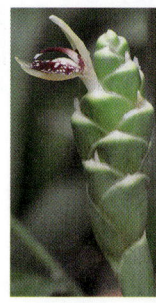

ショウガ
花｜草型

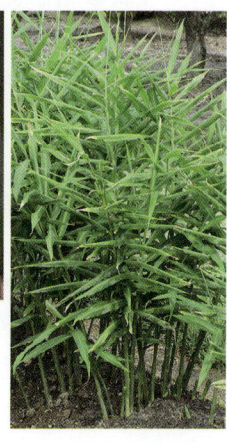

ショウガ目

278　各　論

とする．食品香辛料．

c) カンナ科 Cannaceae

- ショクヨウカンナ *Canna edulis* Ker-Gawl.　根茎は甘くデンプン質，食用．

d) クズウコン科 Marantaceae

- クズウコン *Maranta arundinacea* L.　熱帯アメリカ原産．根茎はデンプン原料．

10) ラン目 Microspermae（Orchidales）

花は両性，左右相称，3数5輪性，雄ずい群が大きく退化するが花弁化はしない．雌ずいと合生する．子房は1室まれに3室．種子は微小で胚乳を欠くものもある．単子葉植物では，虫媒花としてもっとも進化した群である．

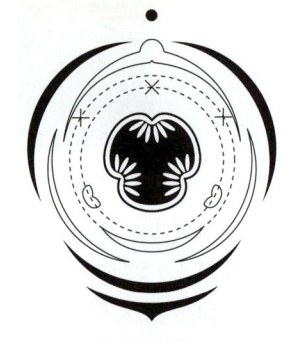

Cypripedium
ラン科
$P_{3+3}A_{1+2^0}G_{\overline{(3)}}$

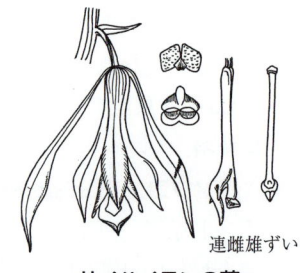

a) ラン科 Orchidaceae

熱帯から亜熱帯に多く自生．700属20,000種．多年生草本．根茎または偽球茎．葉は葉鞘をもつものがあり，ときにりん片状に退化．花は両性，左右相称，穂状または総状花序．花被は外輪の3片は花弁状で同形，内輪の両側2片は同形，中央の1片は唇弁状になり，通常，他より大きく，ときに距がある．雄ずいは1～2個，花柱と合着して連雌雄ずい（ずい柱）をなす．

シラン属，サイハイラン属，ハクサンチドリ属は粘液質に富む．バニラ属に vanillin，セッコク属に特殊なアルカロイドなどが知られる．

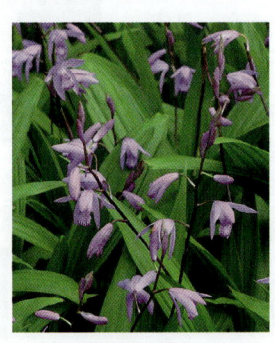

シラン（花）

連雌雄ずい
サイハイランの花
（井波一雄 原図）

- シラン *Blettia striata* Reichb. f.　中国，日本に自生．根茎を**白及**（ビャッキュウ）と呼び，漢方で吐血薬などの止血薬とする．
- サイハイラン *Cremastra appendiculata* Makino（*C. variabilis* Nakai）　日本各地に自生．球茎を粘滑薬とする．サレップ根の代用
- ホンセッコク *Dendrobium officinale* K. Kimura et Migo　中国南部自生．茎を**石斛**（セッコク）と呼び，漢方で強壮薬，強精薬，消炎薬，健胃薬とする．

8. 被子植物門 279

- コウキセッコク *D. nobile* Lindl., キバナドウヒセッコク *D. crispulum* K. Kimura et Migo, セッコク *D. moniforme* Sw. 前種と同様に用いられる.
- ツチアケビ *Galeola septentrionalis* Reichb. f. 山地に自生. 果実を**土通草**（ドツウソウ）と呼び, 漢方で強壮強精薬とする.
- オニノヤガラ *Gastrodia elata* Blume 中国, 日本に自生する腐生植物. 中国で栽培されている. 根茎を**天麻**（テンマ）, 地上茎を**赤箭**（セキセン）と呼び, ともに強壮薬とする.
- *Orchis mascula* L., *O. morio* L., *O. purpurea* Huds. ギリシアなどヨーロッパ中部産. 球茎のサレップ根は包摂, 粘滑薬とする.

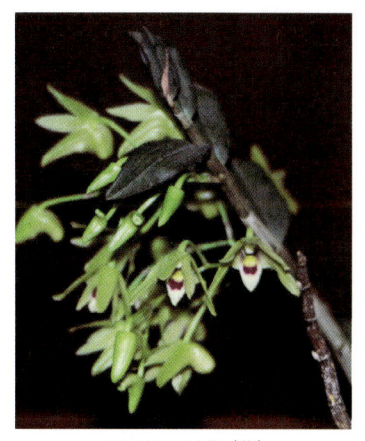

ホンセッコク（花）
（中国, 雲南省文山. 木村孟淳 提供）

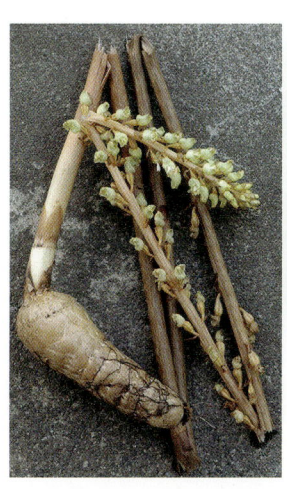

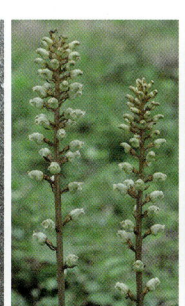

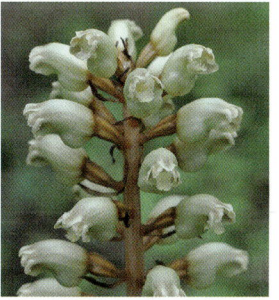

ラン目

オニノヤガラ
全形｜花序｜花

- バニラ *Vanilla planifolia* Andr. 中央・南アメリカの熱帯地方原産. レユニオン島, マダガスカル島などで栽培. 果実の vanilla bean を発酵させて香料バニラとする.
 V. pompona Scheide. 西インド諸島産, *V. abundiflora* J. J. Smith ボルネオ産, *V. tahitensis* J. W. Moore タヒチ産なども, 前種と同様に用いられる.

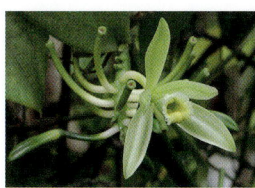

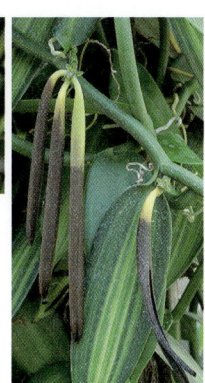

バニラ
花｜果実

付　表

付表 1　第 16 改正日本薬局方医薬品各条に収載される植物成分由来医薬品（抜粋）

原料植物	局方収載名称
Artemisia maritima L.	サントニン
Camellia sinensis O. Kuntze	カフェイン水和物 / 無水カフェイン
Catharanthus roseus Don	ビンクリスチン硫酸塩 / ビンブラスチン硫酸塩
Cinchona succirubra Pav.	キニーネエチル炭酸エステル / キニーネ塩酸塩水和物 / キニーネ硫酸塩水和物 / キニジン硫酸塩
Chondodendron tomentosum Ruiz. et Pav.	塩化ツボクラリン（第 15 改正で削除）
Cinnamomum camphora Siebold	d-カンフル
Claviceps purpurea Tulasne （*Secale cereale* L. に寄生）	エルゴダミン酒石酸塩 / エルゴメトリンマレイン酸塩
Colchicum autumnale L.	コルヒチン
Digenea simplex Agardh	カイニン酸
Digitalis lanata Ehrh.	ジゴキシン / デスラノシド / ラナトシド C
Digitalis purpurea L.	ジギトキシン
Ephedra sinica Stapf	エフェドリン塩酸塩
Erythroxylon coca Lam.	コカイン塩酸塩
Guajacum officinale L.	グアヤコールスルホン酸カリウム
Mentha arvensis L. var. *piperascens* Malinv.	l-メントール
Papaver somniferum L.	エチルモルヒネ塩酸塩 / ノスカピン塩酸塩水和物 / パパベリン塩酸塩 / モルヒネ塩酸塩水和物 / コデインリン酸塩水和物 / ノスカピン
Phellodendron amurense Rupr.	ベルベリン塩酸塩
Pilocarpus jaborandi Holmes.	ピロカルピン塩酸塩
Rauvolfia serpentina Benth. ex Kurz	アジマリン / レセルピン
Rhus javanica L. var. *roxburghii* Rehd. et Wils.	タンニン酸
Scopolia japonica Makino	アトロピン硫酸塩水和物 / スコポラミン臭化水素酸塩水和物
Thymus vulgaris L.	チモール

付表2 専ら医薬品として使用される成分本質と医薬品的効能効果を標ぼうしない限り
医薬品と判断しない成分本質 （抜粋）

	名　称	部位（医）*	部位（非医）**
専ら医薬品となる成分本質	インチンコウ インヨウカク エイジツ キササゲ ゲンノショウコ ジオウ シコン シンイ セネガ センブリ チクセツニンジン チョウセンアサガオ トリカブト属 バクモンドウ ハンゲ マオウ モッコウ リュウタン	花穂・帯花全草 全草 果実・偽果 果実 地上部 茎・根 根 花蕾 根 全草 根茎 種子・葉・花 塊根 根の膨大部 塊茎 地上茎 根 根・根茎	
部位により成分本質が異なる	アケビ／モクツウ アサガオ／ケンゴシ アロエ ウヤク／テンダイウヤク オウバク オウレン カロニン／カロコン クズ／カッコン クワ／ソウハクヒ ゴボウ サイコ シャクヤク センナ ツルドクダミ／カシュウ トウキ トチュウ ビンロウジ ホウセンカ	つる性の茎 種子 葉の液汁 根 樹皮 根茎・ひげ根 根 根 根皮 果実 根 根 果実・小葉・葉柄・葉軸 塊根 根 樹皮 果皮 種子	実 葉・花 根・葉肉 葉・実 葉・実 葉 果実・種子 種子・葉・花・クズ澱粉 葉・花・実（集合果） 根・葉 葉 葉 茎 茎・葉 葉 果実・葉・葉柄・木部 種子 全草（種子を除く）
医薬品と判断しない成分本質	アカメガシワ アマチャ ウイキョウ／フェンネル ウコン エビスグサ／ケツメイシ オオバコ オタネニンジン キキョウ ケイヒ サフラン サンヤク／ナガイモ シソ ジュウヤク／ドクダミ ショウキョウ／ショウガ トウガラシ ハッカ ビワ ベニバナ		樹皮 枝先・葉 果実・種子・根・葉 根茎 種子・葉 全草 果実・根・根茎・葉 根 根皮・樹皮 柱頭 根茎 枝先・種子・種子油・葉 地上部 根茎 果実・果皮 葉 種子・樹皮・葉 管状花・種子油・種子

"無承認無許可医薬品の指導取締りについて" 2012年（平成24年）1月23日改正別添2および別添3より抜粋．
＊ 部位（医）　：専ら医薬品として使用される部位．
＊＊ 部位（非医）：医薬品的効能効果を標ぼうしない限り医薬品と判断しない部位．

付表3 法令により規制される植物

法　　令	区　分	関連植物
あへん法 　1954年（昭和29年）4月22日法律第71号 　2001年（平成13年）6月29日法律第87号 改正	けし	*Papaver somniferum* L. *Papaver setigerum* DC. など
大麻取締法 　1948年（昭和23年）7月10日法律第124号 　1999年（平成11年）12月22日法律第160号 改正	大麻草	*Cannabis sativa* L.
麻薬及び向精神薬取締法（旧名称：麻薬取締法） 　1953年（昭和28年）3月17日法律第14号 　2006年（平成18年）6月14日法律第69号 改正	麻薬原料植物	*Erythroxylon coca* LAM. *Erythroxylon movogranatense* HIERON. *Papaver bracteatun* LINDL. など
麻薬，麻薬原料植物，向精神薬及び麻薬向精神薬原料を指定する政令 　1990年（平成2年）8月1日政令第238号 　2008年（平成20年）12月17日政令第385号 改正	麻薬原料植物	サイロシビン，サイロシンを含むきのこ類 以下が該当すると考えられる *Psilocybe cubensis* (EARLE) SING. *Copelandia cyanescens* (BERK. et BR.) SING. など
覚せい剤取締法 　1951年（昭和26年）6月30日法律第252号 　2006年（平成18年）6月23日法律第94号 改正	覚せい剤原料	エフェドリン，メチルエフェドリンを10% 　以上含むもの マオウ属植物（*Ephedra sinica* STAPF など）* など
毒物及び劇物取締法 　1950年（昭和25年）12月28日法律第303号 　2011年（平成23年）12月14日法律第122号 改正	毒物・劇物	ニコチン（*Nicotiana tabacum* L. などに由来） ロテノン（*Derris elliptica* BENTH. などに由来） など
毒物及び劇物指定令 　1965年（昭和40年）1月4日政令第2号 　2011年（平成23年）10月14日政令第317号 改正	毒物・劇物	ストリキニーネ（*Strychnos nux-vomica* L.） しきみの実**（*Illicium anisatun* L.） など

　* マオウ属植物中のエフェドリンは，通常10%以下のため，覚せい剤原料には該当しない．
　** 成分名ではなく，植物の部位が規定されている．

付表 4　医薬品等の個人輸入について

医薬品及び医薬部外品
（ア）用法用量からみて 2 ヶ月分以内 　　　ただし，毒薬，劇薬及び処方せん薬は 1 ヶ月分以内 　　　日本の薬事法では，養毛剤，浴用剤，ドリンク剤など，人体への作用が緩和なものについて，医薬部外品とみなされる場合もあるが，個人輸入に関しては医薬品と同様の取扱いとなる （イ）外用剤（毒薬，劇薬及び処方せん薬を除く）は，標準サイズで 1 品目 24 個以内

化粧品
標準サイズで 1 品目 24 個以内

医療用具
（ア）家庭用医療機器（例えば，電気マッサージ器など）……………1 セット （イ）使い捨て医療機器（例えば，使い捨てコンタクトレンズなど）……2 ヶ月分以内 （ウ）体外用診断薬（例えば，排卵検査薬など）………………………2 ヶ月分以内

［厚生労働省医薬食品局監視指導・麻薬対策課　平成 24 年 3 月更新］
＜http://www.mhlw.go.jp/topics/0104/tp0401-1.html＞

参考文献

1) 刈米達夫ほか監修：廣川薬用植物大事典，廣川書店，1973
2) 塚本洋太郎ほか編：園芸植物大事典，小学館，1988
3) 堀田　満ほか編：世界有用植物事典，平凡社，1989
4) 橋本梧郎：ブラジル産薬用植物事典，アボック社，1996
5) 難波恒雄：和漢薬百科図鑑 I，II，保育社，1994
6) 万谷幸男編：植物学名大辞典，植物学名大辞典刊行会，1995
7) 江蘇新医学院編：中薬大辞典，上海科学技術出版・小学館，1985
8) 国家中医薬管理局編：中華本草，上海科学技術出版社，1999
9) 井上　浩ほか：植物系統分類の基礎，北隆館，1999
10) 佐竹元吉監修：日本の有毒植物，学研教育出版，2012
11) 駒嶺　穆総編集：植物ゲノム科学辞典，朝倉書店，2009
12) 高山真策編：植物バイオテクノロジー，幸書房，2009
13) 鈴木正彦編：植物の分子育種学，講談社，2011
14) 文部省，日本植物学会：学術用語集　植物学編（増訂版），丸善，1990
15) ICBN (International Code of Botanical Nomenclature, Wien Code), 2006 ｛大橋広好ほか訳：国際植物命名規約（ウィーン規約）2006 ［日本語版］，日本植物分類学会，2007｝
16) 加藤雅啓編：植物の多様性と系統，裳華房，1997
17) 米田該典監修：漢方のくすりの事典，医歯薬出版，1994
18) 邑田　仁監修：高等植物分類表，北隆館，2009
19) 牧野富太郎原著：新牧野日本植物図鑑，北隆館，2008
20) 石井龍一ほか編：植物の百科事典，朝倉書店，2009
21) 岡田　稔監修：新訂原色牧野和漢薬草大圖鑑，北隆館，2002
22) 大場秀章編著：植物分類表，アボック社，2009
23) 邑田　仁，米倉浩司：日本維管束植物目録，北隆館，2012
24) 環境庁編：改訂・日本の絶滅のおそれのある野生植物，植物（I），財団法人 自然環境研究センター，2000
25) 岩槻邦男編著：日本の野生植物　シダ，平凡社，1992
26) 佐竹義輔ほか編：日本の野生植物　草本 I〜III，木本 I〜II，平凡社，1982〜92
27) 世界の植物（週刊朝日百科），朝日新聞社，1977
28) 植物の世界（週刊朝日百科），朝日新聞社，1995
29) A. シェヴァリエ原著（難波恒雄監訳）：世界薬用植物百科事典，誠文堂新光社，2000
30) Bailey Hortorium L. H. ed. (rev. and exp.)：Hortus Third, Macmillan, 1976
31) Perry L. M. ed.：Medicinal Plants East and Southeast Asia Attributed Properties, The MIT Press, 1980

32) Melchior H. et al.：A. Engler's Syllabus der Pflanzenfamilien, 12 Aufl, 1 band, 2 band, Gerbrueder Borntraeger, Berlin, 1954, 1964
33) Kimura T. et al. eds.：International Collation of Traditional and Folk Medicine Vol 1–4, World Scientific, 1996–2000
34) Evans W. C.：Trease and Evans Pharmacognosy, Saunders, 2002
35) Iwatsuki K. et al. eds.：Flora of Japan I, IIa, IIb, IIc, IIIa, IIIb, Kodansha, 1993〜2006
36) Cronquist A.：An Integrated System of Flowering Plants, Columbia University Press, 1981
37) Mabberley D. J.：Mabberley's Plant Book, A Portable Dictionary of Plants, their Classifications, and Uses, Cambridge University Press, 2008
38) APG III：An Update of the Angiosperm Phylogeny Group Classification for the Orders and Families of Floweing Plants：APG III, Bot J Linn Soc 161：105–121, 2009
39) Stuart M.：The Encyclopedia of Herbs and Herbalism, Crescent Books, 1979
40) PDR for Herbal Medicines 4th edition, Thomson Healthcare, 2007
41) 厚生労働省医薬局：中国製ダイエット用健康食品（未承認医薬品）に関する調査結果，2003年（平成15年）2月
42) 厚生労働省食安発第0912001号：食品衛生法第4条の2第2項に基づく「サウロパス・アンドロジナス（別名アマメシバ）を含む粉末剤，錠剤等の剤型の加工食品」の販売禁止について，2003年（平成15年）9月
43) 厚生労働省医薬食品局食品安全部：シンフィツム（いわゆるコンフリー）及びこれを含む食品の取扱いについて，2004年（平成16年）6月
44) 厚生省医薬安全局：医薬品・医療用具等安全性情報 No. 160，セント・ジョーンズ・ワート（セイヨウオトギリソウ）含有食品と医薬品との相互作用，2000年（平成12年）5月
45) 厚生省医薬安全局：医薬品・医療用具等安全性情報 No. 161，アリストロキア酸を含有する生薬・漢方薬について；同 No. 200，呼称が類似していることから，誤って輸入された場合に副作用が問題となる生薬及び製剤について，2000年（平成12年）7月

索 引

和 文

あ

アーマラキー　173
アーモンド　160
アイ　120
藍　153
藍靛（アイテン）　242
アイブライト　239
アオイ科　192
アオイ目　191
アオキ　44, 203
アオギリ　195
アオギリ科　195
アオダモ　218
アオツヅラフジ　140
アオノクマタケラン　276
アカキナノキ　226
アカザ　123
アカザ科　32, 123
アカザ目　121
赤升麻（アカショウマ）　155
アカツメクサ　167
アカテツ科　215
アカネ　227
アカネ科　225
アカバナ　203
アカバナ科　203
アカバナチョウセンアサガオ　236
アカマツ　105
アカミヤドリギ　119
アカメガシワ　173, 282
アカヤジオウ　240
アガリクス・ブラゼイ　94
阿魏（アギ）　209
アキカラマツ　136
アキグミ　197
アギタケ　94
アキノキリンソウ　255
アキノノゲシ　249
悪実（アクジツ）　251
アグロバクテリウム　77
阿月渾子（アゲツコンシ）　184

アケビ　33, 139, 282
アケビ科　139
アケボノスギ　106
アコニチン　69
アサ　66, 115
アサガオ　25, 229, 282
アサクサノリ　99
アサクラザンショウ　176
アザミ連　250
アシ　269
アジアメン　193, 194
アジサイ　27
アシタバ　208
アジマリン　222, 281
アスパラガス　260
アスピリン　156
アズマシャクナゲ　160, 212
馬酔木（アセビ）　211, 212
アセロラ　182
阿仙薬（アセンヤク）　162, 167, 227
アセンヤクノキ　162
アダン　273
鴉胆子（アタンシ）　180
アッサムチャ　148
アツミゲシ　151
アドニス草　136
アトロピン　3, 167
　　──硫酸塩水和物　281
アニス実　210
アブシント　257
アブラギリ　172
アブラナ　152
アブラナ科　46, 49, 50, 51, 53, 151
アブラナ属　54
アブラヤシ　271
アフリカギク連　257
アフリカバオバブ　195
阿片（アヘン）　3, 58, 150
あへん法　283
アボカド　132
アマ　170
アマ科　170

アマダイダイ　179
甘茶（アマチャ）　51, 155, 282
アマチャヅル　199
アマドコロ　262
アマナ　263
アマナツ　178
亜麻仁油（アマニユ）　170
亜麻仁（アマニン）　170
アマメシバ　67, 174
アミガサユリ　29, 261
アミグダリン　160
アメリカアサガオ　229
アメリカアリタソウ　124
アメリカキササゲ　241
アメリカクコ　237
アメリカグリ　114
アメリカシナモン　132
アメリカセネキオ　254
アメリカチョウセンアサガオ　237
アメリカトネリコ　218
アメリカニワトコ　245
アメリカニンジン　205
アメリカフウロ　169
アメリカマンサク　154
アメリカヤマボウシ　203
アヤメ　20
アヤメ科　49, 266
アヨワン実　211
アラビアゴム　162
アラビアゴムノキ　162
アラビアモツヤク　181
アリストロキア酸　69
アリューロン粒　8
アルカロイド　5, 222
アルガン　215
アルギン酸　98
アルコール発酵　93
アルテア　17
アルテア根　193
アルニカ　253
アルファルファ　166
アレキサンドリア・センナ　163
アレコリン臭化水素酸塩　271

索　引（和文）

アレチアザミ　251
アロエ　260, 282
アロエ・ベラ　260
アロールート・スターチ　265
アンゲリカ根　207
アンズ　160
安息香酸エステル　217
アンナンウルシ　185
安南桂皮（アンナンケイヒ）　131
アンミ　206
アンモニアクム　209

い

イ　267
イイギリ科　197
イガ　113
異花被　45
イカリソウ　137
維管束　14, 19, 29, 40
維管束系　16, 19
維管束鞘　30, 40
維管束植物　14
イグサ科　267
イグサ目　267
育種　60
イグナチウス子　220
異形細胞　12, 40
異形葉　35
イケマ　224, 225
異常肥大生長　32
萎蕤（イズイ）　262
伊豆縮砂（イズシュクシャ）　275
イズセンリョウ　213
イスノキ　154
イソノキ　190
イソマツ　214
イソマツ科　214
イソマツ目　214
イタドリ　119
イチイ　107
イチイ科　107
イチイモドキ　106
一位葉（イチイヨウ）　107
イチゲフウロ　169
イチジク　53, 116
イチジク属　51
一年生草本　28
イチハツ　267
イチビ　193
イチヤクソウ　211
イチヤクソウ科　211
イチョウ　33, 49, 104

イチョウ科　104
イチョウ綱　104
イチョウ目　104
イチョウ葉　68
1束雄ずい　46
一点血（イッテンケツ）　198
イトバショウ　275
イトヒメハギ　183
イヌガヤ　108
イヌガヤ科　108
イヌカンゾウ　166
イヌコリヤナギ　33
イヌサフラン　260
イヌザンショウ　177
イヌツゲ　188
イヌナズナ　153
イヌハッカ　234
イヌホオズキ　238
イヌリン　8, 247, 255
イネ　269
イネ科　30, 32, 36, 53, 268
イネ属　54
イネノバカナエビョウキン　93
イネ目　268
イノンド　206
イブキジャコウソウ　236
イブキトラノオ　119
イブキトリカブト　134
イブキボウフウ　211
イブニングプリムローズ　203
イプリフラボン　166
イボタノキ　219
イボタロウ　219
イボタロウカイガラムシ　219
イボツヅラフジ　141
イボテングタケ　94
イボテン酸　70
イモノキ　173
イヨカン　179
イラクサ　17, 18, 117
イラクサ科　117
イラクサ目　114
イランイランノキ　128
イリス根　267
イリドイド配糖体　220, 222, 226
イルジン　70
威霊仙（イレイセン）　136
イワコゴメナデシコ　123
イワタバコ　242
イワタバコ科　242
イワヒバ　101
イワヒバ科　101
イワヘゴ　20

隠花植物　103
イングリッシュ・ラベンダー　236
陰香皮（インコウヒ）　131
インジゴ　153
茵陳蒿（インチンコウ）　256, 282
隠頭花序　51
インドオウレン　135
インドール型アルカロイド
　　　　220, 222, 223, 227, 228
インドール骨格　222
インドゴムノキ　9, 116
インドシクンシ　202
印度蛇木（インドジャボク）
　　　　　　　　　　222, 223
インドジュズノキ　192
インドソケイ　223
インドトバ　165
インドナガコショウ　143
インドボダイジュ　116
インドワタノキ　195
インペラトリア根　210
淫羊藿（インヨウカク）　138, 282

う

ウアバイン　222
茴香（ウイキョウ）　209, 282
ウイキョウ属　54
ウィザニア　239
ウインターセイボリー　235
ウィンターヘリオトロープ　254
ウキクサ　41, 273
ウキクサ科　273
ウキヤガラ　275
烏臼木根（ウキュウボクコン）　174
ウコギ　204
ウコギ科　51, 203
鬱金（ウコン）　277, 282
ウシケノリ科　99
禹州漏盧（ウシュウロロ）　252
羽状複葉　36
羽状脈　35
烏頭（ウズ）　133
ウスニン酸　98
ウスバサイシン　145
ウスベニアオイ　194
ウスベニタチアオイ　193
ウチワドコロ　266
ウツボカズラ　37
ウツボグサ　234
ウド　204
ウナデガト　228
烏梅（ウバイ）　161

索　引（和文）　289

ウバタマ　125
ウマノスズクサ　144
ウマノスズクサ科　69, 144
ウマノスズクサ目　144
ウメ　161
ウメノキゴケ　98
ウメノキゴケ科　98
烏薬（ウヤク）　131, 282
ウラジロイカリソウ　138
ウラボシ科　103
ウラルカンゾウ　28, 166
ウリ科　21, 29, 30, 55, 199
うり状果　55
ウリ目　198
ウルシ　184
ウルシオール　184
ウルシ科　184
烏蘞母（ウレンボ）　191
ウワウルシ　68, 212, 213
芸香（ウンコウ）　176
雲実（ウンジツ）　162
ウンシュウミカン　52, 178
運動組織　22
ウンラン　240

え

荏（エ）　234
えい（頴）　268
えい果　53, 57
永久組織　11
営実（エイジツ）　157, 282
栄養組織　22
栄養繁殖　74
栄養葉　101
エーデルワイス　255
液果　55
腋芽　26
液体懸濁培養　73
液胞　8
エゴノキ　217
エゴノキ科　216
エゴマ　234
エジプトセンナ　39
エストラゴン　256
エゾウコギ　204
エゾエンゴサク　151
エゾカワラナデシコ　123
エゾサルオガセ　98
エゾネギ　259
エゾミクリ　274
エゾミソハギ　200
エゾムラサキツツジ　212

エダウチオオバコ　68, 244
エチルモルヒネ塩酸塩　281
噎膈（エッカク）　187
越年生草本　28
エニシダ　165
エノキタケ　94
エビスグサ　163, 282
エビヅル　33, 191
エビネ　45
エフェドリン　3, 63, 66, 283
　──塩酸塩　281
エリシター　75
エリンギ　94
エルゴステロール　94
エルゴタミン　270
　──酒石酸塩　281
エルゴメトリンマレイン酸塩　281
エレミ　181
塩化ツボクラリン　281
円形カーダモン　276
延胡索（エンゴサク）　151
エンゴサク亜科　151
酸塩基指示薬　97
エンジムシ　125
エンジュ　167
円錐花序　51
円節　30
エンゼルトランペット　70
エンドウ　28, 37, 52
燕麦　268
鳶尾根（エンビコン）　267
エンピツノキ　107
エンベリア実　213
延命草（エンメイソウ）　232
エンレイソウ　263
延齢草根（エンレイソウコン）　263

お

王瓜根（オウガコン）　200
王瓜仁（オウガニン）　200
黄耆（オウギ）　164, 165
オウギヤシ　271
黄芩（オウゴン）　231
オウシュウサイシン　145
オウシュウヨモギ　256
黄蜀葵根（オウショクキコン）　193
黄色食用色素　227
黄精（オウセイ）　262
鴨跖草（オウセキソウ）　267
横走平行脈　35
罌粟穀（オウゾクコク）　150
罌粟子（オウゾクシ）　150

鴨蛋子（オウタンシ）　180
黄梅花（オウバイカ）　129
黄柏（オウバク）　9, 177, 282
桜皮（オウヒ）　161
王不留行（オウフルギョウ）　123
黄薬子（オウヤクシ）　266
横裂果　55
黄連（オウレン）
　　　　　　83, 134, 135, 282
オウレン属　54
オオアザミ　252
オオアレチノギク　255
オオウメガサソウ　211
オオエゾデンダ　103
オオカナメモチ　159
オオカラスウリ　200
オオカンアオイ　145
オオグルマ　255
オオジシバリ　248
オオシマザクラ　161
オオツヅラフジ　140
オートミール　268
オオナンバンギセル　243
オオバイカリソウ　138
オオバウマノスズクサ　144
オオバクスノキ　130
オオバクロモジ　131
オオバコ　51, 244, 282
オオバコ科　244
オオバコ目　243
オオハシバミ　113
大葉升麻（オオバショウマ）　134
オオバナオケラ　250
オオバナサルスベリ　200
オオバナソケイ　218
オオバヒルギ　202
オオバボダイジュ　192
オオバマホガニー　182
オオバメギ　137
オオバヤドリギ　118
オオハリソウ　230
オオハルシャギク　252
オオハンゲ　273
オオハンゴンソウ　253
オオブサ　99
オオボウシバナ　267
オオマツヨイグサ　203
オオミノトケイソウ　198
オオヤマジソ　234
オカ　169
オカゼリ　208
オガタマノキ　127
オカトラノオ　214

索引（和文）

オカノリ　194
オキナグサ　136
オキナワキョウチクトウ　222
オギョウ　254
オクトリカブト　133
オクラ　193
オグルマ　255
オグルマ連　254
オクルリヒゴタイ　252
オケラ　250
オシダ　103
オシダ科　102
おしべ　46
オシロイバナ　122
オシロイバナ科　121
オゼコウホネ　142
オセルタミビル・リン酸塩　129
オタネニンジン　205, 282
オダマキ亜科　133
オトギリソウ　148
オトギリソウ科　46, 148
オトギリソウ目　145
オトコエシ　246
オドリコソウ　45
オドリコソウ亜科　232
オナモミ　253
オナモミ連　253
オニク　243
オニクサ　99
オニグルミ　112
オニドコロ　266
オニノヤガラ　279
オニバス　9, 141
オニビシ　200
オニフスベ　96
オニマタタビ　147
オニユリ　261
オノニス根　167
オヘビイチゴ　157
オミナエシ　246
オミナエシ科　246
オモダカ科　258
オモダカ目　258
オモト　262
オランダイチゴ　52, 157
オランダガラシ　153
オランダゼリ　210
オランダセンニチ　253
オランダミツバ　208
オランダワレモコウ　158
オリーブノキ　219
オリーブ油　219
オリツァバ根　229

遠志（オンジ）　183

か

科　82
　　──の学名　84
茄（カ）　238
カーダモン　277
ガーベラ　258
界　82
がい果　55
槐花（カイカ）　167
外果皮　52
外花被　45
カイガラムシ科　125
海金沙（カイキンサ）　102
塊茎　29
カイケイジオウ　240
芥子（ガイシ）　152
外篩包囲維管束　21, 29
海州骨砕補（カイシュウコッサイホ）　102
海松子（カイショウシ）　106
外植片　73
海棗（カイソウ）　272
海葱（カイソウ）　263
海藻（カイソウ）　99
海帯（カイタイ）　98
海桐皮（カイトウヒ）　205
海島綿（カイトウメン）　193
カイニン酸　281
海人草（カイニンソウ）　100
艾納香（ガイノウコウ）　254
カイノキ　184
外胚乳　56
薤白（ガイハク）　259
艾片（ガイヘン）　254
開放維管束　19
開放性並立維管束　30
開放性両立維管束　30
槐米（カイマイ）　167
海綿状組織　39
外木包囲維管束　21, 30
階紋穿孔　13
階紋道管　13
艾葉（ガイヨウ）　256
外立内皮　23
カエデ　57
カエデ科　53, 185
カエデ属　54
仮果　52
瓜果　55
夏芽　26

花芽　26
花蓋　45
花外蜜腺　33
カカオ子　196
カカオノキ　196
カガミグサ　191
花冠　44, 45, 46, 49, 110
ガガイモ　224, 225
ガガイモ科　224
カキ　46, 55, 216
かぎ　28, 37
カギカズラ　28, 228
カギクルマバナルコユリ　262
かぎ状毛　18
鉤爪　37
カキドオシ　33, 233
カキノキ　52
カキノキ科　216
カキノキ属　54
カキノキ目　215
がく　44, 45, 49, 110
核　6, 7
核液　7
核果　55
核ゲノム　80
カクコウ　241
鶴虱（カクシツ）　254
核小体　7
覚せい剤取締法　283
殻斗　113
がく筒　45
核桃楸皮（カクトウシュウヒ）　112
がく片　43
核膜　7
芽型　26
化香樹果（カコウジュカ）　112
化香樹葉（カコウジュヨウ）　112
華鉤藤（カコウトウ）　228
夏枯草（カゴソウ）　235
カサスゲ　274
カザリカボチャ　199
峨参（ガサン）　208
花酸苔（カサンタイ）　198
花糸　46
訶子（カシ）　202
カシア　130, 180
花式　49
花式図　49
花軸　51
カシス　156
果実　52, 110
　　──の散布　57
　　──の分類　53

カジノキ　115
何首烏（カシュウ）　120, 282
カシュウナットノキ　184
莪朮（ガジュツ）　277
仮種皮　56, 275
花序　50
花床　43
花椒（カショウ）　177
花序軸　51
カシワ　114
カスカラサグラダ　190
カスカリラ　172
カスパリー線　23
カスパリー帯　23
カスミザクラ　161
芽層　26
芽体　26
花托　43
カタクリ　261
カタクリ粉　261
かたつむり状花序　51
カタバミ　168
カタバミ科　168
花柱　44, 47
藿香（カッコウ）　232, 234
カッコウチョロギ　235
葛根（カッコン）　167, 282
褐藻植物門　98
カッチ　202
カツラ　33
瓜蒂（カテイ）　199
カテキン　227
果糖　8
花筒　45
仮道管　13
カナダバルサム　105
カナビキソウ　118
カナムグラ　116
カナリアノキ　181
カニクサ　32, 102
カノコソウ　246
カバ　66, 143
カバノアナタケ　96
カバノキ科　113
果皮　52, 110
花被　45, 49
カビ毒　97
カフェイン水和物　281
花粉　46
花粉塊　46
花粉のう　46
花柄　43, 50
花弁　43, 110

カホクサンショウ　177
樺木皮（カボクヒ）　113
カボス　178
カポック　195, 224
カポックノキ　195
ガマ　274
ガマ科　274
火麻仁（カマニン）　115
カマラ　173
カミエビ　140
カミツレ　257
カミツレ属　257
カムカム　201
カモウリ　199
カヤ　107
カヤツリグサ科　274
仮雄ずい　46
カユプテ　201
カユプテ油　201
仮葉　37
花葉　37, 44
ガラクトマンナン　68
カラゲーン　100
カラザ　56
カラシナ　152
カラスウリ　200
カラスザンショウ　177
カラスビシャク　33, 273
カラスムギ　268
カラタチ　28, 33, 180
唐当帰（カラトウキ）　207
カラトリカブト　133
ガラナ　186
ガラナ子　186
カラハナソウ　17, 116
カラバル豆　167
唐白朮（カラビャクジュツ）　250
カラマツソウ　137
カラムシ　117
ガランタミン臭化水素酸塩　264
β-カリオフィレン　164
カリカ科　198
カリッサ　222
カリン　158
カルス　73
カルタゲナ吐根　226
カルタヘナ議定書　64
カルドン　251
カルナウバヤシ　271
カルナウバロウ　271
ガルバヌム　209
カルンクラ　56
カレーノキ　180

栝楼根（カロコン）　200, 282
カロチノイド色素　226
栝楼仁（カロニン）　200, 282
カロライナジャスミン　63
訶黎勒（カリロク）　202
カワカワ　66, 143
カワミドリ　232
カワヤナギ　113
カワラケツメイ　163
カワラサイコ　157
カワラタケ　95
カワラナデシコ　123
カワラニンジン　256
カワラヨモギ　256
カワリハラタケ　94
かん（桿）　268
幹　28
稈　30
カンアオイ　145
乾果　53
柑果　55
カンカニクジュヨウ　243
カンサイタンポポ　249
貫衆（カンジュウ）　103
甘藷（カンショ）　229
甘松（カンショウ）　246
甘松香（カンショウコウ）　246
管状小花　249
管状組織　13
管状中心柱　24
甘遂（カンズイ）　172
完全花　44
甘草（カンゾウ）　9, 12, 166
萱草根（カンゾウコン）　261
カンゾウ属　165
寒天（カンテン）　99
寒天質　99
款冬花（カントウカ）　254
カントウタンポポ　249
款冬葉（カントウヨウ）　254
カントンアブラギリ　172
広東人参（カントンニンジン）　205
カンナ科　278
ガンピ　197
ガンビールノキ　162
完備花　44
韓白朮（カンビャクジュツ）　250
d-カンフル　281
甘扁桃（カンペントウ）　160
漢防已（カンボウイ）　141
カンボウフウ　112
灌木　28
カンボジアウルシ　185

関木通（カンモクツウ） 69, 144
環紋道管 13
橄欖（カンラン） 181
カンラン科 181
カンレンボク 203

き

キウイ 147
偽果 52
機械組織 22, 29
キカラスウリ 200
鬼臼（キキュウ） 138
キキョウ 247, 282
桔梗根（キキョウ） 247
キキョウ亜科 247
キキョウ科 37, 247
キキョウ目 247
キク 257
キク亜科 249
キクイモ 252
キク科 46, 49, 51, 53, 57, 248
菊花（キクカ） 257
枳椇子（キグシ） 190
キクジシャ 248
キク属 257
キクタニギク 257
キクニガナ 248
キクバオウレン 83, 134
キクラゲ 96
キクラゲ科 96
キク連 255
キケマン 151
気孔 16, 38
枳殻（キコク） 178, 180
気根 41
キササゲ 56, 241, 282
キサントン系色素 221
ギシギシ属 54
枳実（キジツ） 178, 180
キシメジ科 94
喜樹（キジュ） 203
生松脂（キショウシ） 105
寄生根 41
鬼箭羽（キセンウ） 189
基礎異名 84
キタコブシ 126
キダチアミガサ 172
キダチアロエ 260
キダチタイゲキ 172
キダチチョウセンアサガオ
　　　　　　　　64, 236
キダチマオウ 79, 108

キダチルリソウ 230
木立綿（キダチワタ） 194
キタヤマブシ 134
吉草根（キッソウコン） 246
キヅタ 28, 205
キツネアザミ 252
キツネノカミソリ 265
キツネノボタン 136
キツネノマゴ 9, 242
キツネノマゴ科 241
キナ 226
キナアルカロイド 227
キナ皮（キナヒ） 12, 226
キニーネ 3, 226, 281
　——エチル炭酸エステル 281
　——塩酸塩水和物 281
　——硫酸塩水和物 281
キニジン硫酸塩 226, 281
キヌア 124
キヌクサ 99
偽年輪 31
キノ 167
キノコ 94
木の芽 176
キノモリア科 201
キノリン型アルカロイド 226
キハダ 177
キバナイカリソウ 138
キバナオウギ 164
キバナオランダセンニチ 253
キバナキョウチクトウ 223
キバナキョウチクトウ属 222
キバナジギタリス 239
キバナスズシロ 153
キバナドウヒセッコク 279
キバナトリカブト 133
キバナノレンリソウ 45
キバナバス 142
キバナバラモンジン 249
キャッサバ 173
キャッツクロウ 228
キャラウェイ 208
基本組織系 16, 21
ギムネマ葉 225
球果植物綱 105
球果植物目 105
九眼独活（キュウガンドクカツ）
　　　　　　　　　　204
球茎 29
韮子（キュウシ） 259
ギュウショウ 130
急性子（キュウセイシ） 187
牛奶子（ギュウダイシ） 197

韮白（キュウハク） 259
吸盤 28
休眠芽 26
キュウリ 52
九里香（キュウリコウ） 179
キュラソウアロエ 260
姜黄（キョウオウ） 276
莢果 53
羌活（キョウカツ） 207, 210
強心ステロイド配糖体 222
強心配糖体 5, 222, 223, 224
キョウチクトウ 39, 64, 223
キョウチクトウ科 32, 222
キョウチクトウ属 222
杏仁（キョウニン） 57, 160
杏仁水（キョウニンスイ） 160
喬木 28
玉蜀黍蕋（ギョクショクショズイ）
　　　　　　　　　　270
玉竹（ギョクチク） 262
ギョトウ 165
キラヤ皮 156
キランソウ 232
キランソウ亜科 232
キリ 240
麒麟竭（キリンケツ） 271
キリンケツヤシ 271
偽輪生 37
キリンソウ 155
豨薟（キレン） 253
キワタ 195
菌核 92
金果欖（キンカラン） 141
金柑（キンカン） 179
錦葵花（キンキカ） 194
金銀花（キンギンカ） 245
キンギンボク 245
キンコウボク 127
ギンコール酸 105
キンゴジカ 194
銀柴胡（ギンサイコ） 123
金沙藤（キンサトウ） 102
銀耳（ギンジ） 96
金針菜（キンシンサイ） 261
金盞花（キンセンカ） 254
キンセンカ連 254
キントラノオ科 182
銀杏 104
キンバイザサ 264
キンポウゲ 136
キンポウゲ亜科 136
キンポウゲ科 50, 53, 133
キンポウゲ目 132

蒟醤（キンマ）　143
キンミズヒキ　156
金毛狗脊（キンモウクセキ）　102
キンモクセイ　219
金蓮花（キンレンカ）　170

く

グアニル酸　94
グアヤガム　68
グアヤク脂　171
グアヤクチンキ　171
グアヤコールスルホン酸カリウム　281
グアユールゴム　253
空胞　8
クェブラチョー皮　222
枸橼皮（クエンピ）　179
苦艾（クガイ）　257
クガイソウ　240
茎　28, 29
苦苣（クキョ）　242
ククイノキ　172
クコ　237
枸杞子（クコシ）　237
クサギ　230
クサスギカズラ　260
クサニワトコ　245
クサネム　55
クサノオウ　150
クサボケ　158
クシャラ・スートラ　172
苦参（クジン）　167
クズ　42, 167, 282
クズウコン　278
クズウコン科　278
クスノキ　33, 130
クスノキ亜科　130
クスノキ科　129
クスノハガシワ　173
クスリウコン　277
クソニンジン　256
クダモノトケイソウ　198
クチクラ　7, 16
クチナシ　226
クチン　7
クチン化　7
グッタペルカ　215
グッタペルカノキ　215
苦丁茶（クテイチャ）　188
クヌギ　114
グネツム科　109
グネモン　109

瞿麦（クバク）　122
瞿麦子（クバクシ）　123
クベバ　143
クベバ実　143
苦扁桃（クヘントウ）　160
苦木（クボク）　180
クマコケモモ　212
隈（熊）笹（クマザサ）　270
クマシデ　33
クマツヅラ　231
クマツヅラ科　230
クマリン　218
クマワラビ　20
グミ科　197
苦味質　180
クミスクチン　232
苦味チンキ　176, 178, 221
苦味配糖体　220, 221
苦味物質　5
クミン実　209
グラーツス子　223
クラーレ　140
クラーレ作用　219
クラムヨモギ　256
クララ　167
クランベリー　212
クリ　51, 53, 114
クリスマスローズ　64, 135
グリチルリチン　166
グリュンバルサム　147
クリンソウ　214
クルクマ試験紙　277
クルクミン　277
クルマバソウ　36, 225
クルミ科　112
クルミ目　111
グレープフルーツ　179
グレープフルーツジュース　67, 179
クレソン　153
苦楝皮（クレンピ）　181
クロウメモドキ　190
クロウメモドキ科　190
クロウメモドキ目　189
クロガネモチ　188
クロガラシ　152
黒胡椒（クロコショウ）　144
クロタネソウ　135
クロツバラ　190
クロヅル　189
クロバナカズラ　225
クロバナヒキオコシ　232
クロフサスグリ　156

クロマツ　38, 47, 105
クロミノウグイスカグラ　245
クロモジ　131
クロレラ　98
クロレラ科　98
クロロフィル　7
クワ　53, 282
クワ科　115
裙帯菜（クンタイサイ）　99

け

毛　16, 17, 38
ケアリタソウ　123
ケイ　130
樫花（ケイカ）　154
桂花（ケイカ）　219
荊芥（ケイガイ）　235
鶏冠花（ケイカンカ）　125
鶏脚草（ケイキャクソウ）　103
荊三稜（ケイサンリョウ）　275
桂枝（ケイシ）　130
茎針　28
形成層　11, 19, 42
形成層環　42
形態的種概念　85
ケイトウ　125
系統学的種概念　85
桂皮（ケイヒ）　12, 19, 130, 282
ケイヒ酸エステル　217
苘麻（ケイマ）　193
苘麻根（ケイマコン）　193
茎葉植物　26
ケイリンサイシン　145
荊瀝（ケイレキ）　231
ケール　153
ケカビ科　92
ケキツネノボタン　136
ケクロモジ　131
ケシ　46, 150
ケシ亜科　150
ケシ科　55, 149
ケジギタリス　58, 239
ケシ属　54
ケシ目　149
ケチョウセンアサガオ　237
ゲッキツ　179
月桂実（ゲッケイジツ）　131
ゲッケイジュ　131
月桂葉（ゲッケイヨウ）　131
結晶　9
結晶体　40
纈草根（ケッソウコン）　246

索　引（和文）　293

ゲットウ　275
決明子（ケツメイシ）　163, 282
ケナシサルトリイバラ　263
ケナフ　194
ケブカワタ　193
ケブラコ皮　222
ケブラチョ　185
ケラ実　206
ゲルセミウム根　220
堅果　53
芫花（ゲンカ）　196
原核細胞　6
芫花根（ゲンカコン）　196
顕花植物　103
芫花葉白前（ゲンカヨウビャクゼン）　225
原形質　6
原形質連絡　7
ゲンゲ　165
牽牛子（ケンゴシ）　229, 282
ケンゴシ脂　229
巻散花序　51
芡実（ケンジツ）　141
拳参（ケンジン）　119
玄参（ゲンジン）　241
原生中心柱　24
ゲンチアナ　220, 221
ゲンノショウコ　33, 55, 57, 169, 282
巻柏（ケンパク）　101
ケンポナシ　190

こ

コアカソ　117
綱　82
紅花（コウカ）　251
厚角細胞　11
厚角組織　11, 30, 40
紅花杜鵑（コウカトケン）　212
合歓皮（ゴウカンヒ）　162
コウキセッコク　279
香五加（コウゴカ）　225
紅柴胡（コウサイコ）　157
孔さく果　55
高山紅景天（コウザンコウケイテン）　154
コウジカビ科　97
紅車軸草（コウシャジクソウ）　168
香薷（コウジュ）　233
衡州烏薬（コウシュウヤク）　140
豪州白檀　118
高出葉　37

紅参（コウジン）　205
コウスイハッカ　233
コウスイボク　231
広豆根（コウズコン）　165
コウゾ　115
紅藻植物門　99
コウゾリナ属　249
紅茶　148
合着子房　45
合着雄ずい　46
合点　49, 56
鉤藤（コウトウ）　228
高等植物　26
紅楠皮（コウナンヒ）　132
香附子（コウブシ）　274
厚壁細胞　11
厚壁組織　11, 30, 40
合弁花　45
合弁花冠　45
合片がく　45
合弁花植物亜綱　211
孔辺細胞　16, 38
広防已（コウボウイ）　69, 144
コウボキン科　93
高木　28
厚朴（コウボク）　126
厚朴花（コウボクカ）　126
厚朴子（コウボクシ）　126
コウホネ　9, 142
藁本（コウホン）　210
剛毛　18
コウモリカズラ　140
孔紋穿孔　13
孔紋道管　13
コウヤカミツレ　256
コウヤボウキ連　258
コエンドロ　209
コオウレン　241
コオニユリ　261
コーヒーノキ　226
コーヒー豆　226
コカイン塩酸塩　171, 281
コガネバナ　231
コノキ　170
コノキ科　170
五加皮（ゴカヒ）　204, 225
コガマ　274
コカモメズル　225
コキツネノボタン　136
呼吸腔　16
呼吸根　41
コギョウ　254
殻果　53

槲寄生（コクキセイ）　119
国際植物命名規約　82
コクサギ　175
黒升麻（コクショウマ）　155
穀精草（コクセイソウ）　268
黒檀（コクタン）　216
黒藜蘆根（コクリロコン）　264
コケモモ　38, 40, 213
ココナツ油　271
ココノエギリ　241
ココヤシ　271
互散花序　51
虎耳草（コジソウ）　156
牛膝（ゴシツ）　124
呉茱萸（ゴシュユ）　176
ゴショイチゴ　158
胡椒（コショウ）　144
虎杖（コジョウ）　119
コショウ科　143
コショウボク　185
コショウ目　142
胡荽子（コズイシ）　209
コスキニウム　140
コスモス　252
互生葉序　36
コセリバオウレン　134
コソ花　157
胡頽子（コタイシ）　197
コダチチョウセンアサガオ　236
コダチトマト　237
骨砕補（コッサイホ）　102
コデインリン酸塩　150
　——水和物　281
梧桐子（ゴトウシ）　195
胡桃仁（コトウニン）　112
コナラ　114
コナラ属　54
コノテガシワ　107
コバイケイソウ　264
五倍子（ゴバイシ）　184
コパイババルサム　181
コパイババルサムノキ　164
コバノイシカグマ科　102
コヒゲ　267
牛皮消根（ゴヒショウコン）　225
コフキサルノコシカケ　95
コブシ　83, 126
コプラ油　271
糊粉粒　8
ゴボウ　251, 282
牛蒡子（ゴボウシ）　251
胡麻（ゴマ）　242
ゴマ科　242

索　引（和文）

コマクサ　151
ゴマノハグサ　241
ゴマノハグサ亜科　240
ゴマノハグサ科　239
胡蔓藤（コマントウ）　63, 220
五味子（ゴミシ）　128
コムギ　270
コムギデンプン　270
ゴムタンポポ　249
コムラサキ　230
コメデンプン　269
米糠　269
米糠油　269
ゴヨウアケビ　139
コラ子　195
コラノキ　195
コルク化　7, 19
コルクガシ　114
コルク形成層　11, 19
コルク石細胞　19
コルク層　19
コルク皮層　19
ゴルジ体　6
コルヒクム根　260
コルヒクム子　260
コルヒチン　281
五斂子（ゴレンシ）　168
コロシントウリ　199
コロシント実　199
葫蘆巴（コロハ）　168
混芽　26
コンカナバリン　165
根冠　42
コンギク連　255
根茎　28
コンズランゴ　224, 225
根生葉　37
昆虫変態ホルモン　124
コンニャク　272
コンブ科　98
コンフリー　67, 230
コンベ子　223
根毛　18, 41
根瘤バクテリア　161

さ

材　31
サイカチ　28
柴胡（サイコ）　208, 282
細辛（サイシン）　145
臍点　8, 56
栽培品種　82

サイハイラン　278
再複葉　36
再分化　74
細胞　6
細胞間隙　14
細胞質　6
細胞内含有物　8
細胞壁　6, 7
細胞膜　6
細脈　35
サイム油　234
サイヨウシャジン　247
サイロシビン　283
サイロシン　283
サガリバナ科　202
サキシマボタンヅル　136
さく果　53
酢酸-マロン酸経路　4
酢漿草（サクショウソウ）　168
さく状組織　39
萌藿（サクチョウ）　245
サクラ亜科　160
サクラソウ　214
サクラソウ科　214
サクラソウ目　213
サクラ属　54, 55
サクラバカンボク　245
醋柳果（サクリュウカ）　197
ザクロ　202
ザクロ科　202
石榴皮（ザクロヒ）　202
サゴデンプン　272
サゴヤシ　271
ササクサ　269
ササユリ　261
サザンカ　147
サジオモダカ　259
砂晶　9
ザゼンソウ　273
サッカロミケス科　93
サックスの分類法　16
サッサフラスノキ　132
サッサフラス皮　132
雑種名　83
サツボク　132
サツマイモ　229
サトイモ　272
サトイモ科　51, 272
サトイモ目　272
サトウカエデ　185
サトウキビ　269
サトウダイコン　123
サトウヤシ　271

佐渡蒼朮（サドソウジュツ）　250
サネカズラ　53, 128
サネブトナツメ　191
サバジルラ子　260
サビナ　107
サフラン　29, 267, 282
サポジラ　215
サボテン　37, 41
サボテン科　125
サボテンタイゲキ　172
サボテン目　125
サポナリア根　123
サポニン　5, 58
ザボン　179
サボンソウ　123
左右整正花　45
左右相称花　45
鎖陽（サヨウ）　201
サラシア　189
サラシナショウマ　134
サラセニア科　149
サラセニア目　149
サラダバーネット　158
サリチル酸メチル配糖体　182
サルオガセ　98
サルオガセ科　98
サルカケミカン　177
サルカケミカン亜科　177
サルサ根　263
サリチル酸　156
サリチル酸メチル　212
サルトリイバラ　37, 260, 263
サルナシ　147
サルノコシカケ科　95
サレップ根　279
サワギキョウ　248
サワギク連　253
サワグルミ　112
サワヒヨドリ　250
サワラ　106
三果　173
三塊瓦（サンカイカ）　168
山海棠（サンカイドウ）　198
山帰来（サンキライ）　263
山銀柴胡（サンギンサイコ）　123
散形花序　51
三形花柱性　44
サンゴハリタケ科　95
山楂子（サンザシ）　159
杉脂（サンシ）　106
山慈姑（サンジコ）　263
山梔子（サンシシ）　226
三七（サンシチ）　205

サンシチニンジン　205
山茱萸（サンシュユ）　203
山椒（サンショウ）　176
酸漿（サンショウ）　238
山豆根（サンズコン）　165
酸棗仁（サンソウニン）　191
サンタンカ　227
山茶油（サンチャユ）　147
サントニン　281
サントリソウ　251
サントリナ　257
山奈（サンナ）　277
山肉桂（サンニッケイ）　131
散布毛　18
山扁豆（サンペンズ）　163
散房花序　51
山薬（サンヤク）　265, 282
サンヨウブシ　134
三稜（サンリョウ）　274, 275

し

梓（シ）　241
シアン化水素　171
シアン産生菌　70
子衣　56
紫葳（シイ）　241
シークワシャー　179
シーダー油　107
シイタケ　94
ジーンサイレンシング　78
紫雲膏（シウンコウ）　230
地黄（ジオウ）　240, 282
シオガマギク属　240
シオガマギク亜科　239
ジオスシン　266
紫苑（シオン）　255
シオン属　255
翅果　53
絲瓜絡（シカラク）　199
師管　13
柿寄生（シキセイ）　118
色素体　6, 7
ジギタリス　17, 51, 67, 239
ジギトキシン　281
シキミ　129
シキミ科　129
シキミ酸　129
シキミ酸経路　4
しきみの実　283
4強雄ずい　46
紫金牛（シキンギュウ）　213
シクラメン　214

使君子（シクンシ）　202
シクンシ科　202
師孔　13
シコウカ　200
刺五加（シゴカ）　204
ジゴキシン　281
ジゴクノカマノフタ　232
地骨皮（ジコッピ）　237
紫根（シコン）　230, 282
梔子（シシ）　226
シシウド　207
梓実（シジツ）　241
子実体　92, 94
雌ずい　43, 47, 49, 110
雌ずい群　44
雌性花　44
紫蘇（シソ）　234, 282
柿霜餅（シソウベイ）　216
シソ科　29, 30, 231
シソ目　228
シダ綱　102
シダ植物門　101
シダレヤナギ　113
支柱根　41
湿果　55
実葉　32, 101
蒺藜子（シツリシ）　171
柿蔕（シテイ）　216
シデコブシ　126
自動名　83
シトロネラソウ　268
シトロネラ油　269
シトロン　179
シナアブラギリ　172
シナオウレン　134
シナオケラ　251
シナ花　256
シナガワハギ　166
シナキハダ　177
シナグリ　114
シナクログワイ　275
シナセンニンソウ　136
シナノキ　192
シナノキ科　192
シナモン　131
シナレンギョウ　217
シネフリン　66
子のう　92
子のう菌亜門　92
子のう胞子　92
シノブ　102
シノブ科　102
師板　13

師部　14
地膚子（ジフシ）　124
師部柔細胞　14
師部繊維　14
ジフラクタ酸　98
シベリアニンジン　204
ジベレリン　93
子房　47, 110
子房下位　47
子房上位　47
子房中位　47
シボリイリス　267
芝麻（シマ）　242
シマカンギク　257
シマハスノハカズラ　141
刺毛　18
シモクレン　126
シモツケ　43
シモツケ亜科　156
ジャガイモ　29, 238
沙棘（シャキョク）　197
シャク　208
積聚（シャクジュウ）　136
赤地利（シャクチリ）　119
シャクチリソバ　33, 119
シャクナゲ　160, 212
芍薬（シャクヤク）　146, 282
ジャケツイバラ　162
ジャケツイバラ亜科　162
ジャコウアオイ　194
射出平行脈　35
蛇床子（ジャショウシ）　208, 209
沙参（シャジン）　247
砂仁（ジャジン）　276
ジャスミン　63
ジャスミン油　218
車前子（シャゼンシ）　244
車前草（シャゼンソウ）　244
ジャノヒゲ　21, 262
シャペウ・デ・コウロ　259
シャボンノキ　156
ジャマイカニガキ　180
シャム安息香　217
ジャワ桂皮　131
ジャワコノキ　171
地楡（ジユ）　158
種　82, 85
　──の概念　85
楸（シュウ）　241
茺蔚（ジュウイ）　233
雌雄異株　44
集果　53
シュウカイドウ科　198

秋海棠根（シュウカイドウコン）　198
集合果　53
秋材　31
戟菜（ジュウサイ）　143
柔細胞　11, 19, 29, 30, 32
集散花序　51
シュウ酸カルシウム　9
重歯毛当帰（ジュウシモウトウキ）　207
集晶　9
集束雄ずい　45
柔組織　11
充填細胞　19
ジュート　192
雌雄同株　44
周皮　19, 29, 32
周辺花　249
重（十）薬（ジュウヤク）　143, 282
集やく雄ずい　45, 46
重力散布　57
珠芽　26
縮砂（シュクシャ）　275, 276
珠孔　49
主根　41
種子　43, 52, 55, 103, 110
　　——の散布　57
　　——の付属物　56
種子植物　26, 57, 103
樹脂道　40
珠心　49
ジュズダマ　268
ジュズボダイジュ　192
種枕　56
シュッコンアマ　170
受動的散布　57
種髪　56
珠皮　49
種皮　55, 56
樹皮　19
種阜　56
珠柄　56
蓯蓉（ジュヨウ）　243
種瘤　56
シュロ　38
シュロソウ　264
ジュンサイ　141
春材　31
子葉　37, 56, 110
漿果　55
ショウガ　277, 282
ショウガ科　46, 275
ショウガ目　275

生姜（ショウキョウ）　277, 282
小薊（ショウケイ）　251
蒸散　39
常山（ジョウザン）　155
掌状複葉　36
ショウジョウボク　172
掌状脈　35
小秦艽（ショウジンギョウ）　221
小豆蔲（ショウズク）　277
小赤麻根（ショウセキマコン）　117
小舌　36, 268
小托葉　36
鍾乳体　10, 40
樟脳（ショウノウ）　130
小蘗（ショウバク）　137
ショウブ　21, 272
菖蒲根（ショウブコン）　20, 272
小胞体　6
升麻（ショウマ）　134
生薬　2
小葉　36
ショウヨウダイオウ　120
小葉柄　36
小葉膜　36
蒣藍（ショウラン）　153
商陸（ショウリク）　121
小連翹（ショウレンギョウ）　148
松露（ショウロ）　96
ショウロ科　96
蜀葵根（ショクキコン）　193
蜀椒（ショクショウ）　177
食品安全基本法　61
植物細胞　6
植物色素　5
植物組織培養　72
植防風（ショクボウフウ）　210
ショクヨウカンナ　278
ショクヨウホオズキ　238
除虫菊花（ジョチュウギクカ）　257
女貞子（ジョテイシ）　218
ショ糖　185
薯蕷（ショヨ）　265
薯榔（ショロウ）　266
シラカンバ　113
シラキ　174
蒔蘿子（ジラシ）　206
シラタマノキ　212
シラン　278
自立内皮　23
シロガラシ　152
シロキクラゲ　96
シロキクラゲ科　96
白胡椒（シロコショウ）　144

シロシビン　71
シロバナタンポポ　249
シロバナヒロハヒルガオ　229
シロバナムショケギク　257
シロバナヨウシュチョウセンアサガオ　237
シロバナワタ　194
ジロボウエンゴサク　151
仁　7
辛夷（シンイ）　126, 282
真果　52
真核細胞　6
進化的種概念　85
秦艽（ジンギョウ）　221
新疆甘草（シンキョウカンゾウ）　166
伸筋草（シンキンソウ）　101
真菌門　92
沈香（ジンコウ）　196
榛子（シンシ）　113
シンジュ　180
針晶　9
真正果実　52
真正中心柱　25, 30
真正ラベンダー　236
津蒼朮（シンソウジュツ）　251
ジンチョウゲ　196
ジンチョウゲ科　196
ジンチョウゲ目　196
シントクスノキ　131
心皮　44, 48, 49, 110
秦皮（シンピ）　112, 218
靭皮　31
シンフィツム　67

す

髄　21, 30
スイカ　20, 199
スイカズラ　245
スイカズラ科　245
スイカ属　54
水禾麻（スイカマ）　117
水孔　16, 17, 39
髄腔　30
瑞香花（ズイコウカ）　196
瑞香根（ズイコウコン）　196
水根　41
睡菜葉（スイサイヨウ）　222
水散　57
穂状花序　51
スイセン　45, 265
水仙根（スイセンコン）　265

索　引（和文）　297

索　引（和文）

スイバ　120
水楊梅（スイヨウバイ）　157
水蓼（スイリョウ）　120
スイレン科　141
スオウ　162
スカルキャップ　231
スカンモニア根　229
スギ　47, 106
スギ科　106
スギナ　101
スギノリ科　100
スギヒラタケ　94
スコポラミン臭化水素酸塩水和物　281
スズラン　64, 261
スダチ　178
ズダヤクシュ　156
ステビア　250
ストリキニーネ　283
ストリキニーネ型アルカロイド　219
ストリキニン　167
ストロファンツス　17, 18, 56
ストロファンツス子　223
ストロン　28
スナヅル　132
スナヅル亜科　132
スヌーヒ　172
スパルテイン硫酸塩　165
スペインカンゾウ　165
スベリヒユ　122
スベリヒユ科　55, 122
スベリヒユ属　54
スベリン　7, 19, 23
スマトラ安息香　217
ズミ　33, 43
スミレ　33
スミレ科　197
スミレ目　197
スモモ　160
スリナムニガキ　180
スローベリー　160

せ

青魚胆草（セイギョタンソウ）　221
制限酵素　79
青蒿（セイコウ）　256
生合成　3
青酸配糖体　160
セイジ　235
青椒（セイショウ）　177
西升麻（セイショウマ）　134

生殖器官　43
整正花冠　45
整正がく　45
青葙（セイソウ）　125
茜草根（セイソウコン）　227
青葙子（セイソウシ）　125
薺苨（セイネイ）　247
青皮（セイヒ）　179
生物学的種概念　85
生物の多様性に関する条約　64
生物変換　76
西北甘草（セイホクカンゾウ）　166
青木香（セイモッコウ）　69, 144
精油　5
セイヨウアカネ　227
セイヨウイソノキ　190
セイヨウイチイ　107
セイヨウイラクサ　117
セイヨウウツボグサ　234
セイヨウエビラハギ　68
セイヨウオダマキ　134
セイヨウオトギリソウ　67, 148
セイヨウオドリコソウ　233
セイヨウオニシバリ　196
セイヨウカノコソウ　246
セイヨウカンボク　245
セイヨウキヅタ　204
セイヨウキョウチクトウ　223
セイヨウクコ　238
セイヨウサクラソウ　214
セイヨウサクラソウ根　214
セイヨウサンザシ　159
セイヨウシロヤナギ　113
セイヨウスモモ　160
青葉胆（セイヨウタン）　221
セイヨウタンポポ　249
セイヨウツゲ　189
セイヨウトチノキ　187
セイヨウトネリコ　218
セイヨウナシ　160
セイヨウナツユキソウ　68, 156
セイヨウナナカマド　160
セイヨウニワトコ　245
セイヨウニンジンボク　231
セイヨウノコギリソウ　255
セイヨウバクチノキ　161
セイヨウハッカ　233
セイヨウバラ　157
セイヨウヒイラギ　188
セイヨウフキ　254
セイヨウフクジュソウ　136
セイヨウホオズキ　238
セイヨウマツムシソウ　247

セイヨウムラサキ　230
セイヨウメギ　137
セイヨウリンゴ　159
セイロンコクタン　216
セイロンニッケイ　131
セイロンマツリ　214
石韋（セキイ）　103
石果　55, 57
石細胞　12
石蒜（セキサン）　265
セキシャク　20
石菖（セキショウ）　272
石松子（セキショウシ）　101
積雪草（セキセツソウ）　233
赤箭（セキセン）　279
セキチク　122
石竹瞿麦（セキチククバク）　122
石南葉（セキナンヨウ）　159
セクリニン硝酸塩　174
セコイアスギ　106
セコイリドイド配糖体　220, 222
セスキテルペン　184
節　27, 82
節間　27
接合菌亜門　92
接合胞子　92
セッコウリュウノヒゲ　262
石斛（セッコク）　41, 278, 279
接骨木（セッコツボク）　245
接骨木花（セッコツボクカ）　245
節ざや果　55
舌状小花　248
絶滅のおそれのある野生動植物の種の国際取引に関する条約（CITES）　58, 64
節裂果　55
ゼニアオイ　194
セネガ　183, 282
ゼラニウム　169
セリ　210
セリ科　36, 51, 55, 206
セリバオウレン　83, 134
セリ目　203
セルロース　7
セロトニン前駆物質　164
セロリ　208
繊維　12
鮮黄連（センオウレン）　138
旋花（センカ）　229
仙鶴草（センカクソウ）　156
川芎（センキュウ）　210
千金子（センキンシ）　172
千金藤（センキントウ）　141

千屈菜（センクツサイ）200
前胡（ゼンコ）207, 210
穿孔 13
川穀（センコク）268
川骨（センコツ）142
穿山竜（センザンリュウ）266
川椒（センショウ）177
川升麻（センショウマ）134
染色質 7
染色体 7
川続断（センゾクダン）246
センタリウム草 220
センダン 181
センダン科 181
センダングサ 252
先端生長 32
セント・ジョーンズ・ワート
　　　　　　　67, 148
センナ 39, 67, 163, 282
センニンソウ 136
旋覆花（センプクカ）255
潜伏芽 26
センブリ 220, 221, 282
仙茅（センボウ）264
ゼンマイ 102
ゼンマイ科 102
腺毛 16, 18
川木香（センモッコウ）255
前葉体 101
川楝子（センレンシ）181

そ

蘇（ソ）234
桑黄（ソウオウ）96
そう果 53
草果（ソウカ）276
双懸果 55
桑根皮（ソウコンヒ）116
桑枝（ソウシ）116
蒼耳子（ソウジシ）253
ソウシジュ 37
桑実（ソウジツ）116
草質茎 28
蒼朮（ソウジュツ）250
双晶 9
簇晶 9
総状花序 51
双子葉植物綱 110
装飾花 44
桑椹（ソウジン）116
草豆蔲（ソウズク）276
桑白皮（ソウハクヒ）116, 282

総苞 52
ソウボク 204
楤木根（ソウボクコン）204
楤木白皮（ソウボクハクヒ）204
草本 28
草本茎 28
桑葉（ソウヨウ）116
鼠麹草（ソキクソウ）254
属 82
側芽 26
側根 41
簇晶 9
束針晶 9
ソクズ 245
続随子（ゾクズイシ）172
続断（ゾクダン）246
側柏葉（ソクハクヨウ）107
側膜胎座 49
側脈 35
束毛 18
側立維管束 21
ソケイ 218
蘇合香（ソゴウコウ）154, 217
組織 10
組織系 15
ソシンロウバイ 129
ソテツ 104
ソテツ科 104
ソテツ綱 104
蘇鉄実（ソテツジツ）104
ソテツ目 104
ソバ 119
ソバナ 247
蘇木（ソボク）162
ソメイヨシノ 32, 161
ソメモノイモ 266
蘇葉（ソヨウ）234
鼠李子（ソリシ）190
ソルレ 120

た

大茴香（ダイウイキョウ）12, 129
大芸（タイウン）243
大黄（ダイオウ）120
ダイオウショウ 105
大遠志（ダイオンジ）183
袋果 53
大花紅景天（ダイカコウケイテン）
　　　　　　　154
大戟（ダイゲキ）172
退行中心柱 25
ダイコン 41, 153

ダイコンソウ 157
胎座 48
体細胞雑種 75
大蒜（タイサン）259
タイサンボク 127
ダイジョ 265
ダイズ 165
ダイズ属 54
大青（タイセイ）153
胎生種子 57
対生葉序 36
ダイゼイン 167
大箭（タイセン）259
大棗（タイソウ）190
ダイダイ 178
大風子（ダイフウシ）197
大風子油（ダイフウシユ）197
タイヘイヨウイチイ 107
大麻（タイマ）115
大麻取締法 283
タイミンタチバナ 213
タイム 235
ダイヤーズカモミル 256
代用繊維 12
大葉麦門冬（ダイヨウバクモンドウ）
　　　　　　　261
大連翹（ダイレンギョウ）149
タイワンオカゼリ 209
タイワンキハダ 177
タイワンギリ 241
タイワンソケイ 218
タイワンツナソ 192
タイワンテイカカズラ 223
タイワンヒノキ 106
タイワンヘビノボラズ 137
タウコギ 252
多花果 53
タカサゴギク 254
タカサゴシノブ 102
タカトウダイ 172
タガラシ 136
タカワラビ 102
タカワラビ科 102
多環中心柱 25
蘘吾（タクゴ）254
沢瀉（タクシャ）259
托葉 33, 36
沢蘭（タクラン）250
タケ 41
タケニグサ 150
タコノキ 41, 273
タコノキ科 273
タコノキ目 273

多細胞毛　17
多軸分枝　27
多出集散花序　51
多条中心柱　25
タシロイモ　265
タシロイモ科　265
多層表皮　16, 39
タチアオイ　193
タチジャコウソウ　235
タチトバ　165
タチバナ　179
タチビャクブ　264
タチフウロ　169
タツタソウ　138
タツナミソウ亜科　231
脱分化　73
タデ科　50, 119
タデ目　119
多肉茎　28
多肉植物　154, 155
多年生草本　28
タバコ　238
タバコウロタケ科　96
タピオカ　173
タヒボ　241
タビラコ　249
タブノキ　132
タベブイア・アベラネダエ　241
ダマール　147
タマザキツヅラフジ　141
タマネギ　260
タマノウゼンハレン　170
タマビャクブ　264
タムシバ　126
タモギタケ　94
多羅（タラ）　271
タラゴン　256
陀羅尼助（ダラニスケ）　177
タラノキ　204
タラヨウ　188
単果　53
単花果　53
短角果　53
短花柱花　44
単花被花　45
檀香（ダンコウ）　118
ダンゴギク　253
ダンゴギク連　253
担根体　265, 266
単細胞毛　17
団散花序　52
炭酸カルシウム　10
短枝　27

担子菌亜門　94
単軸型仮軸分枝　27
単軸分枝　27
担子胞子　94
単出集散花序　51
単純組織　10
単晶　9
単子葉植物綱　110, 258
丹参（タンジン）　235
単性花　44
弾性ゴム　224
単穿孔　13
単組織　10
単体雄ずい　46
淡竹葉（タンチクヨウ）　269
単頂花序　51
ダンデリオン　249
タンナトリカブト　134
タンニン酸　281
タンニン（縮合型）　227
タンパク仮晶　9
タンパク結晶　9
タンポポ　41, 45
タンポポ亜科　248
タンポポ属　54
単面葉　35
単葉　36

ち

チーク　231
地衣酸　97, 98
地衣色素　97
地衣デンプン　97
地衣類　97
チェリモヤ　127
チガイソ科　99
地下茎　28, 32
チガヤ　269
竹茹（チクジョ）　269
竹節人参（チクセツニンジン）
　　　　　　　　205, 282
チクマハッカ　234
チゴユリ　33
チシャ　249
チシマザサ　270
地上茎　28
チチノリ　100
チャ　148
チャービル　208
チャピ　182
チャボガヤ　108
チャンチン　182

チマキザサ　270
チミアン油　235
知母（チモ）　260
チモール　281
地楡（チユ）　158
チューインガム　215
チューインガムノキ　215
中央脈　35
中果皮　52
中軸胎座　49
柱状晶　9
中心柱　16, 22, 23, 29
中性花　44
柱頭　47
虫媒花　259, 278
チューリップ　51
中肋胎座　49
癒痕（チョウカ）　136
頂芽　26
長角果　53
長花柱花　44
丁子（チョウジ）　201
長枝　27
チョウジソウ　222
チョウジノキ　201
チョウジャノキ　186
丁子油　201
釣樟根皮（チョウショウコンピ）
　　　　　　　　　　131
チョウセンアサガオ
　　　　　64, 69, 237, 282
チョウセンアザミ　251
チョウセンイカリソウ　138
チョウセンオケラ　251
チョウセンカラコギカエデ　185
チョウセンゴミシ　128
チョウセンダイオウ　120
チョウセントネリコ　218
チョウセンノビル　259
チョウセンハシリドコロ　238
チョウセンマツ　106
釣藤鉤（チョウトウコウ）　228
腸内細菌叢　68
直生胚珠　49
直走平行脈　35
楮実子（チョジッシ）　115
貯蔵根　41
貯蔵組織　22
苧麻根（チョマコン）　117
猪苓（チョレイ）　95
チョレイマイタケ　95
チョロギ　235
椿根皮（チンコンピ）　182

索　引（和文）

チンネベリ・センナ　17, 18, 163
陳皮（チンピ）　179

つ

通過細胞　23
通気組織　22, 29
ツガサルノコシカケ　96
ツキヌキヒヨドリ　250
ツキヨタケ　94
土筆（ツクシ）　102
ツクシシャクナゲ　212
ツゲ　189
ツゲ科　189
ツタ　28
ツタウルシ　184
ツチアケビ　279
ツツジ　212
ツツジ科　211
ツツジ目　211
ツヅラフジ　140
ツヅラフジ科　139
ツナソ　192
ツバキ　12, 46, 147
ツバキ科　147
ツバキ油　147
ヅボイシア　237
坪草（ツボクサ）　208
ツユクサ　267
ツユクサ科　267
ツユクサ目　267
ツリガネニンジン　247
ツリフネソウ科　187
ツルシキミ　177
ツルドクダミ　28, 120, 282
ツルナ　122
ツルナ科　122
ツルニチニチソウ　224
ツルニンジン　247
ツルペツム根　229
ツルマメ　165
ツルリンドウ　221
ツルレイシ　199
ツワブキ　254

て

定芽　26
テイカカズラ　41
定根　41
丁字毛（T字毛）　18
低出葉　37
低木　28

葶藶子（テイレキシ）　153
テウチグルミ　112
デオキシミロエストロール　167
デスラノシド　281
テッポウリ　57
テトラヒドロカンナビノール　63, 66
デビルズクロー　242
デリス　165
テリハノイバラ　157
テレビンチナ　105
テレビン油　105
甜瓜子（テンガシ）　199
天花粉（テンカフン）　200
天葵（テンキ）　136
天葵子（テンキシ）　136
天蕎麦根（テンキョウバクコン）　119
テングサ　99
テングサ科　99
テングタケ科　94
甜菜（テンサイ）　123
甜菜糖　123
田七（デンシチ）　206
天仙子（テンセンシ）　237
天台烏薬（テンダイウヤク）　131, 282
天南星（テンナンショウ）　272
デンプン鞘　23
デンプン粒　8, 32
天麻（テンマ）　279
天命精（テンメイセイ）　254
天門冬（テンモンドウ）　260
甜葉懸鉤（テンヨウケンコウ）　158

と

ドイッスズラン　261
トウ　37
トウアズキ　164
藤黄（トウオウ）　148
トウオオバコ　244
橙花（トウカ）　178
豆果　53
冬芽　26
冬瓜子（トウガシ）　199
同化組織　22
等花被　45
同花被　45
同花被花　45
トウガラシ　52, 236, 282
トウカラスウリ　200
トウガン　199

道管　13
ドウカンソウ　123
当帰（トウキ）　207, 282
トウキササゲ　241
冬葵子（トウキシ）　194
トウキンセンカ　254
トウゴマ　173
トウササクサ　269
トウシキミ　129
頭状花序　51, 248
銅色キナ皮　227
党参（トウジン）　247
灯心草（トウシンソウ）　267
刀豆（トウズ）　165
銅睡草（ドウスイソウ）　168
トウスケボウフウ　210
倒生胚珠　49
トウセンダン　181
トウダイグサ　172
トウダイグサ科　171
冬虫夏草（トウチュウカソウ）　93
桃仁（トウニン）　161
トウネズミモチ　218
登はん毛　18
橙皮（トウヒ）　178, 179
トウヒチンキ　178
トウビャクブ　264
筒部　45
唐防已（トウボウイ）　141
東北甘草（トウホクカンゾウ）　166
藤本　28
等面葉　35
唐木瓜（トウモッカ）　158
トウモロコシ　20, 41, 270
トウモロコシデンプン　270
トウモロコシ油　270
当薬（トウヤク）　221
桐油（トウユ）　172
冬緑油（トウリョクユ）　212
トウリンドウ　221
トウワタ　64, 224
トガクシソウ　83
土夏枯草（ドカゴソウ）　118
トキワアケビ　139
トキワイカリソウ　138
トキワギョリュウ　111
トキワザクラ　214
トキワセンダン　181
トキワマンサク　154
ドクウツギ　184
ドクウツギ科　183
独活（ドクカツ）　204, 207
トクサ　102

トクサ科　101
トクサ目　101
ドクゼリ　208
ドクダミ　37, 143, 282
ドクダミ科　142
特定保健用食品　62
ドクニンジン　209
ドクフジ　167
毒物及び劇物指定令　283
毒物及び劇物取締法　283
特別用途食品　62
トクホ　62
ドクムギ　269
特立中央胎座　49
土荊芥（ドケイガイ）　123
トケイソウ科　198
トゲオナモミ　253
トゲハアザミ　242
トゲバンレイシ　127
杜衡（トコウ）　145
吐根（トコン）　12, 224, 226
土細辛（ドサイシン）　145
菟糸子（トシシ）　229
杜松実（トショウジツ）　106
トチノキ　187
トチノキ科　187
トチバニンジン　205
杜仲（トチュウ）　115, 282
トチュウ科　115
土通草（ドツウソウ）　279
トックリイチゴ　158
土当帰（ドトウキ）　204
土肉桂（ドニッケイ）　131
トネリコ　218
トバ　165
土茯苓（ドブクリョウ）　263
トベラ　33
土防已（ドボウイ）　141
トマト　238
トモエソウ　149
土木香（ドモッコウ）　255
トラガント　164
トラガントノキ　164
ドリアン　195
トリカブト　41
トリカブト属　282
トリテルペン　217
トリテルペンサポニン
　　　214, 215, 217, 225
トリパラ　173
トリモチノキ　132
トルメンチラ根　157
トロパンアルカロイド　69

ドロヤナギ　113
トロロアオイ　193
トロロアオイモドキ　193
トンキン　199
トンビマイタケ科　96

な

内果皮　52
内花被　45
内師包囲維管束　21
内鞘　23
内生分枝　43
内胚乳　56
内皮　23
ナイモウオウギ　164
内木包囲維管束　21
ナガイモ　265, 282
ナガキンカン　179
ナガバギシギシ　120
ナガミツナソ　192
ナギイカダ　262
ナギナタコウジュ　233
ナシ　12, 55, 160
ナシ亜科　158
なし状果　55
ナス　238
ナス科　50, 236
ナズナ属　54
ナタネ油　153
ナタマメ　165
ナツザキフクジュソウ　136
ナツシロギク　257
ナツズイセン　265
ナツトウダイ　172
ナツミカン　178
ナツメ　190
ナツメグ　128
ナツメヤシ　272
ナデシコ科　122
ナデシコ目　121
ナナカマド　160
ナベナ　246
ナラガシワ　114
ナルコユリ　20, 262
ナワシログミ　17, 18, 197
南瓜子（ナンガシ）　199
ナンキンハゼ　33, 174
ナンキンマメ　164
南五味子（ナンゴミシ）　128
軟紫根（ナンシコン）　230
南沙参（ナンシャジン）　247
ナンテン　138

南天実（ナンテンジツ）　138
ナンバ毛　270
ナンバンカラスウリ　199
ナンバンカラムシ　117
ナンバンギセル　242
ナンヨウアブラギリ　173
ナンヨウザンショウ　180
ナンヨウスギ科　107
ナンヨウニガキ　180

に

ニイタカヒイラギナンテン　138
ニーム　181
ニオイイリス　38, 267
ニオイクロタネソウ　135
ニオイスミレ　197
ニオイテンジクアオイ　169
ニオイトロロアオイ　193
ニオイロウバイ　129
ニガウリ　199
ニガカシュウ　266
苦木（ニガキ）　12, 180
ニガキ科　180
ニガキモドキ　180
ニガクサ　232
ニガナ　248
ニガハッカ　233
ニガヨモギ　64, 257
2強雄ずい　46
ニクザキン科　93
肉蓯蓉（ニクジュヨウ）　243
肉穂花序　51
肉豆蔲（ニクズク）　128
ニクズク科　56, 128
二形花柱性　44
ニコチン　283
二語名法　82
ニシキギ　189
ニシキギ科　188
ニシキギ目　188
二出集散花序　51
ニセアカシア　37
2束雄ずい　46
2体雄ずい　46
ニチニチソウ　222
肉桂（ニッケイ）　130, 131
肉桂皮（ニッケイヒ）　131
ニッサ科　203
N-ニトロソフェンフルラミン　66
二年生草本　28
ニホンカボチャ　199
日本桂皮（ニホンケイヒ）　131

索引（和文）

に

ニホンコウジカビ　97
ニホンシュコウボキン　93
二名法　82
乳液　248
乳管　14, 40
乳香（ニュウコウ）　181
ニュウコウジュ　181
乳頭状突起　18
ニラ　259
ニレ科　115
ニワウルシ　180
ニワトコ　245
人参（ニンジン）　205, 209
人参三七（ニンジンサンシチ）　206
ニンジンボク　231
忍冬（ニンドウ）　245
ニンニク　68, 259

ぬ

ヌスビトハギ　57
ヌスビトハギ属　54
ヌマミズキ科　203
ヌルデ　184
ヌルデシロアブラムシ　184

ね

根　41
ネギ　260
ネジアヤメ　267
ネズ　107
ネズミモチ　219
ネナシカズラ　229
ネムノキ　162
ネムノキ亜科　162
ネムロコウホネ　142
煉熊（ネリクマ）　177
年輪　31

の

ノアザミ　251
ノイバラ　33, 157
ノウゼンカズラ　241
ノウゼンカズラ科　241
ノウゼンハレン　170
ノウゼンハレン科　170
能動的散布　57
ノウルシ　172
のぎ（芒）　57
ノギラン　262
ノグルミ　112
ノゲイトウ　125
ノゲシ　249
ノコギリソウ　255
ノコギリヤシ　272
ノスカピン　281
　——塩酸塩　150
　——塩酸塩水和物　281
ノダケ　207
ノニジュース　227
ノニレ　115
ノボロギク　254
ノミノハゴロモグサ　156
ノリアサ　193
ノリウツギ　155

は

葉　32
ハアザミ　242
パースリーピアート　156
パーティクルガン　77
パーム油　271
胚　55, 56
ハイイヌガヤ　108
バイオテクノロジー　72
配偶体　101
バイケイソウ　264
排香草（ハイコウソウ）　234
胚軸　56
胚珠　48, 49, 52, 55, 110
敗醬（ハイショウ）　246
配糖体　5
パイナップル　53
胚乳　55, 56
ハイネズ　107
胚のう　49
胚培養　75
ハイブッシュ・ブルーベリー　212
貝母（バイモ）　261
パウダルコ　241
ハエドクソウ　243
ハエドクソウ科　243
ハエトリシメジ　94
覇王根（ハオウコン）　171
バオバブノキ　195
ハカマオニゲシ　151
白芥子（ハクガイシ）　152
白花蛇舌草（ハクカジャゼツソウ）　227
柏子仁（ハクシニン）　107
白色体　7
白参（ハクジン）　205
白瑞香皮（ハクズイコウヒ）　196

ハクセン　175
白蘚皮（ハクセンピ）　175
莫大海（バクダイカイ）　196
ハクチョウゲ　227
白頭翁（ハクトウオウ）　136
白馬骨（ハクバコツ）　227
白附子（ハクブシ）　133
白木耳（ハクモクジ）　96
麦門冬（バクモンドウ）　9, 20, 262, 282
博落廻（ハクラクカイ）　150
白藜蘆根（ハクリロコン）　263
巴戟天（ハゲキテン）　227
ハコベ　123
ハゴロモカンラン　153
ハゴロモグサ　156
馬歯莧（バシケン）　122
バショウ　275
バショウ科　275
芭蕉布　275
バジリコ　232
ハシリドコロ　29, 70, 238
ハス　142
巴豆（ハズ）　172
ハスカップ　245
ハスノハカズラ　141
ハゼノキ　185
パセリ　210
バターバー　254
ハタザオ属　54
バタビア桂皮　131
ハチク　269
パチュリー油　234
パチョリ　234
薄荷（ハッカ）　233, 282
麦角（バッカク）　93, 270
八角茴香（ハッカクウイキョウ）　129
バッカクキン　93, 270
バッカクキン科　93
八角連（ハッカクレン）　138
菝葜（バッカツ）　263
白屈菜（ハックツサイ）　150
ハッサク　178, 179
馬兜鈴（バトウレイ）　144
ハトムギ　268
花　43, 103, 110
ハナキリン　172
ハナシノブ　228
ハナシノブ科　228
ハナスゲ　260
ハナツクバネウツギ　245
ハナトリカブト　63, 133

バナナ　275
バナバ　200
ハナヒリノキ　211, 212
ハナフノリ　100
ハナミズキ　203
ハナミョウガ　275
ハクモクレン　126
バニラ　279
バニリン　217
ハネセンナ　17
パパイア　198
パパイア科　198
ハハコグサ　254
パパベリン塩酸塩　150, 281
バビショウ　106
ハブソウ　163
馬鞭草（バベンソウ）　231
馬勃（バボツ）　96
ハマウツボ　243
ハマウツボ科　242
ハマゴウ　231
ハマジシャ　122
ハマスゲ　274
ハマダイコン　55, 57
ハマナス　157
ハマネナシカズラ　229
ハマビシ　171
ハマビシ科　171
浜防風（ハマボウフウ）　209
ハマメリス　154
バラ亜科　156
バラ科　43, 156
パラゴムノキ　172
バラタ　215
ハラタケ科　94
バラ目　153
ハラン　260
ハリギリ　205
ハリブキ　205
ハリモクシュク　167
馬藺子（バリンシ）　267
ハルウコン　276
ハルシャギク　252
ハルニレ　115
ハルマラ　171
パルマローザ　268
パルマローザ油　269
馬鈴薯（バレイショ）　238
バンウコン　277
番杏（バンキョウ）　122
半夏（ハンゲ）　273, 282
ハンゲショウ　143
反魂樹（ハンゴンジュ）　181

伴細胞　13
蕃椒（バンショウ）　236
バンジロウ　201
胖大海（ハンタイカイ）　196
蕃木瓜（バンモッカ）　198
パンヤ科　195
パンヤノキ　195
バンレイシ　127
バンレイシ科　127
繁縷（ハンロウ）　123

ひ

ヒイラギナンテン　138
ビールコウボキン　93
ヒエンソウ　135
ヒオウギ　267
ビオカニン　167
萆薢（ヒカイ）　266
被核細胞　6
ヒカゲノカズラ　27, 101
ヒカゲノカズラ科　101
ヒガンバナ　265
ヒガンバナ科　264
ヒキオコシ　232
ヒキヨモギ　240
ひげ根　41
ヒゴロモソウ　235
ヒシ　200
ヒシ科　200
ヒジキ　99
被子植物門　110
榧実（ヒジツ）　107
尾状花序　51
美商陸（ビショウリク）　121
ビスインドールアルカロイド　220
ピスタチオ　184
荸薺草（ビセイソウ）　275
皮層　16, 21
非相称花　45
皮層内維管束　25, 30
ヒソップ　233
肥大生長　19, 31, 42
ビタミン D_1　94
蕚蓬茄（ヒッチョウカ）　143
非糖体　5
ヒトツバ　103
ヒトツバハギ　174
ヒドラスチス　133
ヒドラスチス亜科　133
ヒドラスチス根　133
ヒドラスチン塩酸塩　133
5-ヒドロキシトリプトファン　164

ヒナゲシ　151
ヒナタイノコズチ　42, 124
ヒナノウスツボ　241
ビナンカズラ　128
ヒノキ　47, 106
ヒノキ科　106
ヒバマタ科　99
華撥（ヒハツ）　143
ヒハツモドキ　143
白英（ビャクエイ）　238
白花蛇舌草（ビャクジャゼツソウ）
　　　　　　　　　　　　　227
白花前胡　207
百合（ビャクゴウ）　261
白芷（ビャクシ）　207
白朮（ビャクジュツ）　250
百蕋草（ビャクズイソウ）　118
白豆蔻（ビャクズク）　276
白前（ビャクゼン）　225
百草（ヒャクソウ）　177
白檀（ビャクダン）　118
ビャクダン科　118
ビャクダン目　118
白檀油　118
ヒャクニチソウ　253
白薇（ビャクビ）　224
百部（ビャクブ）　264
ビャクブ科　264
百部根（ビャクブコン）　264
百里香（ヒャクリコウ）　236
白蘞（ビャクレン）　191
白及（ビャッキュウ）　278
白鶏屎藤（ビャッケイシトウ）　227
ヒマ　173
蓖麻子（ヒマシ）　56, 57, 174
ヒマラヤニンジン　206
ヒマワリ　252
ヒメウイキョウ　208
ヒメウコギ　204
ヒメウズ　136
ヒメガマ　274
ヒメキンセンカ　254
ヒメコウジ　212
ヒメコバンソウ　33
ヒメコラノキ　195
ヒメジソ　234
ヒメジョオン　255
ヒメツルニチニチソウ　224
ヒメトネリコ　218
ヒメニアル ゴニディウム　97
ヒメハギ　183
ヒメハギ科　182
ヒメフウロ　169

索　引（和文）　305

ヒメマツタケ　94
ヒメミクリ　274
ヒメムカシヨモギ　255
ヒメムカシヨモギ属　255
皮目　19
ヒモゲイトウ　124
ヒユ科　32, 55, 124
苗条　26
ひょうたんクラーレ　220
ヒョウタンボク　245
表皮　16, 29, 38
表皮系　16
表皮細胞　16
ヒヨス　17, 237
ヒヨドリジョウゴ　238
ヒヨドリバナ連　250
ヒラクサ　99
ヒラタケ科　94
平実檸檬（ヒラミレモン）　179
ビリンビ　168
ヒルガオ　228
ヒルガオ科　228
ヒルギ科　57, 202
ヒルギモドキ　41
ビルベリー　213
ビルマウルシ　185
ヒレアザミ　251
ピレトルム根　255
ヒレハリソウ　67, 230
ビロウドアオイ　193
ビロードモウズイカ　17, 18, 240
ピロカルピン塩酸塩　175, 281
ヒロハアマナ　263
ヒロハオンジ　183
ヒロハセネガ　183
ヒロハテンナンショウ　272
ヒロハヘビノボラズ　137
ピロリジンアルカロイド　67
ビワ　159, 282
枇杷仁（ビワニン）　159
枇杷葉（ビワヨウ）　159
ピンクトランペットツリー　241
ビンクリスチン　222
　　──硫酸塩　281
品種　82
品種改良　60
ビンブラスチン　222
　　──硫酸塩　281
ピンポンノキ　196
檳榔子（ビンロウジ）　271, 282
ビンロウジュ　271

ふ

ファルファラ葉　254
ファン・ティーゲンの分類法　16
フィゾスチグミン　167
フィロズルシン　155
フウ　33, 154
楓香脂（フウコウシ）　154
楓香樹根（フウコウジュコン）　154
楓香樹皮（フウコウジュヒ）　154
楓香樹葉（フウコウジュヨウ）　154
風散　57
フウセンカズラ　186
風媒花　259
楓柳皮（フウリュウヒ）　112
フウロソウ科　169
フウロソウ目　168
フェヌグリーク　168
フェンネル　282
フェノール配糖体　211, 212, 213, 214
フェンネル　282
不完全花　44
不完全菌亜門　96
不完全葉　33
不完備花　44
フキ　254
フキタンポポ　17, 18, 254
複果　53
副花冠　45
フクギ　148
複合果実　53
複合組織　11
副細胞　38
複散形花序　51
フクジュソウ　64, 136
福寿草根（フクジュソウコン）　136
複総状花序　51
複組織　11
覆盆子（フクボンシ）　158
複葉　36
茯苓（ブクリョウ）　95, 106
フクレサルオガセ　98
フクロフノリ　100
フサシダ科　102
附子（ブシ）　133
フジアザミ　251
フジウツギ科　30
フジサルオガセ　98
フジセンニンソウ　136
フジバカマ　250
フジマツモ科　100
フジモドキ　196

プシリウム　68, 244
不整正花　45
不整正花冠　45
不整正がく　45
不整中心柱　25, 30
付属器官　45
ブタクサ　253
ブタクサモドキ　253
フタバガキ科　147
フタバムグラ　227
二又型仮軸分枝　27
二又状脈　35
フタマタタンポポ属　248
二又分枝　27
フタマタマオウ　108
付着根　28, 41
普通葉　32, 33
仏炎苞　258, 272, 275
富貴草（フッキソウ）　189
ブッコ葉　175
ブッシュカン　179
ブツソウゲ　194
不定芽　26
不定根　41
フトイ　267
ブドウ　28, 191
ブドウ科　191
ブドウシュコウボキン　93
フトモモ科　201
フトモモ目　200
ブナ　114
ブナ科　114
フナバラソウ　224
ブナ目　113
不稔花　44
フノリ科　100
浮萍（フヒョウ）　273
フユアオイ　194
フユザンショウ　177
フユボダイジュ　192
フユムシナツクサタケ　93
フヨウ　194
ブラジルボク　162
プラスチド　7
ブラダーラック　99
ブラックコホッシュ　134
フラングラ皮　190
ブルーベリー　212, 213
プルーン　161
プルメリア　223
プレグナン配糖体　224, 225
フレンチ・ラベンダー　236
フローレンスフェンネル　209

プロトプラスト融合法　75
分果　55
粉芽　97
分枝　27
分生子　92
ブンタン　179
分泌組織　22, 29
粉防已（フンボウイ）　141
分離果　55
分裂果　55
分裂真正中心柱　25
分裂組織　11

へ

閉果　53
平行脈　35, 258
閉鎖維管束　19, 258
ベイラム　201
並立維管束　21, 30
ペグ阿仙薬　162
ヘクソカズラ　227
ヘゴ　102
ヘゴ科　102
へそ　8, 56
ベチバー　270
ベチバー油　270
ヘチマ　199
ベニテングタケ　94
ベニノキ　198
ベニノキ科　198
ベニバナ　251, 282
ベニバナサルビア　235
ヘノポジ油　124
ヘビイチゴ　45, 157
ヘビノボラズ　137
ヘミセルロース　7
ヘラオオバコ　244
ヘラオモダカ　259
ベラドンナ　236
ペリウィンクル　224
ヘリオトロープ　230
ベル　178
ペルーコカノキ　171
ペルーワタ　193
ベルガモット　179
ペルシャカンゾウ　166
ベルベリン塩酸塩　281
ヘレボルス根　135
辺縁胎座　48
偏茎　28
ベンケイソウ　41, 155
ベンケイソウ科　154

ベンケイソウ型有機代謝植物　154
変種　82
鞭状毛　18
ベンゾキノン系化合物　213
変態葉　37
扁蓄（竹）（ヘンチク）　119
ヘンルーダ　176
ヘンルーダ亜科　175

ほ

ポインセチア　172
苞　37, 50
防已（ボウイ）　140
包囲維管束　21
胞果　55
鳳眼果（ホウガンカ）　196
ホウキギ　124
望江南（ボウコウナン）　163
ホウコグサ　254
茅根（ボウコン）　269
ホウザンツヅラフジ　140
胞子　92, 101
胞子体　101
胞子のう　92, 101
胞子のう群　102
放射維管束　21
放射整正花　45
放射相称花　45
放射組織　21, 31
放射中心柱　25
ホウショウ　130
胞子葉　101
紡錘細胞　12
紡錘組織　12
縫線　56
ホウセンカ　187, 282
防風（ボウフウ）　209, 210
ボウブラ　199
苞葉　50, 52
ホウライアオキ　223
ホウレンソウ　124
蒲黄（ホオウ）　274
ホオズキ　238
ホオノキ　127
ポーポー　127
北五味子（ホクゴミシ）　128
ホクサイコ　208
北沙参（ホクシャジン）　209
北鮮蒼朮（ホクセンソウジュツ）
　　　　　251
北桑寄生（ホクソウキセイ）　119
北蒼朮（ホクソウジュツ）　251

樸樕（ボクソク）　114
ボケ　158
牡荊（ボケイ）　231
蒲公英（ホコウエイ）　249
保護鞘　23
ホコリタケ　96
ホコリタケ科　96
ホザキノイカリソウ　138
ホシクサ　268
ホシクサ科　268
ホソイ　267
ホソバオケラ　250
ホソバセンナ　163
ホソバタイセイ　153
ホソバヒイラギナンテン　138
ホソバムラサキバレンギク　252
保存名　83
ボダイジュ　192
菩提樹花（ボダイジュカ）　192
ホタルブクロ属　247
ボタン　146
ボタン科　145
ボタンタケ科　93
牡丹皮（ボタンピ）　9, 146
ボタンボウフウ　210
捕虫葉　37
ホッカイトウキ　207
ホップ　18, 116
ホトケノザ　249
ポドフィルム　138
ポドフィルム根　138
ほふく茎　28
ホミカ　220
ホミカエキス　220
ホミカチンキ　220
ボリジ　230
ボリビアキナノキ　226
ボリビアコカノキ　171
ポリメラーゼ連鎖反応法　79
ホルトソウ　172
ホルトノキ　192
ホルトノキ科　192
ポレイ油　234
ボロボロノキ　118
ボロボロノキ科　118
ホンアンズ　160
ホンオニク　243
ホンカンゾウ　261
ホンゴシュユ　176
ホンシャクナゲ　212
ホンシメジ　94
ホンセッコク　278
ホンダワラ　99

索　引（和文）　307

ホンダワラ科　99
翻白草（ホンパクソウ）　157

ま

マイカイ　157
玫瑰花（マイカイカ）　157
マイタケ　96
マイヅルテンナンショウ　272
麻黄（マオウ）　66, 108, 282
マオウ科　108
マオウ綱　108
マオウ属植物　283
マオウ目　108
マカ　153
巻きつき茎　28
巻きひげ　28
マクリ　100
マグワ　116
マクワウリ　199
マコモ　270
真菰筍（マコモダケ）　270
マコンブ　98
マサキ　189
麻子仁（マシニン）　115
マジョラム　234
マスクマロウ　194
マタタビ　146
マタタビアブラムシ　146
マタタビ科　146
マチン科　219
マチン科クラーレ　220
馬銭子（マチンシ）　220
マツ　49
マツ科　105
マツ綱　105
マッシュルーム　95
マツ属　49
マツタケ　94
マツバウド　260
マツバラン　20
マツブサ　129
マツブサ科　128
マツムシソウ　247
マツムシソウ科　246
マツムシソウ目　244
マツ目　105
マツユキソウ　264
マツヨイグサ　203
茉莉花（マツリカ）　218
マテ茶（マテチャ）　188
マニホットゴムノキ　173
マニラ麻（マニラアサ）　275

マフノリ　100
マホガニー　182
ママコナ属　239
マムシグサ　272
マメ亜科　164
マメ科　32, 37, 46, 53, 161
マメガキ　216
マメダオシ　229
麻薬　150, 151
麻薬及び向精神薬取締法　283
麻薬，麻薬原料植物，向精神薬及び麻薬向精神薬原料を指定する政令　283
マヨラナ　234
マヨラナソウ　233
マラバール　167
マリアアザミ　252
マリーゴールド　253
マルバウマノスズクサ　144
マルバダイオウ　120
マルバタバコ　238
マラバルキノカリン　167
丸仏手柑（マルブッシュカン）　179
マロウ　194
マングローブ　202
蔓荊子（マンケイシ）　231
マンゴー　184
マンゴスチン　148
マンサク　154
マンサク科　154, 217
満山紅（マンザンコウ）　212
マンシュウウコギ　204
マンシュウグルミ　112
曼陀羅華（マンダラゲ）　237
マンドラゴーラ　238
マンナ　218
マンナノキ　218
マンナン　272
万年青根（マンネンセイコン）　262
マンネンタケ　96
マンネンタケ科　95
マンネンロウ　232

み

ミカン亜科　178
ミカン科　55, 174
みかん状果　55
ミカン属　54
ミカン目　174
ミクリ　274
ミクリ科　274
ミクロ繁殖　74

ミシマサイコ　208
ミズキ　33
ミズキ科　203
ミズヒキ　156
ミゾカクシ亜科　248
ミソハギ　200
ミソハギ科　200
ミチヤナギ　119
ミツガシワ　221
ミツガシワ科　221
蜜腺　46
ミツデウラボシ　103
ミツバ　209
ミツバアケビ　84, 139
ミツバオウレン　135
ミツマタ　197
ミトコンドリア　6, 7
ミトコンドリアゲノム　80
ミドリハッカ　17, 18, 234
ミフクラギ　222
ミブヨモギ　256
脈系　35
ミヤオソウ　138
ミヤオソウ亜科　138
ミヤコジマツヅラフジ　140
ミヤマシキミ　177
ミヤマトベラ　165
ミラクリン　216
ミラクルフルーツノキ　216
ミルラ　181
ミロエストロール　167
ミロバランスモモ　160

む

ムイラプアマ　118
夢花（ムカ）　197
むかご　26
無花被花　45
無機塩類　9
無機ヒ素　99
ムギワラギク　254
ムクゲ　194
ムクロジ　187
ムクロジ科　186
ムクロジ目　183
無限花序　51
無限生長　32
ムサシアブミ　272
虫こぶ　184
ムシトリスミレ　57
ムジナオオバコ　244
無承認無許可医薬品　61

無水カフェイン　281
無性花　44
無舌綱　101
無胚乳種子　56
ムベ　139
ムメイボク　184
ムラサキ　230
ムラサキイリス　267
ムラサキウマゴヤシ　68, 166
ムラサキオモト　268
ムラサキ科　229
ムラサキシキブ　230
ムラサキツメクサ　167
ムラサキハシドイ　219
ムラサキバレンギク　252
ムラシゲ-スクーグの培地　72, 73

め

芽　26
迷迭香（メイテツコウ）　232
メース　128
メープルシロップ　186
メギ　37, 137
メギ亜科　137
メギ科　137
メキシコヤム　266
メグスリノキ　186
めしべ　47
メシマコブ　96
メタセコイア　33, 106
メダラ　204
メチルエフェドリン　283
4-O-メチルピリドキシン　105
メドウスイート　68, 156
メドハギ　33
メナモミ　253
メナモミ連　252
メハジキ　233
メバロン酸経路　4
メボウキ　232
メマツヨイグサ　203
メリオット　166
メリロート　68
メリンジョ　109
綿茵陳（メンインチン）　256
綿実（メンジツ）　194
l-メントール　281
綿馬（メンマ）　102
綿毛　18

も

毛黄連（モウオウレン）　134
モウコアンズ　160
モウコタンポポ　249
網状穿孔　13
網状中心柱　24
網状脈　35
モウズイカ亜科　240
モウセンゴケ　37, 149
モウセンゴケ科　149
網紋道管　13
モガシ　192
目　82
木化　7, 19
木耳（モクジ）　96
木質茎　28
モクセイ科　217
モクセイ目　217
木賊（モクゾク）　102
木通（モクツウ）　139, 282
木天蓼（モクテンリョウ）　146
木部　14
木部柔細胞　14
木部繊維　14
木鼈子（モクベッシ）　199
木防已（モクボウイ）　140
木本　28
木本茎　28
モクマオウ科　111
モクマオウ目　111
モクレン　126
モクレン科　125
モクレン目　125
木蝋（モクロウ）　185
モサゴヤシ　272
モチノキ　188
モチノキ科　188
木瓜（モッカ）　158
木槿花（モッキンカ）　194
木香（モッコウ）　252, 282
没食子（モッショクシ）　114
没薬（モツヤク）　181
モツヤクジュ　181
モノテルペン配糖体　220
モミジアオイ　194
モミジガサ　254
モモ　57, 161
モヤシ　166
モリアザミ　121
モルヒネ塩酸塩　150
　──水和物　281

モロヘイヤ　192
門　82
問荊（モンケイ）　101

や

ヤーコン　253
ヤエヤマアオキ　227
野海棠根（ヤカイドウコン）　198
射干（ヤカン）　267
やく（葯）　46
ヤクシソウ　249
薬事法　61
益智（ヤクチ）　276
やく培養法　75
益母草（ヤクモソウ）　233
ヤクヨウサルビア　235
薬用資源　58
薬用植物　2
　──の栽培　59
　──の成分　3
ヤクヨウダイオウ　120
やぐら毛　18
ヤグルマカッコウ　234
ヤグルマギク　251
ヤグルマソウ　251
ヤシ科　271
ヤシ目　271
ヤツデ　204
矢毒　139, 140
ヤドリギ　41, 118
ヤドリギ科　118
ヤナギ科　113
ヤナギタデ　120
ヤナギトウワタ　224
ヤナギハッカ　233
ヤナギ目　113
ヤハズツノマタ　100
ヤハズホオノキ　127
ヤブカラシ　33
ヤブカンゾウ　261
ヤブコウジ　213
ヤブコウジ科　213
ヤブソテツ　103
ヤブタバコ　254
ヤブツバキ　147
ヤブニッケイ　131
ヤブニンジン　210
ヤブマオ　117
ヤブラン　260, 261
ヤボランジ葉　175
ヤマアサクラザンショウ　176
ヤマアジサイ　155

ヤマウコギ　204
ヤマウサギギク　253
ヤマウルシ　185
ヤマエンゴサク　151
ヤブガラシ　191
ヤマグルマ　132
ヤマグルマ科　132
ヤマグワ　117
ヤマゴボウ　121
ヤマゴボウ科　32, 121
ヤマザクラ　161
ヤマジソ　234
ヤマシャクヤク　146
ヤマトリカブト　134
ヤマナシ　160
ヤマノイモ　26, 28, 266
ヤマノイモ科　53, 56, 58, 265
ヤマハゼ　185
ヤマハッカ亜科　232
ヤマハハコ属　254
ヤマブキソウ　150
ヤマブシタケ　95
ヤマブドウ　191
ヤママフー　194
ヤマモモ　33, 111
ヤマモモ科　111
ヤマユリ　261
ヤラッパ根　122
ヤラパ　229

ゆ

有縁孔紋道管　13
有花被花　45
ユーカリノキ　201
ユーカリ油　201
有限花序　51
有限生長　32
有色体　7
雄ずい　43, 46, 49, 110
雄ずい群　44
雄性花　44
有舌綱　101
有節植物綱　101
熊胆円（ユウタンエン）　177
有毒ジテルペン　212
有胚乳種子　56
優良品種　59
ユカン　173
ユキツバキ　147
ユキノシタ　51, 156
ユキノシタ科　155
ユキノハナ　264

油室　40
ユズ　178
ユズリハ　174
ユズリハ科　174
癒瘡木（ユソウボク）　171
油滴　10
楡白皮（ユハクヒ）　115
楡皮（ユヒ）　115
ユリ科　50, 53, 259
ユリグルマ　261
ユリ属　54
ユリ目　259
ユレモ科　92

よ

葉縁　35
幼芽　56
葉芽　26
葉脚　35
幼根　41, 56
ヨウサイ　229
ヨウシュイブキジャコウソウ　235
ヨウシュチョウセンアサガオ　237
ヨウシュハクセン　175
ヨウシュハシリドコロ　238
ヨウシュヤマゴボウ　121
葉序　36
葉鞘　36
葉状茎　28
葉状植物　26
葉身　33, 38
葉針　37
葉性巻きひげ　37
葉先　35
ヨウ素　98
羊（楊）桃（ヨウトウ）　168
葉肉　39
楊梅皮（ヨウバイヒ）　111
葉柄　33, 36, 41
葉柄内芽　26
葉脈　33, 35
葉緑体　7
葉緑体ゲノム　80
ヨーロッパキイチゴ　158
ヨーロッパボダイジュ　192
翼　56
薏苡仁（ヨクイニン）　268
翼果　53
ヨコワサルオガセ　98
ヨシ　269
よじのぼり茎　28
ヨヒンベノキ　227

ヨヒンベ皮　227
ヨメナ　255
ヨモギ　17, 33, 256
ヨモギギク　257
ヨモギ属　256
ヨロイグサ　207

ら

ライガン　96
雷公藤（ライコウトウ）　189
ライチ　186
莱菔子（ライフクシ）　153
ライム　179
ライムギ　270
ライラック　219
ラウオルフィア　223
ラウロセラズス水　161
裸花　45
裸核細胞　6
ラクウショウ　106
絡石藤（ラクセキトウ）　223
駱駝蓬（ラクダホウ）　171
裸子植物門　103
ラシャカキグサ　247
ラシャカキソウ　247
ラズベリー　158
らせん紋道管　13
らせん葉序　36
落花生（ラッカセイ）　164
ラッカセイ油　164
ラッキョウ　259
ラナトシドC　281
ラビッジ　209
ラビッジ茶　210
ラビットアイ・ブルーベリー　212
羅布麻（ラフマ）　222
ラベンダー　236
ラベンダー亜科　236
ラベンダー・コットン　257
ラベンダー油　236
蘿藦（ラマ）　225
蘿藦子（ラマシ）　225
ラミナリア　98
ラミナリア桿　98
ラムヌス実　190
裸葉　32, 101
羅勒（ラロク）　232
ラン科　46, 50, 278
藍実（ランジツ）　120
蘭草（ランソウ）　250
藍藻植物門　92
欖仁（ランニン）　181

ランブータン 186
ラン目 278
藍葉（ランヨウ） 120

り

六月雪（リクゲッセツ） 227
陸地綿（リクチメン） 193
リグニン 7, 19, 23
リコリン 70
李根皮（リコンピ） 160
離層 41
リソソーム 6
栗子（リッシ） 114
葎草（リッソウ） 116
リトマスゴケ 97
リトマスゴケ科 97
リトマス色素 97
離弁花 45
離弁花冠 45
離片がく 45
離弁花植物亜綱 110
リムナンテス科 168
龍眼（リュウガン） 186
竜葵（リュウキ） 238
劉寄奴（リュウキド） 240
リュウキュウアイ 242
リュウキュウヤブラン 261
竜芽草（リュウゲソウ） 156
柳枝（リュウシ） 113
リュウゼツラン 264
リュウゼツラン科 264
リュウタン 220, 282
竜（龍）胆（リュウタン） 221
竜脳（リュウノウ） 147
リュウノウジュ 147
柳葉白前（リュウヨウビャクゼン） 225
梁外甘草（リョウガイカンゾウ） 166
菱角（リョウカク） 201
両花被花 45
良姜（リョウキョウ） 276
菱実（リョウジツ） 201
凌霄花（リョウショウカ） 240, 241
両性花 44
両側立維管束 21
両面葉 35
両立維管束 21
両立内皮 23
リョウリバナナ 275
緑色体 7
緑藻植物門 98
緑肥 165, 166
リョクヨウカンラン 153

緑葜蘆根（リョクリロコン） 264
りん（鱗）茎 29, 259
リンゴ 159
リンゴ属 54
鱗状毛 18
輪生葉序 36
リンドウ 221
リンドウ科 220
リンドウ目 219

る

ルイボス 164
ルコウソウ 229
ルチン 167
ルッコラ 153
ルバーブ 120
ルリジサ 230
ルリハコベ 214

れ

茘枝（レイシ） 186
霊芝（レイシ） 96
麗春花（レイシュンカ） 151
レセルピン 222, 281
列 82
裂芽 97
裂開果 53
列当（レットウ） 243
裂片 45
レモン 179
レモングラス 268
レモングラス油 269
連 82
連翹（レンギョウ） 44, 217
レンゲショウマ 20
レンゲソウ 165
レンゲツツジ 211, 212
連合乳管 247
蓮子（レンシ） 142
蓮実（レンジツ） 142
連雌雄ずい 46
連銭草（レンセンソウ） 233
レンニク 142

ろ

莨菪（ロウトウ） 237
狼毒（ロウドク） 172
ロウノキ 185
ロウバイ 129
ロウバイ科 129

蝋梅花（ロウバイカ） 129
狼把草（ロウハソウ） 252
ローズヒップ 157
ローズ油 157
ローゼル 194
ロートコン 58, 238
ロート葉 238
ローブッシュ・ブルーベリー 212
ローマカミツレ 256
蘆薈（ロカイ） 260
鹿銜草（ロクガンソウ） 211
鹿蹄草（ロクテイソウ） 211
ロケット 153
芦根（ロコン） 269
ロシアカンゾウ 165
ロシアタンポポ 249
ロジン 105
ロゼット 37
ロテノン 283
ロベリアソウ 248
路路通（ロロツウ） 154

わ

ワイルドヤム 266
和淫羊藿（ワインヨウカク） 137
和黄連（ワオウレン） 134
和遠志（ワオンジ） 183
ワカメ 99
和羌活（ワキョウカツ） 204
和厚朴（ワコウボク） 127
和藁本（ワコウホン） 210
山葵根（ワサビ） 153
ワサビダイコン 152
和女貞子（ワジョテイシ） 219
和辛夷（ワシンイ） 126
ワシントン条約 58, 64, 252
ワタ 17, 56, 193
ワタ属 193
ワタスギギク 257
ワタノキ 195
和当帰（ワトウキ） 207
和杜仲（ワトチュウ） 189
和肉蓯蓉（ワニクジュヨウ） 243
和白頭翁（ワハクトウオウ） 136
和白朮（ワビャクジュツ） 250
和防風（ワボウフウ） 211
和木瓜（ワモッカ） 158
ワラビ 102
ワルファリン 68
ワレモコウ 43, 158
ワレリアナ根 246
湾生胚珠 49

欧 文

A

Abelia grandiflora 245
Abelmoschus esculentus 193
Abelmoschus glutinotextilis 193
Abelmoschus manihot 193
Abelmoschus moschatus 193
Abies balsamea 105
Abies canadensis 105
Abrus precatorius 164
Abutilon avicennae 193
Abutilon theophrasti 193
Acacia catechu 162
Acacia senegal 162
Acalypha indica 172
acalyphine 172
Acanthaceae 241
Acanthopanax gracilistylus 204
Acanthopanax senticosus 204
Acanthopanax sessiliflorus 204
Acanthopanax sieboldianus 204
Acanthopanax spinosus 204
Acanthus mollis 242
Acanthus spinosus 242
Acer ginnala 185
Acer nikoense 186
Acer saccharum 185
Aceraceae 185
Acerola 182
acertannin 185
acetogenine 127, 128
achene 53
Achillea millefolium 255
Achillea sibirica 255
achlamydeous flower 45
Achras sapota 215
Achras zapota 215
Achyranthes bidentata 124
Achyranthes fauriei 124
achyranthoside 124
acidum spricum 156
Acokanthera ouabaio 222
Acokanthera schimperi 222
aconite root 134
aconitine 133, 134
Aconitum carmichaeli 63, 133
Aconitum chinense 133

Aconitum coreanum 133
Aconitum ibukiense 134
Aconitum japonicum 133
Aconitum japonicum subsp. *napiforme* 134
Aconitum japonicum var. *eizanense* 134
Aconitum japonicum var. *montanum* 134
Aconitum napellus 134
Aconitum palmatum 134
Aconitum sanyoense 134
Acorus calamus 272
Acorus calamus var. *asiaticus* 272
Acorus gramineus 272
Actinidia arguta 147
Actinidia chinensis 147
Actinidia polygama 146
Actinidiaceae 146
actinidine 146
actinomorphic flower 45
actinostele 25
acutumine 141
Adansonia digitata 195
A. DC. 85
Adenophora remotiflora 247
Adenophora triphylla 247
Adenophora triphylla var. *japonica* 247
Adhatoda vasica 242
adhesive root 28, 41
adonine 136
Adonis aestivalis 136
Adonis amurensis 64, 136
Adonis vernalis 136
adonitoxin 136
adventive root 41
adynerin 223
Aeginetia indica var. *gracilis* 242
Aeginetia sinensis 243
Aegle marmelos 178
aerenchyma 22
aerial root 41
aescin 187
aesculetin 218
aesculin 187, 218

Aesculus hippocastanum 187
Aesculus turbinata 187
aestivation 26
afratoxin 97
afzelechin 266
agar 99
Agaricaceae 94
Agaricus bisporus 95
Agaricus blazei 94
Agastache rugosa 232
Agathis alba 107
Agathis australis 107
Agathis dammara 107
Agavaceae 264
Agave americana 264
aggregate fruit 53
Aglossopsida 101
aglycone 5
Agrimonia pilosa 156
Ailanthus altissima 180
Aizoaceae 122
ajacine 135
ajaconine 135
ajmaline 222, 223
Ajuga decumbens 232
Ajugoideae 232
Akebia pentaphylla 139
Akebia quinata 139
Akebia trifoliata 84, 139
Alariaceae 99
albiflorin 146
Albizia julibrissin 162
albumen 56
albuminous seed 56
Alchemilla vulgaris 156
Aleurites cordata 172
Aleurites fordii 172
Aleurites moluccana 172
Aleurites montana 172
aleurone grain 8
alginic acid 98
Alisma canaliculatum 259
Alisma orientale 258
Alisma plantago-aquatica 259
Alismataceae 258
Alismatales 258
alisol A monoacetate 259
alizarin 227

alkaloid 5
Alkanna tinctoria 230
allele specific-PCR (AS-PCR) 79
allicin 259
alliin 259
Allium cepa 260
Allium chinense 259
Allium fistulosum 260
Allium macrostemon 259
Allium sativum 259
Allium schoenoprasum 259
Allium tuberosum 259
allspice 201
allyl isothiocyanate 152
Aloe africana 260
Aloe arborescens 260
Aloe barbadensis 260
Aloe ferox 260
Aloe spicata 260
Aloe vera 260
aloe-emodin 120, 190
Aloysia triphylla 231
Alpinia intermedia 276
Alpinia japonica 275
Alpinia katsumadai 276
Alpinia officinarum 276
Alpinia oxyphylla 276
Alpinia speciosa 275
alternate phyllotaxis 36
Althaea officinalis 193
Althaea rosea 193
amalaki 173
Amanitaceae 94
Amanita muscarina 94
Amanita stroboibiliformis 94
Amaranthaceae 124
Amaranthus caudatus 124
Amaranthus cruentus 125
Amaranthus hypocondriacus 125
amarasterone 124
amarogentin 220, 221
Amaryllidaceae 264
Ambrosia artemisiifolia 253
Ambrosia psilostachya 253
Ambrosieae 253
American cornflower 252
Ammi majus 206
Ammi visnaga 206
ammi seeds 206
Amomum cardamomum 276
Amomum krevanh 276

Amomum tsao-ko 276
Amomum xanthioides 276
Amorphophalus konjac 272
Ampelopsis japonica 191
Amsonia elliptica 222
amygdalin 159, 160
amyrin 116, 188
Anacardiaceae 184
Anacardium occidentale 184
Anacyclus officinarum 255
Anacyclus pyrethrum 255
Anagallis arvensis 214
Anamirta cocculus 139
Anamirta paniculata 139
Anaphalis 254
anatropous ovule 49
androeceum 44, 49
Andrographis paniculata 242
Anemarrhena asphodeloides 260
anemonol 136
anethole 129, 209
Anethum graveolens 206
Angelica acutiloba 207
Angelica acutiloba var. *sugiyamae* 207
Angelica archangelica 207
Angelica biserrata 207
Angelica dahurica 207
Angelica decursiva 207, 210
Angelica keiskei 208
Angelica pubescens 207
Angelica sinensis 207
angelicin 207
angelol 208
angionuclear cell 6
Angiosperm Phylogeny Group (APG) 89
Angiospermae 110
anhalamine 125
anhydronupharamine 142
anisatin 129
Annona cherimola 127
Annona muricata 127
Annona squamosa 127
Annonaceae 127
annonacin 127
annual herb 28
annual ring 31
anonaine 142
Anthemideae 255
Anthemis nobilis 256
Anthemis tinctoria 256
anther 46

anther culture 75
Anthriscus cerefolium 208
Anthriscus sylvestris subsp. *aemula* 208
anthrone 190
Antirrhinoideae 240
APG 89
Aphanes arvensis 156
Apiaceae 84
Apiales 203
Apium graveolens 208
Apocynaceae 222
Apocynum venetum 222
appendicula 45
aquatic root 41
Aquifoliaceae 188
Aquilegia vulgaris 134
Aquillaria agallocha 196
Aquillaria sinensis 196
araban 193
arabic acid 162
L-arabinose 162
Araceae 272
Arachis hypogaea 164
Aralia chinensis 204
Aralia cordata 204
Aralia elata 204
Aralia elata var. *subinermis* 204
Aralia henryi 204
Araliaceae 203
Araucariaceae 107
arbor 28
arbutin 211, 212, 213
archangelicin 207
Archichlamydeae 110
Arctium lappa 251
Arctium minus 251
Arctostaphylos uva-ursi 68, 212
Arctotideae 257
Ardisia japonica 213
Areca catechu 271
Arecaceae 84
Arenga pinnate 271
Arenga saccharifera 271
Argania spinosa 215
aril 56, 275
Arisaema heterophyllum 272
Arisaema japonica 272
Arisaema ringens 272
Arisaema robustum 272
Aristolochiaceae 144
Aristolochia debilis 69, 144
Aristolochia fangchi 69, 144

Aristolochia kaempferi 144
Aristolochia manshuriensis 69, 144
Aristolochia contorta 144
Aristolochiales 144
aristolochic acid 144, 145
aristolon 144
armepavine 141
Armoracia rusticana 152
Arnica montana 253
Artemisia abrotanum 257
Artemisia absinthium 64, 257
Artemisia annua 256
Artemisia apiacea 256
Artemisia capillaris 256
Artemisia cina 256
Artemisia dracunculus 256
Artemisia kuramensis 256
Artemisia maritima 256, 281
Artemisia princeps 256
Artemisia vurgaris 256
artemisinin 256
Arthrospira maxima 92
Arthrospira platensis 92
artichoke 251
Asagraea officinalis 260
asapalathin 164
asarinin 145
asarone 145
Asarum canadense 145
Asarum europaeum 145
ascaridole 123, 124
Asclepiadaceae 224
Asclepias curassavica 64, 224
Asclepias tuberosa 224
asclepin 224
Ascomycotina 92
asebotoxin 212
asexual flower 44
Asiasarum heterotropoides var. *mandshuricum* 145
Asiasarum sieboldii 145
Asimina triloba 127
aspalalinin 164
Aspalathus linearis 164
Asparagus cochinchinensis 260
Asparagus officinalis var. *altilis* 260
AS-PCR 79
Aspergillaceae 97
Aspergillus flavus 97
Aspergillus oryzae 97
Asperula odorata 225

Aspidiaceae 102
Aspidistra elatior 260
Aspidosperma quebracho-blanco 222
aspidospermatine 222
aspidospermine 222
assimilatory tissue 22
Aster tataricus 255
Asteraceae 84
Asterae 255
Astilbe thunbergii 155
Astragalus adscendens 164
Astragalus brachycalyx 164
Astragalus gummifer 164
Astragalus leioclados 164
Astragalus membranaceus 164
Astragalus mongholicus 164
Astragalus sinicus 165
asymmetrical flower 45
atactostele 25
atisine 134
Atractylodes chinensis 251
Atractylodes japonica 250
Atractylodes lancea 250
Atractylodes lancea var. *simplicifolia* 251
Atractylodes macrocephala 250
Atractylodes ovata 250
atractylon 250
Atropa acuminata 236
Atropa belladonna 236
atropine 167
Aucuba japonica 44, 203
aucubin 203, 243, 244
Aurantioideae 178
auraptenol 208
Auricularia auricula-judae 96
Auriculariaceae 96
Australian sandarac 106
autonym 83
autumn wood 31
Avena fatua 268
Averrhoa bilimbi 168
Averrhoa carambola 168
avicularin 119
axial placenta 49
axillary bud 26

B

bacca 55
baicalin 231
Balanocarpus heimii 147

balata 215
balsam 103
Balsaminaceae 187
Bangiaceae 99
Banisteriopsis caapi 182
Barbados cherry 182
bark 19
Barosma betulina 175
Barosma crenata 175
Barosma crenulata 175
Barosma serratifolia 175
Basidiomycotina 94
basil 232
bassorin 196
bay oil 201
beet suger 123
Begonia aptera 198
Begonia cathayana 198
Begonia evansiana 198
Begonia wilsonii 198
Begonia yunnanensis 198
Begoniaceae 198
Belamcanda chinensis 267
Bellis perennis 255
Benincasa cerifera 199
Bentham 87
berbamine 137, 138
Berberidaceae 137
Berberidoideae 137
berberine 126, 133, 135, 137, 138, 139, 140, 177
berberis 137
Berberis amurensis var. *japonica* 137
Berberis aquifolium 137
Berberis brevisepala 137
Berberis sieboldii 137
Berberis thunbergii 137
Berberis tschonoskii 137
Berberis vulgaris 137
bergapten 116, 176, 177, 206
bergenin 155, 173, 173
Bertholletia excelsa 202
Bessey 87
betaine 123
betanidin 121
Beta vulgaris var. *rapa* 123
betel 143
betonica 235
Betula alba 113
Betula platyphylla 113
Betulaceae 113
betulin 113

bicollateral vascular bundle 21
Bidens biternata 252
Bidens tripartita 252
biennial herb 28
Bignoniaceae 241
biloment 55
Bilwa 178
biochanin 167
biogenesis 3
biotransformation 76
bisexual flower 44
Bixa orellana 198
Bixaceae 198
bixin 198
black cohosh 134
black cumin 135
black currant 156
black mustard 152
black pepper 144
black Sampson 252
Blettia striata 278
blonde psyllium 244
blue bottle 251
Blumea balsamifera 254
blumea-camphor 254
Boehmeria frutescens 117
Boehmeria grandifolia 117
Boehmeria nivea 117
Boehmeria spicata 117
Bombacaceae 195
Bombax ceiba 195
boneset 250
borage 230
Borago officinalis 230
borapetoside 141
Borassus flabellifer 271
bordered pit vessel 13
borneol 106, 129, 147
Boschniakia rossica 243
bostryx 51
Boswellia bhaw-dajana 181
Boswellia carterii 181
Boswellia serrata 181
bract 37, 50
bracteal leaf 37
brahmi 208
Brasenia schreiberi 141
Brassica campestris subsp. *napus* var. *nippo-oleifera* 152
Brassica hirta 152
Brassica juncea 152
Brassica nigra 152
Brassica oleracea var. *acephala* 153
Brassicaceae 84
bristle hair 18
Broussonetia kazinoki 115
Broussonetia papyrifera 115
Brucea amarissima 180
Brucea antidysenterica 180
brucine 220
Brugmansia arborea 64, 236
Brugmansia sanguinea 236
Brugmansia suaveolens 236
Brugmansia 属 70
Brunfelsia hopeana 236
Brunfelsia uniflora 236
Bryonia alba 199
Bryonia dioica 199
bucco-camphor 175
buchu leaf 175
bud 26
bulb 29
bulbil 26
bulbocapnine 151
Bupleurum chinense 208
Bupleurum dahuricum 208
Bupleurum falcatum 208
butcher's broom 262
butterbur 254
butyl phthalide 207, 210
butylidene phthalide 207, 210
2-butylpropenyl disulfide 209
Butyrospermum parkii 215
buxine 189
Buxus microphylla var. *japonica* 189
Buxus sempervirens 189
byakangelicin 207
byakangelicol 207

C

Cacalia delphiniifolia 254
cacao beans 196
Cactaceae 125
Cactales 125
cadinene 106, 143
Caesalpinia coriaria 162
Caesalpinia decapetala var. *japonica* 162
Caesalpinia echinata 162
Caesalpinia sappan 162
Caesalpinoideae 162
caffeine 147, 186, 187, 188, 195, 196, 226
cainito 215
calabash-curare 220
calactin 224
Calanthe discolor 45
Calendula arvensis 254
Calendula officinalis 254
Calenduleae 254
Callicarpa dichotoma 230
Callicarpa japonica 230
Callitris calcarta 106
callus 73
Calocarpum sapota 215
Calotropis gigantea 224
Calotropis procera 224
calumba 140
Calumbae Radix 140
Calycanthaceae 129
calycanthine 129
Calycanthus floridus 129
Calystegia japonica 228
Calystegia sepium 229
calyx 44, 45
calyx tube 45
cambium 11
Camellia japonica 147
Camellia japonica var. *decumbens* 147
Camellia sasanqua 147
Camellia sinensis 148, 281
Camellia sinensis var. *assamica* 148
Campanula 247
Campanulaceae 247
Campanulales 247
Campanuloideae 247
camphene 128, 130
camphor 130
Campsis grandiflora 241
Camptotheca acuminata 203
camptothecine 203
campylotropous ovule 49
camu camu 201
CAM 植物 154
Cananga odoratum 128
Canarium album 181
Canarium commune 181
Canarium luzonicum 181
canary nut 181
Canavalia gladiate 165
canistel 216
Canna edulis 278
cannabidiol 116
cannabinol 116

Cannabis sativa 66, 115, 283
Cannaceae 278
caoutchouc 172, 173
capitasterone 124
capitulum 51
cappi 182
Caprifoliaceae 245
caprinaldehyde 143
capsaicin 236
capsanthin 236
Capsicum annuum 52, 236
capsule 53
Cardiospermum halicacabum 186
cardoon 251
Cardueae 250
Carduoideae 249
Carduus crispus 251
Carduus marianus 252
Carex dispalata 274
Caricaceae 198
Carica papaya 198
Carissa carandas 222
Carissa grandiflora 222
carmic acid 125
β-carotene 4
carotene 98, 99
carpaine 198
carpel 44, 48
Carpesium abrotanoides 254
Cartagena Protocol 64
carthamin 251
Carthamus tinctorius 251
Carum ajowan 211
Carum carvi 208
caruncula 56
carvacrol 234
carvone 207, 208, 234
Caryophyllaceae 122
Caryophyllales 121
caryopsis 53
cascara sagrada 190
cascarilla bark 172
cascarillin 172
cashew apple 184
cashew nut 184
casparian strip 23
Cassia acutifolia 67, 163
Cassia angustifolia 67, 163
Cassia nomame 163
Cassia obtusifolia 163
Cassia tora 163
Cassia torosa 163

Cassytha filiformis 132
Cassythoideae 132
Castanea crenata 114
Castanea dentata 114
Castanea mollissima 114
casuarin 111
Casuarina equisetifolia 111
Casuarinaceae 111
Casuarinales 111
Catalpa bignonioides 241
Catalpa bungei 241
Catalpa ovata 241
catalpol 240
catalposide 241
catechol 186
Catha edulis 188
Catharanthus roseus 222, 281
cathine 188
catkin 51
catmint 234
catnip 234
cat's claw 228
Cayratia japonica 191
C-curarine 220
C. DC. 85
ceara rubber 173
ceder wood oil 107
Cedrela sinensis 182
Ceiba pentandra 195
Celastraceae 188
Celastrales 188
cell 6
cell contents 8
cell membrane 6
cell wall 6, 7
cellulose 7
Celosia argentea 125
Celosia cristata 125
centapicrin 220
Centaurea cyanus 251
Centaurium minus 220
Centella asiatica 208
central cylinder 16, 23
Centrospermae 121
cephaeline 226
Cephaelis acuminata 226
Cephaelis ipecacuanha 226
Cephalonoplos segetum 251
cephalosorin 97
Cephalosporium acremonium 97
Cephalotaxaceae 108
cephalotaxine 108
Cephalotaxus harringtonia 108

Cephalotaxus harringtonia var. *nana* 108
Cephalotaxus sinensis 108
cepharanthine 141
Cerbera manghas 222
Chaenomeles japonica 158
Chaenomeles lagenaria 158
Chaenomeles sinensis 158
chalaza 49, 56
Chamaecrista nomame 163
Chamaecyparis obtusa 106
Chamaecyparis pisifera 106
Chamaecyparis taiwanensis 106
chamomile 256
chavibetol 143
chavicol 143
chebulinic acid 202
chelerythrine 150
chelidonine 150
Chelidonium majus subsp. *asiaticum* 150
Chenopodiaceae 123
Chenopodium album var. *centroubrum* 123
Chenopodium ambrosioides 123
Chenopodium ambrosioides var. *anthelminticum* 124
Chenopodium quinoa 124
cherry plum 160
chicle (gum) 215
chicory 248
chikusetsusaponin 124
Chimaphila umbellata 211
chimaphilin 211
chimonanthine 129
Chimonanthus praecox 129
Chimonanthus praeox var. *grandiflorus* f. *concolor* 129
China cuprea 227
chives 259
chlamydeous flower 45
Chlorellaceae 98
Chlorella vulgaris 98
chlorogenic acid 188
chlorophyllan 189
Chlorophyta 98
chloroplast 7
Chondodendron candicans 139
Chondodendron iquitanum 139
Chondodendron platyphyllum 139
Chondodendron tomentosum 139, 281

Chondrus ocellatus f. *crispus* 100
choripetalous flower 45
chromatin 7
chromoplast 7
chromosome 7
Chrysanthemum boreale 257
Chrysanthemum cinerariaefolium 257
Chrysanthemum indicum 257
Chrysanthemum marschallii 257
Chrysanthemum morifolium 257
chrysophanol 120, 190
Chrysophyllum cainito 215
Cibotium barometz 102
Cichorioideae 248
Cichorium endivia 248
Cichorium intybus 248
Cicuta virosa 208
cicutoxin 208
Cimicifuga foetida 134
Cimicifuga heracleifolia 134
Cimicifuga racemosa 134
Cimicifuga simplex 134
cimicifugoside 134
cimifugin 210
cinannmic aldehyde 131
Cinchona calysaya 226
Cinchona ledgeriana 226
Cinchona officinalis 226
Cinchona pubescens 226
Cinchona succirubra 226, 281
cincinnus 51
cineole 126, 129, 130, 131, 201
cinnamic aldehyde 4
Cinnamomum burmanni 131
Cinnamomum camphora 130, 281
Cinnamomum camphora var. *glaucescens* 130
Cinnamomum camphora var. *nominale* subvar. *hosyo* 130
Cinnamomum cassia 130
Cinnamomum culilawan 131
Cinnamomum japonicum 131
Cinnamomum kanehirai 130
Cinnamomum micranthum 130
Cinnamomum obtusifolium 131
Cinnamomum obtusifolium var. *loureirii* 131
Cinnamomum sieboldii 131
Cinnamomum sintoc 131
Cinnamomum verum 131
Cinnamomum zeylanicum 131

Circium japonicum 251
Circium purpuratum 251
Circium segetum 251
cissamine 140
cissampareine 140
Cissampelos insularis 140
Cissampelos pariera 140
Cistanche ambigua 243
Cistanche deserticola 243
Cistanche salsa 243
Cistanche tubulosa 243
CITES 58, 64
citral 126, 236
citreoviridin 97
citronellal 157, 176
citronellol 170
Citrullus colocynthis 199
Citrullus vulgaris 199
Citrus aurantifolia 179
Citrus aurantium 178
Citrus aurantium subsp. *hassaku* 178, 179
Citrus aurantium var. *daidai* 178
Citrus bergamia 179
Citrus depressa 179
Citrus grandis 179
Citrus iyo 179
Citrus junos 178
Citrus limon 179
Citrus medica 179
Citrus medica var. *sarcodactylis* 179
Citrus natsudaidai 178
Citrus paradisi 179
Citrus sinensis 179
Citrus sphaerocarpa 178
Citrus sudachi 178
Citrus tachibana 179
Citrus unshiu 52, 178
clary sage 235
class 82
Claviceps purpurea 93, 270, 281
Clavicipitaceae 93
Clematis chinensis 136
Clematis fujisanensis 136
Clematis terniflora 136
Clematis trifoliata 84
Clerodendron trichotomum 230
climbing stem 28
closed vascular bundle 19
clove 201
Clusiaceae 84

clustered crystal 9
Cnicus benedictus 251
cnidilide 210
Cnidium formosanum 209
Cnidium monnieri 208
Cnidium officinale 210
cocaine 171
cocculaurine 140
cocculine 140
cocculus 139
Cocculus laurifolius 140
Cocculus sarmentosus 140
Cocculus trilobus 140
Coccus cacti 125
Cocos nucifera 271
codeine 150
Codonopsis lanceolata 247
Codonopsis pilosula 247
Codonopsis tangshen 247
Coffea arabica 226
Coffea canephora 226
Coffea liberica 226
Coix lachryma-jobi 268
Coix lachryma-jobi var. *ma-yuen* 268
Cola acuminata 195
Cola nitida 195
colchicine 260, 261
Colchicum autumnale 260, 281
collateral vascular bundle 21
collenchyma 11
collenchyma cell 11
Colocasia antiquorum 272
colocythin 199
columbamine 140
columbianadin 208
columbin 140
coma 56
Combretaceae 202
Commelina communis 267
Commelina communis var. *hortensis* 267
Commelinaceae 267
Commelinales 267
Commiphora abyssinica 181
Commiphora molmol 181
common comfrey 230
common lavender cotton 257
companion cell 13
complementary cell 19
complete flower 44
Compositae 84, 248
compound fruit 53

compound leaf 36
compound tissue 11
compound umbel 51
Conadron ramondioides 242
concanavaline 165
concentric vascular bundle 21
condurango glycoside 225
Coniferae 105
Coniferopsida 105
coniine 209
Conium maculatum 209
conserved name 83
Convallaria keiskei 64, 261
Convallaria majalis 261
Convention on Biological Diversity 64
Convolvulaceae 228
Convolvulus scammonia 229
Copaifera officinalis 164
Copelandia cyanescens 283
Coperrica cerifera 271
Coptis chinensis 134, 135
Coptis japonica 83, 134
Coptis japonica var. *dissecta* 83, 134
Coptis japonica var. *major* 134
Coptis omeiensis 135
Coptis teeta 135
Coptis teetoides 135
Coptis trifolia 135
coptisine 135
Corchorus capsularis 192
Corchorus olitorius 192
Cordyceps sinensis 93
Coreopsis tinctoria 252
coriamyrtin 184
Coriandrum sativum 209
Coriaria japonica 184
Coriaria myrtifolia 184
Coriaria ruscifolia 184
Coriariaceae 183
Coriolus versicolor 95
cork cambium 11, 19
cork cortex 19
cork layer 19
corm 29
cormophyte 26
Cornaceae 203
cornflower 251
Cornus florida 203
Cornus officinalis 203
corolla 44, 46, 49
corolla tube 45

corona 45
cortex 16, 21
Cortex Quebracho 222
cortical bundle 25, 30
corydaline 151
Corydalis ambigua 151
Corydalis bulbosa 151
Corydalis decumbens 151
Corydalis heterocarpa var. *japonica* 151
Corydalis lineariloba 151
Corydalis ternata 151
Corydalis turtshaninovii f. *yanhusuo* 151
Corylus heterophylla 113
corymb 51
Coscinium fenestratum 140
Cosmos bipinnatus 252
cotoin 132
cotyledon 37, 56
Crassulaceae 154
crassulacean acid metabolism (CAM)植物 154
Crataegus cuneata 159
Crataegus oxyacantha 159
Cremastra appendiculata 278
Cremastra variabilis 263, 278
cremocarp 55
Crepis 248
crocin 226
Crocus sativus 267
Cronquist 87
crotin 172
Croton eluteria 172
Croton tiglium 172
croton oil 172
crown 45
Cruciferae 84, 151
Crypsinus hastatus 103
Cryptomeria japonica 106
Cryptostegia grandiflora 224
Cryptostegia madagascariensis 224
Cryptotaenia canadensis subsp. *japonica* 209
cryptoxanthin 175, 179
crystal sand 9
Crytomium fortunei 103
Cucumis melo var. *makuwa* 199
Cucumis sativus 52
Cucurbita moschata 199
Cucurbita pepo 199
Cucurbitaceae 199

cucurbitacin 199
Cucurbitales 198
cultivar 82
Cuminum cyminum 209
cupameni 172
Cupressaceae 106
C-curarine 220
curcas oil 173
Curculigo orchioides 264
Curcuma aromatica 276
Curcuma domestica 277
Curcuma longa 277
Curcuma xanthorrhiza 277
Curcuma zedoaria 277
Cuscuta australis 229
Cuscuta chinensis 229
Cuscuta japonica 229
cutch 202
cuticule 7
cutin 7
cutinization 7
Cyanobacteria 92
cyasterone 124
Cyatheaceae 102
Cyathea faurie 102
Cycadales 104
Cycadeaceae 104
Cycadopsida 104
cycasin 104
Cycas revoluta 104
Cyclamen persicum 214
Cyclamen purpurascens 214
cyclamin 214
cyclopropane 191
cymarin 136, 222
Cymbopogon citrarus 268
Cymbopogon martini 268
Cymbopogon nardus 268
cyme 51
cymene 123, 124, 234, 235
cynanchoside 225
Cynanchum atratum 224
Cynanchum caudatum 225
Cynanchum glaucescens 225
Cynanchum stauntonii 225
Cynara cardunculus 251
Cynara scolymus 251
cynatratoside 225
Cynips gallae-tinctoriae 114
Cynomoriaceae 201
Cynomorium songaricum 201
CYP3A4 179
Cyperaceae 274

Cyperus rotundus　274
Cyphomandra betaca　237
cystolith　10, 40
Cytisus scoparius　165
cytoplasm　6

D

Daemonoropus draco　271
daidzein　167
daisy　255
dammar　147
Daphne genkwa　196
Daphne mezereum　196
Daphne odora　196
daphnetoxin　196
daphnimacrine　174
daphnin　196
Daphniphyllaceae　174
daphniphylline　174
Daphniphyllum macropodum　174
daphnodorin　197
Datura alba　237
Datura arborea　236
Datura innoxia　237
Datura metel　64, 69, 237
Datura meteloides　237
Datura stramonium　237
Datura stramonium var. *tatula*　237
*Datura*属　70
Daucus carota　209
dauricine　140
Davallia divariecata　102
Davallia mariesii　102
Davalliaceae　102
DC.　85
de Candolle　85
decanoylacetaldehyde　143
decompound leaf　36
decursin　207
decursinol　207
dedifferentiation　73
definite bud　26
dehiscent fruit　53
delphinine　135
Delphinium ajacis　135
Delphinium staphisagria　135
Dendrobium crispulum　279
Dendrobium moniforme　279
Dendrobium nobile　279
Dendrobium officinale　278

Dennstaedtiaceae　102
deoxymiroestrol　167
deoxynupharidine　142
deoxypodophyllotoxin　208
Derris elliptica　165, 283
Derris ferruginea　165
Derris malaccensis　165
Derris trifoliata　165
desmethoxy-yangoin　143
desoxypodophyllotoxin　138
determinate inflorescence　51
Deuteromycotina　96
devil's claw　242
Dianthus chinensis　122
Dianthus superbus　123
Dianthus superbus var *longicalycinus*　123
Dicentra peregrina　151
dicentrine　151
dichasium　51
dichlamydeous flower　45
dichotomous branching　27
dichotomous sympodium　27
Dichroa febrifuga　155
Dicksoniaceae　102
Dicotyledoneae　110
dicoumarol　166
dictamnine　175, 177
Dictamnus albus　175
Dictamnus albus subsp. *dasycarpus*　175
dictyostele　24
didelphous stamen　46
didynamous stamen　46
diffractaic acid　97, 98
Digenea simplex　100, 281
Digitalis lanata　239, 281
Digitalis lutea　239
Digitalis purpurea　67, 239, 281
digitoxin　239
dihydrokaempferol　117
dihydronitidine　177
3,4-dihydroxybenzaldehyde diglucoside　272
dilem oil　234
dill　206
dimethyltetrandrine　141
dioecism　44
dioscin　266
Dioscorea alata　265
Dioscorea batatas　265
Dioscorea bulbifera f. *spontanea*　266

Dioscorea japonica　266
Dioscorea mexicana　266
Dioscorea nipponica　266
Dioscorea rhipogonioides　266
Dioscorea tokoro　266
Dioscorea villosa　266
Dioscoreaceae　265
diosgenin　266
Diospyros ebenum　216
Diospyros kaki　52, 216
Diospyros lotus　216
Diospyros virginiana　216
dipropyl disulfide　259
Dipsacaceae　246
Dipsacales　244
Dipsacus asper　246
Dipsacus japonicus　246
Dipsacus sativus　247
Dipsacus silvestris　247
Dipterocarpaceae　147
Dipterocarpus alatus　147
Dipterocarpus pilosus　147
Dipterocarpus tuberculatus　147
disinomenine　141
distributing hair　18
Distylium racemosum　154
distyly flower　44
diterpene　103
diterpene ester　172
DNA分析　78
dogwood bark　203
domestine　138
Dorema ammoniacum　209
dorsiventral leaf　35
double endodermis　23
Draba nemorosa　153
Drosera rotundifolia　149
Droseraceae　149
drug eyebright　239
drupe　55
dry fruit　53
Dryobalanops aromatica　147
dryocrassin　103
Dryopteridaceae　102
Dryopteris crassirhizoma　103
Dryopteris filix-mas　102
Duboisia myoporoides　237
Duchesnea chrysantha　157
durian　195
Durio zibethinus　195
dyer's chamomile　256
Dysosma pleiantha　138
Dysosma versipellis　138

E

Ebenaceae 216
Ebenales 215
ebony 216
ecdysterone 124
Echinacea angustifolia 252
Echinacea pallida 252
Echinacea purpurea 252
echinodolides 259
Echinodorus macrophyllus 259
echinophyllin 259
Echinops latifolius 252
Echinops sphaerocephalus 252
Edelweiss 255
Edgeworthia chrysantha 197
eggfruit 216
Egiptian henbane 237
Elaeagnaceae 197
Elaeagnus pungens 197
Elaeagnus umbellata 197
Elaeis guinensis 271
Elaeocarpaceae 192
elaeocarpide 192
Elaeocarpus sphaericus 192
Elaeocarpus sylvestris 192
elecampane 255
elemi 181
elemol 181
Eleocharis dulcis var. *tuberosa* 275
Elettaria cardamomum 277
Elettaria major 277
Eleutherococcus senticosus 204
eleutheroside 204
Elfvingia applanata 95
elicitor 75
Elsholtzia ciliata 233
embelia berry 213
Embelia ribes 213
embelin 213
embryo 56
embryo culture 75
embryo sac 49
emetine 226
emodin 4, 119, 120, 190
endive 248
endocarp 52
Endocladiaceae 100
endodermis 23
endoplasmic reticulum (ER) 6
endosperm 56

Engler 86
English lavender 236
Ephedra antisyphilitica 108
Ephedra distachya 108
Ephedra equisetina 67, 108
Ephedra gerardiana 108
Ephedra intermedia 108
Ephedra sinica 66, 108, 281, 283
Ephedraceae 108
Ephedrales 108
ephedrine 103, 108
epiberberine 135
epicarp 52
epidermal cell 16
epidermal system 16
epidermis 16, 38
Epilobium pyrricholophum 203
Epimedium brevicorum 138
Epimedium cremeum 138
Epimedium grandiflorum 137
Epimedium koreanum 138
Epimedium macranthum 138
Epimedium sagittatum 138
Epimedium sempervirense 138
Epimedium sempervirense var. *hypoglaucum* 138
Epimedium setasum 138
epistephanine 141
Equisetaceae 101
Equisetales 101
Equisetum arvense 101
Equisetum hiemale 102
ER 6
ergometrine 93
ergotamine 93, 270
Ericaceae 211
Ericales 211
Ericerus pela 219
Erigeron annus 255
Erigeron canadennsis 255
Erigeron sumatrensis 255
Eriobotrya japonica 159
Eriocaulaceae 268
Eriocaulon sieboldianum 268
Eruca vesicaria 153
Erythronium japonicum 261
Erythroxylaceae 170
Erythroxylon coca 170, 281, 283
Erythroxylon coca var. *bolivianum* 171
Erythroxylon coca var.

novogranatense 171
Erythroxylon coca var. *spruceanum* 171
Erythroxylon movogranatense 283
estragol 177
estragon 256
EST ライブラリー 81
Eucalyptus globulus 201
Eucarya spicata 118
Euchresta japonica 165
Eucommia ulmoides 115
Eucommiaceae 115
β-eudesmol 251
eudesmol 127
Eugenia caryophyllata 201
eugenol 126, 131, 132, 201
Eumycota 92
Euodia bodinieri 176
Euodia officinalis 176
Euodia rutaecarpa 176
Euonymus alatus 189
Euonymus atropurpureus 189
Euonymus europaeus 189
Euonymus japonicus 189
Eupatoriae 250
Eupatrium cannabinum 250
Eupatrium fortunei 250
Eupatrium glutinosum 250
Eupatrium lindleyanum 250
Eupatrium perfoliatum 250
Euphorbia adenochlora 172
Euphorbia antiquorum 172
Euphorbia fischeriana 172
Euphorbia formosana 172
Euphorbia helioscopia 172
Euphorbia kansui 172
Euphorbia lathyris 172
Euphorbia milii var. *splendens* 172
Euphorbia neriifolia 172
Euphorbia pekinensis 172
Euphorbia pulcherrima 172
Euphorbia resinifera 172
Euphorbia sieboldiana 172
Euphorbiaceae 171
euphorbium 172
Euphoria longana 186
euphorin 172
Euphrasia officinalis 239
European ash 218
European pennyroyal 234
Euryale ferox 141

eustele 25
evatromonoside 189
Evodia bodinieri 176
Evodia officinalis 176
Evodia rutaecarpa 176
evodiamine 176
evomonoside 189
evonoside 189
E. W. Mayr 85
exalbuminous seed 56
explants 73
expressed sequence tag (EST) ライブラリー 81
external endodermis 23
extrafloral nectary 33
eyebright 239

F

Fabaceae 84, 161
Faboideae 164
Fagaceae 114
Fagales 113
Fagopyrum cymosum 119
Fagopyrum esculentum 119
Fagus crenata 114
falcarindiol 206, 207, 210
falcarinol 205, 207
false annual ring 31
false fruit 52
false pareira brava 140
family 82
Farfugium japonicum 254
farnesol 129, 192
fascicular hair 18
Fatsia japonica 204
febrifugine 155
female flower 44
fennel seeds 209
fenugreek 168
Ferula assa-foetida 209
Ferula foetida 209
Ferula galbaniflua 209
Ferula nartex 209
ferulic acid 210
fiber 12
fibrous root 41
Ficoidaceae 122
Ficus carica 116
Ficus elastica 116
Ficus religiosa 116
filament 46
Filipendula ulmaria 68, 156

filixic acid 102
Firmiana simplex 195
fish berry 139
Flacourtiaceae 197
Flammulina velutipes 94
floral axis 51
floral bud 26
floral diagram 49
floral formula 49
floral leaf 37, 44
floridean starch 99
flower 43
Foeniculum vulgare 209
Foeniculum vulgare var. *azoricum* 209
foliage leaf 32, 33
foliar bud 26
follicle 53
Fomitopsis pinicola 96
forked venation 35
form 82
Forsythia suspensa 44, 217
Forsythia viridissima 217
Fortunella margarita 179
foxglove 239
Fragaria ananassa 157
Fragaria grandiflora 52, 157
fraxin 187
Fraxinus americana 218
Fraxinus bungeana 218
Fraxinus excelsior 218
Fraxinus japonica 218
Fraxinus lanuginosa f. *serrata* 218
Fraxinus ornus 218
Fraxinus rhynchophylla 218
free central placenta 49
French lavender 236
French psyllium 244
Fritillaria cirrhosa 261
Fritillaria thunbergii 261
Fritillaria unibracteata 261
fructose 8, 247
fruit 52
fruit body 92
Fucaceae 99
fucosan 98
fucoxanthin 98
Fucus vesiculosus 99
fukugetin 148
Fumarioideae 151
fundamental tissue system 16, 21

Funtumia elastica 223
fusanol 118
Fuscoporia oblliqua 96
Fuscoporia yucatensis 96

G

galactan 193
D-galactose 162
galanthamine 264
Galanthus nivalis 264
Galeola septentrionalis 279
Galeopsis ochroeleuca 233
Galeopsis segetum 233
gall 184
gamander 232
gamboge 148
gamopetalous flower 45
Ganodermaceae 95
Ganoderma lucidum 96
Garcinia cambogia 148
Garcinia hanburyi 148
Garcinia mangostana 148
Garcinia morella 148
Garcinia spicata 148
Gardenia jasminoides 226
Gastrodia elata 279
Gaultheria miqueliana 212
Gaultheria procumbens 212
Gelidiaceae 99
Gelidium elegans 99
Gelidium japonica 99
Gelidium linoides 99
Gelidium pacificum 99
Gelidium subcostatum 99
gelsemicine 220
gelsemine 220
Gelsemium elegans 63, 220
Gelsemium sempervirens 63, 220
gene silencing 78
geniposide 4, 226
genistein 166
genkwanol 196
Gentiana dahurica 221
Gentiana lutea 221
Gentiana macrophylla 221
Gentiana scabra 221
Gentiana scabra var. *buergeri* 221
Gentianaceae 220
Gentianales 219
gentiopicrin 220
gentiopicroside 220, 221

gentisin 221
genus 82
Geraniaceae 169
Geraniales 168
geraniin 169
geraniol 4, 131, 157, 170, 174, 176
Geranium carolinianum 169
Geranium krameri 169
Geranium nepalense 169
Geranium robertianum 169
Geranium sibiricum 169
Geranium thunbergii 169
geranium oil 170
Gerbera jamesoni 258
German chamomile 257
Gesneriaceae 242
Geum japonicum 157
Gibberella fujikuroi 93
gibberellin 93
Gigartinaceae 100
Gigartina momillosa 100
ginkgetin 103
Ginkgo biloba 104
Ginkgoaceae 104
Ginkgoales 104
Ginkgopsida 104
Ginostemma pentaphyllum 199
gipsogenin 123
glandular hair 16, 18
glaucoside 225
Glechoma hederacea 233
Glechoma hederacea subsp. *grandis* 233
Glehnia littoralis 209
Gliopletis complanata 100
Gliopletis furcata 100
Gliopletis tenax 100
glomerule 52
Gloriosa superba 261
Glossopsida 101
β-D-glucan 94, 95
gluconastrutiin 153
glucose 120
D-glucuronic acid 162
glume 268
Glycine max 165
Glycine ussuriensis 165
glycoside 5
glycotropaeolin 170
glycyrflavoside 166
glycyrrhetic acid 4
Glycyrrhiza echinata 166

Glycyrrhiza flavescens 166
Glycyrrhiza glabra 165
Glycyrrhiza glabra var. *glandulifera* 165
Glycyrrhiza glabra var. *pallida* 166
Glycyrrhiza glabra var. *violacea* 166
Glycyrrhiza inflata 166
Glycyrrhiza macedonica 166
Glycyrrhiza pallidiflora 166
Glycyrrhiza uralensis 166
glycyrrhizin 166
Gnaphalium affine 254
Gnetaceae 109
Gnetopsida 108
Gnetum gnemon 109
golden thread 135
Golgi body 6
gossypetin 193
Gossypium arboreum 194
Gossypium barbadense 193
Gossypium herbaceum 194
Gossypium hirsutum 193
Gossypium pervianum 193
gossypol 194
gotu-kola 208
gourd-curare 220
grain 53
Graminales 268
Gramineae 84, 268
Gratiola officinalis 240
graveolens 176
graviola 127
grayanane 212
grayanotoxin 212
great plantain 244
Griffonia simplicifolia 164
Grifola frondosa 96
griseofulvin 97
growth ring 31
guaiacic acid 171
guaiaconic acid 171
Guajacum officinale 171, 281
Guajacum sanctum 171
guard cell 16
guayule 253
Guizotia abyssinica 252
GUMMI ARABICUM 162
gurjun balsam 147
gutta-percha 215
Guttiferae 84, 148
Guttiferales 145

Gymnema sylvestre 225
gymnonuclear cell 6
Gymnospermae 103
gynaeceum 44, 49
gynandrious stamen 46
Gypsophila oldhamiana 123

H

hadrocentric vascular bundle 21
Hagenia abyssinica 157
hair 16, 17
Hamamelidaceae 154
Hamamelis japonica 154
Hamamelis virginiana 154
hamaudol 210
harmaline 182
harmin 182
Harpagophytum procubens 242
harringtonine 108
hasubanonine 141
hayatine 140
Hedeoma pulegioides 233
hederagenin 139
Hedera helix 204
Hedera rhombea 205
Hedychium spicatum 277
Hedyotis diffusa 227
Heleniae 253
Helenium autunmale 253
Heliantheae 252
Helianthus annuus 252
Helianthus tuberosus 252
Helichrysum bracteatum 254
Heliotropium peruvianum 230
helleborein 135
helleborin 135
Helleboroideae 133
Helleborus niger 64, 135
Helobiae 258
Hemerocallis fulva 261
Hemerocallis fulva var. *kwanso* 261
hemicellulose 7
Hemidesmus indicus 225
Hemistepta lyrata 252
henbane 237
henna 200
herb 28
herbaceous stem 28
Hericiaceae 95
Hericium erinaceum 95

hesperidin 175, 178, 179, 180
hesperidium 55
heterochlamydeous 45
heterophyll 35
heterostyly flower 44
Heterotropa hayatana 145
Heterotropa nipponica 145
Hevea brasiliensis 172
Hevea guayanensis 173
hibiscetin 193
Hibiscus cannabinus 194
Hibiscus coccineus 194
Hibiscus elatus 194
Hibiscus mutabilis 194
Hibiscus rosa-sinensis 194
Hibiscus sabdariffa 194
Hibiscus syriacus 194
higenamine 133, 145
hilum 8, 56
hinesol 251
hinokiflavone 103, 111
hinokitiol 106
Hippocastanaceae 187
Hippophae rhamnoides subsp. *sinensis* 197
homochlamydeous 45
homogentisic acid 272
homotrilobine 140
hook 28, 37
hooked hair 18
Hooker 87
Hopea micrantha 147
Hopea odorata 147
horsemint 234
Hosta sieboldii 264
Houttuynia cordata 143
Hovenia dulcis 190
5-HTP 164
humulone 116
Humulus lupulus 116
Humulus lupulus var. *cordifolius* 116
Humulus scandens 116
Hydnocarpus alpina 197
Hydnocarpus anthelmintica 197
Hydnocarpus kurzii 197
Hydnocarpus wightiana 197
Hydrangea macrophylla f. *macrophylla*. 27
Hydrangea macrophylla var. *thunbergii* 155
Hydrangea paniculata 155
hydrastine 133

Hydrastis canadensis 133
Hydrastoideae 133
(*S*)-2-hydroxy-3,4-dimethyl-2-buten-4-olide 207
hydroxyanthraquinone 190
4-hydroxyderricin 208
hydroxy α-sanshool 176
5-hydroxytryptophan (5-HTP) 164
Hylomecon japonica 150
hymenial gonidium 97
Hymenochaetaceae 96
hyoscyamine 236, 237, 238
Hyoscyamus albus 237
Hyoscyamus muticus 237
Hyoscyamus niger 237
hypaconitine 133, 134
Hypericaceae 148
Hypericales 145
hypericin 148, 149
Hypericum ascyron 149
Hypericum erectum 148
Hypericum perforatum 67, 148
hyperin 120
hypocotyl 56
Hypocreaceae 93
hypoepistephanine 141
hyssop 233
Hyssopus officinalis 233
hysterostele 25

I

ibotenic acid 94
icariin 137
idioblast 12, 40
Ilex aquifolium 188
Ilex cassine 188
Ilex crenata 188
Ilex integra 188
Ilex kaushue 188
Ilex latifolia 188
Ilex paraguariensis 188
Ilex rotunda 188
ilicin 188
Illiciaceae 129
Illicium anisatum 129, 283
Illicium verum 129
Impatiens balsamina 187
Imperata cylindrica var. *koenigii* 269
Imperatoria ostruthium 210

imperatorin 206, 207, 208, 210
imperfect flower 44
inalool 130
incarvillea 241
Incarvillea sinensis 241
incomplete flower 44
indefinite bud 26
indehiscent fruit 53
indeterminate inflorescence 51
Indian belladonna 236
Indian henbane 237
Indian podophyllum 138
Indian sarsaparilla 225
Indian valerian 246
indican 120, 153
indigo 120, 242
individual endodermis 23
indoxyl 120
inflorescence 50
inner perianth 45
inokosterone 124
insectivorous leaf 37
insularine 140
integument 49
intercellular space 14
internode 27
intrapetiolar bud 26
Inula helenium 255
Inula japonica 255
Inula racemosa 255
Inulae 254
inulin 8
involucre 52
Ipomoea aquatica 229
Ipomoea batatas 229
Ipomoea orizabensis 229
Ipomoea purga 122, 229
Ipomoea repens 229
Ipomoea turpethum 229
ipriflavone 166
Iridaceae 266
Iris caroliniana 267
Iris florentina 38, 267
Iris germanica 267
Iris pallasi 267
Iris pallida 267
Iris tectorum 267
Iris versicolor 267
Isatis indigotica 153
Isatis tinctoria 153
isidium 97
isoalliin 259
isocoriamyrtin 184

Isodon japonicus 232
Isodon tricocarpus 232
isogosferol 208
isohumulone 116
isolateral leaf 35
isoliensinine 142
isoorientin 164
isopimpinellin 177
isoquercitrin 116
isosinomenine 141
isotrilobine 140, 141
Ixeris debilis 248
Ixeris dentata 248
Ixora chinensis 227

J

jalapa 229
Japanese plum 160
Jasminum grandiflorum 218
Jasminum officinale 63
Jasminum sambac 218
Jateorhiza columba 140
Jateorhiza palmata 140
jateorrhizine 126, 137, 138, 140
Jatropha curcas 173
Jeffersonia dubia 138
Juglandaceae 112
Juglandales 111
Juglans ailanthifolia 112
Juglans cinerea 112
Juglans mandshurica 112
Juglans regia 112
juicy fruit 55
Juncaceae 267
Juncales 267
Juncus decipiens 267
Juncus decipiens f. *utilis* 267
juniper berries 106
Juniperus communis 106
Juniperus conferta 107
Juniperus rigida 107
Juniperus sabina 107
Juniperus virginiana 107
Justicia adhaloda 242
Justicia procumbens var. *leucantha* 242
jute 192

K

Kadsura japonica 128
Kaempferia galanga 277
kaempferol 187
Kaidarya 180
Kalimeris yomena 255
Kalopanax pictus 205
kamala 173
kapok 195
kawaic acid 143
kawain 143
Kelch 49
kenaf 194
khat 188
khellin 206
kingdom 82
kiwifruit 147
Kochia scoparia 124
koenichskerze 240
kokusagine 175
kokusaginine 175, 176
kola nut 195
koumine 220
Kshara sutra 172
kumiskuching 233

L

L. 85
Labiatae 84, 231
laccase 184
laccol 184
lactiferous tube 40
Lactuca indica 249
Lactuca sativa 249
Lactuca virosa 249
lactucarium 249
lady's mantle 156
Lagerstroemia speciosa 200
Lamiales 228
Lamiariaceae 98
lamina 33, 38
Laminaceae 84
laminal placenta 49
Laminaria cloustoni 98
Laminaria japonica 98
laminarin 98
Lamium album 233
Lamium album var. *barbatum* 45
lampterol 94
Lampteromyces japonicus 94
lanatoside 239
Lapsana apogonoides 249
Lardizabalaceae 139
Lasiosphaera nipponica 96
latent bud 26
lateral bud 26
lateral root 41
lateral vein 35
latex tube 14, 40
Lathyrus pratensis 45
Lauraceae 129
laurel 131
laurifoline 140, 177
laurinaldehyde 143
Lauroideae 130
Laurus nobilis 131
Lavandula angustifolia 236
Lavandula officinalis 236
Lavandula spica 236
Lavandula stoechas 236
Lavanduloideae 236
lawsone 200
Lawsonia inermis 200
leaf 32
leaf apex 35
leaf base 35
leaf blade 33, 38
leaf margin 35
leaf sheath 36
leaf spine 37
leaf tendril 37
lecanoric acid 98
Lecythidaceae 202
Ledebouriella seseloides 210
legume 53
Leguminosae 84, 161
Lemnaceae 273
lemon balm 233
lemon verbena 231
lenticel 19
lentinan 94
Lentinus edodes 94
lentionin 94
Leontopodium alpinum 255
leonurine 231, 233
Leonurus cardiaca 233
Leonurus sibiricus 233
Lepidium meyenii 153
leptocentric vascular bundle 21
lettuce 249
lettuce opium 249
leucine 123
leucoplast 7
Leucothoe grayana 212
levant berry 139

Levisticum officinale 209
liana 28
lichen acids 97
Lichenes 97
liensinine 142
lignification 7, 19
lignin 7, 19
ligula 36, 268
Ligusticum acutilobum 207
Ligusticum chuanxiong 210
Ligusticum jeholense 210
Ligusticum officinale 210
Ligusticum sinense 210
ligustilide 207, 210
Ligustrum japonicum 219
Ligustrum lucidum 218
Ligustrum obtusifolium 219
Liliaceae 259
Liliflorae 259
Lilium auratum 261
Lilium brownii var. *colchestri* 261
Lilium lancifolium 261
Lilium makinoi 261
Lilium pseudotigrinum 261
Limnanthaceae 168
Limnanthes alba 168
limonene 124, 130, 176, 178, 179, 180, 207
limonin 175, 176, 177, 178
Limonium wrightii 214
Linaceae 170
linallyl acetate 236
linalool 131, 180, 218, 219
Linaria japonica 240
Lindera sericea 131
Lindera strychnifolia 131
Lindera umbellata 131
Lindera umbellat var. *membranacea* 131
linderene 131
linderic acid 131
linderol 131
lindrane 131
Linné 82, 85, 86
linolenic acid 4
Linum perenne 170
Linum usitatissimum 170
Lippia citriodra 231
Liquidambar formosana 154
Liquidambar orientalis 154, 217
liriodenine 126
Liriope platyphylla 261

Liriope spicata 261
Litchi chinensis 186
Lithospermum officinale subsp. *erythrorhizon* 230
Lithospermum officinale subsp. *officinale* 230
Lithospermum ruderale 230
Litsea odorifera 132
lobe 45
Lobelia chinensis 248
Lobelia infrata 248
Lobelia radicans 248
Lobelia sessilifolia 248
lobeline 248
Lobelioideae 248
Loganiaceae 219
loganin 222
Lolium temulentum 269
loment 55
long branch 27
Lonicera caerulea var. *emphyllocalyx* 245
Lonicera japanica 245
Lonicera morrowii 245
Lophatherum gracile 269
Lophatherum sinenese 269
lophopetaline 189
Lophopetalum toxicum 189
Lophophora williamsii 125
Loranthaceae 118
Loranthus yadoriki 118
Loropetalum chinense 154
lotusin 142
love-apple 238
Lucuma nervosa 216
lucumin 215
Luffa cylindrica 199
lulo 239
lupeol 188
lupulone 116
Lycium afrum 238
Lycium barbarum 237
Lycium chinense 237
Lycium pallidum 237
Lycium vulgare 238
Lycoperdaceae 96
Lycoperdon perlatum 96
lycopin 238
Lycopodiaceae 101
Lycopodium clavatum 101
lycorine 265
Lycoris radiata 265
Lycoris sanguinea 265

Lycoris squamigera 265
Lygodium japonicum 102
Lyophyllum shimeji 94
Lysimachia clethroides 214
lysocarp 55
lysosome 6
Lythraceae 200
Lythrum anceps 200
Lythrum salicaria 200

M

Mabberley 89
Macleaya cordata 150
Macrotomia cephalotes 230
Macrotomia euchroma 230
Madhuca indica 215
Madhuca longifolia 215
Maesa japonica 213
magnoflorine 126, 136, 137, 141, 144, 176, 177
magnolamine 126
Magnolia biondii 126
Magnolia denudata 126
Magnolia grandiflora 127
Magnolia heptapeta 126
Magnolia hypoleuca 127
Magnolia kobus 126
Magnolia kobus var. *borealis* 126
Magnolia liliflora 126
Magnolia obovata 127
Magnolia officinalis 126
Magnolia officinalis var. *biloba* 127
Magnolia praecocissima 83, 126
Magnolia quinquepeta 126
Magnolia salicifolia 126
Magnolia stellata 126
Magnolia tomentosa 126
Magnoliaceae 125
Magnoliales 125
magnoflorine 138, 140
Mahonia fortunei 138
Mahonia japonica 138
Mahonia oiwakensis 138
mahua butter 215
maikoa 236
main root 41
Majorana hortensis 233
male flower 44
Mallotus japonicus 173
Mallotus philippinensis 173

mallow 194
Maloideae 158
Malpighia glabra 182
Malpighiaceae 182
Malus pumila 159
Malus sieboldii 43
Malva moschata 194
Malva sylvestris 194
Malva sylvestris var. *mauritiana* 194
Malva verticillata 194
Malva verticillata var. *crispa* 194
Malvaceae 192
Malvales 191
malvidin 193
mamey sapote 215
manaca 236
Mandragora officinalum 238
Mangifera indica 184
Manihot esculenta 173
Manihot glaziovii 173
Manilkara bidentata 215
Manilkara hexandra 215
Manilkara zapota 215
manna 218
mannitol 98, 218
maple syrup 186
Maranta arundinacea 278
Marantaceae 278
marginal placenta 48
marigold 253
marjoram 234
maronnier 187
Marrubium vurgare 233
Marsdenia cundurango 225
marsh mallow root 193
mastix 184
matatabilactone 146
mate 188
matico 250
Matricaria chamomilla 257
matrine 165, 167
Maxim. 85
Maximowicz 85
Mayr 85
Maytenus serrata 189
maytine 189
maytoline 189
meadowsweet 156
mechanical tissue 22
mecocyanin 151
Medicago sativa 68, 166

medullary ray 21
meiferine 141
Melaleuca leucadendron 201
Melanorrhoea laccifera 185
Melanorrhoea usitata 185
Melanpyrum 239
Melia azedarach var. *azedarach* 181
Melia azedarach var. *subtripinnata* 181
Melia azedarach var. *toosendan* 181
Meliaceae 181
Melilotus officinalis 68, 166
melinjo 109
Melissa officinalis 233
melokhia 192
menisarine 140
Menispermaceae 139
menispermine 139
Menispermum dauricum 140
Mentha arvensis subsp. *piperascens* 233
Mentha arvensis var. *piperascens* 281
Mentha piperita 233
Mentha pulegium 234
Mentha spicata 234
menthol 234
menthone 175
Menyanthaceae 221
Menyanthes trifoliata 221
mericarp 55
Meripilaceae 96
meristem 11
mesacal button 125
mesaconitine 133, 134
mescaline 125
mesocarp 52
mesophyll 39
Metachlamydeae 211
metamorphosed leaf 37
Metanarthecium luteo-viride 262
Metaplexis japonica 225
Metasequoia glyptostroboides 106
meteloidine 237
3-methoxy-4,5-methylenedioxycinnamic acid 210
methylcimicifugoside 134
methylephedrine 108

methyleugenol 144, 145
methyl isochondodendrine 140
methylnonylketone 132, 143, 176, 177
methylsalicylate 183
methylsticin 143
5-O-methylvisamminol 210
Metroxylon rhumphii 272
Metroxylon sagu 271
mezerein 196
michelalbine 126
Michelia champaca 127
Michelia compressa 127
micropropagation 74
micropyle 49
Microspermae 278
midrib 35
Millettia taiwaniana 167
milossine 107
Mimosoideae 162
Mirabilis jalapa 122
miroestrol 167
Mitchella repens 227
mitochondria 6, 7
mixed bud 26
Momordica charantia 199
Momordica cochinchinensis 199
monadelphous stamen 46
Monarda didyma 234
Monarda fistulosa 234
Monarda punctata 234
monochasium 51
monochlamydeous flower 45
Monocotyledoneae 110, 258
monoecism 44
monopodial branching 27
monopodial sympodium 27
monoterpene 103
Moraceae 115
morin 116
Morinda citrifolia 227
Morinda officinalis 227
morphine 3, 150
Morus alba 116
Morus bombycis 117
morusin 116
Mosla dianthera 234
Mosla japonica 234
Mosla japonica var. *hadai* 234
movement tissue 22
Mucor racemosus 92
Mucoraceae 92
muirapuamine 118

mulberrin 116
mullein 240
multicellular hair 17
multiple fruit 53
multiseriate epidermis 16, 39
Murashige-Skoog の培地 73
Murraya köenigii 180
Murraya paniculata 179
Musa basjoo 275
Musa liukiuensis 275
Musa paradisiaca 275
Musa sapientum 275
Musa texitilis 275
Musaceae 275
muscarine 94
musk mallow 194
Mutisieae 258
mycotoxin 97
Myrciaria dubia 201
Myrica rubra 111
Myricaceae 111
myricetin 111
myricitrin 111
Myristica argentea 128
Myristica fragrans 128
Myristica malabarica 128
Myristicaceae 128
myristicin 128, 210
myrobalan 202
myrosin 152
myrrh 181
Myrsinaceae 213
Myrsine africana 213
Myrsine seguinii 213
Myrtaceae 201
Myrtales 200
Myrtus communis 201

N

nagi-camphor 254
naked flower 45
Nandina domestica 138
nandinine 138
Napalea cochenillifera 125
naranjilla 239
Narcissus tazetta var. *chinensis* 265
Nardostachys chinensis 246
Nardostachys gracilis 246
Nardostachys jatamansi 246
naringin 175, 178, 179, 180
nasturtium 170

Nasturtium officinale 153
natal plum 222
nauli gum 181
Nectandra cinnamomoides 132
Nectandra coto 132
Nectandra rodioei 132
nectary 46
needle crystal 9
needle crystal bundle 9
Neem 181
neferine 142
Nelumbo nucifera 142
neoruscogenin 262
Nepeta cataria 234
Nephelium lappaceum 186
Nerium 222
Nerium indicum 64, 223
Nerium oleander 223
nerolidol 131
netted venation 35
nettle 117
neutral flower 44
Nicotiana rustica 238
Nicotiana tabacum 238, 283
nicotine 238
nigakilactone 180
Nigella damascena 135
Nigella sativa 135
niger-oil 252
Nimba 181
nitidine 177
nobiletin 179
nodakenin 207
node 27
norisoephedrine 188
normal root 41
normuciferine 141
noscapine 150
notopterol 210
Notopterygium forbesii 210
Notopterygium incisum 210
notoptol 210
nucellus 49
nuclear membrane 7
nuclear sap 7
nucleolus 7
nucleus 6, 7
nuphamine 142
Nuphar advena 142
Nuphar japonicum 142
Nuphar luteum 142
Nuphar pumilium 142
Nuphar pumilium var. *ozeense* 142

nupharamine 142
nupharidine 141, 142
nupharine 142
nut 53
Nyctaginaceae 121
Nymphaeaceae 141
Nyssaceae 203

O

obakunone 177
oca 169
Ocimoideae 232
Ocimum basilicum 232
Ocimum gratissimum 232
Ocimum sanctum 232
odoracin 196
Oenanthe javanica 210
Oenothera biennis 203
Oenothera lamarckiana 203
Oenothera odorata 203
Oenotheraceae 203
oil cavity 40
oil drop 10
Olacaceae 118
Olea europaea 219
Oleaceae 217
Oleales 217
oleandrin 223
oleanolic acid 139, 217, 218
oleic acid 4, 185
ololiuqui 229
Omphalia lapidescens 96
onjisaponin 183
Ononis spinosa 167
Onosma echioides 230
open vascular bundle 19
Ophiopogon chekiangensis 262
Ophiopogon japonicus 262
opium 150
Oplopanax japonicus 205
opposite phyllotaxis 36
Opuntiaceae 125
Opuntiales 125
orange grape root 137
Orchidaceae 278
Orchidales 278
Orchis mascula 279
Orchis morio 279
Orchis purpurea 279
order 82
Origanum majorana 233, 234

Origanum vurgare 234
Orixa japonica 175
Orleans annatto 198
ornamental flower 44
Orobanchaceae 242
Orobanche ammophila 243
Orobanche coerulescens 243
Orthosiphon stamineus 232
orthotropous ovule 49
Oryza sativa 269
Oscillatoriaceae 92
Osmanthus fragrans var. *aurantiacus* 219
Osmorhiza aristata 210
Osmunda japonica 102
osmunda root 102
Osmundaceae 102
osthol 207, 208, 210
ostruthin 210
oswego balm 234
ouabain 222, 223
outer perianth 45
ovary 47
ovule 48, 52
Oxalidaceae 168
Oxalis corniculata 168
Oxalis tuberosa 169
oxyacanthine 126, 137, 138
oyster plant 249

P

Pachira aquatica 195
Pachysandra terminalis 189
pachysandrine 189
paclitaxel 107
Paederia scandens 227
Paeonia japonica 146
Paeonia lactiflora 146
Paeonia suffruticosa 146
Paeoniaceae 145
paeoniflorin 146
paeonol 146
paeonolide 146
paeonoside 146
Palaquium gutta 215
Palaquium oblongifolium 215
pale coneflower 252
pale purple coneflower 252
palisade tissue 39
Palmae 84, 271
palmate compound leaf 36
palmate venation 35

palmatine 126, 135, 138, 140, 141, 177
palmitic acid 185, 188
Panax ginseng 205
Panax japonicus 205
Panax notoginseng 205
Panax pseudoginseng 206
Panax quinquefolium 205
Panax schinseng 205
panaxynol 205, 210
Pandanaceae 273
Pandanales 273
Pandanus boninensis 273
Pandanus odoratissimus 273
panicle 51
papain 198
Papaveraceae 149
Papaverales 149
Papaver bracteatum 151, 283
Papaver rhoeas 151
Papaver setigerum 151, 283
Papaver somniferum 150, 281, 283
Papaver somniferum var. *album* 151
Papaver somniferum var. *glabrum* 150
Papaver somniferum var. *nigrum* 151
papaverine 4, 150
Papaveroideae 150
Papilionoideae 164
papilla 18
parabuxine 189
paracorolla 45
Paraixeris denticulata 249
parallel venation 35
paramenispermine 139
parasitic root 41
pareira brava 139
pareira root 139
parenchyma 11
parenchymatous cell 11
parietal placenta 49
Parmeliaceae 98
Parmelia tinctorum 98
parostemine 132
parosteminine 132
parsley 210
parsley piert 156
Parthenium argentatum 253
passage cell 23
Passiflora edulis 198

Passiflora quadrangularis 198
Passifloraceae 198
patchouli alcohol 234
patchouli oil 234
patchouly 234
Patrinia scabiosaefolia 246
Patrinia villosa 246
pau-brasil 162
Pau d'Arco 241
Paullinia cupana 186
Paullinia yoco 186
Paulownia fortunei 241
Paulownia kawakamii 241
Paulownia tomentosa 240
Pausinystalia yohimba 227
PCR 79
PCR-RFLP 79
Pedaliaceae 242
Pedicularis 240
peduncle 43, 50
Peganum harmala 171
pelargonidin 262
Pelargonium capitatum 170
Pelargonium denticulatum 170
Pelargonium graveolens 169, 170
Pelargonium incrassatum 170
Pelargonium odoratissimum 170
Pelargonium radens 170
pelletierine 202
pellotine 125
penicillin 97
Penicillium chrysogenum 97
Penicillium citreo-viride 97
Penicillium griseofulvum 97
Penicillium notatum 97
pennyroyal 233
pentosan 193
pepo 55
pepper 144
peppermint 233
perennial herb 28
perfect flower 44
perforation 13
perianth 45, 49
pericarp 52
pericycle 23
periderm 19
perigon 45
Perilla frutescens var. *crispa* 234
Perilla frutescens var. *japonica* 234
perillaldehyde 234

328　索　引（欧文）

Periploca sepium　225
perisperm　56
periwinkle　224
perlotine　269
permanent tissue　11
Persea americana　132
Persea thunbergii　132
persin　132
peruvoside　223
petal　43
Petasites fragrans　254
Petasites hybridus　254
Petasites japonicus　254
petiole　33, 36, 41
petroselinic acid　180
Petroselinum crispum　210
Peucedanum japonicum　210
Peucedanum ostruthium　210
Peucedanum praeruptorum　207, 210
peyote　125
Phaeophyta　98
Pharbitis hederacea　229
Pharbitis nil　229
phellandrene　131, 181, 207
l-phellandrin　144
phellodendrine　177
Phellodendron amurense　177, 281
Phellodendron chinense　177
Phellodendron wilsonii　177
phelloderm　19
phellogen　11, 19
phellopterin　207
3-phenylethyl alcohol　147
Pheum tanguticum　120
phloem　14
phloem fiber　14
phloem parenchymatous cell　14
phloroglucinol　173
Phoenix dactylifera　272
phorbol　172
Photinia glabra　159
Photinia prunifolia　159
Photinia serrulata　159
Phragmites communis　269
Phryma leptostachya subsp. *asiatica*　243
Phrymaceae　243
phrymarolin　243
phycocyan　99
phycoerythrin　99

Phyllanthus emblica　173
phyllodium　37
phyllodulcin　155
Phyllostachys nigra var. *henonis*　269
phyllotaxis　36
phylum　82
Physalis alkekengi　238
Physalis alkekengi var. *franchetii*　238
Physalis pubescens　238
physcion　120
Physostigma venenosum　167
physostigmine　167
Phytolacca americana　121
Phytolacca esculenta　121
Phytolaccaceae　121
phytolaccasaponin　121
Picrasma ailanthoides　180
Picrasma excelsa　180
Picrasma quassioides　180
picrasmin　180
Picris　249
Picrorhiza kurrooa　241
picrotin　139
picrotinin　139
picrotoxin　139
Pieris japonica　212
pieristoxin　212
pilocarpidine　175
pilocarpine　175
Pilocarpus jaborandi　175, 281
Pilocarpus microphyllus　175
Pilocarpus pinnatifolius　175
Pilocarpus racemosus　175
Pilocarpus selloanus　175
piment　201
Pimenta acris　201
Pimenta officinalis　201
piment oil　201
Pimpinella anisum　210
Pinaceae　105
Pinales　105
Pinellia ternata　273
Pinellia tripartita　273
pinene　106, 127, 128, 130
pink trumpet tree　241
pinnate compound leaf　36
pinnate venation　35
Pinus densiflora　105
Pinus koraiensis　106
Pinus laricio　106
Pinus massoniana　106

Pinus palustris　105
Pinus pinaster　105
Pinus rigida　105
Pinus sylvestris　106
Pinus taeda　105
Pinus thunbergii　38, 105
Piper angustifolium　250
Piper betle　143
Piper cubeba　143
Piper hancei　143
Piper longum　143
Piper methysticum　66, 143
Piper nigrum　144
Piper retrofractum　143
Piperaceae　143
Piperales　142
piperic acid　143
piperine　143, 144, 185
piperlongmine　143
piperlongminine　143
Pistacia chinensis　184
Pistacia lentiscus　184
Pistacia vera　184
pistatio nut　184
pistil　43, 47
Pisum sativum　52
pith　21
pitted perforation　13
placenta　48
plantagin　243
Plantaginaceae　244
Plantaginales　243
plantaginin　244
Plantago arenaria　244
Plantago asiatica　244
Plantago depressa　244
Plantago japonica　244
Plantago lanceolata　244
Plantago major　244
Plantago ovata　68, 244
Plantago psyllium　68, 244
Plantago ramosa　244
plantamajoside　243, 244
plantasan　243, 244
plasmodesma　7
plastid　6, 7
Platycarya strobilacea　112
Platycodon grandiflorum　247
pleiochasium　51
pleurisy root　224
Pleurocybella porrigens　94
Pleurotaceae　94
Pleurotus cornucopiae var.

citrinopileatus 94
Pleurotus eryngi 94
Pleurotus eryngi var. *ferulae* 94
plumbagin 214
Plumbaginaceae 214
Plumbaginales 214
Plumbago zeylanica 214
Plumeria rubra 223
plumericin 223
plumule 56
Poaceae 84
Podophylloideae 138
podophyllotoxin 138
Podophyllum emodi 138
Podophyllum peltatum 138
Pogostemon cablin 234
Pogostemon heyneanus 234
Polemoniaceae 228
Polemonium kiusianum 228
pollen 46
pollen sac 46
polycyclic stele 25
Polygala amara 183
Polygala japonica 183
Polygala polygama 183
Polygala senega 183
Polygala senega var. *latifolia* 183
Polygala sibirica 183
Polygala tenuifolia 183
Polygalaceae 182
Polygonaceae 119
Polygonales 119
Polygonatum falcatum 262
Polygonatum odoratum var. *pluriflorum* 262
Polygonatum sibiricum 262
polygonine 120
Polygonum aviculare 119
Polygonum bistorta 119
Polygonum cuspidatum 119
Polygonum filiforme 156
Polygonum hydropiper 120
Polygonum multiflorum 120
Polygonum tinctorium 120
polymerase chain reaction (PCR) 79
Polymnia sonchifolia 253
Polypodiaceae 103
Polypodium vulgare 103
Polyporaceae 95
Polyporus umbellatus 95
polystele 25

polytomous branching 27
pome 55
poncirin 179, 180
Poncirus trifoliata 180
populin 113
Populus maximowiczii 113
Poria cocos 95
porous capsule 55
Porphyra tenera 99
Portulaca oleraceae 122
Portulacaceae 122
potato 238
Potentilla chinensis 157
Potentilla sundaica 157
Potentilla tormentilla 157
pot majoram 234
pot marigold 254
Pouteria caimito 216
Pouteria campechiana 216
praeruptorin 207, 210
pregnane 224
Premna arborea 231
primine 214
Primula japonica 214
Primula obconica 214
Primula sieboldi 214
Primula veris 214
Primulaceae 214
Primulales 213
primulaverin 214
Principes 271
prism 9
pronuciferine 142
prop aerial root 41
prosenchyma 12
prosenchymatous cell 12
prostisol 205
protective sheath 23
protein crystalloid 9
protoanemonin 136
protodioscin 266
protopine 138, 150, 151
protoplasm 6
protoplast fusion 75
protostele 24
protostephanine 141
prune 161
Prunella vulgaris 234
Prunella vulgaris subsp. *asiatica* 234
Prunoideae 160
Prunus amygdalus var. *amara* 160

Prunus amygdalus var. *dulcis* 160
Prunus armeniaca 160
Prunus armeniaca var. *ansu* 160
Prunus cerasifera 160
Prunus domestica 160
Prunus laurocerasus 161
Prunus mume 161
Prunus persica 161
Prunus salicina 160
Prunus sibirica 160
Prunus speciosa 161
Prunus spinosa 160
Prunus yedoensis 161
pseudocarp 52
pseudoephedrine 108
Pseudosolanioideae 240
Psidium guajava 201
Psilocybe cubensis 283
psoralene 116
Psychotria carthagenesis 182
Psychotria viridis 182
Pteridium aquilinum var. *latiusculum* 102
Pteridophyta 101
Pterocarpus marusupium 167
Pterocarya rhoifolia 112
Pterocarya stenoptera 112
Pteropsida 102
Ptychopetalum olacoides 118
Pueraria lobata 167
Pueraria mirifica 167
puerarin 167
pulegone 233, 234
Pulsatilla cernua 136
Pulsatilla chinensis 136
Pulsatilla vulgaris 136
Punica granatum 202
Punicaceae 202
purple coneflower 252
purpurea glycoside 239
purpurin 227
pyrethrin 257
Pyrolaceae 211
Pyrola japonica 211
Pyrrosia lingua 103
Pyrus communis 160
Pyrus pyrifolia 159
pyxidium 55
pyxis 55

Q

Quamoclit vulgaris 229
Quassia amara 180
quassin 180
quebracho 185
quendel oil 235
quercetin 116, 120, 167, 187, 210
quercitrin 120, 143
Quercus acutissima 114
Quercus alba 114
Quercus aliena 114
Quercus dentata 114
Quercus infectoria 114
Quercus robur 114
Quercus serrata 114
Quercus suber 114
Quillaja saponaria 156
quinidine 226
quinine 226, 227
quisqualic acid 202
Quisqualis indica 202
Quisqualis indica var. villosa 202

R

raceme 51
rachis 51
radial vascular bundle 21
radicle 56
ragweed 253
random amplified polymorphic DNA (RAPD) 80
Ranunculaceae 133
Ranunculales 132
ranunculin 136
Ranunculoideae 136
Ranunculus cantoniensis 136
Ranunculus chinensis 136
Ranunculus glaber 136
Ranunculus japonicus 136
Ranunculus sceleratus 136
Ranzania japonica 83
rapanone 213
RAPD 80
Raphanus sativus var. hortensis 153
raphe 56
raphides 9
raspberry 158

Rauvolfia canescens 223
Rauvolfia heterophylla 223
Rauvolfia serpentina 223, 281
Rauvolfia tetraphylla 223
Rauvolfia verticillata 223
Rauvolfia vomitoria 223
receptacle 43
red bark 226
red sunflower 252
redifferentiation 74
Rehmannia glutinosa 240
Rehmannia glutinosa var. purpurea 240
Remijia pedunculata 227
reserpine 222, 223
resin canal 40
resperatrol 109
respiratory cavity 16
respiratory root 41
resting bud 26
reticulate perforation 13
reticulate venation 35
reticulate vessel 13
Rhamnaceae 190
Rhamnales 189
rhamnosan 141, 193
L-rhamnose 162
Rhamnus cathartica 190
Rhamnus crenata 190
Rhamnus davurica var. nipponica 190
Rhamnus frangula 190
Rhamnus japonica var. decipiens 190
Rhamnus purshiana 190
rhaponticin 120
rhatannin 120
rhein 120
Rheum coreanum 120
Rheum officinale 120
Rheum palmatum 120
Rheum rhaponticum 120
Rheum tanguticum 120
Rhinanthoideae 239
Rhizobium leguminosarum 162
rhizome 28
rhizome of figwortflower 241
Rhizophora mucronata 202
Rhizophoraceae 202
Rhizopogon rubescens 96
Rhizopogonaceae 96
Rhizopus chinensis 92
Rhizopus tritici 92

Rhodea japonica 262
Rhodiola crenulata 154
Rhodiola sachalinensis 154
Rhododendron arboreum 212
Rhododendron dauricum 212
Rhododendron degronianum 159, 212
Rhododendron japonicum 212
rhodojaponin 212
Rhodomelaceae 100
Rhodophyta 99
Rhoeadales 149
rhoeadine 151
rhoeagenin 151
Rhoeo discolor 268
Rhus ambigua 184
Rhus javanica 184
Rhus javanica var. roxburghii 281
Rhus succedanea 185
Rhus succedanea var. dumortieri 185
Rhus sylvestris 185
Rhus trichocarpa 185
Rhus verniciflua 184
rhynchophylline 228
Ribes nigrum 156
ricin 172, 174
ricinine 174
ricinoleic acid 174
Ricinus communis 173
ring vessel 13
Rivea corymbosa 229
RNAi 78
RNA interference (RNAi) 78
RNA 干渉法 78
Roccellaceae 97
Roccella fucoides 97
Roccella montaginei 97
Roccella tinctoria 97
rocket 153
roemerine 141
root 41
root hair 17, 41
Rosa alba 157
Rosa canina 157
Rosa centifolia 157
Rosa damascena 157
Rosa gallica 157
Rosa multiflora 157
Rosa rugosa 157
Rosa rugosa var. plena 157
Rosa wichuraiana 157

索　引（欧文）　　331

Rosaceae 156
Rosales 153
rose hip 157
roselle 194
rosemary 232
rosette 37
rosin 105
Rosmarinus officinalis 232
Rosoideae 156
rotenone 165, 167
rottlerin 173
rough comfrey 230
Rubia argyi 227
Rubia tinctorum 227
Rubiaceae 225
rubrosterone 124
Rubus chingii 158
Rubus coreanus 158
Rubus idaeus 158
Rubus suavissimus 158
Rubus takkuro 158
Rudbeckia laciniata 253
Rumex acetosa 120
Rumex crispus 120
Ruscus aculeatus 262
Ruta graveolens 176
Rutaceae 174
rutaecarpine 176
Rutales 174
rutin 113, 116, 119, 164, 167, 176, 217
Rutoideae 175

S

sabinene 143
Saccharomyces cerevisiae 93
Saccharomyces ellipsoideus 93
Saccharomyces sake 93
Saccharomycetaceae 93
Saccharum officinarum 269
safflower 251
safflower oil 251
safrole 129, 131, 132, 144, 145
sage 235
saikosaponin 208
sakuraso-saponin 214
salacia 189
Salacia oblonga 189
Salacia prinoides 189
Salacia reticulata 189
salacinol 189
salad bernet 158

Salicaceae 113
Salicales 113
salicifoline 126
salicin 113
salidroside 154
Salix alba 113
Salix babylonica 113
Salix gilgiana 113
Salix 属 68
salsify 249
Salvia coccinea 235
Salvia miltiorrhiza 235
Salvia officinalis 235
Salvia sclarea 235
Salvia splendens 235
samara 53
Sambucus canadensis 245
Sambucus chinensis 245
Sambucus nigra 245
Sambucus racemosa subsp. *sieboldiana* 245
sandarac 107
Sanguinaria canadensis 151
sanguinarine 150
Sanguisorba minor 158
Sanguisorba officinalis 43, 158
Santalaceae 118
Santalales 118
santalol 118
Santalum album 118
santolina 257
Santolina chamaecyparissus 257
santolina oil 257
α-santonin 4
sap fruit 55
Sapindaceae 186
Sapindales 183
Sapindus mukorossi 187
Sapindus saponaria 187
sapindus saponin 187
Sapium japonicum 174
Sapium sebiferum 174
sapodilla 215
Saponaria officinalis 123
saponarin 123
saponin 5
saporubrin 123
Saposhnikovia divaricata 210
Sapotaceae 215
sapote 215
Sargassaceae 99
Sargassum fulvellum 99
Sargassum fusiforme 99

Sarracenia purpurea 149
Sarraceniaceae 149
Sarraceniales 149
sarracenine 149
Sasa kurilensis 270
Sasa palmata 270
Sasa veitchii 270
Sassafras albidum 132
Sassafras tzumu 132
Sassafras variifolium 132
Satureja hortensis 235
Satureja montana 235
Sauropus androgynus 67, 174
Saururaceae 142
Saururus chinensis 143
Saussurea lappa 252
savina 107
saw palmetto 272
Saxifraga stolonifera 156
Saxifragaceae 155
Scabiosa arvensis 247
Scabiosa atropurpurea 247
Scabiosa japonica 247
scalariform perforation 13
scalariform vessel 13
scaly hair 18
scaly leaf 37
Scaphium scaphigerum 196
Schinopsis balansae 185
Schinopsis lorentzii 185
Schinus molle 185
Schisandra chinensis 128
Schisandra repanda 129
Schisandraceae 128
Schizaeaceae 102
schizandrin 129
schizocarp 55
Schizonepeta tenuifolia 235
schizopetalous flower 45
Schlechtendaria chinensis 184
Schoepfia jasminodora 118
sciadopitysin 107
Scirpus flaviatilis 275
sclerenchyma 11
sclerenchyma cell 11
sclerotium 92
scopola 238
scopolamine 237, 238
Scopolia carniolica 238
Scopolia caucasica 238
Scopolia japonica 70, 238, 281
Scopolia lurida 238
Scopolia parviflora 238

Scorzonera hispanica 249
Scrophularia buergeriana 241
Scrophularia duplicatoserrta 241
Scrophulariaceae 239
Scutellaria baicalensis 231
Scutellaria laterifolia 231
Scutellarioideae 231
Secale cereale 270, 281
secologanin 222
secretory tissue 22
section 82
Securinega suffruticosa 174
securinine 174
Sedum alboroseum 155
Sedum erythrosticum 155
Sedum kamtschaticum 155
seed 52, 55
seed coat 56
Selaginellaceae 101
Selaginella tamariscina 101
Semiaquilegia adoxoides 136
Senecio aureus 254
Senecio vurgaris 254
Senecioninae 253
*Senecio*属 67
senegin 183
senkyunolide 210
sennoside 120
sepal 43
separated eustele 25
Sequoiadendron giganteum 106
Sequoia sempervirens 106
Serenoa repens 272
Serenoa serrulata 272
series 82
Serissa japonica 227
Serissa serissoides 227
Serratula tinctoria 252
sesame 242
sesamolin 4
Sesamum indicum 242
Seseli ugoensis 211
shea butter 215
Shenophyllopsida 101
shikonin 230
shoot 26
Shorea aptera 147
Shorea hypochra 147
Shorea robusta 147
Shorea wiesneri 147
short branch 27
shrub 28

Sida rhombifolia 194
Siebold 85
Siegesbeckia pubescens 253
sieve plate 13
sieve pore 13
sieve tube 13
silicule 53
silique 53
Silybum marianum 252
Simaroubaceae 180
simple fruit 53
simple leaf 36
simple perforation 13
simple tissue 10
sinactine 141
sinalbin 152
sinerin 257
sinigrin 152, 153
sinomenine 141
Sinomenium acutum 140
Siphonostegia chinensis 240
Skimmia japonica 177
Skimmia japonica var. *intermedia* f. *repens* 177
skimmianine 175, 176, 177
skimmin 177
skunk cabbage 273
sloe 160
Smallanthus sonchifolius 253
Smilax china 263
Smilax glabra 263
Smilax medica 263
Smilax officinalis 263
Smilax ornata 263
snow drop 264
snuhi 172
soap nut 187
SOD 95
Solanaceae 236
Solanum lycopersicum 238
Solanum lyratum 238
Solanum melongena 238
Solanum nigrum 238
Solanum quitoense 239
Solanum tuberosum 238
solenostele 24
Solidago virgaurea subsp. *asiatica* 255
solitary crystal 9
solitary inflorescence 51
somatic hybrids 75
Sonchus oleraceus 249
Sophora flavescens 167

Sophora japonica 167
Sophora subprosarata 165
sophoranol 167
Sorbus aucuparia 160
Sorbus commixta 160
soredium 97
sorus 102
soursop 127
soyasaponin 166
spadix 51
Spanish psyllium 244
Sparganiaceae 274
Sparganium longifolium 274
Sparganium minimum 274
Sparganium simplex 274
Sparganium stenophyllum 274
Sparganium stoloniferum 274
spathe 272
Spathiflorae 272
spearmint 234
species 82, 85
spike 51
Spilanthes acmella 253
Spilanthes oleracea 253
Spinacia oleracea 124
Spiraea japonica 43
Spiraea ulmaria 156
Spiraeoideae 156
spiral phyllotaxis 37
spiral vessel 13
Spirodela polyrhiza 273
spongy tissue 39
spring wood 31
Stachyoideae 233
stachyose 235
Stachys officinalis 235
Stachys sieboldi 235
stamen 43, 46
staminodium 46
star apple 215
starch grain 8
starch sheath 23
Stauntonia hexaphylla 139
stele 23
Stellaria dichotoma var. *lanceolata* 123
Stellaria media 123
stem 28
Stemona japonica 264
Stemona ovata 264
Stemona sessilifolia 264
Stemona tuberosa 264
Stemonaceae 264

索　引（欧文）　333

Stephania cepharantha 141
Stephania hernandifolia 141
Stephania japonica 141
Stephania tetrandra 141
stephanine 141
Sterculia nobilis 196
Sterculia scaphigera 196
Sterculiaceae 195
sterile flower 44
Stevia rebaudiana 250
stevioside 158
stigma 47
stinging hair 18
stinging nettle 117
stipule 33, 36
St. John's wort 148
stolon 28
stoma 16
stone cell 11
stone cork cell 19
storage root 41
storage tissue 22
storax 217
Strobilanthes cusia 242
G-strophanthin 222, 223
K-strophanthin 223
Strophanthus 222
Strophanthus caudatus 223
Strophanthus dichotomus 223
Strophanthus gratus 223
Strophanthus hispidus 223
Strophanthus kombé 223
Strophanthus sarmentosus 223
strychnine 167, 220
Strychnos ignatii 220
Strychnos nux-vomica 220, 283
Strychnos toxifera 220
style 47
Styracaceae 216
Styrax benzoides 217
Styrax benzoin 217
Styrax japonica 217
Styrax officinalis 217
Styrax sumatranus 217
Styrax tonkinensis 217
suberin 7, 19
suberization 7, 19
substitute fiber 12
subterranean stem 28
sucker 28
sucrose 123, 186
sugar maple 185
summer bud 26

sunflower 252
sunflower oil 252
superoxide dismutase (SOD) 95
suspension culture 73
sweet marjoram 234
sweet potato 229
sweroside 221
Swertia japonica 221
Swertia mileensis 221
swertiamarin 220, 221
Swietenia macrophylla 182
Swietenia mahagoni 182
syconium 51
Sympetalae 211
sympetalous flower 45
Symphytum asperum 67, 230
Symphytum officinale 67, 230
Symphytum uplandicum 67
Symplocarpus ranifolius 273
syngenesious stamen 46
Synsepalum dulcificum 216
Syringa vulgaris 219
Syzygium aromaticum 201

T

Tabebuia avellanedae 241
Tabebuia heterophylla 241
Tacca pinnatifida 265
Taccaceae 265
tadenol 120
tagar 246
Tagetes erecta 253
Tagetes patula 253
Taheebo 241
takatonine 137
Takhtajan 87
Tanacetum parthenium 257
Tanacetum vulgare 257
Taraxacum albidum 249
Taraxacum japonicum 249
Taraxacum kok-saghyz 249
Taraxacum mongolicum 249
Taraxacum officinale 249
Taraxacum platycarpum 249
tarragon 256
Taxaceae 107
taxicatin 107
taxine 107
Taxodiaceae 106
Taxodium distichum 106
Taxus baccata 107

Taxus brevifolia 107
Taxus cuspidata 107
Tectona grandis 231
teek 231
temuline 269
tendril 28
terminal bud 26
Terminalia chebula 202
terpineol 130, 131
terpinolene 181
terrestrial stem 28
terthienyl 253
Tetraclinus articulata 107
Tetradium ruticarpum 176
tetradynamous stamen 46
Tetragonia tetragonioides 122
tetrahydrocannabinol (THC) 63, 116
tetrandrine 141
Teucrium chamaedrys 232
Teucrium japonicum 232
T-form hair 18
thalicberine 137
thalicthuberine 137
Thalictrum aquilegifolium 137
Thalictrum ramosum 137
Thalictrum thunbergii 136
thallophyte 26
THC 63
Theaceae 147
thebaine 150, 151
The International Plant Names Index 85
Theobroma cacao 196
theobromine 195, 196
Thesium chinense 118
Thevetia 222
Thevetia peruviana 223
thiobinupharidine 142
thioglucoside 152
Thuja orientalis 107
Thunb. 85
Thunberg 85
thyme 235
Thymelaeaceae 196
Thymelaeales 196
thyme lemon oil 236
thymol 234, 235
Thymus hiemalis 236
Thymus quinquecostatus 236
Thymus serpyllum 235
Thymus vulgaris 235, 281
Tiarella polyphylla 156

Tilia cordata 192
Tilia japonica 192
Tilia maximowicziana 192
Tilia miqueliana 192
Tilia platyphyllos 192
Tiliaceae 192
Tinospora capillipes 141
Tinospora crispa 141
Tinospora sagittata 141
Tinospora tuberculata 141
Tinosporae Herba 141
tissue 10
tissue system 15
Toddalia asiatica 177
Toddalioideae 177
tomato 238
tonga 231
tongine 231
Toona sinensis 182
Torachyspermum copticum 211
Torreya nucifera 107
Torreya nucifera var. *radicans* 108
torus 30
toxiferine 220
tracheid 13
Trachelospermum jasminoides 223
Trachycarpus fortunei 38
Tragopogon porrifolius 249
Tragopogon pratensis 249
Trapa bispinosa var. *iinumai* 200
Trapa japonica 200
Trapa natans var. *japonica* 200
Trapaceae 200
tree 28
tree tomato 237
Tremella fusiformis 96
Tremellaceae 96
tribe 82
Tribulus terrestris 171
Trichocereus pachanoi 125
Tricholoma matsutake 94
Tricholoma muscarium 94
Tricholomataceae 94
tricholomic acid 94
trichome 17
Trichosanthes bracteata 200
Trichosanthes cucumeroides 200
Trichosanthes kirilowii var. *japonica* 200
Trifolium pretense 167

Trigonella foenum-graecum 168
trigonelline 202
Trillium erectum 263
Trillium smallii 263
trilobine 140
3,4,5-trimethoxycinnamic acid 183
triphara 173
Tripterospermum japonicum 221
Tripterygium regelii 189
Tripterygium wilfordii 189
tristyly flower 44
Triticum vulgare 270
Trochodendraceae 132
Trochodendron aralioides 132
Tropaeolaceae 170
Tropaeolum majus 170
Tropaeolum tuberosum 170
true fruit 52
trumpet tree 241
trunk 28
tube 45
tuber 29
Tubiflorae 228
tubo-curare 139
tubocurarine 139
tubular tissue 13
Tulipa edulis 263
Tulipa latifolia 263
tupuranine 141
Turbina corymbosa 229
turpentine oil 105
turret hair 18
Tussilago farfara 254
tutin 184
twin crystal 9
twining stem 28
Tylophora floribunda 225
Typha angustifolia 274
Typha latifolia 274
Typha orientalis 274
Typhaceae 274

U

Ulmaceae 115
Ulmus campestris 115
Ulmus davidiana var. *japonica* 115
Ulmus fulva 115
Ulmus pumila 115
umbel 51

Umbelliferae 84, 206
Umbelliflorae 203
Uncaria gambir 162, 227
Uncaria guianensis 228
Uncaria macrophylla 228
Uncaria rhynchophylla 228
Uncaria sinensis 228
Uncaria tomentosa 228
Undaria pinnatifida 99
unha-de-gato 228
unicellular hair 17
unifacial leaf 35
unisexual flower 44
Urginia maritima 263
Urtica dioica 117
Urtica thunbergiana 117
Urticaceae 117
Urticales 114
Urticiflorae 114
urushiol 184, 185
ushinsunine 126
Usnea diffracta 98
Usnea japonica 98
Usnea longissima 98
Usnea longissima var. *yezoensis* 98
Usnea montis-fuji 98
Usneaceae 98
usnic acid 98
Ustilago esculenta 270
utricle 55

V

Vaccaria pyramidata 123
Vaccinium angustifolium 212
Vaccinium ashei 212
Vaccinium corymbosum 212
Vaccinium macrocarpon 212
Vaccinium myrtillus 213
Vaccinium vitis-idaea 38, 213
vacuole 8
Valeriana fauriei 246
Valeriana officinalis 246
Valeriana wallichii 246
Valerianaceae 246
Vanilla abundiflora 279
Vanilla planifolia 279
Vanilla pompona 279
Vanilla tahitensis 279
vanilla bean 279
vanillin 154, 278
variety 82

vascular bundle 14, 19
vascular bundle sheath 30, 40
vascular bundle system 16
vascular plant 14
Vateria indica 147
vegetative propagation 74
vegetative tissue 22
vein 33, 35
veinlet 35
venation 35
Veratrum album 263
Veratrum grandiflorum 264
Veratrum maackii var. *reymondianum* 264
Veratrum nigrum 264
Veratrum stamineum 264
Veratrum viride 264
Verbascum phlomoides 240
Verbascum thapsiforme 240
Verbascum thapsus 240
Verbena hastata 231
Verbena officinalis 231
Verbenaceae 230
vernation 26
Vernonia anthelmintica 249
Vernonieae 249
Veronica virginica 240
Veronicastrum sibiricum var. *japonicum* 240
Veronicastrum virginicum 240
Verticillatae 111
verticillate phyllotaxis 36
vessel 13
Vetiveria zizanioides 270
Viburnum opulus var. *americanum* 245
Viburnum prunifolium 245
vinblastine 222
Vinca major 224
Vinca minor 224
vincamine 224
vincristine 222
Viola odorata 197
Violaceae 197
Violales 197

Viscum album 118
Viscum album var. *coloratum* 118
Viscum album var. *coloratum* f. *rubro-aurantiacum* 119
Vitaceae 191
Vitex agnus-castus 231
Vitex cannabifolia 231
Vitex rotundifolia 231
Vitis coignetiae 191
Vitis ficifolia 191
Vitis vinifera 191

W

Wasabia japonica 153
water pore 16, 17
western ragweed 253
West Indian cherry 182
whip-form hair 18
white ash 218
white henbane 237
white mustard 152
white pepper 144
white willow 113
Wikstroemia sikokiana 197
wild rice 270
wing 56
winter bud 26
wintergreen 212
Withania somnifera 239
Wolfiporia cocos 95
wood 31
woody stem 28
wooly hair 18
worenine 135
wormwood 257

X

Xanthium spinosum 253
Xanthium strumarium 253
xanthoangelol 208
xanthophyll 98, 99
xanthotoxin 206

xanthoxyllidrin 189
xylem 14
xylem fiber 14
xylem parenchymatous cell 14
xyloglucuronide 128

Y

yacon 253
yacon strawberry 253
yam 265
yangoin 143
yellow bark 226
yohimbine 227
Youngia denticulata 249
yuzurimine 174

Z

Zanthoxylum ailanthoides 177
Zanthoxylum armatum var. *subtrifoliatum* 177
Zanthoxylum bungeanum 177
Zanthoxylum piperitum 176
Zanthoxylum piperitum f. *brevispinosum* 176
Zanthoxylum piperitum f. *inerme* 176
Zanthoxylum schinifolium 177
Zea mays 270
Zingiber officinale 277
Zingiberaceae 275
Zingiberales 275
Zinnia elegans 253
Zizania aquatica 270
Zizania latifolia 270
Zizyphus jujuba 190
Zizyphus jujuba var. *spinosa* 191
Zucc. 85
Zuccarini 85
zygomorphic flower 45
Zygomycotina 92
Zygophyllaceae 171
Zygophyllum xanthoxylum 171

薬用植物学（改訂第 7 版）

1973年 6月15日 第1版第1刷発行	監修者	水野瑞夫
1999年 4月10日 第5版第1刷発行	編集者	木村孟淳，田中俊弘，
2006年 4月10日 第6版第1刷発行		酒井英二，山路誠一
2013年 4月20日 第6版第9刷発行	発行者	小立健太
2013年 9月 5日 第7版第1刷発行	発行所	株式会社 南 江 堂
2023年 2月10日 第7版第5刷発行		☏113-8410 東京都文京区本郷三丁目42番6号
		☎（出版）03-3811-7236　（営業）03-3811-7239
		ホームページ https://www.nankodo.co.jp/
		印刷 真興社／製本 ブックアート
		装丁 永田早苗

Medicinal Botany—Classification, morphological, properties and uses
©Nankodo Co., Ltd., 2013

定価は表紙に表示してあります．
落丁・乱丁の場合はお取り替えいたします．
ご意見・お問い合わせはホームページまでお寄せください．

Printed and Bound in Japan
ISBN 978-4-524-40307-3

本書の無断複製を禁じます．

JCOPY〈出版者著作権管理機構 委託出版物〉
本書の無断複製は，著作権法上での例外を除き禁じられています．複製される場合は，そのつど事前に，出版者著作権管理機構（TEL 03-5244-5088，FAX 03-5244-5089，e-mail: info@jcopy.or.jp）の許諾を得てください．

本書の複製（複写，スキャン，デジタルデータ化等）を無許諾で行う行為は，著作権法上での限られた例外（「私的使用のための複製」等）を除き禁じられています．大学，病院，企業等の内部において，業務上使用する目的で上記の行為を行うことは私的使用には該当せず違法です．また私的使用であっても，代行業者等の第三者に依頼して上記の行為を行うことは違法です．